AF551865

GESUNDE REBELLION -
HOMÖOPATHIE ALS BASISMEDIZIN

Dr. Friedrich P. Graf

Verfasser:
Dr. Friedrich P. Graf
Am See 18
24113 Molfsee
Tel: 0431 25882296
www.sprangsrade.de
verlag@sprangsrade.de

Printed in Germany

2. Auflage 2022

Buchgestaltung: Josephine Graf

Druck: Druckzentrum, Neumünster

ISBN: 978-3-934048-33-1

GESUNDE REBELLION -
HOMÖOPATHIE ALS BASISMEDIZIN

Dr. Friedrich P. Graf

EINLEITUNG

Knapp 40 Jahre Homöopathie in der ärztlichen Praxis verlangen ein Resumé. Dieses Buch ist als Zusammenfassung meiner Praxis- und Lebenserfahrungen mit der Homöopathie gedacht. Es muss ja nicht sein, dass immer wieder die gleichen lebensverändernden Fehler gemacht werden, die durch die rigide und schematische Praxis der „Schulmedizin", der alltäglichen in den Universitäten gelehrten Medizin, betrieben werden. Es liegt in der Natur des Menschen, aus eigener Erfahrung zu lernen und ein Leben lang Abwehrfähigkeit zu trainieren. Aber manche Verletzungen wie die durch die Daueranwendung von mehrfachen Medikamenten oder durch Injektionen lassen sich nicht mehr oder nur eingeschränkt rückgängig machen. Daher sollte Vieles im Leben vorab gut überlegt sein, um später ein böses Erwachen zu vermeiden. Die Mehrheit meiner Praxisarbeit liegt in dem ständigen Korrigieren der Schäden, die die Schulmedizin gesetzt hat. Es sind die Patienten, die von der konventionellen Medizin durch vermeintliche Vorsorgemaßnahmen für Gesunde beschädigt, die unberechtigt oder übertrieben mit Medikamenten behandelt, die mit Spritzen geschädigt werden, die zu Opfern des physikalischen Weltbildes der Medizin werden, indem Labor- und Geräteuntersuchungen bedeutender als die Angaben des Patienten sind, und die danach für die Folgen dieses Handelns bei den gleichen Ärzten kein Verständnis für ihre komplexen Beschwerden finden. Das führt früher oder später zu Mißtrauen und zur lautlosen Abwanderung zu anderen Therapeuten. Schulmediziner bleiben dadurch in der Vorstellung, dass alles problemlos für den Patienten verläuft, sehen sich in ihrem Handeln bestätigt und wundern sich dann, dass trotz Verunglimpfungen und Ausschlüssen die ganzheitliche Medizin von alternativen Ärzten und Heilpraktikern regen Zulauf bekommt. Homöopathen schärfen durch die ausführlichen Anamnesen ihren Blick für die Vorgeschichte der Schäden von der Empfängnis an. Alle Fremdeinflüsse werden fokussiert und auf ihre lebensverändernde Qualität geprüft. Das sind die Bedingungen der Empfängnis, die Stressoren in der Schwangerschaft, unter der Geburt und in der frühen Kindheit, die Psychotraumen, die Unfälle, die Medizin und ihre Eingriffe. Da ich aus der Geburtshilfe komme und Einfluss auf den Beginn des Lebens haben konnte und noch heute haben kann, begann ich bald eine ärztliche Betreuung zu überlegen, die eben diese krankmachenden Ereignisse vom Lebensbeginn zu vermeiden oder zu reduzieren hilft. Was das im Einzelnen heißt, werde ich gleich im ersten Kapitel ansprechen.

Homöopathie als Basismedizin irritiert zunächst, weil bittere Kritik von der Schulmedizin kommt, die homöopathischen Arzneien als Therapeutika die Wirkung abspricht und diese am liebsten verbieten würde. Vor dem Hintergrund meiner 40-jährigen Erfahrung in der Behandlung mit homöopathischen Mitteln kann ich festhalten, dass die potenzierten Arzneien sehr wohl zufriedenstellend wirken und die ganze Methode sich nicht von ungefähr seit über 200 Jahren trotz aller Fortschritte erfolgreich in der Medizin hält. Wenn denn die Globuli helfen, Krankheiten zu überwinden, dann ist der erste Erfolg, dass keine konventionellen Medikamente mehr gebraucht werden. Dieser angestrebte Verzicht gefällt nicht den wirtschaftlich denkenden Medizinbetrieben, die auch mit etwas Neid herabblicken, dass das Vertrauen vieler Patienten nicht mehr ihnen zukommt. Die nächste Beobachtung ist die Verbesserung der Gesundheit, weil die Überwindung der Krankheit durch eine eigene Leistung geschehen ist, die wir Selbstheilung nennen und die zuverlässiger für die Zukunft ist. Es ist der Gegensatz einer Therapie mit relevanten Arzneimengen als Arzneidiktat zu der subtilen Stimulation durch geringfügige Arzneireize auf ein durch eine Krankheit empfindlich gewordenes System, das sich selbst zu korrigieren und zu stabilisieren beginnt. So geschieht Immuntraining mit Nachhaltigkeit.

Homöopathie als Basismedizin ist schlicht mehr als die Vergabe von Globuli. Es geht um den Lebensstil, genauer um die Optimierung der Eigenregulation, über die jeder Mensch verfügt, jeden Tag wieder aus eigener Kraft in das physische und psychische Gleichgewicht zu gelangen, mit dem Gesundheit und Wohlbefinden verbunden sind. Genau diese Fähigkeit unterstützt die Homöopathie im umfassenden Sinne. Krankheiten gehören besonders im Lebensbeginn zur Entwicklung, gleichwohl als Trainingseinheiten um stabil zu werden, sie sollten aber zumutbar und ohne bleibende Schäden überwindbar sein. Über die Thymusdrüse, die im Brustkorb hinter dem Brustbein ihren Sitz hat, bis zum 14. Lebensjahr „programmiert" wird und danach verkümmert, entwickelt sich das Langzeitgedächtnis unseres Abwehrsystems, von dem wir bis zum Lebensende profitieren. Man muss sich also gut überlegen, wie man insbesondere diese ersten Kinder- und Jugendjahre begleitet und gestaltet. Diese Rücksichtnahme oder auch Verantwortung für die ungestörte Immunreifung vermisse ich in der Schulmedizin, wenn sie Fieber unterdrückt, Antibiotika zulässt und die Kunstprodukte „Impfungen" als Ersatz für eine natürliche Immunisierung einsetzt. Viele hierdurch geschädigte Menschen finden sich heute in der homöopathischen Praxis ein.

Leider gibt es im täglichen Leben in unserer Welt ungemein viele schädliche Fremdeinflüsse jenseits der Medizin, die die Gesundheit beeinträchtigen, basale Fähigkeiten jedes Menschen über die Lebenszeit beabsichtigt und auch unbeabsichtigt aber jeweils unnötigerweise belasten. Das sind die Gifte in der Luft, im Wasser, in der Nahrung, die negativen Folgen der Mobilität, der Chemie, der Agrarindustrie und der Energiewirtschaft. Ich sehe es als meine Aufgabe an, Patienten auf die negativen Einflüsse aufmerksam zu machen, ihnen einen schonenderen Lebensstil anzuraten, um eine Minimierung der bekannten Fremdeinflüsse zu erreichen. Homöopathie als Basismedizin bedeutet folglich auch Schutz geben vor Fremdangriffen, Pflege eines eigenen die Gesundheit unterstützenden Lebensstils und Hilfestellungen bei Krankheits- oder Unfallanlässen mit den oft zu unrecht kritisierten homöopathischen Globuli. Man kann einfache Dinge beachten, die jeder für sich selbst unternehmen kann, um die erwähnte Minimierung oder gar den Verzicht zu gewinnen (Kapitel I). Dadurch wird die Schulmedizin über lange Zeit entbehrlich, so dass ich bei Konsequenz der Anwendungen, die hier vorgestellt werden, diese Medizin für die Mehrheit der Bevölkerung als über viele Lebensjahrzehnte komplementär zur Homöopathie sehe und nicht umgekehrt. Sich diesen Lebensstil mit allen Konsequenzen zu eigen zu machen, ist die „gesunde Rebellion“, denn die Widerstände gegen diesen selbstentschiedenen Weg sind groß.

Weil es täglich vorkommt, dass grundlegende Fragen zu dieser Therapie wiederholt gestellt werden, beginne ich das sonst notwendige „erste“ Buch einer Einführung in die

Homöopathie am Ende meines Praxislebens. Die Vorteile liegen auf der Hand: Man kennt die Unklarheiten, kann auf die Vielzahl der Fragen verwertbare Antworten geben, kann die Erfahrungen von Verlaufsbeobachtungen mit dem guten Abschluss einfließen lassen und das vorteilhafteste Verhalten im jeweiligen Krankheitsfall aufzeigen. Auch im Universitätsbetrieb hält der erfahrenste Professor gewöhnlich die Grundlagenvorlesung, weil die Übersicht von Jahrzehnten eine klare und einfache Vermittlung ermöglicht. In der homöopathischen Grundausbildung für Therapeuten ist es das Gleiche: Wie kann ich den komplizierten Stoff am besten vermitteln ohne zu überfordern oder ohne Konfusion, Desinteresse und Abwendung auszulösen? Dazu sind ein guter Überblick, viele Praxiserlebnisse, eine durchdachte Didaktik und etwas rhetorisches Geschick erforderlich. All das ist schließlich über die Jahre gewachsen und ausgereift.

Rückblickend wünschte ich mir, dass auch ich diese Qualitäten für die eigenen ersten Jahre der medizinischen Praxis und speziell in der Behandlung der eigenen Familienmitglieder bereits zur Verfügung gehabt hätte. Damals konnte ich nur die Vorgaben aus Büchern studieren und nach den Empfehlungen zur Anwendung bringen. Das hat häufig nach dem Prinzip des „try and error“, des Versuches und des Irrtums, funktioniert. Neben diversen Enttäuschungen, dem permanenten Zweifel, dem Frust wegen ausbleibenden Wirkungen mit der Folge anhaltenden Krankseins kam es aber auch zu erstaunlichen Erfolgen. Homöopathen nennen die ersten überzeugend erfolgreichen Lösungen und Genesungen von Erkrankungen durch die homöopathischen Arzneien, die somit Bestätigungen der erlernten Vorgaben sind, „Schlüsselerlebnisse“, die dafür sorgen, dass man motiviert wird, die falschen Entscheidungen sich selber anlastet, weiter nach dem richtigen Mittel sucht und der Methode „Homöopathie“ treu bleibt. Eine Heilung, die vor den eigenen Augen abläuft und andere belastende konventionelle Behandlungen erspart, spornt enorm zum Weitermachen und Vertiefen an. Diese Kraft und Gewissheit braucht es, um sich in diese Methode fortlaufend zu vertiefen. Mit der Zeit und dem Anwachsen der Erfahrungen nehmen automatisch die Erfolge und die Einsatzmöglichkeiten zu. Am Ende der Berufstätigkeit erscheint es wie eine Sünde, mit dem Höhepunkt des Wissens und der Erfahrung sich zurückzuziehen und nicht mehr zur Verfügung zu stehen. Während ich diese Zeilen schreibe, stehe ich nach wie vor aktiv in der Kassenpraxis und werde mein Wissen weiterhin nutzen.

Ein wesentlicher Aspekt für Erfolge in der Homöopathie ist die Treue zu den Grundprinzipien erfolgreicher Verordnungen von potenzierten Einzelmitteln, wie sie von Samuel Hahnemann bereits 1811 im „Organon der Heilkunst“ formuliert wurden. Man darf nicht in den Schlendrian abgleiten, mehrere Homöopathika zugleich zu verabreichen. Dann ginge die Übersicht verloren, welche Arznei die passende war und man kann nichts aus einer erfolgreichen Behandlung hinzulernen (Kapitel II.).

Patienten haben den verständlichen Wunsch gesund zu werden und langfristig gesund zu bleiben. Bedeutung für den Erfolg dieses Anspruches hat der Umgang mit den Anfängen des Lebens (Schwangerschaft, Geburt und frühe Kindheit) und der Umgang mit den ersten Erkrankungen. Es gibt einsehbare Gründe, warum ein Mensch akut krank wird. Wenn ein Patient kein Verständnis für seine Infektion, für sein Fieber oder auch manches Mal für seine Unfälle gewinnt, wird deren Akzeptanz erschwert. Die Beseitigung der

Beschwerden hat verständlicherweise subjektiven Vorrang, aber wann fängt die Unterdrückung an? Die Schulmedizin bietet jede Unterstützung dafür an, nur wann ist sie nicht mehr sinnvoll? Wann wäre es besser, die Zeit und die Selbstheilung ohne Fremdhilfe wirken zu lassen und wann mit der Unterstützung der Homöopathie nachzuhelfen?

Erfahrungen lange praktizierender Homöopathen zeigen, dass manche unterdrückten Beschwerden langfristig wiederkehren können und der wiederholt erkrankende Mensch spät oder gar nicht einsieht, dass viele konventionelle schulmedizinische Soforthilfen zwar wirken aber keine Nachhaltigkeit bieten. Zum Beispiel mag der Betroffene bei bakteriellen Infekten von Antibiotika profitiert haben, mit der Rückkehr, dem Rezidiv, wird jedoch deutlich, dass das Abwehrsystem für seine späteren Lebensphasen wenig bis gar nichts gelernt hat und die nochmalige Bewältigung eingefordert wird mit dem weiter bestehenden Risiko, dass erneut die Antibiose zur Behandlung ansteht. Mit der Rückkehr seiner Probleme wird der Ausgang der Krankheit zunehmend beschwerlicher und ungünstiger. Irgendwann sind die Bakterien resistent und die Therapie ausgedehnter. Heute ist absehbar, dass multiresistente Bakterien in Zukunft zu einem gigantischen Problem und Sterberisiko werden. Daher ist der Wert der Erstbehandlung in diesem Buch in einem eigenen Kapitel (III) dargestellt.

Das Thema der Nachhaltigkeit ist ein Kernthema der Homöopathie. Denn wer durch seine eigenen Fähigkeiten Krankheiten überwinden lernt, profitiert für seine Zukunft, verbessert seine Gesundheit und gewinnt ganzheitliche Zufriedenheit und Stabilität. Dahinter steckt das ewige Lebenslernprogramm, das von Geburt an für das Leben fit machen soll und wiederholt gefordert ist. Man muss sich nur darauf einlassen, um mit zumutbaren Aufgaben wie saisonalen Infekten und Fieber Immunkraft zu erwerben. Die Grenzen der Homöopathie im Auge behaltend nutzen wir das Erfahrungswissen unserer ärztlichen Vorfahren, um nicht immer wieder die gleichen Fehler zu begehen. Daraus hat sich das Konzept der „chronischen Krankheiten" entwickelt, von Hahnemann konzipiert (1817-1829) und von diversen Nachfolgern weiterentwickelt, um die richtigen Weichen für ein zufriedenes und langes Leben zu stellen (Kapitel IV.).

Ständig steht heute in unserer Gesellschaft der Anspruch der Schulmedizin im Raum. Die Krankenkassen bezahlen nur diese Diagnostik und Therapie. Für die Homöopathie treten nur die privaten Kassen und vereinzelt Sonderverträge weniger Kassen ein oder keine. Dabei benötigt ein umsichtiger homöopathischer Patient von heute wenig und ist für unser Kassensystem enorm kostengünstig. Die Schulmedizin kann und wird dann am Ende der Möglichkeiten in Einzelfällen als „komplementäre Medizin" zum Zuge kommen, ob ihr das gefällt oder nicht. Diese Option hat jeder Bürger im Land. Im Beginn der Entwicklung kann die Homöopathie besser und nachhaltiger helfen. Es wird folglich notwendig, die Homöopathie im Spannungsfeld der heutigen Medizin und ihren Ansprüchen darzustellen (Kapitel V.).

Jeder Bürger von heute muss zwangssolidarisch das Geschäftsmodell „Medizin" mittragen und wird durch die Medien immer wieder in Verwirrung und Angst versetzt, wenn es um die Ausrufung von Epidemien, von Grippewellen oder Bedrohungen durch gefährliche Erreger der H- und N-Gruppe (Fremdproteine von Influenzaviren) und die geplanten Maßnahmen geht. Welcher Missbrauch dabei betrieben wird, wie unsinnig und gar gefährlich die angebotenen Konsequenzen sind, wie wenig Ruhm sich hier für die Schulmedizin einstellt und wie sehr wir zu Opfern dieses Systems werden, beschreibt Kapitel VI.

Allein die Wahl und Abgabe von Globuli für den Erkrankten genügen nicht zur anhaltenden Heilung. Homöopathie bedient die Selbstheilung des Patienten, die jedem Menschen zur Verfügung steht, und die muss fortwährend beschützt werden. Es gibt viele Heilungshindernisse und gar Antidotierungen, durch die das Gesundwerden häufig und eher unbewusst beeinträchtigt wird. Das sind zum Einen Maßnahmen, die der Patient in bester Absicht für sich ergreift, um seine Heilung zu fördern und nicht weiß, dass er dadurch die homöopathische Wirkung behindert, z.B. durch die Verwendung fiebersenkender Mittel oder durch das Auftragen von wirksamen Substanzen auf Hautausschläge. Zum Anderen sind die Ansprüche der dominierenden Universitätsmedizin der Gegenwart, der „Schulmedizin", häufige Hemmnisse, wie z.B. durch die Gabe von Antibiotika Bakterien oder durch Schmerzmittel ein Symptom einfach zu beseitigen. Homöopathika führen zu Reaktionen des Patienten und erfordern in ihrer Ganzheitlichkeit die Beachtung des Reaktionsweges, der nach Möglichkeit nicht behindert oder ausgebremst werden soll. Derlei Behinderungen sind Homöopathen daher lästig, denn der Patient profitiert für sich weniger, wird durch die unterschiedlichen Ansichten verunsichert und will nicht im Spannungsfeld verschiedener Therapieansätze stecken bleiben. Das führt zu unliebsamen Konflikten des „Entweder - Oder", was eigentlich nicht sein bräuchte. Daher müssen Homöopathen zwangsläufig ihre Patienten ermutigen, sich zu schützen und sich primär ohne den Einfluss der „Schulmedizin" mehr Selbstheilung zu erlauben. In diesem Sinne ist die umfassende Homöopathie eine „Basismedizin“ (Kapitel VII.).

Der Einfluss der Medizin besonders als politisch gewollter Wirtschaftsfaktor auf die Veränderung der Gesundheitslage der Bürger ist enorm. Zugleich nehmen tolerierte Umweltsünden zu, die ebenfalls mit Krankheitsfolgen hingenommen werden. Die allgemeine Gesellschaft geht mit den Folgen eher gleichgültig um, sodass man heute von einer gesundheitlichen Normalität berichten kann, die man nur als kranke Sicht, als kranke Normalität bezeichnen kann.

Zunächst überrascht zu erfahren, dass hier allen Ernstes ein Behandlungskonzept angeboten wird, das von Samuel Hahnemann (1756-1843) vor über zwei Jahrhunderten von 1796 bis 1843 entworfen wurde, sich weltweit ausgedehnt und bewährt hat und heute noch so viel Aufsehen erregt. Leben wir doch in einer technisch sehr fortschrittlichen Zeit, können auf dem Mond landen, im Internet in Sekunden zu jedem Ort der Welt Kontakt herstellen, die Gene sequenzieren, Erreger ermitteln und gezielt vernichten. Warum also sollte eine andere Therapie als die gängige überhaupt von Interesse sein? Bei allem Fortschritt für die Menschheit hat sich der Mensch selber kaum verändert und zeigt mit neuen Krankheiten wie Allergien, Autoimmunkrankheiten und Krebs, dass er überfordert ist. Medizin wird naturwissenschaftlich gelehrt und ausgeübt, wie wenn der Mensch ein technisches Gerät wäre, das physikalischen Gesetzen folgt. Es wird suggeriert, dass man mit Diagnosegeräten das Kranke erkennen und mit einigen Instrumenten oder Medikamenten reparieren könne. Diese Sicht- und Behandlungsweise rächt sich zunehmend, denn vielerorts stößt man mit den „modernen“ Behandlungen an Grenzen (Krebstherapie, Antibiotikaresistenz, Genmanipulation). Der Ruf nach medizinischem

Erfahrungswissen und ganzheitlichen Denkweisen wird wieder lauter. Viele Menschen erkennen die Irrtümer ihres ausschließlichen Vertrauens auf die Schulmedizin erst, wenn der größere Schaden eingetreten ist, kein konventioneller Arzt mehr helfen kann und am Ende der Patient „psychiatrisiert wird", weil er sich vermeintlich sein Leiden einbilde, insbesondere wenn die Geräte und Laboruntersuchungen nichts Krankhaftes anzeigen.

Dass Schwangere viele bedenkliche Medikamente einnehmen und geimpft werden, oder dass Säuglinge mehrfach im ersten Lebensjahr gehirnbeschädigende Substanzen mit den Impfungen eingespritzt bekommen und in der Folge überproportional häufig und schwerer erkranken, wiederholt Medikamente benötigen, Entwicklungsabnormitäten zeigen, ist heute die lapidar hingenommene „kranke Normalität". Weiter nehmen wir resignierend hin, dass die Medizin ökonomischen Gesetzen und weniger den Bedürfnissen der Menschen folgt. Mit Krankheiten werden Profite „erwirtschaftet". Es werden Diagnosen geschaffen, die aus Gesunden Kranke machen, die zu der Einnahme von Medikamenten genötigt werden. Die Werbung zu diesem Konsum bedient die Urängste des Menschen frei nach Gorbatschow: „*Wer zu spät kommt, den bestraft das Leben*". Schließlich müsse der Mensch von heute den „Kollateralschaden" hinnehmen, für den der Fortschritt und die Technik verantwortlich sind, hören wir alle häufig als Kommentar.

Mit der Entwicklung der Industrie und vor allem der Chemie bedrohen unzählige bekannte und viel mehr unbekannte Schadstoffe die Gesundheit jedes Erdenbürgers durch die Luft, die Nahrung, das Wasser, in der Wohnung, in der Kleidung, in Kosmetikas und in vielen öffentlichen Lebensbereichen. Anfänglich werden stets hohe Konzentrationen zugemutet und mit den Jahren der Schadenserkennung in

Grenzwerten reguliert. Regelmäßig werden Entwarnungen nach Kontakten mit Giftstoffen durch „Experten“ verkündet. Dem Verbraucher nutzt es nichts, denn jeder Mensch hat seine eigenen Grenzwerte. Seine Empfindlichkeiten, auf Schadstoffe ungünstig zu reagieren, sind abhängig von der individuellen Toleranz bedingt durch Vorschäden und aktuelle Medikamenteneinnahmen. In biologischen Systemen gibt es nicht die Addition (1+1=2) von Giften sondern leider nur den Potenzierungseffekt (1+1=100 und mehr). Diese Themen behandelt das Kapitel VIII (nach der Theorie im Kapitel I.1.6.). Der Gesamtschaden ist stets größer, als wir es uns vorstellen.

Es gehören alle Bereiche unserer Gesellschaft in die Berücksichtigung einer langfristig erfolgreichen homöopathischen Therapie und Lebensgestaltung, um ganzheitlich gesund zu bleiben. So werde ich im IX. Kapitel skizzieren, wie ich nach 40 Jahren Medizin die Alternativen in jeder Lebensphase sehe und praktiziere.

Im Kapitel X. gehe ich auf die Zukunft der Homöopathie ein, die Antworten auf die Herausforderungen unserer Zeit geben muss. Der zukünftige Mensch dieser Erde wird digital vernetzt sein, mit gravierenden Umweltschäden leben müssen, auf der Seite der Armen oder der Reichen stehen, mit der Verrohung der Sitten konfrontiert werden, weil Kriege, Vertreibung und Flucht kontinuierlich zunehmen. Es ist mit einem Verlust der individuellen Freiheit zu rechnen. Diktate wie das gesetzliche Impfprogramm werden von Schwangerschaft an Krankheiten etablieren. Auf längere Sicht werden nur Vermögende von den neuen Therapien profitieren können, wenn sonst nichts mehr hilft. In der Krebstherapie ist es nicht mehr ungewöhnlich, dass Tabletten das Stück für über eintausend Euro im Angebot stehen (für spezifische Antikörper in der „personalisierten Krebsmedizin"). Stattdessen benötigen wir mehr denn je die Konzepte, mit denen wir von der Empfängnis beginnend langfristig das Krebsleiden zu verhindern suchen. So etwas gibt es in der Schulmedizin nicht. Krebs ist der entgleiste und kaum mehr kontrollierbare Zusammenbruch des biologischen Systems, das mit seiner Selbstheilung und seinen Reparatureinrichtungen am Ende ist. Die Basismedizin Homöopathie verfolgt die Verhinderung dieses Langzeitdramas vom Lebensbeginn an.

Die Auswege, die humanen Alternativen werden in das Nischen- und Inseldasein führen und nur dort befriedigend gelebt werden können mit dem permanenten Widerstand gegen die Diktatur der Gesundheitspolitik. Die Homöopathie wird als preiswerte und gesund erhaltende Therapie auch in Zukunft überleben und mehr denn je gebraucht werden. Dazu benötigen wir eine ganze Reihe neuer Arzneien, um den modern belasteten Menschen noch behandeln zu können. Darauf müssen wir uns vorbereiten. Wie diese Wege aussehen können, hat der niederländische Homöopath Jan Scholten aufgezeigt, über dessen Methode der Arzneifindung ich im Kapitel X. Einblick gebe.

Im Kapitel XI. geht es um die Zukunft der Schulmedizin und unserer Gesellschaften, die unter der Politik, der Wirtschaft, der Umweltzerstörung und dem unausweichlichen Klimawandel leiden mit immer ungünstigeren Aussichten, gesund zu bleiben. Die Investitionen gehen in immer bessere Diagnosegeräte und immer ausgefeiltere Therapien. Die Reparaturidee dominiert über der echten Vorsorge. Die Herausforderungen der Zukunft haben bereits begonnen mit den Autoimmunerkrankungen, mit den Krebserkrankungen und mit der Zunahme der Genmanipulationen. Das sind zugleich neue Geschäftsfelder mit immensen Gewinnaussichten, wenn kleine therapeutische Vorteile gefunden werden können. Das sind die Start-up-Unternehmen, die heute schon in diese Zukunft investieren. Hier werden bald die größten Umsätze und Gewinne gemacht, die das soziale Netz zum Platzen bringen können mit der Folge der Zwei-Klassenmedizin.

Ergänzend möchte ich erwähnen, dass ich aus einer Mehrgenerationen Ärztefamilie stamme und mir das Gedankengut der Schulmedizin von klein auf beigebracht wurde. Impfungen wurden als größte Errungenschaft gepriesen. Mit dem Kontakt zur Akupunktur und schließlich zur Homöopathie geriet ich ins Staunen, was alles ohne diese moderne Medizin möglich ist, wovon ich vorher im Studium nichts gehört hatte. Was der Mensch alleine lösen kann, muss von jedem Arzt erst mühselig gelernt und kontinuierlich studiert werden, das erfährt man nicht auf der Universität. Die Schule der Ärzte bewegt sich nur in ihrem überwiegend technisch-physikalischen Weltbild, der Schulmedizin, und behandelt andere Therapieformen eher feindlich und geringschätzig. Dass der Mensch ohne die Hilfe des Arztes gesund bleiben und lange leben kann, ist in dieser Medizin nicht vorgesehen.

In der Praxis konfrontiert man dann die Wirklichkeit und staunt, wie wenig es häufig braucht, um mit Erkrankungen fertig zu werden. Das erfordert eine völlig neue Haltung zum Patienten, weniger den technisch-medizinischen Ergebnissen zu trauen, sondern wieder zuzuhören und anzunehmen, was berichtet wird und daraus zu lernen. Je mehr man sich mit den gegebenen Fähigkeiten beschäftigt, um so mehr wird mit den Jahren deutlich, was dienlich und was hinderlich ist.

So habe ich zwei entscheidende Besonderheiten in ihrer jeweils überragenden Bedeutung einsehen müssen, dass allein **das Impfen einer der fatalsten Irrtümer** der Medizingeschichte geworden ist und dass **das Übersehen des Potenzierungseffekts** hochrelevant die Menschen in Krankheit führt.

Die Intensität in dieser meiner hier nachfolgend dargestellten Haltung entspringt der Beobachtung der ungestörten Entwicklung der völlig ungeimpften Menschen, die ich über 25 Jahre in meiner zweiten Praxis in Norddeutschland betreuen durfte. Wenn öffentlich keine vergleichenden Studien von Geimpften zu Ungeimpften vorgenommen werden, ist man auf eigene Beobachtungen angewiesen. Da bin ich mehr Praktiker als Wissenschaftler. Weiter zwingt die Erkenntnis der praktischen Bedeutung des Potenzierungseffektes die Reduzierung der Fremdeinflüsse auf ein erträgliches Minimum. Dazu ist eine dauerhafte und umfassende Wachsamkeit notwendig. Der Mensch hält eine beachtliche Menge an Fremdeinflüssen aus, sodass er mit der Minimierung ganz gut leben kann, aber real ist das vertretbare Maß deutlich überschritten.

Es ist die jahrzehntelange Praxiserfahrung, die ich hier weitergebe.

KAPITEL I. BASISMEDIZIN HOMÖOPATHIE

1.1. Was bedeutet „Basismedizin Homöopathie"?

Mit dieser Bezeichnung „Basismedizin" möchte ich unterstreichen, dass mit der „Homöopathie" in meinem Verständnis eine umfassende Lebenseinstellung verbunden ist, die tagtäglich relevant ist und weit in die Lebensgestaltung hineinreicht.

Homöopathie ist eben mehr als das Verabreichen von Arzneiglobuli. Gemeint ist ebenso der aufmerksam gepflegte Lebensstil, der zu einer stabilen Gesunderhaltung beiträgt. Das sind sämtliche Maßnahmen, die vor, bei und nach der Bewältigung von Erkrankungen einschließlich der Unterstützung durch die homöopathische Arznei den Verlauf begleiten, die Überwindung der Störung abrunden und langfristig den Vorteil des Immungedächtnis erhalten, sodass das erneute und gleiche Erkranken unwahrscheinlicher wird. Mit diesem „Abwehrtraining" sollen Menschen stabiler werden. Es soll helfen, den vielen Gefahren aus der Umwelt besser zu begegnen und sie so weit es geht in ihren Wirkungen zu reduzieren (siehe Kapitel VIII.).

Bevor der eigentliche homöopathische Behandlungsweg mit Arzneien gefragt ist, können also viele Lebensveränderungen bedacht und eingeleitet werden. Diese Empfehlungen richten sich nach dem Konzept der chronischen Krankheiten und der miasmatischen (krank durch Umwelt und Vererbung) Ausrichtung in allen Fragen des Alltags (siehe Kapitel IV.).

Homöopathie kann jedem Menschen helfen, weil über Lebenskraft und Selbstheilung jeder Mensch verfügt. Wer nur diese Therapie nutzt und die erweiterten Sichtweisen und Empfehlungen zur Lebensführung unbeachtet lässt, kann dennoch die Wirkungen der homöopathischen Arzneien an sich selbst erfahren. In Folge dessen entstehen zwangsläufig die Fragen der Umstände, die das Gesunden weiterhin behindern, weil der therapierte Patient sensibler für diese Fremdeinflüsse wird und diese zu hinterfragen beginnt. Dann kommen nachfolgend erwähnte Lebensbereiche in die Diskussion und der Patient beginnt sein Leben vorteilhaft zu verändern.

Im Vordergrund stehen sechs beachtenswerte Säulen: die Ernährung, die Bewegung, die Belichtung, der seelischer Positivismus, die geistige und kreative Aktivierung, die Minimierung von schädlichen Umwelteinflüssen und das kritische Abwägen der Schulmedizin.

1.2. Ernährung

Zu diesem Thema existieren verwirrend viele Empfehlungen, Diäten, Nahrungsergänzungsvorschläge und vieles mehr. Mit wenigen Grundprinzipien kann dieses komplexe Thema geklärt werden. Es geht einerseits um eine Basisernährung für den Alltag und andererseits um das Umstellen und den Nutzen von Ernährung als Therapie in Krankheitszeiten. Schließlich ergänzen sich beide Ernährungsformen.

Säugetiermilchen				
Frauenmilch	Kuhmilch	Stutenmilch	Schafmilch	Ziegenmilch
Eiweiß **1,13**	3,34	2,2	5,27	3,69
Fett **4,03**	3,57	1,5	6,26	3,92
KH **7,0**	4,6	6,2	4,55	4,2

Tabelle 1: Verteilung von Eiweiß, Fett und Kohlenhydraten in g pro 100g bei Mensch und einigen Säugetieren (1).

Zunächst ist das Fasten, der Verzicht auf Nahrung nachts, im Schlaf, ein Teil unserer Ernährung. Die Welt wäre bereits „kahlgefressen", würden wir nicht schlafen und ohne Pausen Nahrung zu uns nehmen. Fasten ist im Fieber und bei Entzündungen als Unterstützung hilfreich.

Die Ausgangsbetrachtung in Ernährungsfragen ist der Lebensbeginn des Menschen, der Säugling mit seinen biologischen Bedürfnissen, die von der Muttermilch als Vorbildnahrung optimal abgedeckt wird. Die Verteilung der drei bedeutenden Anteile Eiweiß, Fett und Kohlenhydrate entspricht den Wachstumsbedürfnissen und den jeweiligen biologischen Notwendigkeiten der Neugeborenen. Herdentiere brauchen schnell Muskelkraft, um auf die Beine zu kommen und mit der Herde schon am ersten Tag Anschluss zu halten. Der Mensch beginnt damit erst nach einem Lebensjahr und ist zunächst mit der Gehirnentwicklung beschäftigt. Daher gibt es bei der Frauenmilch das Verhältnis von Kohlenhydrate zu Fetten zu Eiweiß von 7 : 4 : 1. In der Kuhmilch ist die Verteilung anders mit 4,5 : 3,5 : 3,5, weil ein Kalb andere Lebensnotwendigkeiten erfüllen muss. Dazu benötigt es mehr Eiweiß für den Muskelaufbau. Anderen Säugetieren geht es genauso. Daher ähnelt die Verteilung der Nahrungsbestandteile in der Säugetiermilch bei Schafen und Ziegen der bei Kühen. Für den Muskelaufbau braucht der Mensch weniger Proteine. Je mehr Eiweiß nun die Säugernahrung enthält, um so dynamischer ist das Wachstum. Ein Kalb wächst im ersten Lebensjahr drei Mal schneller als ein Baby, entsprechend erhält es die dreifache Menge Proteine. Beim Kaninchen sind es fünf Mal mehr Eiweiße verbunden mit einem fünffach beschleunigten Wachstum.

Trotzdem wächst auch der Mensch nie wieder so schnell wie im ersten Lebensjahr: Er verdreifacht sein Körpergewicht bis zum Ende des 12. Lebensmonats. Mit dem Nachlassen der Wachstumskurve in den Folgejahren sinkt relativ aber kontinuierlich der Bedarf an Proteinen und die Bedürfnisse für Fette und Kohlenhydrate steigen.

Daher konzentriert sich eine biologisch sinnvolle und gesund erhaltende Ernährung, unter Berücksichtigung der lebenszeitlichen Entwicklung, auf die Zurücknahme von Proteinen. Im Vordergrund steht die Reduzierung der tierischen Proteine mit dem ansteigenden Konsum von Eiweißen aus der vegetarischen Kost, aus den pflanzlichen Lebensmitteln. Der Bezug von Gemüse und auch der von Obst, das generell eiweißfrei ist, sollte gut geprüft sein und den Anforderungen des kontrolliert biologischen Anbaus entsprechen. Man bevorzuge die „Rohlinge“ des biologischen Erzeugers vor Ort.

Diese vegetarische Ausrichtung ist niemals als 100%er Verzicht auf tierisches Eiweiß zu verstehen, sondern Ernährung lässt immer etwas Spielraum für Ergänzungen zu. Das können Butter, Quark, Sahne und Käse sein und umso entschiedener werden Fisch, Fleisch, Wurst, Milchvarianten und Joghurt reduziert. Wer bei Einladungen, besonderen Anlässen oder in Gemeinschaften einmal „sündigt“, sollte kein schlechtes Gewissen haben und bei der vegetarischen Ausrichtung zu über 90% weiter verbleiben.

Ernährung als Therapie kann streng vegan sein, wenn schwere Erkrankungen wie Rheuma, chronische Entzündungen, Arteriosklerose mit Komplikationen an den Gefäßen oder Krebserkrankungen vorliegen. Dann muss Vitamin B 12 ergänzt werden, da wir dieses Vitamin allein aus tierischen Lebensmitteln beziehen können. Veganer helfen sich langfristig mit der Ergänzung von Süßwasseralgen wie Chlorella oder Spirulina.

Säugetiermilch als Nahrungsmittel ganz gleich von welchem Tier hat für den Menschen nach dem ersten Lebensjahr ausgedient und wird nicht mehr benötigt, allenfalls als verarbeitete und zu kauende Produkte wie Quark, Käse und Butter, die in Europa kulturell Bedeutung haben. Außer dem Menschen gibt es kein Säugetier, das sich nach den ersten Lebensmonaten noch von Stillnahrung ernährt. Das muss man sich immer wieder vergegenwärtigen.

Neben der Zusammensetzung unserer Nahrung gilt generell für unsere Ernährung einen Qualitätsbegriff zu beachten, der mit der Art des Anbaus, mit der Verwendung von Dünger und chemischen Pflanzenschutzmitteln sowie mit langen Transportwegen relevant ist für eingeschränkte Genießbarkeit und Lebensqualität. Man kann hier nicht sorgfältig und kritisch genug sein, um nicht in die Falle ernährungsbedingter Krankheiten und in die Folgen chemischer oder gar genetischer Verunreinigungen zu gelangen.

Mit der Reduzierung von tierischem Eiweiß mit den Ausnahmen von Butter, Quark, Sahne und Käse verlagert sich die Fettversorgung weg von den tierischen und hin zu den Pflanzenölen. Der pflegliche Umgang bei der Gewinnung der Öle steigert ihre Qualität und sollte beachtet werden. Vorsicht ist geboten bei Bratfetten, denn nicht alle eignen sich für die

Erhitzung. Das sind bei uns das Raps- und das Sonnenblumenöl.

Bei den Kohlenhydraten stehen die Grundnahrungsmittel im Vordergrund, zu denen alle Getreidesorten, Reis, Kartoffeln, Hülsenfrüchte, Samen, Nüsse und verarbeitete Formen wie Brot zählen. Der kontrolliert biologische Anbau sollte auch hier konsequent und umsichtig den Vorzug bekommen. Der Verzicht auf raffinierten Zucker und auf gebleichtes Mehl, das Weißmehl, wird zu einer lebenslangen Herausforderung. Ersatz bieten Honig und Pflanzensirup (wie Ahornsirup).

Damit steht der Ernährungsplan. Abweichungen wegen individueller Unverträglichkeit oder Abneigungen können problemlos bei der Fülle der Produkte vorgenommen werden. Entscheidend für die langfristige Bedarfsdeckung und Gesunderhaltung ist, dass der Mensch nur wenig Eiweiß benötigt und seinen Bedarf fast gänzlich mit Pflanzenproteinen decken kann. Und ich wiederhole: Das schließt keineswegs aus, dass nicht ab und an „gesündigt" werden darf. Der strenge 100%ige Ernährungsplan ist nicht notwendig. Vielmehr geht es mir um diese Orientierung und Schwerpunktgestaltung.

Warum betone ich so sehr den überlegten Verzicht auf Tiereiweiß, Zucker und Weißmehl? Im Stoffwechsel führen sie zu einer Übersäuerung, mit der Entzündungen einhergehen. Das kann bereits in der Schwangerschaft für das Ungeborene relevant werden, wenn auch die Mutter zu viel von den genannten Nahrungsmitteln konsumiert. Man nennt das die ungünstige „fetale Programmierung", die aus dem Neugeborenen bald ein Dickerchen macht. Diese Ernährungsbestandteile führen in Wohlstandsländern zu chronischen Entzündungen, zu Übergewicht und allen chronischen Folgeerkrankungen wie der Zuckerkrankheit (Diabetes mellitus), Bluthochdruck (Hypertonie), Herzerkrankungen (Konarinsuffizienz), Gehirnverkalkung (Demenz) und schließlich auch zu der Krebserkrankung.

Bei der Entwicklung dieser Erkrankungen kann Ernährung frühzeitig als Therapie eingesetzt werden. Die reale Notwendigkeit ergibt sich für die Reduktion entzündlicher Prozesse, die allen erwähnten Erkrankungen zu Grunde liegen. Der Einstieg zur „Umkehr" kann der totale Verzicht von zu kauenden Speisen sein, das Fasten, allerdings niemals in der Schwangerschaft. Dadurch entzieht man der Krankheit zunächst das „Feuer" durch das geplante Fasten, z.B. als Saftfasten für 7-10 Tage:

Man beginnt mit einem Obsttag, schließt 7-10 Tage nur den Konsum von Flüssigem an wie Tee, Suppen und Smoothies. Zum Abschluss wird wieder ein Obsttag durchgeführt. Es sollte für regelmäßige Stuhlausscheidungen gesorgt werden, weil es sonst zu Kopfschmerzen und Unwohlsein kommen kann. Für diesen Zweck können jeden zweiten Tag rektale Einläufe (aus der Apotheke fünf salinische Klistiere a`125 ml. besorgen) vorgenommen werden. Manche Fastenden bevorzugen Glaubersalzeinnahme, welches den Darm drastisch zum Abführen bringt. Daher die ursprüngliche Bezeichnung als „Drastikum", was man tolerieren müsste.

Mit dem anschließenden wieder Beginnen des Essens nach dem Fasten können alte Gewohnheiten, Konditionierungen, verändert werden wie die regelmäßige Rauch- oder Alkoholentwöhnung. Das Fasten kann als eine Selbstdisziplinierung verstanden und genutzt werden. Es kann endlich der Verzicht von Fleisch, Wurst, Milch und Zucker abgestellt und in der vegetarischen Kost Gefallen und Geschmack entdeckt werden. Hierfür gibt es sehr gute Anleitungen mit Kochbüchern.

Günstig und empfehlenswert sind alle Gemüsesorten, besonders die Kohl- und die Lauchgewächse. Gemüse hat mehr basische und damit antientzündliche Effekte. Statt Getreide, Nudeln oder Kartoffeln können auch Hülsenfrüchte (Bohnen, Erbsen, Linsen, Kichererbsen) bevorzugt werden, besonders wenn ein Übergewicht sinken soll, ohne hungern zu müssen.

Chronisch kranke Menschen bevorzugen eine zunehmend vegetarische Kost, bei der konsequent auf Fleisch, Wurst und Fisch verzichtet wird, schwer Erkrankten ist schließlich die strenge vegane Ernährung angeraten.

Die ideale tagtägliche Ernährung ist also die vegetarische, bei der selten auch mal Fleisch oder Fisch konsumiert werden darf. Angesichts der absurden Tierzuchtmethoden unserer Zeit ist der Verzicht bereits auch ein Politikum. Wenn viele sich daran halten würden, keine Milch, kein Fleisch und keinen Fisch aus konventionellen Zuchtanstalten zu kaufen, würde dieses Verbraucherverhalten positive Folgen für das Weltklima haben. Die Erzeugung von Tierproteinen stellt den intensivsten CO2-freisetzenden Prozess der gesamten Nahrungsindustrie dar. Der Konsument hat eine große Macht und Gestaltungsfähigkeit, wenn denn diese gebündelt werden könnte. Hier zeigt sich bereits deutlich die politische Dimension einer Homöopathie mit Gesunderhaltungsansprüchen. Die in der konventionellen Zucht eingesetzten Gifte und Antibiotika können kaum jemandem zugemutet werden. In Konsequenz ist an dieser Stelle nochmals dringend angeraten, stets auf die Produkte der kontrolliert biologisch wirtschaftenden Betriebe auszuweichen. Auch wenn es immer wieder zu Betrugsnachweisen kommt, so ist unzweifelhaft mit geringeren Schadstoffbelastungen zu rechnen. Generelle Minimierung ist das Ziel.

Das beste Getränk ist Wasser, nicht aus der Leitung, sondern aus tiefen Erdschichten gewonnenes Mineralwasser. Über die Probleme der verschiedenen Nahrungsmittel werden die Kapitel IV.5. und VIII.1. weiter informieren.

Ernährung ist ein einfaches Thema, wenn man sich

- an das vegetarische Grundprinzip hält,
- an die biologische Erzeugung,
- an die Bevorzugung von Rohlingen, das sind unbehandeltes Gemüse und Obst vom regionalen landwirtschaftlichen Hof,
- an das selber Kochen mit frischen Zutaten und
- an den Verzicht von Fertiggerichten und der Mikrowelle,
- an den Verzicht von frittierten Speisen, da diese schädliche Transfettsäuren beinhalten, das sind Pommes Frittes, Kekse und süße industrielle Brotaufstriche,
- an geregelte gemeinsame Essenszeiten, die auch der Kommunikation dienen und
- an durchaus zulässige Ausnahmen, also keine 100% verfolgen, Ausgleichstage einlegen, wenn einmal gesündigt wurde.

1.3. Bewegung

Ernährung ist untrennbar mit dem Verbrauch, mit der Aktivität unserer Muskeln verbunden. Bleibt Bewegung aus, lagern wir Vorräte im Körper für die Zukunft ein. Die optimalste Speicherung von Energie sind Fette, die dann allmählich die Konturen des Körpers verändern. In erster Linie werden Kohlenhydrate umgewandelt in Fette, die über die Jahre zu unangenehmen Gewichtsanstiegen führen. Diesen Vorgang reguliert unser Blutzucker senkendes Hormon

Insulin, das bei Überernährung für Notzeiten vorsorgt und Fette einlagert.

Man bedenke, dass Zucker zu einer prompten Insulinausschüttung aus der Bauchspeicheldrüse führt, weil der schnell ins Blut eingeschwemmte Zucker wieder durch das Hormon gesenkt werden muss. Zucker benötigt das Gehirn für seine Arbeit und insbesondere zur Bewältigung von „Dysstress“, der ungewollte krankmachende Stress. Im Extremfall sichert sich das Gehirn bis zu 90% des verfügbaren Zuckers. Das kann nur gelingen, wenn andere Verbraucher von Zucker ausgeschlossen werden. Dann spricht man von der „Insulinresistenz“ und meint damit, dass die Muskeln und das Herz nicht mehr viel Zucker aufnehmen können. Damit sind wir in der „Neuzeit“ angekommen mit dem Stress in den Städten, in den Fabriken und Büros, im Strassenverkehr und durch das viele Sitzen vor den Bildschirmen oder im Auto. Die beste Therapie der Insulinresistenz ist wieder die Muskelarbeit zu steigern, sich auf ein regelmäßiges Bewegungsprogramm einzulassen.

Insulin gilt als Notvorsorgehormon: Es sorgt für die Fettablagerung und die Speicherung für kommende Notzeiten. Wenn diese aber nicht kommen, werden die wohlhabenden Staatsbürger immer fetter. Heute (2017) ist bereits jeder zweite US-amerikanische Bürger fettsüchtig (Body-Maß-Index, BMI über 30). Die chronischen Folgen sind die Zukkerkrankheit (Diabetes mellitus Typ 2, der Erschöpfungsdiabetes) als Folge der chronischen Überlastung der Bauchspeicheldrüse, die gewichtsbedingten Überbeanspruchungen von Gelenken (Arthrosen) und der Wirbelsäule, der Bluthochdruck, die seelische Not mit der Unförmigkeit bis hin zur Depression und das vorzeitige Lebensende. Der Ausweg aus dieser modernen Falle und die geplante Vorsorge für nachwachsende Kinder ist einerseits die Zuckerreduktion, aber ebenso wichtig sind die Aktivierungen der Muskeln und des Herz-Kreislaufsystems, um die Insulinresistenz vom Lebensbeginn an zu durchbrechen. Das hat die Schulmedizin bereits entdeckt und initiiert Massenaktionen zur sportlichen Aktivität. Auch Schwangere sind vom Diabetes bedroht und werden ermuntert, Sport zu treiben. Die Steigerung der körperlichen Aktivität wird zu einer Teillösung für das moderne Ernährungsdilemma. Wer Sport nicht gewohnt war, muss die Überwindung der Trägheit erlernen, etwas was schon früh in der Kindheit hätte geschehen sollen. Das ist ja mit dem Zucker nicht anders: Statt kräftiges Roggen- oder Sauerteigbrot beherrschen die Weizen- und gesüßten Weißmehlprodukte den Markt. Statt mit dem Auto in den Kindergarten, in die Schule oder zur Arbeitsstätte gebracht zu werden, geht man besser zu Fuß oder nutzt das Fahrrad.

Das Vollgetreide lässt sich schwerer verdauen und sorgt für ein langsameres Anfluten des „Zuckers“ (niedriger glykämischer Index), so dass die nächste Mahlzeit hinausgeschoben werden kann. Das Hungergefühl bleibt lange aus. Das Weißmehlbrötchen hingegen verführt zum schnellen Genuss und man wird schnell wieder Hunger verspüren (hoher glykämischer Index).

Sport in Maßen und je nach Bewegungsfreude hat eine ebenso gute Nachhaltigkeit wie Rohkost oder kräftiges Roggenbrot. Zuerst muss man den inneren „Schweinehund“ überwinden, um später festzustellen, wie gut man sich fühlt, sofern nicht der Untrainierte im Beginn seiner Aktivitäten zuerst den „Muskelkater“ überwinden muss. Was in der Bewegungsaufforderung recht gut vorangeht, scheitert in der Ernährungsfrage: Werbung und Interessen der Nahrungshersteller behindern die Reduktion des Zuckerkonsums. Wer sich etwas genauer mit den Listen der Inhaltsstoffe der Nahrungsmittel im Supermarkt beschäftigt, wird staunen, wie regelmäßig angefertigte Speisen mit Zucker oder Malzextrakt gesüßt sind. Extreme Dickmacher sind die gesüßten Getränke.

Ich habe aber auch feststellen müssen, dass zu häufig die Sportstunden in den Schulen ausfallen. Dieses Fach muss wiederbelebt werden, damit Kinder Freude an der Bewegung erfahren können. Und völlig gescheitert sind alle Versuche, Schülern sinnvollere Pausennahrung zu ermöglichen anstelle von Milch und Zucker. Die Politik überlässt der Wirtschaft den Raum, hohe Umsätze mit schnellen Verführungen in Form gesüßter Speisen zu erzielen. Wer sich mit Gesundheitsfragen beschäftigt, gelangt immer wieder zu der bitteren Erkenntnis, dass die Politiker sich mehr nach den Wünschen der Wirtschaft richten und nur widerwillig gegen deren Lobbyisten entscheiden. Der Staat zeigt wenig Interesse an der Gesundheit seiner Bürger.

Eine einfache Regel ist hier in der Zuckerfrage, auf Industriekost generell verzichten zu lernen und mehr mit den unbehandelten „Rohlingen“ zu arbeiten.

Bewegung muss wieder gelernt werden. Dazu zählen regelmäßige Spaziergänge in der frischen Luft bei jedem Wind und Wetter. Bewegung in Gruppen kann zum Spaßereignis werden. Jeder suche für sich selbst seine freudvollen Sportarten vom Tanzen bis zum Wassersport oder vom Joggen bis zum Bergwandern. Die Nutzung eines Fitnesscenters kostet Geld, was grundsätzlich nicht erforderlich ist. Wer es mag, der wird es nutzen, fragt sich nur wie lange.

1.4. Belichtung

Wer sich bewegt, ist häufig im Freien, in der Natur, auf dem oder im Wasser oder auch in der Luft. Bewegung in der Halle oder in einem Fitnesszentrum sind allenfalls Aktivitäten im Winter, wenn das Licht zu früh verschwindet. Man muss die „Foltergeräte“ mögen, um sich den monotonen Bewegungsmustern hinzugeben. Mein Eindruck ist, dass es dabei eher um narzistische Aspekte, um den „Body“ geht, um sich selbst und andere zu beeindrucken. Kritisch sehe ich die Ergänzungen mit Proteinpräparate für den schnelleren Muskelaufbau. Ausserdem liegt der Lichtmangel hier auf der Hand, was wiederum zu arzneilichen Lösungen animiert.

Wer aber den Tag, das Licht, die Natur oder auch die Parkanlage nutzen kann, um sich zu bewegen, sei es im Trab oder auch wandernd über größere Distanzen, muss sich keine Gedanken um seinen Vitamin D-Haushalt machen. Dieses Vitamin ist ein Hormon, denn wir können es selber herstellen, was bei Vitaminen grundsätzlich nicht der Fall ist. Aus dem Stoffwechsel des Cholesterin wird das „Hormon D“ in der Leber umgewandelt, in der Haut durch UV-Bestrahlung aktiviert und schließlich in den Nieren gespeichert. Der Engpass der ausreichenden Versorgung ist primär die Belichtung. Jeder nördlich der Alpen wohnende Bürger weiß, dass wir im Winter, in der dunklen Jahreszeit, „unterbelichtet“ sind, mehr Erkältungen erleiden, stimmungstrüber sind und mehr Gewicht zulegen als in der lichthellen Jahreszeit des Sommers. Und natürlich sind wir dann im Sommer länger wach und wegen der Wärme häufiger im Freien und in Bewegung. Wer zu wenig Vitamin D - und ich bleibe bei dieser unrichtigen aber gewohnten Benennung - hat, ist von Knochenerweichung, der Karies bedroht und außerdem von Muskelschwäche, Immunschwäche und Müdigkeit. Im Kindesalter heißt die Krankheit „Rachitis“ und am Lebensende „Osteoporose“, beide Störungen nennen Mediziner „Osteomalazie“, die kranken Knochen. Behandelt wird beides heute mit Vitamin D-Gaben und Kalziumsupplementen. Zu der Knochenerweichung muss man wissen, dass diese nicht allein durch Licht- und damit durch Vitamin D-Mangel entsteht, sondern auch durch Bewegungsmangel („Wer rastet, der rostet"), durch zu viel Verzehr von tierischem Eiweiß und sogar durch hohen Kuhmilchkonsum entstehen kann. Weiter kann der Dysstress seelischer Krisen zu Übersäuerungen im Körper beitragen, die durch den Phosphatpuffer neutralisiert werden, der allerdings aus dem Knochen mobilisiert werden muss. Entzündlichkeiten sind die moderne Hauptursache von erhöhtem Vitamin D Bedarf.

Vitamin D, biologische Funktionen
1,25 Dihydroxycholecalciferol

- **Kalzium-, Pholsphatregulierung**
- **Knochenstoffwechsel**
- Muskel-, Herzstoffwechsel
- Wachstum, Zelldifferenzierung
- **Biorhythmus; Biologische Uhr**
- **Immunsystem, Makrophagen,**
- hemmt Tumorwachstum
- senkt Insulinproduktion (= diabetogen)

Tabelle 2: Biologische Funktionen von Vitamin D oder genauer „Hormon D"

Knochen besteht aus zwei Teilen Kalzium und einem Teil Phosphat. Dieses Verhältnis von 2 : 1 liegt in der Muttermilch vor, in der Kuhmilch stehen Kalzium zu Phosphat im Verhältnis 1 : 1.

Nun hat Vitamin D mehr Funktionen als nur den Kalzium- und Knochenhaushalt zu regulieren, was übrigens das Parathormon der Nebenschilddrüse quasi als Doppelsicherung genauso leistet. Bekannt geworden sind sehr wichtige Wirkungen im Immunsystem, im Biorhythmus und in der Reifung von Zellen (siehe Tabelle 1). Dieses Hormon trägt sehr wesentlich dazu bei, dass wir gesund und stabil bleiben. Es ist aber ein großer Irrtum zu meinen, dass man sich mit Tabletten von Vitamin D die Belichtung sparen könnte.

Sehr aktuell vermittelt die Schulmedizin den Eindruck, dass wir in Deutschland ein grundsätzliches Vitamin-D-Mangelproblem haben und sieht in dem Vitamin D einen „Alleskönner“: gegen Entzündungen, gegen Knochenabbau und sogar gegen Tumore. Gegenwärtig wird Vitamin D intensiv beworben, weil es von Entzündungen, den Kalk-Defiziten und den Tumorzunahmen so stetig zunehmend viele gibt. Begründet wird die offizielle Sicht des Mangels mit der Bestimmung eines Vitamin D-Laborwertes im Blut von Kranken aber auch von Menschen, die sich überwiegend gesund fühlen. Dieser Wert fällt statistisch bei zirka 80 % aller Bundesbürger zu niedrig und damit „krankhaft“ aus und schon wird das Rezept ausgehändigt. Fordern Sie in jedem dieser Fälle die Mitbestimmung des Parathormons. Fällt dieser Wert normal aus, dann haben Sie keinen Bedarf an Vitamin D. Gemessen wird ein extrazellulärer Wert, relevant ist jedoch, wie es in der Zelle aussieht. Darüber erfahren Sie nichts. Für den Organismus ist die Verhinderung einer Störung seines wichtigsten und häufigsten Minerals, dem Kalzium, so ungeheuer wichtig, dass es von zwei Hormonen reguliert und gesichert werden muss, dem Vitamin D und dem Parathormon. Bleiben Sie abwartend und kritisch, wenn man bei Ihnen Laborwerte therapieren möchte, ohne dass Sie Einschränkungen wahrnehmen und sich auch nicht krank fühlen. Sie könnten es sonst werden.

Vitamin D Bedarf erhöht:
• bei Entzündungen • nach Impfungen • bei oxidativem Stress • bei nitrosativem Stress • durch Medikamentenkonsum • durch tiereiweißreiche Ernährung • bei hohem Phosphatanteil in der Ernährung • durch psychischen Stress • durch Schlafmangel • durch Lichtmangel, durch UV-Blocker-Anwendung • durch Bewegungsmangel

Tabelle 3: Wer hat einen erhöhten Bedarf an Vitamin D? Oxidativer Stress entsteht durch chronische Entzündungen, nitrosativer Stress ist die Belastung des Menschen durch zu viel Stickstoff aus Fleisch, Medikamenten oder den Nitraten im Trinkwasser.

Regelmäßig wird der Hormoncharakter übersehen, dass es nicht nur Mangel, sondern auch Überschussgefahren gibt wie die Zunahme der Verkalkung von Gefäßen (Arteriosklerose) und die Gefahr der Steinbildung in Galle und Nieren. Vitamin D begünstigt weiter den Diabetes mellitus. Eine zusätzliche Zufuhr von Kalzium-Präparaten wegen Osteoporose ist unsinnig und wirkt sich gar lebensverkürzend aus. Mit der Nahrung nehmen wir täglich 700 bis 900 mg unproblematisch auf und das genügt. Ausnahmen sind hier Patienten mit erkranktem Darm oder anderen Resorptionsstörungen.

Kalziumpräparate schützen nicht...
• weder vor Knochenbrüchen noch vor Osteoporose
• in USA nehmen 2015 zwischen 30-50% aller älteren Frauen Kalzium-Ergänzungen zwischen 700-900 mg
• Osteoporose-Gesellschaft USA empfiehlt 1.200 mg über 50 Lj.
• bei >1.000 mg drohen Herzprobleme durch Gefäßverkalkungen, Nierensteine, Magen-Darm-Beschwerden
• 700-900 mg werden problemlos durch die Nahrung aufgenommen

Tabelle 4: Der Unsinn der Substitution mit Kalzium-Präparaten, um eine Osteoporose zu vermeiden

Wer mit Hormonen, zu denen auch Vitamin D zählt, gedankenlos therapiert, muss wissen, dass negative Erkenntnisse zu Schäden durch dieses künstliche Eingreifen in den menschlichen Stoffwechsel den aktuellen Therapieabsichten später regelmäßig folgen und zur Umkehr führen. Je mehr man über dieses „Hormon D" forscht, umso größer werden die Einblicke. Jüngst ist in zwei Studien, über die im deutschen Ärzteblatt berichtet wurde (2a) ein Synergismus mit dem Gerinnungs-Vitamin K 2, das von Bakterien im menschlichen Darm gebildete Koagulationsvitamin, bekannt geworden. Bei Tagesdosen von über 2.000 IE Vitamin D beobachtet man einen ansteigenden Mangel an Vitamin K 2, was erhöhte Blutungsgefahr bedeuten kann, sowie eine Umkehr der Effekte von Vitamin D, gerade das Gegenteil von dem, was man erreichen möchte. Heute übliche Verordnungen setzen bei 20.000 IE/ Woche ein. Diese Menge liegt deutlich über der Warngrenze. Welchen negativen Einfluss derart hohe Dosen von Vitamin D auf die Blutgerinnung haben, muss die zukünftige Forschung erst noch ermitteln. Bereits gewarnt wird vor der gleichzeitigen Verwendung von Cumarinen, den Vitamin K-Antagonisten wie Marcumar®, unter dem neben erhöhter Blutungsgefahr vermehrt Stürze und Osteoporose aufgetreten waren, wenn zugleich überhöhte Dosen von Vitamin D eingenommen wurden. Das kann die Folge des Synergismus mit Vitamin K2 ursächlich ausgelöst haben. Die schulmedizinische Konsequenz müsste sein, zusammen mit dem Vitamin D das Vitamin K einzunehmen. Hier zeigt sich wieder die Absurdität der Substitutionsidee. Sinnvoller wird es, den Hebel an den Veränderungen des Lebensstil anzusetzen und weiterhin konsequent auf Nahrungsergänzungen und Medikamente zu verzichten.

Unverzichtbar für die Gesunderhaltung des Menschen ist aber das Licht im Freien, im Winter mindestens eine Stunde wenn im Sommer schon 10 Minuten am Tag genügen. Denn nach diesem Zeitminimum stellt Ihr Organismus kein Vitamin D mehr her, sondern produziert nur noch unbrauchbare Moleküle. Der dreimal kluge Mediziner will hier gescheiter als die Natur sein, mit Ergänzungen durch Tabletten nachhelfen, was sich langfristig jedes Mal als falsch heraus gestellt hat, weil man nicht ungestraft mit Überdosen einseitig in den Stoffwechsel eingreifen darf. Wir benötigen noch nicht einmal die Belichtung der gesamten Körperoberfläche, es genügt das Gesicht unter der Mütze im Winter. Hinter der Fensterscheibe können wir keine Vitamin D Bildung erreichen, da das Glas die für diesen Chemismus auf der Haut nötige ultraviolette Wellenlänge des Sonnenlichtes von 280 bis 315 Nanometer filtert.

Tageslicht im Freien ist zudem ein Stimmungsaufheller, besonders bei Sonnenschein. Das kennen und schätzen wir alle. Defizite erleben wir im Frühjahr, die häufigste Zeit der psychischen Notfälle, der Kinderkrankheiten und der schweren grippalen Infekte. Wer sich Sorgen um seinen Vitamin D -Haushalt oder um den seiner Kinder oder Großeltern macht, der organisiere mehr Sonne zwischen Januar und April durch Reisen in die Berge oder in das südliche Europa oder durch gezielte Ausnutzung lichtheller Tage im Winter. Man kann als Daheimbleibender auch die Höhensonne (in vom TÜV zertifizierten) „Sonnenstudios“ nutzen. Das ist allemal gesünder als der Verzehr von Tabletten.

Es spricht wenig dagegen, dem Säugling im ersten und bis zum zweiten Geburtstag in den lichtarmen Monaten Januar bis März 250 bis 500 IE pro Tag zu geben, das aber nur unter der Bedingung von Lichtmangel und häufigen Infekten. Alle anderen Kinder und Erwachsenen benötigen diese Gaben nicht! Ältere Menschen sollten täglich Spaziergänge im Freien unternehmen und dem hier immer wieder vorgestelltem Lebensstil folgen, dann benötigen sie keinesfalls zusätzliche Vitamin D Gaben.

1.5. Seelischer Positivismus und geistige Kreativität

Es klang bereits an, dass eine getrübte Stimmung eher am Ende des Winters erscheint und mit Stoffwechselproblemen einhergeht. Das überrascht nicht, sind doch die Nerven die leitenden Zentren unseres Denkens und Handelns. Gelingen die Pläne nicht, erhält man Kritik und Ablehnung, wird man gemobbt und ausgeschlossen, hat das selbstverständlich schwächende Auswirkungen auf die Körperenergie. Man grübelt mehr, schläft schlechter, träumt unruhig und somatisiert (erlebt körperlich Verspannungen und Schmerzen) mehr. Der gleiche Effekt einer Stoffwechseldepression kann erzielt werden, wenn man ständig negative Empfindungen hat, grausame Nachrichten verfolgt, an den Umweltschäden verzweifelt und Schwarzseherei betreibt. Solche Kräfte lähmen die Motivation, nehmen die Luft zum Atmen, führen zu Schmerzen und Einschränkungen der Lebensfreude. Der intensivste Stress in diesem Bereich ist das Erleben von

Angst. Gezielt und durchaus beabsichtigt wird heute über die zahllosen Medien die Angst vor Krankheiten geschürt. Wer sich solchen Werbestrategien aussetzt, ständig die Apothekenumschau liest und sich über die Medien mit Krankheitsthemen belastet, wird zu schädlichem und verdrängendem Konsum verführt, durch den man sich verspricht, von der Angst befreit zu werden. Wer einmal in der Angstschleife gesteckt hat, kann jederzeit wieder hineingezogen werden. Die Botschaft kann eigentlich nur lauten, diese Bedrohungsszenarien von sich zu weisen, diese Medien nicht mehr zu nutzen und stattdessen etwas für die Stimmungsaufhellung zu tun: zu lesen, zu musizieren oder Musik anzuhören, kreativ tätig zu werden oder auch einfach einmal einen schönen Film, ein Theaterstück oder Konzert anzuschauen.

So fügt sich hier das Ergebnis einer Arbeitsgruppe aus Kanada (2b) ein, dass man bei Depressiven einen intensivierten Entzündungsprozess im Nervensystem nachweisen konnte. Dieser war umso intensiver, je heftiger die Symptome waren, aber bereits bei Stimmungstiefs nachweisbar.

1.6. Der Potenzierungseffekt oder die Minimierung schädlicher Umwelteinflüsse

Ganz gleich auf welchem Flecken Erde heute jemand lebt, wird man tagtäglich konfrontiert mit den Folgen der Gleichgültigkeit gegenüber unserer Umwelt. Wir müssen die Luft atmen, die am Wohnort geboten wird, das Wasser trinken, das durch die Leitungen fließt, die Nahrungsmittel aus dem Supermarkt annehmen und uns mit den resultierenden Abfällen herumschlagen. Die Reste der Verpackungsindustrie können an jedem noch so abgelegenen Urlaubsort entdeckt werden. Besonders fatal sind die schwer abbaubaren Plastikabfälle. Natürlich hat das unmittelbare Folgen für die Böden, für das Wasser, für die Pflanzen und Tiere und auch für die Luft, wenn man mit den Müllverbrennungen und den ultragiftigen Dioxinen belästigt wird. Einerseits sind das Anlässe, als Verbraucher permanent andere alternative umweltschonendere Gewohnheiten zu fördern, andererseits wird man schauen, wie man im eigenen Umfeld die Umwelt möglichst gering belastet. Der Mensch verträgt einiges an Umweltgiften, aber vieles sammelt sich an, kumuliert und schädigt auf lange Sicht die Gesundheit. Das gilt besonders für Strahlen, für Metalle und für giftige Salze. Das Ausmaß der Freisetzung unnatürlicher Substanzen durch die Chemie hat erschreckende Ausmaße erreicht (Tabelle 5). Fachleute dieses Themengebietes (3) gehen davon aus, dass es im Jahr 2009 geschätzte 50 Millionen Substanzen auf unserer Welt gab, die von Natur aus nicht vorkamen, sondern von Menschen Hand geschaffen wurden. Täglich kommen weltweit 30.000 neue Substanzen hinzu (Tabelle 5). Namentlich bekannt sind weniger als 5% und nur 0,5% eingehend untersucht und geklärt, denn dazu sind im Schnitt sieben Jahre andauernde Untersuchungen nötig, welche Auswirkungen einzelne Substanzen auf die Gesundheit von Menschen haben (Tabelle 6). Wie will man sich als Einzelner davor schützen?

Toxikologie 2009

- 1 Mio. in 1968 anorganische und organische Substanzen
- 15 Mio. in 2000 .... **+ 2.000 täglich hinzu**
- 25 Mio. in 2004
- 40 Mio. in 2008
- 50 Mio. in 2009 .... **+ 30.000 täglich hinzu** (seit 8.9.09, CAS-Nr.)
- 100.000 Chemikalien relevant für die Industrie
- 61 Mio. DNS-Bausteine und Proteine (Ketten) in 2009

Tabelle 5: Freisetzung chemischer Fremdsubstanzen in die Umwelt weltweit seit 1968 bis 2009 laut einem Institut (CAS) in Columbus/Ohio (3).

Die Ergebnisse können trotz allem Aufwand nicht klären, welche Wechselwirkungen die einzelne untersuchte Substanz mit anderen gemeinsam zeigt. Fachleute der Vergiftungslehre (Toxikologie), stellen nüchtern fest, dass sie die Schadenseffekte von mehr als zwei Fremdsubstanzen einfach nicht mehr überblicken können (Tabelle 6).

Gerade in jüngster Zeit haben Untersuchungen bei Kleinkindern gezeigt, dass diese bereits überraschend viele Fremdsubstanzen in ungewöhnlich hoher Dosis aufwiesen (4). Eine Art TÜV für ca. 3000 Substanzen ist eingerichtet worden, im Grunde und realistisch eine lächerlich geringe Menge. Da nicht abgeschätzt werden kann, wie bei jedem Menschen der Bestand der Fremdsubstanzen aussieht und noch weniger beurteilbar ist, welches Erkrankungspotenzial damit verbunden ist, kann eigentlich nur davor gewarnt werden, die vorgegebene Situation weiter zu belasten.

Mensch und Tier, biologische Systeme, von Lebensenergie durchflutete Organe reagieren auf verschiedene Schadstoffe mit ihrem Schadenseffekt nicht additiv sondern potenziert.

Toxikologen stellen fest:

Bezüglich

der Einwirkung auf Mensch und Tier

- ist **1** Fremdsubstanz gut zu beurteilen (es braucht dazu im Durchschnitt 7 Jahre)
- sind **2** Fremdsubstanzen schwer überblickbar.
- besteht bei **3** Fremdsubstanzen **Blindheit.**

Tabelle 6: Probleme der Toxikologen, einen oder mehrere Fremdsubstanzen in der Wirkung auf Tier und Mensch zu beurteilen

Potenzierungseffekt

- LD = letale Dosis (tödliche Menge)
- LD 1 = letale Dosis, bei der 1 von 100 stirbt

Versuch mit Ratten:

LD 1 (Blei) + LD 1 (Quecksilber) = 100

Tabelle 7: Der Potenzierungseffekt

Im Tierversuch konnte gezeigt werden, dass nach Bestimmung der LD1 (letale Dosis, bei der ein Tier von 100 verstirbt) für eine toxische Substanz, wie z. B. das Schwermetall Blei, die gleichzeitige Gabe von einer zweiten ermittelten LD1 (z. B. für Quecksilber) zum Tod aller 100 Tiere führt. Aus eins plus eins wird in biologischen Organismen nicht zwei sondern 100 und mehr!

Der Potenzierungseffekt begegnet uns in alltäglichen Konsumgewohnheiten wie mit Kosmetika, mit Nahrungsmitteln, mit energiereichen Strahlen wie Sonnen- oder Röntgenstrahlen, mit Impfungen oder sonstigen Fremdbelastungen, die auf einen Organismus einwirken. Es ist die nackte und umgeschönte Realität, der wir uns stets ausgesetzt sehen müssen. Beschwichtigende Kommentare von Politikern zu der Freisetzung irgendeines Schadstoffes in die Umwelt, dass die Menge ach so gering sei, dass dem Menschen kein Schaden drohe, sind purer Unsinn und Missachtungen der individuellen „Gemengelage“: Was der Eine zunächst einfach wegsteckt, kann dem Anderen sofort zu viel sein und zum Zusammenbruch seines Systems führen. Es mag ein geschwächter Mensch gerade so sein Gleichgewicht halten, bis dass mit dem neuerlichen Fremdkontakt unmittelbar die Entgleisung beginnt.

Unbeachtet sollen auch nicht die Langzeiteffekte bleiben, die ein zunächst nicht reagierender Mensch auf längere Sicht hervorbringt. Das sind die typischen Sekundäreffekte, dass unter Beibehaltung des gewohnten Lebensstils in Krisensituationen oder zu einem anderen Zeitpunkt die volle Relevanz der Beschädigung sichtbar wird. Ein gängiges Beispiel sind die Impfereignisse, die primär scheinbar „gut“ vertragen werden, aber sekundär gerade den Potenzierungseffekt unerträglich steigern. Sobald sich das Klima ändert, der Winter mit Kälte und Dunkelheit an der Gesundheit zehrt, brechen hartnäckige Infektserien aus. Oder geimpfte Kleinkinder bleiben zunächst bei guter Gesundheit, verändern sich aber in Richtung schwerer und wiederkehrender Infekte, sobald sie mit der psychischen Herausforderung einer Gemeinschaftseinrichtung konfrontiert werden, also mit dem Eintritt in die Krippe oder in den Kindergarten auffällig krank werden. An sich sind diese Herausforderungen lebensrelevant sinnvoll, nur mit dem Impfhandicap wird die Situation unnatürlich erschwert.

Auch Strahlungsschäden, die in den Zellen nicht vergessen werden beziehungsweise über das Leben kumulieren, können wirksam werden und den Einstieg in die Krebserkrankung bedeuten. Das gilt sogar für die schädigende Wirkung von schwachen magnetischen oder pulsierenden Wellen von Handys oder schnurlosen Telefonen. Bei Kindern hat man in diesem Zusammenhang die Gefahr der Entstehung von Glioblastomen (bösartige Tumore der Gliazellen, das sind die Versorgungszellen der Nervenzellen) erkannt und möchte ihnen von ärztlicher Seite den Konsum bis zum 14. Lebensjahr verbieten. Aber dem Verbot stehen die großen Telefonkonzerne entgegen, die in dieser Gruppe ihre Kunden von Morgen sehen. In den Schulen beobachtet man, dass bereits Kinder vor dem 10. Lebensjahr Handys mitbringen, das Interesse der anderen Schüler auf sich ziehen und den sozialen Druck zur Beschaffung auslösen, um in der Kommunikation per Handy mithalten zu können. Die warnende Stimme der Wissenschaft verhallt ohne Konsequenzen, denn die Wirtschaft hat sich die Politiker gekauft, die in ihrem Sinne entscheiden und alles unreguliert belassen. Die Eltern sind in den Fragen der Ausrüstung ihrer Kinder mit digitalen Geräten überfordert und zu häufig und zu früh nachgiebig.

2008 hat der Toxikologie Prof. A. Kortenkamp vor dem EU-Parlament seine Untersuchungen zu der Frage vorgestellt, warum der Brustkrebs bei Frauen in Europa so angestiegen ist (5). Er konnte darlegen, dass von Pestiziden, Herbiziden und bestimmten Kosmetika östrogenartige Wirkungen ausgehen. Im Labor untersuchte harmlose Einzelsubstanzen zeigten sich in der Kombination auf einmal stark toxisch, Er nannte diesen unerwarteten Vorgang den „Cocktail-Effekt“.

Üblicherweise konzentrieren sich die Untersuchungen zu den Gefahren durch einzelne Fremdsubstanzen auf eine lineare Forschung, die von einem Punkt A. nach Verabreichung der Substanz zu einem Beurteilungspunkt B. gelangt und Effekte beschreibt. Repräsentativ kann aber nur die dreidimensionale Forschung sein, die stets die Potenzierungseffekte in den Lebenssystemen verfolgt. Dann dürfte sich die deutsche Gesundheitsbehörde Robert-Koch-Institut (RKI) in Berlin, die gleiche Behörde, die die Impfempfehlungen für Deutschland heraus gibt, schwer getäuscht haben, wenn sie 2004 in einem Bulletin an Ärzte und die Bevölkerung proklamiert, dass Untersuchungen die Unbedenklichkeit von Zahnamalgamfüllungen bestätigt hätten. Dabei handelt es sich zu 50% um Quecksilber in Verbindung mit weiteren toxischen Metallen von unedlem korrodierenden Charakter. Es dürfen demnach in Deutschland also weiterhin Amalgame in Zahnfüllungen verarbeitet werden. Dieses Statement war überfällig, da Dreiviertel der deutschen Bundesbürger zu dieser Zeit noch Amalgamträger waren. Die Entfernung und der Zahnersatz zu Lasten der Krankenkassen ist unbezahlbar. Auf Anordnung der Krankenkassen darf aber seit längerem dieses Material bei Schwangeren und Kleinkindern nicht mehr eingesetzt werden. Schließlich sind diese Gruppen die arzneisensibelsten unserer Gesellschaft. Alle anderen müssen sich selbst um die Entsorgung von diesem giftigen Metall kümmern. Man setzt auf Zeit, dass die älteren Amalgamträger ihren Sondermüll mit ins Grab nehmen und möchte ihnen keine vorzeitige Entsorgung bezahlen.

Der Potenzierungs- oder auch Cocktail-Effekt ist ein zentraler Aspekt und Impuls für meine kritischen Anmerkungen in diesem Buch. Täglich versorgen uns die Medien mit irgendeiner neuen Erkenntnis, was hier oder dort dem Menschen schadet. Ein Verständnis für die Gesamtverfassung und die Langzeitbedeutung ist dabei regelmäßig zu vermissen. Die Medizin selbst gliedert sich in derartig vielen Fachdisziplinen auf, dass es dringender denn je notwendig ist, dass es jemanden geben muss, über den alle Informationen und

Maßnahmen zusammenkommen, um die Verträglichkeit und Notwendigkeit für jeden einzelnen Patienten zu beurteilen. Die Ärzte selbst tun sich schwer, die Auswirkungen von Verordnungen von mehr als zwei Medikamenten zu überblicken und der klassische „Allgemeinarzt“, dem eigentlich die Koordination zufällt, möchte selber Facharzt sein.

Schließlich kann es nur der einzelne Mensch selber in der „gesunden Rebellion“ sein, der vorbeugend mit großer Zurückhaltung und Eigenverantwortung Abstand zu den vielen toxischen Einflüssen, zu Ärzten und Medien hält, die suggerieren wollen, was man alles Beworbene brauche und dass man sich regelmäßig untersuchen und vorbeugend behandeln lassen solle. Verlässlich werden nur die natürlichen Lebensbedingungen, die gewählte soziale Umgebung, die eigene Initiative und Aktivität, ins Freie zu gehen, für Bewegung zu sorgen, den kontrolliert biologischen Lebensmitteln den Vorzug zu geben und in allen Fremdbelastungen stets die Devise der Minimierung zu verfolgen. Der Mensch hält eine Menge Schädliches aus, aber wo es Erkenntnisse gibt, sollte Abstand und Verzicht eingehalten werden.

1.7. Kritischer Abstand zur Schulmedizin

Ein bissiger aber heute sehr realistischer Spruch über die deutsche Arztpraxis ist: „*Wer meint gesund zu sein, ist nicht genügend untersucht worden*“ ungefähr so frei nach der Devise: Je mehr ich mich untersuchen lasse, umso deutlicher wird mir, was ich nicht weiß und behandeln lassen sollte! Für diese Einstellung zu den gesundheitlichen Themen unserer Zeit werben die zahlreichen Medien, mit denen wir heute in der digitalen Gesellschaft überschwemmt werden. Das technische Know-how für die Entwicklung komplizierter Geräte zur Verbesserung der Diagnostik liegt vor und wird kontinuierlich gesteigert. Dem Laien fehlt das Wissen für die Einschätzung der Bedeutung jeweiliger Untersuchungsergebnisse, sei es aus dem Blut oder durch Ultraschall, Röntgenstrahlen oder mit radioaktiv markierten Elementen. Was fehlt und dem Erkenntnis suchenden Menschen helfen kann, sind Ärzte mit einem Verständnis für Ganzheitlichkeit und mit der Erfahrung, den Stellenwert eines Untersuchungsergebnisses für die Belange des Patienten zu bewerten, einzuordnen und individuell abzuwägen.

Beispielsweise verharrt die Schulmedizin in der Behauptung, dass erhöhte Cholesterinwerte im Blut die Gefahr für die Arteriosklerose widerspiegeln (Details siehe in VIII.2.2.). Das würde heißen, dass dem Patienten Gefäßverkalkung, Herzinfarkt und Hirnschlag drohen würden. Die Pharmaindustrie freut sich über dieses sich hartnäckig unter Ärzten haltende Märchen, denn dafür hält sie Tabletten zur Blutfett- und Cholesterinsenkung bereit, die zu den meistverkauften Arzneien weltweit gehören. Cholesterin ist ein wichtiges Molekül für den Menschen und steigt im Alter kontinuierlich im Blut an. Wer diesen Wert senkt, gefährdet seine Gesundheit. Die Unterscheidung in böse und gute Fettwerte (LDL und HDL, „low oder high density proteine") spiegelt die ungesunde Ernährung, das Übergewicht, den Stress und den Bewegungsmangel wider, wenn das „ungünstige" LDL überproportional zu dem günstigen HDL im Blut ansteigt. Die durch Entzündungsprozesse oxidierte Form des Cholesterins, das gefährliche Oxycholesterin, wird nicht gesondert fokussiert. Hier muss die Therapie in den Appell münden, alles die Entzündungen Fördernde zu verändern, um alternativ auf Schulmedizin und Medikamente verzichten zu können und um aus der Erkrankungsfalle herauszukommen. Solche Konsequenzen berühren den jeweiligen Lebensstil. Aber die meisten Ärzte möchten nicht an dem Ast sägen, auf dem sie sitzen. Außerdem gibt es eine Richtlinienmedizin, die mit

Unterstützung der Pharma Leitlinien zur Behandlung aufgestellt hat. Welcher niedergelassene Allgemeinmediziner traut sich, diesen Richtlinien zuwider zu handeln? Sinnvollerweise hätten die Beratungen über die Alternativen und die Erziehungsarbeit für eine andere Gesundheitspflege hier Vorrang. Dazu sollte dann zählen, endlich mit den Impfungen aufzuhören, die Ernährung zu verändern, mehr Bewegung zu planen, das Gewicht zu reduzieren und den Stress zu überdenken. Die ureigenste Richtschnur einer modernen Medizin sollte sein, dem Patienten dabei zu helfen, gesund zu bleiben, mehr Selbstverantwortung zu übernehmen und ihm Medikamente zu ersparen. Wer lediglich Laborwerte kontrolliert und Tabletten verordnet, gefährdet leichtfertig die Gesundheit der Betroffenen.

Als ich jüngst eine seit über 30 Jahren in meiner Betreuung befindende Patientin im Alter von 66 Jahren zu einer Darmspiegelung schickte, weil Stuhlunregelmäßigkeiten aufgetreten waren, zeigten sich die Damen im Empfang der internistischen Praxis sehr erstaunt, weil in der ersten Befragung keine Medikamente und keine Allergien angegeben werden konnten. Offensichtlich sind diese Dinge „Selbstverständlichkeiten“ oder die kranke Normalität: Das Altern geht in unserem gesellschaftlichen Verständnis nur mit Medikamentenkonsum einher und daraus erwachsen Unverträglichkeiten. Gesunde Rebellion bedeutet, sich gegen dieses Selbstverständnis zu wehren.

In den 35 Jahren meiner Praxistätigkeit wurde ich häufig konfrontiert mit langen Listen von Laborwertbestimmungen aus dem Blut, die von Ärzten oder Heilpraktikern auswärts durchgeführt wurden. Viele Hilfe suchende Kranke zahlen dafür privat bedeutende Summen, denken dabei an einen „Gesundheitcheck“ und erhalten leider kaum verwertbare Aussagen. Bei Frauen sind besonders die Hormonanalysen beliebt, obgleich der Verlauf des Zyklus und der Menses genug indirekte Aussagen zulässt. Unsicherheiten durch das Labor liegen zum Einen an den Schwankungen von Blutwerten im Tagesverlauf und zum Anderen an dem statischen Aspekt der Ergebnisse, dass mit den Laborwerten keinesfalls die Lebensdynamik zum Ausdruck kommt. Wenn denn schon Laborwerte für Aussagen genutzt werden sollen, wären mehrfach gemessene Blutwerte zu verschiedenen Tageszeiten aufschlussreicher, was aber zu viel zu hohen Kosten führt. Ausnahmen gibt es hier natürlich und vor allem dann, wenn bereits pathologische Laborwerte vorliegen und überprüft werden sollen. Besonders unsinnig sind Blutergebnisse ohne Anlass, also wenn sich keine Notwendigkeit (Indikation) stellt, weil Wohlbefinden vorliegt. Oder anders formuliert: Man suche nicht die Bestimmung von Laborwerten, um sich „Gesundheit" attestieren zu lassen.

Damit leite ich über zu den aus meiner Sicht überwiegend unsinnigen „Vorsorgeuntersuchungen", die heute gern als „Check-up" angesehen werden, ähnlich den regelmäßigen Inspektionen des geliebten Autos, das zur Wartung in die Werkstatt gebracht werden muss, wenn man nicht die Garantie und den Versicherungsschutz verlieren will (siehe in VII.6.). Und tatsächlich geben die Krankenkassen Bonushefte aus, in denen sich die Kassenmitglieder Untersuchungen attestieren lassen können, um anschließend Vergünstigungen zu erlangen. Was beim Auto zur Erhaltung der Funktion und Sicherheit Sinn macht, kann beim Menschen zum Gegenteil führen. Vorsorge bietet die regelmäßige Untersuchung in keiner Weise, denn echte Vorsorge ist die Vorbeugung, dass man Maßnahmen einleitet, damit keine gefährliche Krankheit entsteht. Das berührt den Lebensstil und die Selbstverantwortung, wie oben bereits mehrfach erwähnt. Wer sich nach einem „Chek-up" wegen normalen

Ergebnissen in Sicherheit wähnt und einen Krankheit begünstigenden Lebensstil fortsetzt, betrügt sich selbst. Ein Beispiel kann die Gefahr des Herzinfarktes beleuchten, denn zu über 70% aller Risiken werden akute Herzinfarkte in vorgeschädigten Herzen vom Dysstress, dem negativen Stress, ausgelöst. Das erwähnte „pathologisch“ angesehene Cholesterin kommt hier nicht über 10% als Ursachenbeteiligung hinaus und bleibt dennoch umstritten. Ein im „Check-up“ normaler Befund kann in der nächsten überwertigen Stressbelastung zum Herzinfarkt führen. Die sogenannte Vorsorgeuntersuchung war lediglich Beschäftigung für den Arzt und ohne Nutzen für den Patienten, weil nur das Alibi der Untersuchung erstellt wurde und die wesentlichen Fragen zum Lebensstil unangetastet blieben.

Wer regelmäßig zu „Vorsorgeuntersuchungen“ geht, läuft gar Gefahr, überdiagnostiziert zu werden, Nebendiagnosen, Operationen und/oder Medikamente zu erhalten. Wieder komme ich auf folgende Grundüberlegungen als Empfehlungen wie ein Mantra zurück: Sorgen Sie früh und am besten von Schwangerschaft an für eine vollwertige vegetarische Kost mit kontrolliert biologisch hergestellten Lebensmitteln, verzichten Sie auf jegliche Impfung und strikt auf pharmazeutische Medikamente ohne Begründung und wenn dann nur in vorübergehender Anwendung. Dann fördert der Abstand zur Schulmedizin die Gesundheit, denn dann genügen deutliche Beschwerden als Anlass, sich untersuchen zu lassen. Das Risiko für die Krebserkrankung im Besonderen wird so ohnehin früh minimiert. Das ist ein entscheidender Vorteil der Basismedizin Homöopathie.

Ein weiterer Aspekt schulmedizinischer Aktivitäten muss hier kritisch erwähnt werden: Das große Geld verdienen die

Pharmafirmen nicht in den bedürftigen Armutsländern, sondern nur in den Wohlstandsstaaten. So werden die Investitionen und Forschung nicht für die Bekämpfung der größten Seuchen dieser Welt, die Malaria und die Tuberkulose, gesteigert, sondern neue Krankheiten des gestörten Wohlbefindens stressgeplagter aber wohlhabender Menschen definiert, für die umgehend Medikamente bereit stehen. Dazu zählen die Stimmungsaufheller, die Leistungssteigerer, die Mittel zur Verbesserung der Erektionskraft des männlichen Penis oder ganz neu Antidepressiva, die das sexuelle Verlangen von Frauen steigern sollen. Damit wird heute richtig Geld verdient.

Wer sich der Schulmedizin entzieht und ungeimpft bleibt, wird kaum Medikamente benötigen. Wer hier Kompromisse eingeht und der Schulmedizin folgt, steigert die Risiken für sein Leben und wird dann möglicherweise von den Früherkennungsuntersuchungen profitieren, um Tumore frühzeitig zu entdecken, für deren Entstehung eine gewisse Begründung vorliegt. Das gilt in jedem Fall auch für die Frauen, die mit Hormonen Verhütung betreiben. Die gynäkologischen Untersuchungen mit dem Zellabstrich vom Muttermund der Gebärmutter zählt zu einer Erfolgsgeschichte in der Bekämpfung des Gebärmutterhalskrebs. Nicht die Impfung gegen die Viren (HPV) verbucht den Erfolg, sondern diese Zelluntersuchung. Ein Tumor wie der des Gebärmutterhalses (Cervix) zählt zu den häufigsten Frauenkrebsarten weltweit, nur nicht dort, wo diese Untersuchungen vorgenommen wurden und werden: Ein Rückgang um 60% wurde festgestellt bei einer Teilnahmequote von leider nur 50% aller Frauen. Diese Früherkennung kann als Erfolgsprogramm bezeichnet werden. Hier spielt wohlgemerkt die viel zu frühe unnatürliche Dauer-Hormoneinnahme zur Verhütung die gefährliche Rolle und das in Kombination mit dem in diesem

Alter bereits vorgenommenen Impfprogramm, die es ratsam macht, diese Untersuchung regelmäßig vornehmen zu lassen. Dabei spielt es keine Rolle, ob die HPV-Impfung erfolgt ist oder nicht. Von der Impfung gegen HPV rate ich unbedingt ab. Die Abstrichuntersuchung soll konsequent fortgesetzt werden.

Einen gewissen Wert hat noch die Darmspiegelung (Coloskopie) ab dem 55. Lebensjahr, die bei Normalbefund nur einmal vorgenommen werden braucht. Es geht um das Aufspüren und Beseitigen von langsam wachsenden Polypen, aus denen sich bösartige Veränderungen entwickeln können. In diesen Fällen sind Wiederholungen der Darmspiegelung sinnvoll. In allen anderen Fällen mit Normalbefund wird die konsequente Lebensstilveränderung den Darm nicht mehr beschädigen und jede Wiederholung der Spiegelung überflüssig machen, solange keine Stuhlauffälligkeiten wie Blutbeimengungen vorliegen.

Die häufigste Tumorentwicklung findet auf der Haut statt, denn die Beobachtung der Hautveränderungen mit dem Alter ist relativ einfach, weil der gesamte Mensch von außen verletzungsfrei betrachtet werden kann. Der Aufwand ist gering. Es geht um die Spätfolgen der Haut aus dem Kombinationseffekt extreme Sonnenstrahlung und Beschädigungen des Immunsystems. Letzteres wird zu wenig gewürdigt, wenn man fortlaufend auf die Bösartigkeit der Sonnenstrahlung hingewiesen wird. Im Gegenteil ist moderate Sonnenexposition ein gesundheitsfördernder Faktor. Wer allerdings sehr viele Muttermale an sich entdeckt, sollte einen Hautfacharzt zur Beurteilung aufsuchen. Bedenklich sind juckende Male, blutende oder wachsende braune Flecken und alle Hautstellen, die dauerhaft nicht mehr abheilen. Bei der Absicht eines

Hautarztes, einen verdächtigen Flecken zu entfernen, ist immer die Zweitmeinung angeraten, sonst sind sie bald von Narben übersät.

Wenn es in Medien Kritiker der Homöopathie gibt, die von sich behaupten, früher selber die Homöopathie ausgeübt zu haben und wegen „Unwirksamkeit" wieder zur Schulmedizin konvertiert sind, dann fehlte eben diesen „Konvertiten" die praktische Bedeutung und Erfahrung mit der Lebensstilbegleitung, die auch ohne Globuli-Gaben viele Erfolge und verbesserte Gesundheit bringt. Dauermedikationen, Impfungen oder Unterdrückungsbehandlungen stehen im deutlichen Widerspruch zu der Idee der Basismedizin Homöopathie und werden hier immer wieder in Frage gestellt.

Wer den ganzheitlichen Ansatz umfassender Gesunderhaltung in Begleitung mit Homöopathie als Patient und als Arzt nicht selbstverantwortlich ernst nimmt, wird mit erhöhten Risiken umgehen müssen, wie diese uns die Schulmedizin mit den Allergiekrankheiten, den Autoimmunerkrankungen und dem Krebsleiden unerträglich demonstriert.

KAPITEL II. WAS IST HOMÖOPATHIE?

1. Das Fundament der Homöopathie

1.1. Geschichte der Homöopathie

Dieses medizinische Therapiegebäude ist in Deutschland entwickelt worden, geht auf Samuel Hahnemann (geboren 1755 in Meißen, gestorben 1843 in Paris) zurück, der seine Erkenntnisse und Empfehlungen in einem Standardwerk „Organon der Heilkunst" (6) niedergeschrieben hat. Zunächst möchte ich das historische Umfeld beschreiben, in dem Samuel Hahnemann auf die Idee der Homöopathie gekommen ist.

Zu Hahnemanns Zeiten wusste man nur wenig über die Natur des Menschen und des Lebens, kannte noch keine Erreger und pflegte die Säftelehre seit Hippokrates (von Kos, 460-370 vor Christus) als Therapiekonzept: Vier Säfte sollten den Menschen beherrschen, die wir heute noch als Beschreibungen von Temperamenten kennen, das sanguinische, das phlegmatische, das cholerische und das melancholische Temperament. Gesund sein hieß, man war in Harmonie mit den Säften. Krank sein war identisch mit einer Disharmonie in den Säften, die korrigiert werden mussten. Zu diesem Zweck wurden Arzneien in Überdosierungen verabreicht, mit denen Erbrechen, Durchfälle oder Schweißausbrüche erzwungen wurden. Verheerend wirkten sich die unzähligen Aderlässe aus, die vorgenommen wurden.

Man kann heute festhalten, dass schon immer differenzierte Beobachtungen an Kranken vorgenommen wurden, nur die Konsequenzen, die Behandlungen, uferten abenteuerlich aus. Das veranlasste einen ausgemachten Kritiker dieses Medizingeschehens, Voltaire (1694-1778), die Stimmung dieser Zeit sarkastisch auf den Punkt zu bringen:

„Ärzte geben Medikamente, von denen sie wenig wissen, in Menschenleiber, von denen sie noch weniger wissen, zur Behandlung von Krankheiten, von denen sie überhaupt nichts wissen“.

Der Verdienst von Hahnemann ist die Entwicklung einer Therapiemethode, die individuelle Krankheitslösungen ermöglicht trotz so vielen Nichtwissens über Krankheiten, über Organe und Arzneiwirkungen. Bei kritischer Betrachtung geht es uns heute nur scheinbar besser: Wir wissen wenig über das Leben und noch weniger über die Wechselwirkungen von drei und mehr gemeinsam verabreichten Arzneien. Die Menschenleiber sind heute besser bekannt, aber nicht die Kräfte, die Energien, die Impulse der Lebensvorgänge, die den Körper dirigieren. Die Wirkungsweise der meisten Medikamente ist ungeklärt oder nur in Teilwirkungen bekannt. Völlig unwissend ist der Arzt von heute, wenn er mehrere Medikamente kombiniert oder bei Kindern anwendet, da an Kindern aus ethischen Gründen bis heute keine Studien vorgenommen werden. Da wird nur nach Erfahrung und subjektiver Einschätzung verfahren. Im ersten Kapitel wurde die Sicht der Toxikologen aufgezeigt, dass völlig unklar ist, was drei und mehr Fremdeinwirkungen für Folgen haben. Der mangelnde Überblick kann auch daran liegen, dass Ärzte Medikamente verordnen, die sie nicht selbst eingenommen und nicht an sich selbst geprüft haben.

Das ist in der Homöopathie selbstverständlich und Basis unseres Arzneiwissens, dass Substanzprüfungen von gesunden Menschen und auch von den Therapeuten vorgenommen werden.

Über Krankheiten der Vergangenheit ist mit der Entdeckung der „Erreger" (Beginn ab 1830, die Krätzmilbe konnte mit der Lupe gesehen werden) viel bekannt geworden. Es wurde besonders das Erregerparadigma, das von Robert Koch (1843-1910) formuliert wurde, als Ablösung der Säftetheorie gefeiert. Robert Koch postulierte, dass hinter jeder Krankheit ein Erreger stecken muss. Diese einseitige Sicht der Ärzte auf das Leben stört bis heute den Medizinbetrieb und behindert die ganzheitliche Betrachtungsweise. Erreger kann man entdecken und vernichten. Das ist immer noch die verheerende Strategie unserer Medizin, der Behörden (das deutsche Bundesgesundheitsamt heißt „Robert-Koch-Institut") und der Wirtschaft bis heute, mit der Politik und Umsätze gemacht werden. In dieser unrealistischen Logik werden Antibiotika, Antitherapien und Impfungen auf den Markt gebracht, der Bevölkerung als segensreicher Fortschritt vorgegaukelt und Impfungen in vielen Ländern gar per Gesetz erzwungen.

Bei den chronischen Krankheiten der Gegenwart wie bei den Allergien, den Autoimmunerkrankungen, bei Depressionen und bei Krebs sind keine Erreger mehr zu finden. Gerade diese Krankheiten nehmen gravierend zu und stehen gar im Verdacht, durch die einseitige Sicht der Medizin, die sich immer noch an Robert Koch orientiert, entstanden zu sein.

Wenn Hahnemann zu seiner Zeit bereits erfolgreich Hilfe geben konnte, dann kann das heute und weiterhin genutzt werden, weil wir bei so viel Nichtwissen auf unabsehbare Zeit die gleichen homöopathischen Prinzipien und Reaktionsweisen nutzen können unabhängig von dem Vorhandensein oder Fehlen von Erregern.

1.2. Wie funktioniert die Homöopathie?

Die Homöopathie sucht beim Kranken die individuellen Symptome, begrenzt ihre Zahl auf eine handvoll hochwertiger, eigentümlicher Besonderheiten, die zu einer Art „Fingerabdruck" in Symptomensprache werden, ein „Mosaik individueller Symptome". Diese Symptome werden mit einer Materia medica verglichen, die in über 200 Jahren gewachsen ist. In ihr sind das Wissen aus Vergiftungsbildern, aus Krankheitsverläufen unter diesem Arzneieinfluss und schwerpunktmäßig die individuellen Symptombeschreibungen von Prüfern, die sich im Selbstversuch den krank machenden Wirkungen dieser Arznei ausgesetzt haben, zusammengefasst. Diese Arzneikenntnisse beschreiben das „ähnliche Leiden", (griechisch:) homoion pathos. Der Kranke erhält ein „Homöopathikum", das zu seinem Leiden Ähnliches bei gesunden Prüfern bewirkt hat und nicht das „Gleiche" (Isopathikum), das seinen Zustand bloß verschlechtern könnte.

Nach der Arzneieinnahme beobachten wir bei korrekter Verordnung eine erzwungene Intensivierung der ähnlichen Symptome, die der Patient mit der Arznei gemeinsam hat, die Erstreaktion. Patienten sprechen häufig von Erstverschlimmerung, da sie subjektiv einen erhöhten Leidensdruck verspüren. Mit der ähnlichen Arznei wird allgemein sehr die Empfindlichkeit des kranken Menschen stimuliert. Nach dieser ersten Provokation folgt in natürlicher Weise eine eigene Gegenreaktion, eine Antwort, eine Zweitreaktion, die biologisch grundsätzlich und gesetzmäßig erfolgt: Aktion und Reaktion. Niemals wird in einem biologischen und dynamischen System eine Wirkung allein erzielt, sondern es erfolgt stets eine Beantwortung. Der homöopathische Arz-

neireiz ist „gering“ aber spezifisch, die Antwort intensiv und geschieht aus dem eigenen inneren Kontext, ist Teil der eigenen Fähigkeit, oder besser der Selbstheilung. Nach der ersten Verschärfung werden die „ähnlichen Symptome“ abklingen und bestenfalls zur Auflösung gebracht. Symptome bei Erkrankungen zu entwickeln, kostet viel Kraft, die für das Tagesgeschäft fehlt und das Krankheitsgefühl ausmacht. Klingen die Symptome ab, wird diese zuvor gebundene Energie wieder frei. Dieser Energiegewinn macht das subjektive Besserungs- und Heilungsgefühl aus. Im Zuge dessen bessern sich die eigenen Erholungsfähigkeiten und wenn die Krankheit heilbar ist, löst sich diese auf, allerdings in einer gesetzmäßig folgerichtigen Weise (vom Zentrum, dem Gehirn, zur Peripherie, zu den Ausscheidungsorganen, was als Teil der Hering-Regel formuliert wird, siehe in Kapitel II.1.6.), die sich gar von einem Plazebo-Effekt unterscheiden lasst, bei dem es nicht um die Symptome an sich geht.
Das Besondere dieser Heilungsweise sind

- die Kenntnisse von Symptomen aus der Prüfung am Gesunden, aus der Vergiftungslehre und aus Erfahrungen von erfolgreichen Behandlungen (Kasuistiken)
- die Ermittlung der individuellen Symptome beim Kranken
- der reiztherapeutische Charakter der gewählten Arznei (Provokation und Reaktion) durch die Potenzierung
- die Anregung und Nutzung der eigenen Fähigkeiten, die Selbstheilung
- der Schutz des Patienten vor Behinderungen

1.3. Selbstheilungskraft

Während meiner gesamten Studienzeit bin ich diesem Begriff und seiner Klärung nicht begegnet. Ohne Selbstheilung ist auch die Schulmedizin machtlos. Kein Antibiotikum, keine Operation und keine Impfung hätte Erfolg. Es wird still vorausgesetzt, dass es diese Qualität gibt. Selbstheilung wird verlangt und gefordert, bis diese nicht mehr mitmacht. Dann, so sagen die Klinikmediziner, können wir nichts mehr für Sie tun. Homöopathie kann dennoch weiterhelfen, weil die Stimulierbarkeit dieser Fähigkeit bis zur letzten Stunde möglich ist.

Wer die Selbstheilungsfähigkeit für sich bewusst beansprucht und herausstellt, bekommt ein anderes Verhältnis zu der heutigen Medizin, denn paradoxerweise wird auf dieses Verlangen mit Unverständnis reagiert. Es ist ein Teil der Hybris heutiger konventioneller Mediziner, dass sie diese real existierende Kraft in Abrede stellen oder diese als zu gering und zu unwirksam einschätzen. Es mutet an wie eine Art Selbsterhöhung, dass der Mensch nicht ohne Arzt gesund werden könne. Was für ein fatales Missverständnis!

Was also ist Selbstheilung? Und wie funktioniert diese? Wie viel Beeinträchtigung und Behinderung verträgt diese?

Die sogenannten „Spontanheilungen“ von schweren Krankheiten, die immer wieder verblüffen und als „Sammeltopf“ für nicht verstandene Heilungsvorgänge als medizinische Kuriositäten ins Abseits gestellt werden, haben keine Konsequenzen, einen anderen Umgang mit Krankheiten zu erforschen und zu praktizieren. Beobachtungen über krank werden und gesunden aus eigener Kraft gibt es genügende. Der Kommentar von Schulmediziner ist stets, dass die Heilung auch ohne die alternative Maßnahme erfolgt wäre oder dass der Plazebo-Effekt geholfen habe. Das Nicht-Akzeptieren von Selbstheilungskräften in der heutigen Medizin ist die Methode, weiter mit „Evidence-based-medicine“ und Leitlinientherapien fortzufahren und andere Therapien als unwissenschaftlich abzuqualifizieren.

Wenn wir die Wirksamkeit der Selbstheilungskraft steigern können, werden Strategien gegen Krebs und andere bedrohliche chronische Krankheiten möglich und effektiver. Das zeigen die überraschend positiv verlaufenden „Spontanheilungen" auch ohne den Einsatz von Homöopathika, von denen viel gelernt werden kann.

Homöopathie bewirkt nicht mehr, als die Selbstheilungskräfte vermögen, aber auch nicht weniger, verhilft diesen Fähigkeiten durch gezielte Stimulation zu durchgreifendem Erfolg, wenn dieser Weg zuvor stagnierte.

Jede Arzneieinnahme benötigt ihre Gründe, was medizinisch „Indikation" genannt wird. Geben wir Arzneien ohne Grund, können wir eine Prüfung erzielen. Die „besten Arzneiprüfer" sind die Kranken, die durch ein Homöopathikum eine Besserung ihres Zustands erfahren. Jede zu frühe Arzneiwiederholung kann zu einer rückläufigen Entwicklung wieder in die Verschlechterung führen, was de facto auf eine Arzneiprüfung herausläuft. Daher gilt der Satz in der Therapie mit Homöopathika:

Wir geben eine potenzierte Arznei so selten wie möglich und nur so häufig wie notwendig! Es gibt also keine Routineempfehlung zur Einnahme, sondern nur das nachfolgende Reaktionsgeschehen wird zur Richtschnur weiterer Arzneigaben. Notwendig wird die Arzneiwiederholung erst, wenn die Symptome, die uns zu der ähnlichsten Arznei geführt haben, wieder erscheinen, die Energielage schlechter wird und die Krankheit sich verschlimmert.

In Abhängigkeit von der Giftigkeit und Häufigkeit der Gaben potenzierter Arzneien können frustrierende Verläufe der Behandlung resultieren, die dazu beitragen können, das Vertrauen in die Methode zu erschüttern. Nach einer anfänglichen Besserung mit der erfolgreichen Aktivierung der Selbstheilungskraft kippt die Lage in eine Verschlechterung, weil die Arzneigaben fortgesetzt wurden und zur Belastung werden. Homöopathika dürfen keinesfalls nach Schema wie schulmedizinische Medikamente gegeben werden. Für die Belange der Homöopathie suchen wir die subtilen, feinstofflichen Effekte von Arzneistoffen, die in Ähnlichkeit provozieren können ohne selbst zu dominieren. Es soll gerade der kleinste aber genaueste Reiz genügen, die Zweitreaktion auszulösen. Voraussetzung für den Erfolg ist stets das höchste Maß an Ähnlichkeit.

Diese Ähnlichkeitsbeziehungen aufzuspüren bemüht sich jeder homöopathisch tätige Arzt auch in Selbstprüfungen und Selbstbehandlungen:

Was den Einen (den Gesunden) krank machen kann, genügt aber dem Anderen (dem Kranken) in Ähnlichkeit verabreicht zur Heilung.

Die über die Jahrmillionen der Lebensevolution verfeinerte und wiederholt verbesserte und adaptierte Überlebensfähigkeit des Menschen ist untrennbar mit seinen immerwährenden Selbstheilungskräften verbunden, von Konzeption und Geburt an. Diese können wir verlässlich nutzen, stets trainieren, verfeinern und wirksam erhalten, wenn wir nur Bewusstsein davon haben. Dies ist das zentrale Anliegen dieses Buches:

Die Selbstheilungskräfte zu nutzen und die „Selbsthilfe" auszubauen, ihre Arbeitsweise zu erkennen, um dieser folgen zu können, Behinderungen abzustellen und systematisch ihre Fähigkeiten auszubauen und zu unterstützen, bis es zum Heilwerden oder Gesundbleiben nichts anderes mehr braucht.

Neben der Arzneigabe geht es der Homöopathie um den umsichtigen und umfassenden Schutz und Erhalt der dynamischen Reaktionen, den Erst- und den Zweitreaktionen. Die Fremdeinflüsse und Störfaktoren sollen klein gehalten oder auf diese verzichtet werden, solange es möglich ist.

Dieses Anliegen kollidiert mit dem der Schulmedizin, denn die Homöopathie favorisiert die Individualmedizin und konventionell wird die Verallgemeinerung und das Schema verfolgt.

Homöopathie hat ihre Grenzen in denen der Selbstheilungsfähigkeit. Im Lebensbeginn können wir am meisten selber lösen und die langfristige Erhaltung der Gesundheit einrichten, am Lebensende müssen wir zwar Einbußen an Kraft und Elastizität hinnehmen, können aber weiterhin allein mit Homöopathika und dem konsequenten Lebensstil stabil und gesund bleiben. Es geht hier um eine Art „Weichenstellung" für die Zukunft, die von Schwangerschaft an genutzt werden kann. Der Profit dieser lebensbegleitenden Behandlungsmethode ist immens.

Ich habe in den mehr als 35 Jahren Praxis nicht nur einen kontinuierlich eklatant niedrigen Arzneiverbrauch konventioneller Medikamente im Vergleich zu meiner Arztgruppe der Allgemeinmediziner benötigt, vielmehr überblicke und begleite ich junge Erwachsene - grob geschätzt 90% dieser Altersgruppe in meiner Praxis - die bis in die 30iger Lebensjahre noch nie ein konventionelles Medikament eingenommen haben. Das ist nicht „normal", wird heute kaum mehr als möglich betrachtet. Diese Menschen spiegeln mir die eigentliche „Normalität" von Gesundheit und motivieren mich, darüber zu berichten. Das aber ist der Profit der Basismedizin Homöopathie.

1.4. Lebenskraft

Das Besondere der Existenz von Pflanzen, Tieren und Menschen ist, dass ihre Materie, ihre Körper und Organe „belebt" sind. Hahnemann nannte diese Energie „Lebenskraft". Es kann uns völlig gleich sein, wie diese Energie benannt wird, entscheidend ist die Sinnlosigkeit des Körpers ohne diese Dynamisierung. Weiter ist bedeutsam, „Leben" als einen dauerdynamischen Aktivitätszustand zu sehen. Es gibt zwar Ruhephasen wie Schlaf, aber niemals Stillstand. Das wäre gleichbedeutend mit „abgestorben" oder „Tod".

Gesund oder krank sein sind folglich Varianten des dynamischen Fließgleichgewichtes bzw. Ungleichgewichtes. Die kürzeste Definition von „Krankheit" stammt von Hahnemann, wenn er formuliert: *„Krankheit ist Verstimmung der Lebenskraft"* und definiert die Lebenskraft wie folgt im §9 des „Organon der Heilkunst" (6):

> „Es waltet die geistartige (energetische), als Dynamis den materiellen Organismus belebende Lebenskraft, die harmonisch
>
> alle seine Teile (Körper),
>
> seine Gefühle (Seele) und
>
> seine Tätigkeiten (Geist) aufrecht hält, so dass wir dem höheren
>
> Daseinszweck dienen können."

Tabelle 8a: Hahnemann, S.: Organon der Heilkunde: § 9.

In seiner Definition wird unser Verständnis von „energetisch" noch als „geistartig" beschrieben. Interessant ist der zeitgemäße Ausdruck von „Harmonie in Körper, Seele, Geist", was wir heute gern „ganzheitlich" nennen als Anspruch und Ausdruck in Kategorien von gesund und krank. Gesund sein ist der Zustand des „Freiseins von Symptomen"! Denn wenn wir gesund sind, ist das gleichbedeutend mit ungestört, unbeeinträchtigt und frei von Beschwerden

Der höhere Daseinszweck des Menschen kann als offene eher philosophische Frage stehen bleiben und muss hier nicht geklärt werden. Für die Sinnhaftigkeit von Leben fallen mir zwei Gründe ein

a) die biologische Art zu erhalten, dass heißt sich fortzupflanzen und
b) sich individuell in diese Welt einzubringen und sich zu realisieren.

1.5. Krankheit

Wenn diese in ganzheitlicher Harmonie gehaltene Lebenskraft verstimmt wird, sollte die Selbstheilungsfähigkeit als Teil der Lebenskraft sofort korrigieren können. Versagt diese, kommen die Hinweise auf eine Erkrankung. Dann erscheinen Beschwerden (Symptome), die uns behindern und uns bei durchgreifender Erkrankung in Disharmonie bringen. Symptome sind gar der deutlichste Ausdruck des Erkrankens. Es ist anstrengend und kostet uns viel Kraft, Symptome wie Schmerzen, Fieber, Schlaflosigkeit oder Ängste zu produzieren. Diese Energieverschiebung nötigt zur Schonung, zur Bettruhe und Krankschreibung. Bedeutend ist nun, die gesamte Dynamik der Veränderung genau zu bewerten: Der Sitz der Lebenskraft, der Lebensenergie, einschließlich der Selbstheilungsfähigkeit muss zentral im Nervensystem und in jeder Zelle auszumachen sein.

Krank sein bedeutet:

- verstimmte Lebenskraft (Kausa)
- Disharmonie
- Symptome (gebundene Energie)
- Erkrankungsentwicklung (vom Zentrum zur Peripherie)
- Beeinträchtigungen durch Vorbelastungen (Erbe, Unterdrückung, Verdrängung, Umwelt)
- In Lebensphase eingebunden
- behinderte oder zu schwache Selbstheilung.

Tabelle 8b: Folgen der verstimmten Lebenskraft

Das Beispiel eines grippalen Infektes mag jedem verdeutlichen, wie wir uns den Ablauf vorstellen können: Es ist ja nicht immer die Folge von Kälte, welche unsere „Lebenskraft“ verstimmt, wenn wir von einer „Erkältung“ sprechen. Es können auch Überanstrengungen, Schlafmangel oder psychische Gründe wie Stress, Ärger oder Mobbing sein, die uns immunologisch labil und krank machen. Die Störung beginnt zentral. Zuerst treten Einschränkungen der geistigen, der kognitiven Fähigkeiten auf. Man verrechnet oder verschreibt sich, kann sich nicht mehr konzentrieren. Rasch sinkt die Motivation (Gemüt). Es macht keine Freude mehr, das Tagewerk fortzusetzen. Dann folgen Allgemeinsymptome wie Frostigkeit, Appetitlosigkeit, Stuhlverhaltung oder Bewegungsabneigung. Zuletzt etablieren sich die Organsymptome wie Husten, Schnupfen und Heiserkeit. Für die Schulmedizin beginnt die objektivierbare Erkrankung leider erst mit dem überzeugenden Störungszustand der peripheren Organe, der sich zuletzt einstellt. In frühen Phasen gibt es daher Probleme mit der Krankschreibung, obgleich das Leiden zentral subjektiv als viel beschwerlicher empfunden wird, wenn man sich einfach nicht mehr konzentrieren kann oder durch Schlappheit nicht von der Stelle kommt. Auch die Laborwerte können in diesem frühen Stadium noch unauffällig sein.

Wir beschreiben eine Erkrankungsentwicklung als Richtung von „innen nach außen“, vom Zentralnervensystem hin zu den peripheren Hohlorganen, zu Schleimhaut und Haut. Jeder hat es mehrfach erlebt, dass mit einfachen „Hausmitteln“ die Selbstheilung zum Zuge kommen kann, ohne dass ein Arzt gebraucht wird. Der Volksmund beschreibt diesen Verlauf in treffenden Worten: *Eine Grippe dauert sieben Tage und mit Arzt eine Woche.* Entscheidend benötigt werden die Fähigkeiten zu Schlafen und Auszuscheiden. Im Schlaf sparen wir Energien, heilen uns wirksam selbst. Mit den Absonderungen machen wir uns frei von störenden Substanzen (Urin), von unliebsamen Erregern (Stuhl) oder senken die Körpertemperatur (Schweiß). Bis heute gibt es keine bessere Therapie als die Anwendung traditioneller Ausscheidungshilfen in Form von Tees und Abreibungen. Symptome zu unterdrükken, Nasenspray, Fieber senkende Arzneien oder Hustenblocker einzusetzen, ist ungeschickt, wirkt unterdrückend, verlängert eher den Verlauf und begünstigt Komplikationen.

Was geschieht im Einzelnen, wenn wir uns selber heilen: Nach der ersten ruhigen Nacht ist das Leiden groß. Husten, Schnupfen, Heiserkeit, Fieber und Arbeitsunlust fesseln an das Bett. Doch schon mag man ein Buch weiter lesen oder die Zeitung studieren. Der Geist erholt sich zuerst. Nach drei Tagen Bettruhe hält man es im Bett nicht mehr aus. Zunächst verbringt man manche Zeit im Sessel, ordnet den Schreibtisch, Kinder laufen umher und spielen wieder. Das Gemüt, die Seele, erholt sich bei anhaltender Appetitlosigkeit, kleinen Fieberschwankungen und bei Husten, Schnupfen und Heiserkeit. Es ist häufig das Verantwortungsgefühl aber auch Ausdruck der subjektiven Besserung, dass die Arbeit wieder aufgenommen wird trotz anhaltendem Husten, Schnupfen, Heiserkeit. Aber allgemeine Beschwerden haben sich aufgelöst, der Appetit und die Kraft kommen wieder zurück. Ich weiß, dass ich frühzeitiger schlafen gehen muss, keinen Sport treiben darf, noch etwas Schonung benötige und die letzten peripheren Krankheitszeichen werden sich mit Geduld von allein auflösen.

Jeder allein und aus eigener Kraft vollständig überstandene Infekt kann als „Trainingseinheit“ angesehen werden, reduziert die Beeinträchtigungen durch die Erbanlagen und die Folgen der Umwelteinflüsse (Gene, Miasmen – siehe im Kapitel IV.) und schließlich die Gefahr von chronischen

Krankheiten. Fieber kann heute gar als ein Heilmittel gegen Allergien und Krebs bezeichnet werden. Die bekannten „großen Kinderkrankheiten“ wie Masern, Windpocken, Mumps, Röteln, Scharlach haben einen besonders intensiven Zusammenhang mit den Vorerkrankungen unserer Eltern (siehe unter Miasmen Kapitel IV.). Je mehr diese akuten Krankheiten unterdrückt oder nicht zugelassen werden, umso umfassender breiten sich chronische Leiden aus. In vielen Studien konnte deutlich aufgezeigt werden, dass Mangel an Fieber oder fieberhaften Erkrankungen das Krebsrisiko ansteigen lässt und dass z. B. in der Kindheit durchgemachte Masern das Risiko für Autoimmunkrankheiten oder Krebs im späteren Leben reduzieren (7).

Man kann es auch anders herum betrachten: Wir benötigen geradezu die akuten Erkrankungen, um mit der Last der Vorgeschichte, der Erbnachteile und den Umwelterfahrungen besser leben zu können. Es ist die biologische Strategie, im Immunsystem fitter zu werden. Insbesondere in der Kindheit müssen die meisten Herausforderungen für das spätere Leben bewältigt werden und es setzt sich je nach Misserfolg oder externen Störungen weiter fort. Lässt man die akuten Angelegenheiten zu, ist das Verharren in chronischen Störungen überwindbar. Das hat therapeutische Relevanz. In der Praxisarbeit gratuliere ich Patienten zu ihrem Fieber bei saisonalen Infekten und dass sie keine Fiebersenkung betrieben haben, sondern allein oder mit der Unterstützung potenzierter Arzneien die akute Erkrankung durchgestanden und überwunden haben. Dann überrascht es nicht mehr, wenn im darauf folgenden Frühjahr der Heuschnupfen, das Asthma bronchiale oder allergische Probleme schwächer geworden sind. Bei Allergien gibt es keine Heilung, sehr wohl aber die Chance einer Beruhigung der Beschwerden. Bei völligem Abklingen der chronischen Krankheit ist das Risiko eines

Rückfalls nicht aus der Welt. Daher ist die konsequente Fortsetzung des Lebensstils und der „Basismedizin Homöopathie“ weiterhin notwendig.

1.6. Unterdrückung, die Hering-Regel

Der Ruf nach Medizin und Arzt erfolgt, wenn die Selbstheilung nicht ausreicht, wenn Schmerzen, Fieber, Schlaflosigkeit, Ängste oder andere Beschwerden generell andauern. Der Begriff „Medizin“ kommt von „in mediam ducere“ (lateinisch: in die Mitte führen). Der Patient hat seine „Mitte“ verloren und wünscht, in diese wieder zurückgeführt zu werden. Hier stellt sich die Frage, wer oder was das am besten leisten kann? Heute ist die Leidenstoleranz gering und der Patient zu schnell beim Arzt oder in der Klinikambulanz. Die tonangebende Universitätsmedizin verkündet, dass Krankheit, Leiden und Schmerzen sinnlos seien und sofort behandelt werden können. Dafür gibt es wirksame Medikamente wie Schmerzmittel, Fiebersenker, Antibiotika, Schlafmittel und Antidepressiva. Jährlich ab September wird gar zur saisonalen „Grippeschutzimpfung“ aufgerufen, damit solcherlei „sinnlose“ Grippen nicht vorkommen. Verschwiegen wird, dass die Schutzrate durch diese Impfung bei 20% bis 40% liegt und man in der Praxis den Eindruck gewinnt, dass gerade die Geimpften jährlich dabei sind. Manche nennen diese in meinem Verständnis sinnlose und schädliche Impfung gar eine „Lizenz zum Gelddrucken“.

Wenn mit Arzneien wie Fiebersenker, Nasentropfen mit Gefäßwirkung oder Hustenmittel mit Codein Symptome abgestellt werden, sodass diese nach Möglichkeit nicht wiederkommen, wird die vorher beschriebene Erkrankungs- und Heilungsrichtung von innen nach außen nicht zugelassen oder zumindest behindert. De facto ist es eine Umkehrung oder Blockierung der natürlichen Heilungsrichtung. Wir nennen dieses Vorgehen eine „Unterdrückung“. In gleicher kritischer Sicht beurteilen wir das Verätzen von Warzen, hinter denen ein Virusinfekt steckt, der seine Zeit bis zur Überwindung (Immunisierung) benötigt oder auch das Beseitigen von Hautausschlägen mit lokal wirksamen Substanzen wie mit Kortison oder anderen Entzündungshemmern. Oder es werden Keime zu Krankheitsauslösern erklärt und mit Antisubstanzen (Antibiotika) vernichtet. Das funktioniert bis heute auch recht gut, nur werden die Keime immer resistenter nach Jahrzehnten des verschwenderischen Umgangs mit diesen wertvollen Medikamenten. Der „Erfolg“ liegt auf der Hand: Das Lästige ist zunächst beseitigt. Der Kranke braucht sich nicht mit seinen Bedingungen des Krankwerdens beschäftigen, kann tiefer liegende geistig-seelische Gründe, die die Krankheit vorantreiben und die Selbstheilung bis dato behindern, unbeachtet lassen. Die Unterdrückung im Körperlichen heißt im Psychischen „Verdrängung“. Man möchte sich nicht dem Konflikt stellen, man übergeht ihn einfach oder weicht aus. Der „Stachel“ in der Seele bleibt erhalten und stört und belastet weiterhin die Gesamtverfassung. Der so behandelte Patient wird behindert, seine Authentizität zu finden und bald erneut erkranken. Die eine Episode von Erkrankung wird bald von einer neuen, manches Mal an anderen Organen stattfindenden Störung gefolgt. Bleibt das Verhalten, der Umgang mit sich selbst, das Unterdrücken und Verdrängen unverändert bestehen, stellen sich mit regelmäßiger Gewissheit chronische Probleme und Unwohlsein ein.

Der Mensch verträgt erstaunlich viele Unterdrückungen und Verdrängungen und kann trotzdem lange weiter funktionieren. In den Anamnesen von Homöopathen, das sind die ausgiebigen Befragungen von Patienten mit chronischen Krankheiten, fällt dann auf, wie Baustein zu Baustein sich fügt, wie Impfungen gesetzt werden, Reaktionen erfolgen, Medikamente das Unliebsame unterdrücken und in individueller Besonderheit der Weg in ein chronisches Leiden beginnt. Kaum ein Schulmediziner schaut sich einen Impfpass an, um Anteile am chronischen Leiden zu prüfen oder stellt die Unterdrückungsbehandlungen in Frage, sodass ein ganzheitlicher Ansatz eben auch nicht möglich wird. Anamnesen wie in der Homöopathie sind sonst in der modernen Medizin nicht üblich. Daher fehlen auch vielen Medizinern diese Übersichten und Erfahrungen. Die schulmedizinischen Behandlungen sind aus dieser Sicht häufig von erschreckender Konzeptlosigkeit, von Missachtung der Ganzheitlichkeit und dem Fehlen jeglicher Nachhaltigkeit gekennzeichnet. Der Mensch ist nicht teilbar! Alles an ihm stellt eine Einheit dar, die sich hierarchisch organisiert (vom Nervensystem ausgehend). Die Unterteilung in Fachdisziplinen verführt zu überzogenen Teilbehandlungen, denen häufig der ganzheitliche Sinn fehlt. Hier hätten die Allgemeinmediziner ein wichtiges Terrain zu besetzen, alle Fäden in die Hand zu nehmen und dem Patienten als Lebensberater im Dschungel der Fachdisziplinen zur Seite zu stehen. Aber der Allgemeinmediziner will selber „Facharzt“ sein und agiert häufig nicht anders als seine Kollegen.

Damit möchte ich keinesfalls die Fachdisziplinen mit ihrer Spezialisierung in Frage stellen. Dennoch mischen sich zu viele Fachärzte in allgemeinmedizinische Angelegenheiten ein, weil es systemkonform akzeptiert wird. Der konventionelle Kinderarzt soll gesunde Kinder beobachten und behandeln, anstatt sich nur auf die Bedürftigen zu konzentrieren. Mit der vehementen Impfforderung sind die Kinderärzte führend und tragen zum chronischen Leid bei. Die Gynäkologen sollen gesunde Schwangere, immerhin über 70% von allen, betreuen, was ich als Verschwendung von Ressourcen ansehe. Darüberhinaus sorgen sie für die schematische Medikalisierung von Schwangeren mit Folsäure, Jod, Eisen, Magnesium und impfen gesunde Frauen, die damit in ihrer Immunlage verletzt werden. Die Hals-Nasen-Ohren-Ärzte therapieren Kinder mit ständigen Ohrproblemen antibiotisch oder operativ und entfernen dabei mitunter gar die Mandeln(Tonsillen), die bis zum 15. Geburtstag (Ende der Thymusdrüse und der Langzeit-Immunreifung) lebenswichtig sind. Aber jeder Facharzt stellt Ansprüche an die Zuweisung entsprechender Patienten.

Unterdrückung und Verdrängung gehen häufig Hand in Hand. Sie fühlen sich durch den Nachbarn gestört, aber umgehen die Konfrontation, vermeiden Lösungsversuche. Oder Sie sind einem Mobbing am Arbeitsplatz ausgesetzt und schweigen zum üblen „Spiel". Natürlich leiden Sie nach innen und können wirksam ihre „Lebenskraft verstimmen" und krank werden. Die entstehenden Magenschmerzen oder Darmblutungen lassen sich lokal arzneilich beherrschen. Sie können eine zeitlang so fortfahren, bis sich die nächste Krise einstellt. Am Ende kommen dann das Geschwür oder der Tumor, bei dem Sie ein Stück des Darmes oder Ihr Leben verlieren.

Bereits im 19. Jahrhundert hat Constantin Hering (1800 -1880, Philadelphia, USA) diese biologischen Gesetzmäßigkeiten festgehalten, die wir in der Hering-Regel in drei Teilen formulieren:

Hering-Regel
Heilungen von Krankheiten erfolgen

- von innen nach außen
- von oben nach unten und
- in umgekehrter Reihenfolge des Auftretens der Vorerkrankungen.

Tabelle 9: Die Hering-Regel (formuliert durch Constantin Hering, 1800-1880, Philadelphia, USA)

Der erste Teil dieser elementaren Regel ist oben bei der Beschreibung des Grippeverlaufs aufgezeigt worden. Der zweite Teil, die richtige Heilung von oben nach unten, ist innerhalb eines Organsystems zu sehen. Nehmen wir einen Magen-Darm-Infekt. Zuerst beginnt das Erbrechen, dann folgt der Durchfall. Das ist biologisch richtig. Geschieht es umgekehrt, dann muss gehandelt werden, weil es falsch verläuft. Sie erkennen an Hand der Hering Regel, ob die Selbstheilung richtig arbeitet oder die Vertiefung der Krankheit in falscher Reihenfolge droht.

In der homöopathischen Praxis ist diese Regel der Maßstab für die Einschätzung des Verlaufs nach richtig oder falsch. Dieses Hilfsmittel der Beurteilung ist immens wichtig, da die Juristen bei strittigen Fällen den Gutachten von Schulmedizinern folgen, die kein Verständnis für die Homöopathie haben. Die Dynamik einer Therapie mit Reaktionsmitteln wie den Homöopathika verlangt aber diese sichere Beurteilungsmöglichkeit. Für den Patienten geht dieser richtige Verlauf mit der Verbesserung der Gesamtverfassung einher und der Einsicht, weiter sorgfältig der Regel zu folgen. Letztlich läuft diese konsequente Einstellung auf eine Zunahme persönlicher Authentizität heraus. Der Patient weiß dann immer besser, was ihm gut tut, wie er sich bei einer Krankheit verhalten soll und was ihn langfristig gesund erhält. Das ist selbsterfahrene Nachhaltigkeit.

Vergleichbar beurteilen wir die Richtigkeit der Selbstheilung, wenn ein Hautausschlag im Gesicht nach der Gabe eines geeigneten Homöopathikum abklingt und stattdessen am unteren Körper weiter weg von den Gehirnzentren wieder erscheint. Dieser Verlauf ist richtig und verlangt das Abwarten weiterer spontaner Fortschritte.

Schwieriger ist das Verstehen des 3. Teils der Hering-Regel: *„Krankheiten lösen sich in umgekehrter Reihenfolge des Auftretens ihrer Vorerkrankungen"*.

Wenn homöopathische Reaktionsmittel bei chronisch Kranken zum Einsatz kommen, stimulieren wir die Selbstheilung, die bio-logisch und konsequent reagiert. Da Leiden nicht „vom Himmel fällt", selten „Schicksal" bedeutet (was meistens nur Ausdruck dafür ist, dass wir nichts verstanden haben), sondern mit dem Individuum langfristig und spezifisch zu tun hat, können alte unterdrückend behandelten Leiden der Vorzeit wieder hervorkommen. Nach der Hering Regel muss aber das letzte, jüngste Leiden, das nicht ausgeheilt wurde, zuerst wieder erscheinen, dann das nächste und so fort. Dann kann der Patient nach einem passenden Homöopathikum bisweilen im Zeitraffer erleben, dass eine Reihe von Vorerkrankungen kurz wieder erscheinen in umgekehrter Reihenfolge des zeitlichen Ablaufs. Das kann nicht nur nach der Gabe homöopathischer Arzneien beobachtet werden. Im Prinzip kann dies jede Anregung der Selbstheilung bewirken, die sich nach Provokation in einer Zweitreaktion von unterdrückten Angelegenheiten befreien will. Das nachfolgende Geschehen sollte zugelassen werden. Die Homöopathie bringt es jedoch auf den Punkt, kann als die spezifischste aller Reiztherapien bezeichnet und erlebt werden.

Man tut also Gutes für sich und seine Kinder, wenn man von Beginn an jede Unterdrückung und Verdrängung vermeidet. *Immer wenn der Mensch authentisch ist, gibt es den geringsten Grund zu erkranken!*

In dieser Absicht berate ich werdende Eltern von Geburt an. Kinder sind zunächst immer authentisch, können anstrengend werden in Trotzphasen und Wutausbrüchen. Eltern dürfen gern und angemessen dagegen und dem Konflikt standhalten. Ein klassischer Unterdrückungskonflikt beginnt bei Säuglingen und Kleinkindern während der Zahnungszeit, wenn sie aufgrund dessen besonders schnell im Genitalbereich wund zu werden drohen. Dann ist der Stuhl aggressiver und greift die Haut an, aber auch das ganze Kind zeigt sich reizbarer und streitbarer. So ist der „wunde Po" nur ein lästiger peripherer Störherd, der mit Geduld gepflegt und versorgt wird. Alles beruhigt sich schnell, wenn die Gesamtkrise überwunden ist, kann sich aber bei jedem Zahn wiederholen. Die Schulmedizin und die Werbung setzen auf zinkhaltige Hautsalben von Geburt an quasi als Prophylaxe. Der „Klassiker" unter den Babycremes - in Deutschland weiß jeder, von welcher Creme ich rede - enthält Zink, da diese Substanz wirksam das Nässen von Hauterkrankungen verhindert. Zink schützt die Haut wie eine „Tapete". Leichtfertig oder gedankenlos übernehmen Eltern dieses „Selbstverständnis", auf den Babypopo gehöre diese Creme wie auf die Spaghetti der Parmesan. Die Werbung will sie immer wieder daran erinnern, dass dieses vorsorgliche Eincremen empfindlicher Stellen bei ihrem Baby „normal" und „sinnvoll" sei. Viele Eltern erinnern den Duft, der von der Creme ausgeht und sich im Kinderzimmer verbreitet, aus der eigenen Kindheit. Ich muss entschieden und früh in Gesprächen mit den Eltern vorsorgen, dass auf den Babypopo nichts aufgetragen werden braucht. Im Störfalle muss nur tageweise die Windel häufiger gewechselt und mit Wasser, Luft und Licht die Haut gepflegt werden, bis sich alles von allein richtig von innen nach außen oder von oben nach unten (wie bei Durchfällen) beruhigt. Bleibt die Besserung aus, kann in angemessener Weise zuerst mit gezielten Homöopathika der Fortschritt, nämlich die Lösung von „Innen", gesucht und begonnen werden. Die erste homöopathische Arznei, die hier zum Zuge kommt, ist dann Sulfur in C 6 und kann den gestörten Ausscheidungsweg und die neue Egozentrik des festen „Bisses", die Zahnentwicklung und neue Aggressivität, beruhigen helfen. Diese erste Aufgabe ist dem Kind zuzumuten und hat nicht unerhebliche Bedeutung, auch wenn es für die Eltern zunächst banal erscheint, warum so viel Aufhebens um den wunden Po gemacht wird.

Die alleinige Lokalbehandlung mit wirksamen und daher unterdrückenden Externa kann zum ersten Baustein für weiteres Leiden werden.

Es ist doch so, dass wir größere Sorge tragen, dass ein Säugling in seinem 1. Lebensjahr, in der Zeit der Gehirnentwicklung und Gehirnreifung, keinen Schaden erleidet, der eine lebenslange Beeinträchtigung bedeuten kann. Die Kinderärzte sagen den Eltern, dass die Häufigkeit des Vorkommens einer bakteriellen Hirnhauterkrankung (Meningitis) im ersten Lebensjahr am höchsten ist und das Risiko nachlassend bis zum 4. Lebensjahr bestünde. So verkaufen sie den Eltern die Notwendigkeit von drei Impfungen gegen drei verschiedene Erreger, die häufig vorkommen: gegen Hämophilus influenzae Typ B (HiB), Meningokokken (MnK) und Pneumokokken (PnK). Diese Impfungen beginnen heute bereits mit dem Alter von acht Wochen, um so früh wie möglich „vorzubeugen". Was die Eltern nicht erfahren ist, dass diese drei Erreger als anwesende Keime bei Verschleimungen im Nasen-Rachenraum und im Darm vorkommen und nicht so ohne weiteres in das Gehirn wandern. Das verhindert wirksam eine „Blut-Hirn-Schranke". Diese Barriere kann beschädigt werden, womit das Risiko der Ausbreitung von Bakterien in den Gehirnbereich und das der Hirnhautentzündung begünstigt wird. Diese Beschädigung leisten Aluminium-Ionen, die sich just in den Impfungen gegen HiB, Pneumo- und Meningokokken selbst befinden, wodurch gerade dieses Risiko wiederum zunimmt. Außerdem gibt es unendlich viele Erreger, die an der Stelle dieser drei zur Zeit häufigen Typen in Zukunft den gleichen Schaden bewirken können. Dieses Phänomen wird als **„Replacement"** bezeichnet - eine bekannte Crux des Impfgeschäfts -, der Ersatz von durch die Impfung eliminierten Erregern gegen andere, die in die entstandene Lücke eindringen. Unter dem Strich ist die Bilanz des Impfens gegen diese Gehirnentzündung ungünstig, denn sie nimmt langfristig an Häufigkeit nicht ab, sondern nur die Erreger wechseln. Das Interesse der Eltern ist aber, dass die bakterielle Meningitis nicht bei ihrem Kind vorkommt. Die Absurdität des Impfens hingegen liegt in dieser Logik des Erregerparadigmas, dass wir mit zahllosen weiteren Impfungen gegen die immer wieder neu führenden Erreger jenseits der bisherigen rechnen müssen. Das führt die gesamte Impfidee ad absurdum. Folglich ist man besser beraten, nicht nur die Impfungen wegzulassen, sondern auch die gewöhnlichen Katarrhe der Schleimhäute zuzulassen und geduldig die Ausheilung von innen nach außen abzuwarten, denn diese spielen sich lediglich auf der Oberfläche der Hohlorgane Nase, Mund, Bronchien ab. Ungeimpfte sind damit in der Regel innerhalb von 14 Tagen durch. Beschädigt man nicht die Blut-Hirnschranke mit anderen Impfungen, braucht man keine Meningitis zu befürchten und kann auf alle diese für die Meningitis typischen Erregerimpfungen verzichten.

Nun kommt der oben erwähnte Unterdrückungsaspekt hinzu: In der Embryonalentwicklung differenzieren sich die Haut und das Gehirn gemeinsam aus dem gleichen Keimblatt, dem Ektoderm. Man kann die Haut als sensibles nach außen gerichtetes Nervenorgan verstehen. Im Volksmund wird mit Recht von der Haut als „das Spiegelbild der Seele“ gesprochen (was übrigens von manchen universitären Hautärzten abgelehnt wird). In bedrückender Weise leiden heute so viele Menschen unter der „Neurodermitis“. Jedes zweite bis dritte Kind hat 2016 bis zur Einschulung Erfahrungen mit der Neurodermitis gemacht. Ein geschädigtes Nervensystem regt die Haut in Phasen zur beschleunigten krankhaften Neubildung an, was äußerlich unschön schuppig sichtbar wird. Dem folgen Juckreiz und Kratzverletzungen. Diese heute so verbreitete Volkskrankheit ist eigentlich eine Nervenkrankheit mit Auswirkungen auf die Haut und wird sekundär zum chronischen Hautproblem. Ebenso ist das Asthma bronchiale keine Lungenkrankheit, sondern eine Erkrankung nach Schädigung des unbewussten vegetativen Nervensystems mit peripheren Auswirkungen auf die Atemwege als Spasmus der Bronchien. Durch Entzündungen und Verschleimungen etabliert sich erst sekundär das Organproblem.

Schließlich handeln wir im Sinne echter Vorsorge und biologisch richtig, wenn wir bei einem Baby die zumutbaren, aber lästigen Hautstörungen nur pflegen und dem Selbstheilungsprozess Zeit lassen. Diese Geduld zahlt sich aus, wirkt sich nachhaltig aus, weil langfristig und in Fortsetzung dieser Strategie zentralnervöse Beeinträchtigungen verschont und schließlich immer unwahrscheinlicher werden. Indem man die Oberfläche, die Haut und die Schleimhäute, reagieren lässt, pflegt und Zeit für die Abheilungen lässt, bleiben die tieferen und verwandten Anteile des Ektoderms, eben das Nervensystem, unbeeinträchtigt.

Wenn aus dieser Sicht einige Impfungen nicht nur überflüssig, sondern lästig, störend und destabilisierend wirken, so bleibt zu betonen, dass zu den empfohlenen Alternativen gerade und entschieden die Verhinderung des Unterdrükkens jeder oberflächlichen Störung gehört und früh mit den Eltern besprochen werden muss, um hierfür Verständnis und abwartendes Verhalten zu gewinnen. Daraus erklärt sich der Sinn, auf alle Gefährdungen der Blut-Hirnschranke, also auf alle Impfungen im Säuglingsalter zu verzichten und mit der Körperoberfläche hingegen entschieden geduldig zu sein. Da das Meningitisrisiko in den Folgejahren zwar seltener aber unvermindert bestehen bleibt, empfehle ich, die Kinder weiterhin völlig impffrei zu lassen und diese Versorgungsstrategie zu verinnerlichen.

2. Was muss ich vom Kranken wissen? Oder: Das Vorgehen bei der Suche des passenden Heilmittels.

2.1. Symptome

Dieser Begriff kommt aus dem Griechischen und bedeutet Anfall, Befall oder Zufall. Wir beschreiben damit die geäußerten Beschwerden im Rahmen der Erkrankung. Wenn es um die Suche von Ähnlichkeit zwischen Patientensymptomen und Prüfungssymptomen geht, sind die allgemeinen und häufig auftretenden Symptome, die viele zeigen, unwichtig, wenn diese nicht näher umschrieben sind. Bei der Suche des homöopathischen Heilmittels achten wir auf die ungewöhnlichen, eigentümlichen und höchst individuellen Besonderheiten, um in der „Schlüssel-Schloss-Beziehung" zwischen Patienten- und Prüfungssymptomen den „Sicherheitsschlüssel" zu finden, der die beste Übereinstimmung und entsprechend die positiven Ergebnisse bringt.

Das können einmal die objektiven Symptome sein, die jeder sehen kann wie die Verfärbung des Gesichts oder das Auftreten von Schweiß. Dazu zählen auch Messwerte wie bei Fieber und im weitgehenden Sinne auch Informationen aus dem Blut. Früher gab es die Begutachtung von Absonderungen wie Speichel, Urin, Stuhl, Erbrochenem, Blut, Mensesblut, Muttermilch, Eiter oder Schweiß. Solche Absonderungen können auch bei Arzneiprüfungen der Gesunden Veränderungen zeigen und sind häufig den Kasuistiken entnommen und in ihrer Eigenart genau beschrieben worden. Die moderne Laboranalytik und Medizin hat derartige Beurteilungen aufgegeben. Dennoch verfügen wir über detaillierte Beschreibungen der alten homöopathischen Ärzte, die wir bis heute nutzen können. Unsere Repertorien, die Nachschlagewerke für die Symptome, sind voller Informationen über die Besonderheiten von Veränderungen der Ausscheidungen. Dabei ist wieder nur relevant, was einen individuellen und ungewöhnlichen Charakter hat. Das können auch Gerüche oder Geräusche, die von dem Patienten ausgehen, sein. Individuellen Charakter bekommen diese objektiven Symptome, wenn sie ergänzt werden mit den vier Kriterien von Zeit, Modalitäten, Ort und Empfindungen, die nachfolgend noch beschrieben werden.

Zu den objektiven Symptomen mit individuellem Charakter zählen weiter Aussehen, Beschaffenheit, Konsistenz und Beschwerden von Gewächsen wie Warzen, Kondylome (Feigwarzen in der Genitalregion), Pigmentierungen, Knoten und Geschwüre, Veränderungen der Haare und der Nägel.

Allein die Lokalisation von Muttermalen und Warzen kann bereits sehr ungewöhnlich sein.

Für die Belange der Homöopathie sind die *subjektiven* Symptome, die der Patient angibt, bedeutender. Wie erleben Sie Ihren Schmerz? Wie fühlt sich das Leiden an? Welchen Einfluss hat Ihre Umwelt auf Sie? Wie ist die Stimmung? Was brauchen Sie zur Linderung und was bewirkt das Gegenteil?

Häufig finden Patienten in der Verzweiflung von Schmerz keinen gängigen Begriff für ihre Beschwerden und weichen aus in die bildliche Beschreibung „es ist als ob....“! Diese Angaben sind für die Ähnlichkeitssuche sehr hilfreich, wenn sie spontan geäußert werden, sind authentisch und in der Beschreibung immer gleich bleibend. Für die Verwertung derart absonderlicher Symptome steht uns eine Sammlung der Als-ob-Symptome zur Verfügung, um das genau passende Mittel zu finden (8).

Die Schulmedizin lässt sich wenig auf das subjektiv Geäußerte ein, denn damit lassen sich keine Statistiken erheben und keine „Evidence-based-medicine“ begründen. In der Homöopathie sind aber gerade die subjektiven und absonderlichen Angaben wegweisend. Es muss nur noch geprüft werden, wie zuverlässig und beständig die Angaben sind.

Drei Kriterien muss ein homöopathisch relevantes Symptom erfüllen, wenn es denn für die Arzneifindung berücksichtigt werden soll:

- die Absonderlichkeit
- die Intensität
- die Beständigkeit.

Anfängern fällt es schwer, die wichtigen Symptome, die zielführend sind, zu finden. In der Regel lassen sich Laien vom

Leidensdruck der Patienten beeinflussen und achten zuvorderst auf die Symptome des Leidens. Die guten Lösungen zielen aber eher auf die Symptome der Person, weil diese die Not und die Störungen aus eigener Kraft bisher nicht hat überwinden können, was wiederum an den Gründen der Verstimmung ihrer Lebenskraft liegt. Der ganze kranke Mensch mit seinen Eigenarten ist hier relevant und so sind die absonderlichen Symptome des ganzen Menschen wichtiger als die des Leidens. Auf eine Formel gebracht klingt es so: „*Wir behandeln weniger die Krankheit vielmehr die kranke Person.*"

2.2. Die §153-Symptome

Hahnemann hat mit dem „Organon der Heilkunst", jetzt in 6. und letzter Auflage von ihm vorliegend (6), den Versuch unternommen, diese Heilweise für die Nachwelt möglichst exakt zu überliefern. So kam es, dass er dieses Buch wie ein Gesetzbuch in Paragrafen verfasst hat. Es ist genauso schwer zu lesen wie juristische Abhandlungen, sodass Übersetzungen der besseren Verständlichkeit wegen erschienen sind. Dieses Werk wurde zuerst 1810 veröffentlicht und vor seinem Tod 1843 mehrfach ergänzt und umformuliert. Am Schluss resümiert er: „*Mach's nach, aber mache es genau nach!*"

Für die Symptome ist der § 153 von besonderem Interesse, denn dieser Paragraf beschreibt den „*Schlüssel zum Simillimum*". Das ist nicht mehr und nicht weniger als der Anspruch, mit den besten Symptomen schneller das Heilmittel zu finden. Dazu zählen unter anderem

- die einzigartigen Symptome, die kaum jemand zeigt, z.B. das Verlangen Schnee zu essen (Crot-c.)
- die Periodika, Symptome die in absurder Zeitbeziehung zur Wiederholung kommen wie Beschwerden jeden zweiten Tag immer zur gleichen Uhrzeit (Chin.)

- die Alternanzien wie das Abwechseln von Husten und Durchfällen oder von körperlichen und seelischen Symptomen (Cimic.). Ist das eine Symptom weg erscheint das andere und so weiter.
- die konkomitanten Symptome, das sind die Begleitsymptome wie z.B. Schmerzen im Rücken immer nur beim Niesen (Agar.).
- die Als-ob-Symptome, das sind die Umschreibungen von Schmerzen, die niemand objektivieren kann (z.B. als ob zwei Ziegelsteine den Darm quetschen (Cocc.))
- die Ausstrahlungen von Beschwerden, die eben nicht den anatomischen Bahnen folgen; z.B. Unterleibsschmerzen bis in die Fußzehen (Vib-op.)
- die Empfindungen, die bei anderen Personen anders ausfallen oder für sich ungewöhnlich sind, z.B. Fadengefühl im Hals (Valer.)
- die „Wahnideen". Das sind Realitätstäuschungen, die die Patienten glaubhaft erleben, z.B. sieht Tiere an der Wand krabbeln, obgleich real keine vorhanden sind (Bell.). Der Begriff Wahnideen wird in der Psychiatrie anders und für schwere seelische Störungen verwendet. Das darf hier aus zeithistorischer Sicht und als Bezeichnung von Hahnemann für die gestörte Wahrnehmung des Kranken eingeführt nicht verwechselt werden.

Jeder homöopathische Therapeut weiß aus vielen Erlebnissen von spektakulären Heilungen zu berichten, die allein durch ein einziges Symptom aus dieser Liste des § 153 zum passenden Heilmittel führten. Der bekannte griechische Homöopath der Gegenwart Georgios Vithoulkas, der für sein Engagement, die Homöopathie weltweit zu verbreiten, mit dem alternativen Nobelpreis geehrt wurde, ist durch die spektakuläre Heilung eines indischen Gurus von einem chronischen Leiden mit einem einzigen Homöopathikum, das allein durch ein Symptom gefunden wurde, berühmt geworden: ein kleinblasiger Ausschlag lediglich auf der Nasenspitze und sonst nirgendwo. Das Mittel heißt Aethusa cynapium (Aeth.), es ist die Hundspetersilie, und hat in Prüfungen diese körperliche Veränderung hervorgerufen. Diese einzigartige Besonderheit war entscheidend. Es setzte danach die Selbstheilung verblüffend durchgreifend in Richtung Gesundung ein, nachdem sich zuvor einige Mediziner um diesen Mann erfolglos bemüht hatten. Allein wegen solcher Fälle lohnt es sich als Arzt, die Homöopathie zu erlernen und die totalitären und ignoranten Kritiker ins Leere schwadronieren zu lassen.

2.3. Die Befragung

Man kann die kurzen von den langen Wegen zu der passenden homöopathischen Arznei unterscheiden. Bei dem kurzen Weg geht es um das Vorgehen wie in der täglichen Sprechstunde, wenn die Behandlung von akuten Erkrankungen, Fieber oder Unfällen ansteht. Zu diesen Ereignissen werden im Kapitel III. viele Hinweise zur Selbstbehandlung ergänzt. Komplexer sind die Schmerzsyndrome, die auf vier basale Symptome hin befragt werden:

- die Zeitbeziehung: *Wann entstanden die Schmerzen, wie lange halten sie an und in welchem zeitlichen Ablauf kehren sie wieder?*
- die Modalitäten: *Wie verhalten Sie sich, um den Zustand zu ertragen und was unterlassen Sie, damit es nicht schlimmer wird? Verbessern oder verschlechtern Wärme, Kälte, Bewegung, Ruhe, Liegen oder Aufstehen und anderes Ihren Zustand?*
- der Ort des Geschehens: *Wo genau befinden sich Ihre Beschwerden?* Und viel wichtiger wird die Frage, *ob die Beschwerden ausstrahlen, wandern oder den Ort wechseln und*

wohin? In solchen Angaben kann Ungewöhnliches und Individuelles in großer Bedeutung für die Mittelwahl gefunden werden.

- die Empfindungen: Ich frage immer wieder nach der Wahrnehmung, *wie erleben Sie die Beschwerden?* Das wird in der Regel mit Begriffen wie stechend, brennend, reißend, ziehend oder ähnlich verallgemeinernd angegeben und ist dann nicht viel wert, weil diese verallgemeinernden Qualitäten von Vielen beschrieben werden. Interessanter für die Arzneisuche sind die Umschreibungen in der Form „*es fühle sich an wie...* oder *als ob...!*" Diesen Symptomen ist allein ein ganzes Buch von Roberts gewidmet (8), das ich stets griffbereit auf meinem Schreibtisch liegen habe. Unvermittelt platzen Leidende mit diesen Beschreibungen heraus, oder es werden Angaben dieser Art auf hartnäckiges Nachfragen hin geäußert. Man sollte aber nicht versäumen, die Beständigkeit der Angaben zu überprüfen. Denn wenn diese nicht vorliegt und die Beschreibungen wechseln, ist das Symptom nicht brauchbar und darf nicht verwendet werden. Es muss immer gleich bleiben.

2.4. Der kurze Weg zur Arznei

Für die zügige Arzneifindung bei akuten Erstbegegnungen oder auch mit Patienten, denen bisherige Verordnungen nicht haben helfen können, rechne ich in der Praxis mit einem Zeitaufwand von 15 bis 30 Minuten. Zuerst höre ich mir den

- Spontanbericht an: Hier soll die kranke Person ihren Leidensdruck darstellen. Dabei mache ich mir Notizen von den subjektiven Bemerkungen und spontan geäußerten Zeitbeziehungen, Modalitäten, Ortsangaben und Empfindungen. Hinderlich sind Angaben zu den Diagnosen, die Vorbehandler den Patienten mitgegeben haben. Angaben wie „ich habe es an der Galle“ oder „ bei mir liegt ein Harnwegsinfekt vor“ kontere ich mit der Gegenfrage, wie sich das denn anfühle. Denn die Diagnose könnte falsch sein und der Patient wird unbegründet auf ein Organleiden fixiert. Für die Behandlung ist selbstverständlich die klinische Diagnose wichtig, für die Wahl von Homöopathika benötigen wir jedoch den subjektiven Leidensausdruck, die Symptome der Person. Danach erfolgt

- der gelenkte Bericht: Die spontan geäußerten Beschwerden werden nun genau erfragt nach den Kriterien für das vollständige Symptom, nach Zeit, Modalitäten, Ort und Empfindungen mit den bereits oben beschriebenen Ergänzungsfragen. Nun schliesst sich
- die Untersuchung an. Hierbei interessieren Bestätigungen und Widersprüche des Befundes mit den Angaben. Weiter sind das Aussehen von Haut, Schleimhaut und den Absonderungen von Interesse.
- Die allgemeine Energielage: Die Entwicklung von Beschwerden, Symptomen, beim Erkrankten sind energiefordernde Vorgänge, die das eigentliche Krankheitsgefühl ausmachen. Demnach gibt die subjektive Einschätzung, zu wie viel Einbuße von 100% Energie die aktuelle Verfassung geführt habe, einen guten Gradmesser des Zustands wider. Nach der Einnahme der gewählten homöopathischen Arznei wird diese Selbsteinschätzung nochmals erfragt und muss bei Erfolg einen Energiegewinn ergeben, denn die zur Arznei ähnlichen Symptome sollen dann abgeklungen oder zumindest reduziert sein, wodurch Energie frei wird. Danach müssen noch
- die Methoden der Selbst- oder Fremdbehandlung erfragt werden. Es könnte bereits eine Unterdrückungsbehandlung vorausgegangen sein, die es ratsam erscheinen lässt, die Behandlung mit Sulfur (Sulf.), dem Schwefel, unserem

Antiunterdrückungsmittel zu beginnen. Der Sinn liegt in dem Umstand, dass Symptome der Unterdrückung das Krankheitsbild stören, verfälschen oder bestimmen können. Weiter werden gezielte Zusatzfragen gestellt wie die

- auslösende Ursache im Beginn des Krankwerdens *(Was hat Ihre Lebenskraft verstimmt?)*,
- die Gemütsverfassung und weiter wird eine rasche Orientierung zu den Themen
- Wettereinflüsse, Wärme-, Kälteempfindlichkeiten
- Verdauung, Speisenempfindlichkeiten und
- Besonderheiten des Schlafs gesucht.

Nun ist das Repertorium unerlässlich, um mit einer reduzierten Symptomenauswahl von drei bis vier Symptomen, die keine „Verwandtschaft“ (verwandt wären z.B. die Angst in der Enge und die Unverträglichkeit von Enge am Körper) zueinander haben, Hinweise zu ähnlichen Arzneien mit ihren Prüfungssymptomen zu bekommen. Dabei gewinnt man Simile, ähnliche Mittel, aus denen die Entscheidung des ähnlichsten Mittels, das Simillimum, erfolgen muss, um nur eine einzige Arznei zu verabreichen.

2.5. Der lange Weg zur Arznei, die Anamnese

Die aufwendige Befragung von Patienten in der großen Anamnese ist die spannendste Arbeit von Homöopathen. Schulmedizinische Kritiker der Homöopathie sehen in der intensiven Zuwendung das Einzige, was wirkt. Natürlich haben das Sprechen, das Beschreiben des eigenen Leidens und das interessierte Zuhören des Homöopathen allein schon positive therapeutische Wirkungen. Schön und gut, warum wird trivial nur auf diesen Wirkaspekt verwiesen und warum werden die Erfolge bei Bewusstlosen, Verordnungen durch das Telefon oder über Mails oder wirkungsvolle homöopathische Arzneiabgaben an Tieren und Pflanzen ignoriert und einfach abgetan als nicht existent oder als Einbildung? Warum werden aufwendige Arbeiten über die Erfolge (annähernd 50% Rate) durch das Plazebophänomen geschrieben, aber regelmäßig in der Praxis ausgeklammert und stattdessen sogleich wirkungsintensive Substanzen verordnet, gleichsam mit Kanonen auf Spatzen geschossen? Warum wird von schulmedizinischer Seite die technische Medizin oftmals bevorzugt und die sprechende nicht unterstützt, sodass sich Patienten im Fünf-Minuten-Takt abgefertigt sehen? Ich weiß von vielen Kollegen, die mehr naturheilkundlich als homöopathisch tätig sind, dass allgemein dieser Mangel an Zeit für die sprechende Medizin beklagt wird und der persönliche Aufwand der Zuwendung zum Patienten mit einer Unterbezahlung verbunden ist.

Zwar wird die große Anamnese von wenigen gesetzlichen Krankenkassen per Sondervertrag übernommen. Alle anderen Kassen sehen aber die Anamnese mit einer einfachen Beratungsziffer abgegolten und verbieten homöopathisch tätigen Ärzten, eine Privatrechnung zu stellen. Gerichtlich ist längst entschieden und angemahnt, dass für diese umfangreiche Arbeit eine neue Ziffer für Kassenärzte eingerichtet werden soll. Bis heute ist gar nichts geschehen. Die Kassenärztlichen Vereinigungen widersetzen sich, obgleich der Kostenaufwand für Homöopathen lächerlich ist. In Deutschland sind 1998 im Sozialgesetzbuch V die besonderen Therapierichtungen Anthroposophie, Homöopathie und die Phytotherapie (Pflanzenheilkunde) als gleichberechtigt neben der Schulmedizin eingestuft. In der Praxis wird dem wenig Rechnung getragen.

Anamnese / Fallaufnahme	
1. Spontanbericht	30 Min
2. Gelenkter Bericht	
3. Körperliche Untersuchung	
4. Reihenfolge der Vorerkrankungen	
5. EA, FA, SA	
6. Gezielte Befragung	30 Min
7. Biografie	30 Min
8. Simile Klärung, Nachbefragung	

Tabelle 10: Die Struktur der Anamnese (EA= Eigen-, FA= Familien-, SA=Sozialanamnese)

Für Homöopathen ist die Anamnese die gründliche Methode, die ganze erkrankte Person kennen zu lernen: ihre Beschwerden, ihre Vorgeschichte und ihre Biografie. Wir wissen aus der Schulmedizin, dass damit mehr als die halbe Diagnose ermittelt wird und viele unnütze technische Untersuchungen unterbleiben können.

Für die ausführliche Anamnese reserviere ich mir die Stunden mit der besten Konzentration. Der Homöopath ist der aufmerksame Beobachter, interessiert und wach. Der Patienten hat den Eindruck, dass für seine Geschichte Aufmerksamkeit vorliegt. Wachheit, Zuhören und Beobachten sind wichtige Voraussetzungen, um das Individuelle des Patienten zu erfassen.

Für die Anamnese von Erwachsenen ab dem 21. Lebensjahr lege ich einen Zeitrahmen von eineinhalb bis zwei Stunden Dauer fest. Das genügt um das Wichtigste vom Patienten ohne Pausenunterbrechung zu erfahren, das Schulmedizinische wie auch das Homöopathische. Um diese Zeit optimal zu nutzen, bereitet sich der Patient vor, besorgt Unterlagen und stellt eigenständig vor dem Termin zusammen

- seine Vorerkrankungen, Operationen, Unfälle,
- die Daten und die Art der Behandlung (Arztberichte sollten mitgebracht werden)
- die Impfdaten, z.B. den Impfausweis.
- die Erkrankungen der Eltern und der Großeltern wie Allergien, Gallensteine, Nierensteine, Rheuma, Gicht, Tuberkulose, psychische Erkrankungen, Krebs sowie das Sterbealter und die Todesursachen
- und bringt Befunde, Klinik-, Arztberichte, Mutterpass, Kinderheft mit sowie
- ein persönliches Foto, sodass der behandelnde Homöopath bei Rücksprachen die Erinnerung über das visuelle Gedächtnis nutzen kann.

Allein die Korrelation des Impfkalenders mit den biografischen Daten jedes Patienten fördert die Erkenntnisse des Homöopathen, dass nach den Injektionen die Gesundheit erheblich gestört und ungünstig verändert wurde. Die individuellen Berichte sprechen eine andere Sprache als die Statistiken des Robert-Koch-Instituts. Entscheidend für die impfkritische Haltung vieler Homöopathen ist jedoch das eindrucksvolle Gedeihen und gesund Bleiben ohne Impfungen. Kein konventioneller Mediziner macht diese Arbeit und verweigert sich in gewisser Weise, zu diesen Erkenntnisse zu gelangen.

2.5.1. Der Spontanbericht

Der Einstieg in die Anamnese ist regelmäßig sehr bedeutsam, weil in der ersten Begegnung, im Auftreten und in der Selbstdarstellung der Leidensdruck authentisch dargestellt wird, man gleichwohl den ersten Einblick in die „Wunden" bekommt. Der Patient spricht und der Therapeut schweigt. Ich beachte das Aussehen, die Farbwahl der Kleidung, die Gerüche von Parfüms, Schweiß oder eitrigen Absonderungen, die Gesten und die Art der Sprachgestaltung. Das spontan Geäußerte oder Dargestellte hat einen hohen und authentischen Wert.

In Indien haben Homöopathen wenige gut zahlende Patienten und behandeln häufig anschließend bettelarmes Volk umsonst. Sie helfen sich mit dem Spontanbericht allein und stellen nur wenige Zusatzfragen, um doch recht sicher passende Einzelarzneien zu verordnen. Dabei hilft ihnen natürlich das umfangreiche Arzneiwissen aus ihrer gründlichen Ausbildung.

2.5.2. Der gelenkte Bericht

Nachdem der Bericht des Patienten zum Ende gekommen ist, wird nochmals hinterfragt, was spontan geäußert und notiert wurde. Wie unter dem „kurzen Weg zur Arznei" bereits erwähnt, wird nach dem „vollständigen Symptom" gefragt, nach Zeit, Modalitäten, Ort und Empfindungen. Diese ersten beiden Anamneseschritte werden damit abgeschlossen. Nun kann die Hinwendung zu anderen persönlichen Besonderheiten beginnen.

Ich empfehle immer wieder, hier vollständig zu befragen, denn im weiteren Verlauf geht die Aufmerksamkeit eher weg vom Leiden und hin zu Besonderheiten der Person. Man muss aber zuerst nach dem Leiden fragen, denn später stören die Rückfragen. Erst ganz zum Schluss komme ich nochmals auf diese ersten beiden Teile der Anamnese zurück, z.B. mit der Frage „haben sie eine Vorstellung, wieso Sie zu diesen Beschwerden gekommen sind?" Eine Antwort setzt aber den Rest der Anamnese voraus.

2.5.3. Die körperliche Untersuchung

Eigentlich gehört in jede Anamnese die Inspektion (das Anschauen) und die Palpation (die Abtastung) körperlicher Auffälligkeiten, um Widersprüche zu den Angaben und auffällige Körperzeichen wie Färbung, Ausschläge, Warzen, Absonderungen und weiteres Individuelles zu erkennen.

2.5.4. Die Reihenfolge der Vorerkrankungen

Mit diesen Daten können können Korrelationen zu den Daten von Impfungen, Operationen und seelischen Traumata sowie den jeweiligen Therapien unternommen werden. Unterdrückungen und Verdrängungen bei körperlichen und psychischen Vorerkrankungen könnten hier deutlich und mit den Daten festgehalten werden. Ich frage nach Haut- oder Frauenarztbesuchen jenseits der „Vorsorgeuntersuchungen", weil danach unterdrückende Behandlungen üblich sind und verdächtigt werden können. Die Fragen nach der Verwendung von Antibiotika und warum diese angewendet wurden sowie nach Kortison oder anderem Tablettenkonsum kann die Aufmerksamkeit auf verdrängte oder vergessene Erkrankungen lenken. Bei dem Impfthema muss daran gedacht werden, dass nicht alle Injektionen eingetragen werden, insbesondere die jährlichen Grippeimpftermine fehlen regelmäßig im Ausweis. Auslandsaufenthalte können ebenfalls mit Impfungen vorbereitet und nicht eingetragen worden sein. Verletzungen mit Versorgungen in chirurgischen Ambulanzen sind häufig auch Anlässe für Wiederholungen von Tetanusimpfungen und nicht unbedingt im Impfpass vermerkt. Bei Frauen interessieren die erste Menses, die Menarche, der erste Geschlechtsverkehr und der Beginn der Hormonanwendung, die „Pille". Weiter werden die Schwangerschaften, die Fehlgeburten und Geburten mit Stillzeiten und die Fortsetzung der Verhütungsmethoden erfragt.

2.5.5. Die Familienanamnese
Hier werden die erbrelevanten Erkrankungen der Eltern, Großeltern und bei Kindern auch der Urgroßeltern erfragt. Dabei interessieren Allergien, Gallen-, Nierensteine, Gicht, Rheuma, Autoimmunerkrankungen, Tumore, psychische Krankheiten und schwere seelische Traumata. Ich frage nach der Reihenfolge der Geschwister, nach Halbgeschwistern und Trennungszeiten der Eltern oder Großeltern. Für die betroffenen Kinder sind das regelmäßig schwere psychische Belastungszeiten mit Folgen.

2.5.6. Die Eigenanamnese
Die Aufstellung erfolgt chronologisch, beginnt mit der Konzeption, der Schwangerschaft, Geburt und Stillzeit. Es interessieren bei Kinderanamnesen die Daten des selbständigen Laufens (normal mit einem Jahr Alter), des Sprechbeginns von Zweiwortsätzen (mit dem 2. Geburtstag) und das Trokkenwerden nachts (im vierten Lebensjahr). Die zeitliche Reihenfolge der Vorerkrankungen sollte fertig ausgearbeitet vorgelegt werden.

2.5.7. Die Sozialanamnese
Es werden die Stationen im Ausbildungs-, Berufs- und Beziehungsleben erfragt. Insbesondere interessieren die Partnerbeziehungen, die länger als drei Jahre halten, die Gründe für die Trennungen und warum wer zuerst gegangen ist. Diese emotionalen Krisen und Entwicklungsschritte können Einblicke in die Person geben und wieder mit Erkrankungszeiten korreliert werden.

Für den Anamneseteil 2.51.-2.5.7. veranschlage ich 30 Minuten und genauso viel für den Punkt 2.5.8. allein. Auch für den letzten Punkt 2.5.9., der Biografie, sind mindestens 30 Minuten erforderlich, sodass man mit eineinhalb Stunden im Minimum auskommen kann.

2.5.8. Die direkte Befragung

Im Punkt 8. werden homöopathisch relevante Symptome gesucht. Das ist zu verstehen wie die Suche nach individuellen Favoriten im positiven wie auch im negativen Sinn bezüglich Wetter, Temperaturen, Ernährungswünschen, -abneigungen und Schlafverhalten. Wo liegen die besonderen Empfindlichkeiten, Gewohnheiten und persönlichen Vorlieben oder Abneigungen? Wenn etwas für den Befragten von Bedeutung ist, dann werden spontane Bemerkungen mit Emotionen ergänzt, es wird das Gesicht verzogen, der Freude Ausdruck gegeben, gelacht, geweint oder eine kleine Geschichte angehängt. Patienten „kreieren" ihre Symptome, wir müssen diese nur erkennen und festhalten. Dann ist die Intensität der Darstellung hinweisend für den individuellen Stellenwert des Berichteten und damit die Berücksichtigung als Symptom.

Zuletzt wird nach Träumen und Ängsten gefragt. Ich lehne es für mich ab, durch Traumdeutungen befangen zu werden. In Träumen geht es mir um die Phänomene, die bildlich und inhaltlich berichtet werden. Häufig wird die Tagesnot deutlich, die im Schlaf direkt und ungeschönt dramatisch geschieht. So erhalten wir einen intensivierten Ausdruck der stillen Bedrohung, der sich der Befragte ausgesetzt sieht. Ängste hingegen müssen detailliert durchgefragt werden, denn regelmäßig wird angegeben, dass keine vorliegen, bei Männern eher als bei Frauen.

Angst kann erscheinen beim Alleinsein, im Dunkeln, in der Höhe, der Enge oder auf und im Wasser. Furcht zeigt sich gegenüber Gewitter, Einbrechern, Gespenstern und ob es sie gibt oder nicht. Tiere könnten beeindrucken im Sinne von

Furcht oder Vorliebe. Wichtig sind zunächst die heimischen Tiere, mit denen bereits in der Kindheit Kontakt gegeben sein könnte wie Pferde, Kühe, Hunde, Katzen, Mäuse, Ratten, Schlangen, Spinnen, Käfer, Vögel, Insekten und weniger die Exoten. Furcht gibt es vor Zahnärzten, Ärzten, Spritzen und spitzen Gegenständen. Häufig werden die Existenzangst, die Versagensangst und die Angst vor oder in der Prüfung oder Prüfungssituation berichtet. Das Thema Krankheiten in aller Vielfältigkeit kann die Person erfassen und muss geklärt werden bezüglich der Fixierung, auf welche spezielle Krankheit mit Angst reagiert wird. Wer vom Hund gebissen wurde oder das Siechtum einer krebskranken Mutter erlitten hatte, für den sind die entsprechenden Ängste nachvollziehbar, erklärbar und somit für die homöopathische Symptomenauswahl wertlos.

2.5.9. Die Biografie.

Wo und unter welchen Bedingungen sind Sie entstanden? Waren Sie ein Wunschkind? Wie waren die Schwangerschaft, Geburt, die Stillzeit und die drei ersten Lebensjahre? Wir haben zu diesen Lebenszeiten keine direkte Erinnerung, nur ein unbewusstes „zelluläres" Gedächtnis aus der Schwangerschaft, von der Geburt und deutlicher bis zum Ende des dritten Lebensjahres, in denen die Prägung des emotionalen Gedächtnis (im Nervenkern Hippokampus ab Geburt) beginnt. Berührung ist die erste Sprache mit dem Kind, wobei das Wohlbefinden des Kindes in Form heftiger Stimulationen der Hippokampusregion erfolgt. Unberührte und vernachlässigte Kinder zeigen geschrumpfte Hippokampuskerne. Diese Prägungen, einmal angelegt, wirken sich zeitlebens aus und bestimmen unsere emotionale Basis des Wohlempfindens oder der Unbehaglichkeit. Es sind „Erinnerungen" ohne Worte aus dieser Zeit.

Sehr wohl sind dramatische Ereignisse während der Schwangerschaft überaus stigmatisierend für das Ungeborene. Der Verlust eines Zwillings, der sich am häufigsten zwischen der 6.-8. Schwangerschaftswoche mit Blutungen verabschiedet, kann der Grund für eine spätere übertriebene und unerklärliche Verlassensangst sein. Psychologen sprechen vom „vanished twin syndrome" (VTS, siehe auch im Kapitel IX.3.).

Bereits in der Schwangerschaft und zur Geburt arbeiten die Mandelkerne (Amygdalae) im Hirnstamm, die auf Stress gleichwohl wie ein Filter reagieren, um fatale Folgen für die Nervenfunktion zu verhindern. Die Folgen können Störungen in der Stressverarbeitung sein.

Mit den Berichten von Vorkommnissen in diesen frühen Lebensphasen werden individuelle Verhaltensweisen und Konflikte verständlicher. Dann können dazu passende Homöopathika an den Wurzeln ansetzen und Veränderungen einleiten, die lange und wiederholte Erkrankungen aufzulösen vermögen, weil ein altes Lebensmuster in Bewegung kommt. Erst mit dem begleitenden Homöopathikum wird so manche Psychotherapie effizienter und zu den richtigen Hintergründen führen, sodass sich günstige Veränderungen für den Lebensweg ergeben. Es geht häufig um das „Sichtbarmachen", das Erkennen, unsichtbarer, bis dahin unbekannter, frühkindlicher Traumata.

Die weitere Erforschung des Lebenswegs erfasst das Elternhaus bis zum Zeitpunkt des Verlassens, die Prägungen durch Mutter, Vater, Geschwister und allgemein durch das familiäre Umfeld. Eine besondere Bedeutung hat die Schulzeit. Lehrinhalte und Lehrkörper haben großen Einfluss auf die geistige, künstlerische und sportliche Entwicklung, auf die Abneigungen und Favoriten, die schließlich in die Berufswahl und die Freizeitgestaltung Auswirkungen haben. Hier könnten auch andere Wege begonnen worden sein, die vom Elternhaus oder sonstigen Personen beeinflusst, aber eigentlich ungewollt waren. Zu unterscheiden ist der Traumberufswunsch vom realen Berufsweg.

Mit der Pubertät beginnt die Loslösung von der Liebe der Eltern, die streng genommen bereits nach der Geburt einsetzt. Hier geht es um die Fähigkeiten sich zu wehren, mit Streit umzugehen und schließlich um die Streitkultur im Elternhaus.

Mit der Entwicklung der Geschlechtsorgane beginnt das sexuelle Verlangen und der Umgang mit dem Thema Liebe. Das Verlassen des Elternhauses mündet in Partnerschaften und Trennungen, die zunächst dem „try and error"- Prinzip folgen, bis der „richtige Partner" gefunden ist. Soziale Kontakte, Streit- aber auch Liebesfähigkeiten und sämtliche Interessen werden erfragt.

Bedeutsam für das Leben sind die Schulfächer Sport, Musik und Kunst. Hier lassen sich Fähigkeiten, Begabungen und Zeitaufwand für das Hobby erfragen, um den Stellenwert für die Person zu erkennen. Immer wieder sind die Vorbilder und Favoriten von Interesse.

Erfragt wird die Lieblingsfarbe allgemein und bei der Kleidung, das Vorbild in Kunst und Musik und die eigenen Aktivitäten. Auch im Sportbereich gibt es verschiedene Charakteristiken, nämlich die des Sprint- oder Ausdauerlaufens, das Turnen oder das Schwimmen, der Gruppensport oder die Vorliebe für den allein ausgeübten Sport.

Im Familienleben, in der Schulgemeinschaft und schließlich im Beruf entwickeln sich die Fähigkeiten der Abgrenzungen, der Streitfähigkeit und die Selbstwertentwicklung. Konkret lässt sich das äußere Selbstwertgefühl, das der Selbstdarstellung und des öffentlichen Auftretens, von dem inneren abgrenzen, das durch Erfahrungen gedämpft wurde und wie eine Bremse wirken kann, und nach eigenen Beurteilungen auf einer Skala von 1 (kein Selbstwertgefühl) bis 10 (hohes Selbstwertgefühl, das kein Thema mehr ist) subjektiv einordnen. Diese Selbsteinschätzung ist bedeutsam, weil Defizite deutlich werden können im Kontrast zum Auftreten und der Selbstdarstellung bis zu diesem Zeitpunkt. Man muss sich nur vorstellen, wie anstrengend und kräftezehrend ein niedriges Selbstwertgefühl im Kontrast zu der Aufrechterhaltung eines überzeugenden Erscheinungsbildes ist.

Nach der lebensdynamischen Vorstellung, „*was die Seele nicht heilt, muss der Körper austragen*" (Scholten), kann hier das Muster einer individuellen Krankheit mit langer Vorgeschichte erkannt werden. Das wiederum hat unmittelbar Konsequenzen für die homöopathische Arzneiwahl. Gemeinsam mit Gesprächstherapien können Wendungen und Heilungen eingeleitet werden.

Von Schwangerschaft an und bis zur Gegenwart können seelische (Missbrauch) und physische (Gewalt) Traumata den Lebensweg mit nachfolgenden Erkrankungen verändern. Solche Zäsuren müssen aufgedeckt und berücksichtigt werden, weil diese sonst lebenslange Therapiehindernisse bleiben können.

Die weitere Befragung gilt den Interessen, der Freizeitgestaltung, den Hobbys, der Gesinnung, der Sicht auf die aktuelle Welt und auf die Engagements. In vielen Bereichen des täglichen Lebens können die individuellen Vorlieben und Abneigungen deutlich werden, um das Profil der Persönlichkeit genauestens zu erkennen. Zuletzt beleuchten die Fragen nach den schlimmsten Lebenserfahrungen und die drei Wünsche an die Märchenfee für die Zukunft die wesentlichen Schwerpunkte der befragten Persönlichkeit.

2.6. Auswertung der Anamnese

Aus der Informationsflut muss nun das homöopathisch einzig passende Mittel gefunden werden. Dafür wird eine Zusammenfassung in drei Punkten erstellt:

- 1. *die Krankheiten*, die berichtet wurden, die klinischen Diagnosen, das Klinische
- 2. *die Symptome*, die gefundenen und berichteten homöopathisch verwertbaren Symptome, die individuellen Besonderheiten, die alle aufgelistet werden
- 3. *die Persönlichkeit* mit allen Prägungen, Besonderheiten und Interessen, die kurz und übersichtlich skizziert werden.

Mit dieser Kurzform der wesentlichen Informationen zu der Person gelingt es, bei späteren Wiedervorstellungen rasch in die Fallgeschichte einzudringen und präsent zu sein. Bewusst trenne ich das „Klinische“, die Krankheiten, und die „Person“ von den „Symptomen“ ab, die als solche Phänomene und Einzigartigkeiten an und für sich darstellen.

Im zweiten Schritt werden die vielen Symptome betrachtet und in ihren Besonderheiten bewertet. Homöopathen sprechen von einer „Hierarchisierung“ und der Zusammenstellung des „Symptomeninbegriffs“, welche die Grundlage der Repertorisation darstellen. Hahnemann formulierte mit dem „Inbegriff“ die Zusammenstellung sämtlicher absonderlichen Symptome. Bei der heutigen Fülle an Symptomen und Arzneien, die in den Repertorien aufgelistet werden, nützt die Repertorisation mit sämtlichen auffallenden Symptomen nicht mehr, weil die Ergebnisse bestimmt werden von den wenigen Arzneien, die die umfangreichsten Symptomenlisten aufweisen.

Ich treffe eher eine begrenzte Symptomenauswahl. Dabei sollen nur maximal vier bis sechs Symptome aus der Vielfalt von den in der Regel über 20 Symptomen ausgesondert werden, die für eine Repertorisation geeignet sind. Bei nur vier bis sechs Symptomen orientiere ich mich an der maximalen Bedeutung und Absonderlichkeit für die Person, um mit der minimalen Symptomenzahl die Einzelarznei, das Simillimum, zu finden. Ich verstehe diese Wahl wie die vier Beine, auf denen ein Tisch stabil, eine Arzneientscheidung sicher, stehen kann. An die vier Ecken gehören nur Symptome, die keinerlei Verwandtschaft zueinander haben, wie beispielsweise das Verlangen nach Frischluft, Furcht vor Hunden, Abneigung von Zwiebeln und Angst bei Gewitter. Ein Verlangen nach Frischluft kann nicht allein an einer Ecke belassen werden, wenn an der nächsten die Angst in engen Räumen, die Klaustrophobie, gewählt wird. Beide Symptome, das Frischluftverlangen, das ja bedeutet, dass man einen Raum nicht ohne offenes Fenster erträgt, und die Gemütsangst in beengten Räumen haben eine inhaltliche Nähe zu der Unerträglichkeit der Enge generell. Dazu passt auch die Abneigung gegen einen Rollkragen oder das zugeknöpfte Hemd am Hals. Dann entscheide ich mich für das intensivere Symptom oder suche im Repertorium die Arzneien heraus, die in beiden oder in allen drei Rubriken vorkommen und benutze die Quersumme als eine Rubrik an nur einer „Tischecke“. Der Vorteil dieser Vorgehensweise liegt im Ergebnis, dass mir viel mehr „kleinere Arzneien“, das sind Arzneien mit nur wenigen Symptomen, schlecht geprüfte Arzneien oder noch sehr unbekannte Arzneibilder eindeutig häufiger aufgezeigt werden, sodass ich diese mehr berücksichtigen kann. In extremen Fällen mit höchst ungewöhnlichen Symptomen können die kleineren Arzneien sehr wichtig sein und leicht übersehen werden, sodass die Anzahl der gewählten Symptome noch kleiner sein kann.

Es geht mir hier um eine Art „Fingerabdruck“ in Symptomensprache, um mit einer Auswahl von vier bis sechs Symptomen, die alle zueinander inhaltlich verschieden sind, im Repertorium der Materia medica ((9), MacRepertory oder Radar) Vorschläge zu ähnlichen Arzneien, den Simile, zu finden.

Dann komme ich zum dritten Schritt, bei dem das einzig ähnliche Mittel, das Simillimum, aus den Simile, den ähnlichen Arzneien, herausgewählt werden soll. Hierbei steht uns zunächst das Ergebnis der Repertorisation der Symptome, die erste Auswahl, zur Verfügung. Das Ergebnis durch die Repertorisation kann nur als Empfehlung dienen, die Entscheidung für das Simillimum muss nun abgewogen werden, welcher Arzneivorschlag am besten passt. Man wird überlegen, ob der Patient eine Pflanze, ein Tier, ein Salz, ein Metall oder eine Nosode (ein Krankheitsprodukt) benötigt (siehe in II.3.1. und II.3.2. und im Kapitel X.5.). Dabei kommen die ergänzenden Informationen zum Zuge. Mit den Diagnosen, den klinischen Nöten, können wir eine Ähnlichkeitsbeziehung zu drei Bereichen verfolgen:

- Die Toxikologie, die Vergiftungslehre durch die Arzneien, kann nützen, weil in der Regel Symptome von Überdosierungen bekannt sind. Die eine Arznei greift die Leber und Verdauung an, die andere bevorzugt die Atemwege und die dritte Arznei wiederum das Nervensystem und so fort.
- Die Arznei selber, ihr Erscheinen, ihr Verhalten in der Natur, ihre Verwendung in Vergangenheit und Gegenwart und gar ihre mythologische Bedeutung können interessieren, um eine Nähe zu der Person zu erkennen oder auszuschließen.
- Weiter kann die Person selber mit ihren Hobbys, Interessen, Engagements und Favoriten in einer Nähe zu den Arzneiprüfern oder anderen Personen stehen, die bereits erfolgreich mit der angedachten Arznei behandelt worden sind.

Man kann hier zum besseren Verständnis vom „*Baum der Ähnlichkeiten*“ sprechen, dessen tragender Stamm die Symptome und dessen Zweige die Zusatzinformationen der Klinik, der Person und auch die Arznei selbst in ihren Besonderheiten sind. Mit diesem Bild soll auf die Gefahr hingewiesen werden, dass man die Zweige nicht primär zur Arzneiwahl entfremden darf, sondern zuerst mit den Symptomen das Arzneiangebot mit dem Repertorium heraussucht und anschließend die Zweige für die Wahl der einzig richtigen Arznei, dem Simillimum, nutzt. Zu viele Symptome, gar die Gesamtheit der Symptome zu repertorisieren führt nur zu den Arzneien, die am häufigsten im Repertorium vertreten sind. Dann übersieht man regelmäßig die keinesfalls unbedeutenden „kleinen“ Arzneien.

Im vierten Schritt kann es notwendig werden, zusätzliche Fragen zu stellen, um einige konkurrierende Arzneien voneinander abzugrenzen. Man wird bei Unklarheit nach ergänzenden Symptomen schauen und die Intensität bereits erfragter Absonderlichkeiten nochmals überprüfen. Man wird sich erinnern, dass an manchen Stellen der Anamnese Tränen sichtbar waren und damit der Blick in eine Wunde, die bewegte und berührte, deutlich wurde. Man kann auch eine strenge Symptomenauswahl auf zwei Symptome begrenzen, die für die Person unverzichtbar sind und im Repertorium nachschauen, welche Arznei hier den Vorzug zeigt. Mit diesem Vorgehen lassen sich Repertorien in Buchform gut nutzen. Man benötigt dann nur noch ein weiteres bestätigendes Symptom.

Die endgültige Entscheidung für die erste Arzneigabe muss im letzten, dem fünften Schritt, noch abgewogen werden mit dem Nachlesen des Symptomenbildes in einer Materia medica (10). Diese Werke beinhalten umfangreiche Arzneibilder, mit denen eine Ein- oder Zuordnung gelingen kann.

Am Ende könnte von erfahrenen Homöopathen mit breiten Arzneikenntnissen gar eine Arznei gewählt werden, die ungeprüft ist und nicht im Repertorium vorkommt. Mit diesen Lücken muss jeder leben, der nach bestem Wissen und Gewissen Arzneientscheidungen nach Anamnesen fällt. Hinweise zu diesem Vorgehen werde ich als Ausblick in die Zukunft am Ende dieses Buches im Kapitel X. geben. Die Homöopathie entwickelt sich weiter, aber das hier aufgezeigte Vorgehen der Arzneisuche bleibt als Standardmethode die erste Wahl. Wenn denn das gewählte Homöopathikum nicht das Gewünschte leistet, dann wird weiter gesucht. Dabei könnte die Ähnlichkeit auch unkonventioneller zu einer anderen unbekannteren Arznei führen.

Dieser ausführliche Weg ist meine Art der Anamnese und hat sich mir seit 40 Jahren bewährt, weil ich in einem angemessenen Zeitraum möglichst viel vom Patienten erfahren kann. Für Laien mag diese Darstellung Orientierung geben, wie kompetent, wie ausführlich und wie zielorientiert der jeweilige Therapeut ihnen begegnet. Oberflächliche Anamnesen bergen die Gefahr, zu oberflächlichen Verordnungen zu führen. Meine Anamnese muss für viele Jahre als Fundament für die Einzelarzneiwahl genügen, was im Behandlungsverlauf durchaus mit Mittelwechseln verbunden sein kann. Die Idee der „Konstitutionsarznei“, die einmal gefunden das ganze Leben nutzbar ist, bleibt ein Ideal, das alle Homöopathen anstreben. In der Realität und im Behandlungsverlauf des Patienten bestätigt sich diese Grundidee leider nur selten.

3. Die erste Verordnung

3.1. Welche Arzneien werden eingesetzt?

Es werden fünf Gruppen von Arzneien verwendet:

- Pflanzen als Ganzes oder in Teilen, deren Wurzeln, Blätter, Früchte und Samen
- Tierarzneien als Ganzes oder in Teilen wie deren Gift oder Absonderungen anderer Art
- Salze als ionisierte Kombinationen von Metallen (positiv geladen als Kation mit negativ geladenen Anionen), sowohl die Salze, die in Organismen vorkommen als auch jene, die als Salze der Erde existieren
- Metalle in Reinform aus dem Periodensystem der Elemente, die am Ende der Aufzählung radioaktiv und kurzlebig bzw. rasch zerfallend sind
- Nosoden als vielfältige Gruppe mit potenzierten Sekreten des Körpers, von Krankheiten (und deren typische Produkte), von Medikamenten (Pharmanosoden), von Organen (Organnosoden), von Sekreten (Sekretnosoden, Eigenblutnosode) sowie von Impfstoffen (Impfnosoden), die gespritzt wurden und werden.

3.2. Wann wähle ich Arzneien aus welcher Gruppe?

Jenseits aller Gruppeneinteilung zählt das Ähnlichkeitsprinzip, diejenige Arznei zu bevorzugen, die die intensivste Ähnlichkeit ihrer Symptome zu denen des Kranken bietet. Vorrangig entscheidet die Homöopathizität und sekundär ist die Zugehörigkeit zu einer Gruppe relevant.

Nun gibt es über 200 Jahre Verordnungserfahrung und eine ungefähre Verteilung der Arzneien der jeweiligen Gruppe. So kann man feststellen, dass im Beginn einer Behandlung, im akuten Stadium, häufig die Arzneien aus dem Pflanzenreich genutzt werden. Daher enthalten die Hausapotheken in der Regel Pflanzenarzneien. Unfälle, fieberhafte Erkrankungen, akuter seelischer Schock und Zustände ohne chronische Grunderkrankungen sind die Domäne der Pflanzen. Die Arzneigruppe der Pflanzen ist generell die umfangreichste. Patienten, denen Pflanzen ähnlich sind, haben großes Interesse für den Garten, die Natur und das sich Aufhalten im Grünen. Sie zeigen viele Gefühle und suchen Übereinstimmungen mit anderen Menschen. Ihre Darstellungen sind ungeordnet, wechselhaft, von Stimmungen getragen und sehr emotional. Pflanzen haben feste Standorte und müssen durch Attraktivität ihre Bestäuber anlocken. Das gelingt ihnen mit chemischen Signalstoffen und Anpassung.

Werden Folgemittel benötigt, weil der akute Beginn an Gefährlichkeit und Beeinträchtigung zunimmt, folgen häufig die Arzneien des Tierreichs. Wo das Fressen und Gefressenwerden Überlegenheit und Wachsamkeit erfordern, geht es um alles oder nichts. Extrem wechselnde und todesnahe Zustände, Heftigkeit der Symptome, hyperemotionale Zustände und die „Giftigkeit" einer fortschreitenden Krankheit lassen uns an die Giftigkeit gewisser Tiere denken. Personen, denen ein tierisches Arzneimittel zukommt, zeigen großes Interesse und Liebe zu bestimmten Tieren. Bei den Milcharzneien der Säugetiere geht es um die Erstversorgung und um die ersten drei Jahre nach der Geburt, in denen ein Kind schutzlos, gefährdet und abhängig ist. Das Verlassenwerden in dieser frühen Lebenszeit ist ein schweres Trauma, das in der Natur mit Zerstörung und Tod verbunden ist. Für den Menschen bedeutet dieser Mutter- und Milchverlust eine Bürde für das Überleben, ein Sich-Ergeben in Abhängigkeit um zu überleben, was auf längere Sicht den Selbstwert angreift, Misstrauen und Eifersucht zu anderen Menschen begünstigt.

Systemschwächen mit chronischen Grunderkrankungen, das Wiederkehren von akuten Episoden und Entwicklungsstörungen in Wachstumsphasen, die Schwächen der Persönlichkeitsstruktur lassen uns an das Reich der Salze denken, die Salze des Lebens wie auch die Salze der Erde, auf der Pflanzen und Tiere gedeihen. Das nutzte auch Dr. Schüssler (1821-1898), ein homöopathischen Arzt aus, der sich um eine vereinfachte Zugriffshilfe und um eine Erleichterung der Anwendung dieser effizienten Salzarzneien bemühte. Allerdings erfolgt die Auswahl der Schüssler-Salze nicht nach homöopathischen Kriterien, sondern nach Vorgaben von Dr. Schüssler. Diese in der D 6 Potenz angebotenen Salze werden kombiniert gegeben und über lange Zeiträume eingenommen. Wer sich um den gesamten Arzneischatz bemüht und sich für die Einzelarzneiwahl, das Simillimum, entscheidet, wird von Schüsslers Empfehlungen Abstand halten und durchgreifender helfen und heilen können.

Salzpatienten sind strukturiert und organisiert, pflegen eine einseitige eigene Sicht, haben Prinzipien, moralische Grundsätze und in der Regel Verhaltensweisen und Lebensvorstellungen, die in der Kindheit und Jugend erlernt und fixiert wurden. Ihre Lebenskraftstörungen und wiederkehrenden Akuterkrankungen basieren häufig auf den unbewussten Kollisionen ihrer Gegenwart mit der der Kindheit.

Metalle sind die Urelemente der Erdentstehung und geeignet für unheilbare und schwere Erkrankungen bevorzugt des Nervensystems. Heilungen sind hier in der Regel nicht mehr möglich, aber mit dem Defekt gut zu leben kann noch zufrieden stellen. Alle Einzelmetalle haben überwiegend destruktive, syphilitische (des 3. Miasmas, Kapitel IV.) Symptome wie Verschlechterung von Beschwerden in der Nacht, weder große Hitze noch große Kälte werden ertragen, Geschwüre, Verhärtungen, Pigmentstörungen, Organfibrosen, Elastizitätsverlust und destruktive Tumore. Die Metall-Persönlichkeit ist extrem, einseitig, rigide, hart und unnachgiebig. Sie lebt mit ihren „Behinderungen" und neigt zu Depressionen.

Nosoden werden am erfolgreichsten nach Ähnlichkeit der Symptome gewählt. Leider gibt es nur von wenigen Nosoden Arzneiprüfungen. In allen anderen Fällen gibt es den Bezug zu der vorausgegangenen Erkrankung und Behandlung, auf die der danach eingetretene Schaden oder Defekt zurückzuführen ist. Hier wird angenommen, dass eine ungewöhnliche Empfindlichkeit zu dem spezifischen Agens der Krankheit unvermindert anhält und mit der Nosode in Reaktion gebracht werden kann. Dann gibt es eine zweite Gelegenheit der Überwindung, die tatsächlich recht erfolgreich ist.

Über die Nosoden der Vererbung, die allesamt gut geprüft sind wie Psor. (Psorinum), Med. (Medorrhinum), Tub. (Tuberkulinum), Carc. (Carcinosinum) und Syph. (Syphilinum), erfahren Sie mehr im Kapitel IV. der chronischen Krankheiten.

3.3. Welche Potenzen werden verwendet und wie eingenommen?

Es werden drei verschiedene Potenzen eingesetzt:
- die D-Potenzen
- die C-Potenzen
- die LM/Q-Potenzen.

Vorweg muss betont werden, dass die Ähnlichkeit wesentlich ist und die Potenzwahl zweitrangig. Man kann folglich mit reinen Verdünnungen Wirkung erzielen. Leider ist der kranke Mensch durch seine Krankheit viel sensibler als der Gesunde, der sich im Gleichgewicht seiner Kräfte befindet. Daher ist die Verträglichkeit beim Patienten schlechter als für Gesunde. So begann das Verdünnen und Verschütteln durch Samuel Hahnemann um gerade jenen Effekt zu erzielen, der die Reaktion in Gang setzen kann, ohne den Kranken zu sehr zu belasten.

Die homöopathische Arznei ist ähnlich und provoziert den Kranken, was als Erstreaktion bezeichnet wird, worauf dieser mit eigenen Kräften die Auflösung der Erregung unternimmt, die Zweit- und Heilreaktion (Aktion/Reaktion). Kommt der Patient zum ersten Mal in Kontakt mit einer zu ihm ähnlichen Arznei und wird eine hohe Potenz gewählt, kann die Erstreaktion heftig ausfallen und als „Erstverschlimmerung" erlebt werden. Das ist um so mehr der Fall, wenn zuvor viele Unterdrückungen und Verdrängungen stattgefunden hatten. Im Einzelfall muss abgeschätzt werden, mit welcher Potenz die Behandlung am besten begonnen wird.

Die D-Potenzen sind in 10er Schritten und die C-Potenz in 100er Verdünnungen, die LM/Q-Potenzen in 50.000er Etappen verdünnt und in jeder Verdünnungsstufe verrieben oder verschüttelt. In den ersten drei C-Potenzen wird mit Milchzucker verrieben, um Arzneien zu erschließen, die sich nicht in Alkohol oder Wasser auflösen. Man wählt eine Gewichtseinheit der Arznei und bringt diese mit 9 (D-Potenz) oder 99 (C-Potenz) gewichtsanalogen Teilen des Verdünnungsmittels Milchzucker zusammen. In einem Porzellangefäß wird nun 10 Minuten mit einem Porzellanmörser verrieben und man erhält die D1- bzw. C1- Potenz. Rein rechnerisch entspricht die Verdünnung einer C 1- Potenz der einer D 2-

Potenz (10x10=100). Der Unterschied liegt in der doppelten Verrreibung der D-Potenz. *Die physische Kraft der Verrreibung und später der Verschüttelung macht das Entscheidende der Wirkung aus.* Daher sprechen Homöopathen von der Dynamisierung und der in ihrer Wirkung potenzierten Arznei. Bleiben die Verreibungen und Verschüttelungen aus, hört bald die Wirkung auf. Daraus erklärt sich das Paradoxon der Zunahme der Wirkung und Reaktivität der Potenzen trotz ansteigender Verdünnungen. Als Ausdruck dieser Sicht wird die Zahl hinter der Verdünnungsweise D, C oder LM/Q als positive Zahl angehängt und beschreibt die Anzahl der Dynamisierungsstufen, obgleich es sich real um eine negative Hochzahl der jeweiligen Verdünnung handelt.

D-Potenzen werden in niedrigen Stufen zur Behandlung von Syndromen oder organischen Defiziten verwendet, als Ergänzungsmittel von Homöopathen oder kombiniert nach den Vorgaben von Dr. Schüssler eingesetzt oder in fixen Kombinationen in der Anthroposophie nach den Vorstellungen von Rudolf Steiner zusammengestellt.

C-Potenzen sind eher Ausdruck des Bemühens, das Simillimum zur Wirkung zu bringen. Gängige Größen sind die C 6, C 12, C 30, 200, M., XM., LM., CM. und seltenst MM. Die Abgaben erfolgen unterschiedlich:

- Eine tiefe D-Potenz (D 1 bis D 6) lasse ich für ein bis zwei Wochen täglich drei Mal je fünf Globuli einnehmen. 15 Minuten vor und nach der Einnahme soll nichts außer reines Wasser konsumiert werden. Das gilt für alle Potenzen.
- C-Potenzen ab C 6 bis C 30 lasse ich über drei Tage einnehmen in der Abfolge am ersten Tag 3x3 Globuli, am zweiten Tag 2x3 und am dritten Tag 1x3 Globuli. Dann wird die Wirkung beurteilt und nur mit triftigen Gründen nach fünf bis 14 Tagen in gleicher Weise wiederholt.

Nun muss unterschieden werden in akute und chronische Erkrankungen:

Unfall-, Operations-, akute Traumafolgen können mit jeder Potenz im Dreitagesschema unmittelbar nach Eintreten des Schadens eingenommen werden, also auch mit der C 200. Der Grund: Körperliche Läsionen und auch akute psychische Traumata sind mit Einzelgaben nicht sehr zu beeindrucken. Es geht um die Lebenskraft, die den Schaden im System, im Körper, integrieren und balancieren muss. Dazu sind drei Tage notwendig.

Akute Schmerzereignisse erfordern die wiederholten Gaben jedweder Potenz, bis Beruhigung eintritt. Natürlich sollte rasch die Ursache geklärt werden, da Schmerzen Alarm bedeuten.

Bei chronischen Erkrankungen sollte man zurückhaltender sein und allenfalls nur am Einnahmetag ein bis drei Mal je 2 Globuli hoher Potenzen (ab C 30, C 200, C 1.000, C 10.000 etc.) einnehmen.

Arzneiwiederholungen im Langzeitverlauf einer Behandlung sollen sich nach den Hinweisen zur „Zweiten Verordnung“ hier in Kapitel II.4. richten.

Ich wiederhole hier nochmals die Basis für die Gabe von homöopathischen Reaktionsmitteln: *„Entscheidend ist immer der individuelle Verlauf, der von jedem Schema abweichen kann. Daher darf in der homöopathischen Therapie niemals generalisiert werden“*.

Die Zahl der Globuli nimmt mit ansteigenden Potenzen ab, da die Menge irrelevant ist. Es geht dann lediglich um die Häufigkeit der Einnahme.

Eine letzte Unsicherheit ist die der Herstellung. Wir müssen uns auf die Zuverlässigkeit der Produzenten verlassen können. Daher werden am Ende dieses Buches (Kapitel XVI.) Hinweise zu einigen verlässlichen Firmen aufgelistet.

Hahnemann hat als 80jähriger die LM- und Q-Potenzen eingeführt, um seinen Patienten zu heftige Erstreaktionen zu ersparen. Seine Zeitgenossen dachten, sein Geist würde ihn verlassen, weil sie ihn zunächst nicht verstanden. 1830 war der erste Erreger, die Krätzmilbe, entdeckt, womit der Startschuss in ein neues Paradigma in der Medizin, die Erregertheorie, und die Abwendung von der Säftelehre erfolgte. Erreger kann man nur mit entsprechenden Arzneimengen, in diesem Krätzegeschehen mit Schwefel, beeindrucken und vernichten. Was machte Hahnemann? Er verdünnte seine Arzneien noch mehr als zuvor und überraschte damit nicht nur seine Anhänger, sondern auch noch heute die Homöopathiewelt, sodass eher der Eindruck seiner erstaunlichen geistigen Brillianz belegt ist. So besehen ist er im feinstofflichen Denken gar noch unserer Zeit voraus.

Die Anweisungen zur Herstellung beschreibt er im Organon der Heilkunst, 5. Auflage. Geringfügige Veränderungen nahm er noch danach vor und beschreibt diese in der 6. Auflage, die leider bis 1960 verschollen war. Die LM-Potenzen (L= 50, M= Tausend, 50.000-Potenzen, Verdünnungen von 1: 50.000) werden nach der 5. Auflage, die Q-Potenzen (Quinquagintamilia) nach der 6. Auflage herstellt. In der Praxis kann der Unterschied vernachlässigt werden. Apotheker lassen sich häufig die geringen Veränderungen in der Herstellung zu den Q-Potenzen besser bezahlen.

Ausgang der Herstellung der LM/Q-Potenzen ist die C 3-Potenz, die dritte Milchzuckerverreibung, die nun im Verhältnis 1:100 in Alkohol aufgelöst und 10 Mal kräftig verschüttelt oder zerschlagen wird. Das ist dann die C 4-Potenz in flüssiger Form. Von dieser werden nun ein Gewichtsteil auf 500 Globuli von Mohnsamenkorngröße verwirbelt. Mit schwarzer Tinte konnte aufgezeigt werden, dass sich dabei jedes Globuli schwarz färbt. Das Ergebnis stellt die LM

I-Potenz in kleinen Globuli dar, bei der eine Verdünnung von 1 zu 100x500= 1:50.000 vorliegt. Die LM I wird wieder in Alkohol 1:100 aufgelöst und danach erneut verwirbelt auf 1:500 kleine Globuli, heißt dann LM II-Potenz, und so fort. Die römischen Zahlen hinter LM als I, II oder VI, XII, XVIII etc. beschreiben wiederum die Häufigkeiten der Dynamisierungen. Hier kommt es zu einem Wechsel von flüssigen zu festen Verdünnungsträgern, die in der Summe einen 50.000-fachen Verdünnungsschritt ergeben, bei dem das Dynamisieren jeweils nur einmal in der flüssigen Phase als Verschüttelung erfolgt. Man kann unschwer feststellen, dass Hahnemann seiner Zeit und auch der unserigen weit voraus war, wenn er diese Arzneien derart intensiv verdünnte und zur Therapie einführte. In der Praxis eignen sich die LM-/Q-Potenzen in der Behandlung der allergischen, überempfindlichen Patienten und für die häufigere Wiederholung der ähnlichsten Arznei bei chronisch Kranken. Wer sich Sorge um eine zu starke Erstreaktion mit C-Potenzen macht, wird zunächst eine LM-/Q-Potenz wählen. Der Vorteil der häufigeren Gabe bereitet andererseits Nachteile in der Beurteilung der Wirkung. Eine zunächst nur unscheinbare Besserung wird erst spät wahrgenommen und kann langsam in eine erneute Verschlechterung übergehen, wenn die tägliche Gabe spätestens dann nicht unterbrochen wird (vergleiche Abbildung 1). So gebe ich den mit LM-/Q- Potenzen versorgten Patienten mit auf dem Weg:

„*Wenn Sie bemerken, dass es Ihnen besser geht* (was in der Regel spät der Fall ist, der erste vertikale Pfeil) *oder wenn nach einer Besserung eine erneute Verschlechterung einsetzt* (was der Fall ist, wenn sie das Mittel zu prüfen beginnen, der zweite vertikale Pfeil), *beenden Sie sofort das Mittel. Danach verwenden Sie die Arznei unregelmäßiger und nur nach Bedarf für drei bis fünf Tage jeweils.*“

Unter diesen Bedingungen kann man LM-/Q-Potenzen sinnvoll nutzen. Es kann jederzeit auf hohe C-Potenzen gewechselt werden. Es gibt chronische Fälle, bei denen ich hohe C-Potenzen in zeitlichen Abständen gebe und bei ungenügender Wirkung zusätzlich eine LM-/Q III oder VI-Potenz verordne, die dann häufiger ergänzt werden kann. Es hängt immer davon ab, wie krank der Patient ist, wie heilbar oder unheilbar das Leiden ist, wie viel Zeit mir bleibt oder wie kooperativ der Patient ist und wie gut er mit dieser Kombination fährt.

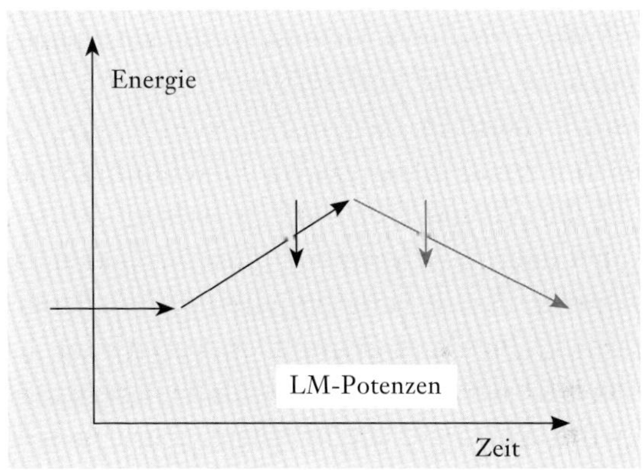

Abbildung 1: Wirkungsweise der LM-/Q-Potenzen. Die geraden Linien entsprechen dem gemittelten Energiemaß über die Zeit.

3.4. Woran erkenne ich die Wirkung der Arznei?

Die Wirkung durch die homöopathische Arznei wird von Schulmedizinern gern als suggestiver und Placeboeffekt abgetan. Das ist der Kommentar von Kritikern, die nie diese Arzneien angewendet oder an sich selbst erlebt haben. Man macht es sich zu einfach, weil nicht nachvollzogen wird, wie solche abenteuerlichen Verdünnungen Wirkungen erzielen können. Die Dynamisierung der Arzneien wird schlicht unterschätzt.

Vereinzelt äußern sich heute Kritiker der Homöopathie öffentlich, die selber diese Methode einst ausgeübt hatten und mit den Schwächen der Beweisbarkeit in Gewissenskonflikte geraten sind. Die naturwissenschaftliche Erklärung der Homöopathie steht in der Tat auf sehr schwachen Füßen. Aber auch an diesem nicht unwesentlichen Punkt bin ich mehr praktisch arbeitender Arzt als Theoretiker. Mich haben zu viele wundersame Behandlungserfolge („Schlüsselerlebnisse“) beeindruckt, sodass ich mit der Lücke der noch ausstehenden Beweisbarkeit in der Praxis gut leben kann. Schließlich muss es Hahnemann noch wesentlich schwerer gefallen sein, sich dieser Methode völlig gewidmet zu haben. Er war es auch, der bereits viele Texte über die Änderung des Lebensstils geschrieben hat.

Die Placebowirkung ist an sich ja etwas Positives und bei jeder, aber auch jeder medizinischen Maßnahme mit bis zu 50% Erfolgsrate zu erwarten. In der Schulmedizin wird dieser Effekt gern verdrängt und eine Wirkung der Arzneisubstanz oder der chirurgischen Maßnahme zugesprochen. Dabei wirkt auch dort häufig allein der Placeboeffekt und der Patient hat den durch die Arznei oder Operation gesetzten Schaden zusätzlich zu verkraften. Wenn eine Maßnahme wie die Globuligabe nicht schadet, dann können wir diesen zusätzlichen Effekt nur begrüßen. Es kann aber nach der Gabe eines Homöopathikum die Wirkung von dem reinen Placeboeffekt unterschieden werden durch die *Kriterien der Arzneiwirkung:*

1. Die wahlanzeigenden Symptome der Arznei müssen sich im Patienten verändern! Das geschieht nach der Placebogabe nicht so eindeutig. Die Symptome sind der Stamm des Baumes der Ähnlichkeiten, der zentrale Aspekt für die Arzneiwirkung. In der Erstreaktion können die Symptome

intensiver werden, in der Zweitreaktion schwächen sie sich ab oder lösen sich auf. Darüber hinaus verbessern sich

2. die natürlichen Ausscheidungen des Körpers (Verdauung, Urin, Schweiß) und der Psyche (Sprache für Mitteilungen, Gefühlsäußerungen), die wieder einsetzen müssen. Zunächst nehmen die Ausscheidungen zu und danach wieder das Interesse für die Aufnahme. Schlaf muss besser werden und bei Frauen muss sich die Periode normalisieren.
3. Die Energie muss ansteigen. Am Ende der Anamnese frage ich regelmäßig, wie der Patient seine ihm zur Verfügung stehende Energie in Prozent von 100 einschätzt. Nach der Arzneigabe frage ich erneut und wenn die Arznei geholfen hat, muss die Energie deutlich zugenommen haben. Das erklärt sich aus der Tatsache, dass es im Krankheitsfalle viel Kraft kostet, Symptome (wie Frost, Hitze, Fieber, Angst etc.) zu entwickeln. Klingen nun diese Symptome ab, wird diese Energie wieder frei und zur Verfügung stehen.
4. Schließlich muss sich die Krankheit, der eigentliche Anlass für diese Arbeit, verändern in Richtung Besserung und zwar gesetzmäßig richtig. Die Beurteilung erfolgt nach der Hering-Regel (vergleiche hier Kapitel II. 1.6.). Diese Forderung steht hier an letzter Stelle, weil die Diagnose einer Krankheit relativ spät erfolgt, wenn der Kranke bereits fortgeschritten krank ist. Nach den schulmedizinischen Kriterien müssen für die Diagnosestellung objektive Symptome erscheinen, welche den subjektiven Wahrnehmungen und Veränderungen nachfolgen. Dieser Verlauf entspricht der Dynamik der Lebenskraft, die nach der Beeinträchtigung der Lebenszentren (Nervensystem) den Prozess rasch in die weniger existenzbedrohenden peripheren Körperbereiche und zur Ausscheidung führt. Das

Verständnis für diesen Vorgang entspricht der Lebenserfahrung: *Was die Psyche nicht heilt, muss der Körper austragen.*

3.5. Wie lange wirkt die Arznei?

Diese Frage leitet über zu den nachfolgenden Kapiteln der Arzneiwiederholungen, wo es um den richtigen Zeitpunkt der zweiten Arzneigabe und aller weiteren geht. Was wirkt hier eigentlich? Der Patient erfährt eine Erst-Provokation und reagiert darauf. Die Arznei hat dann aufgehört zu wirken. Danach kann man am Patienten verfolgen, wie lange er von dieser Reaktion profitiert. Dafür gibt es keine Standards, allein der individuelle Verlauf ist maßgeblich.

Was passiert, wenn ich die Arznei ständig wiederhole? Vergiften werden Sie sich keinesfalls, denn das ist wegen den Verdünnungen nicht möglich. Da es sich bei den Homöopathika um Reiz- und Reaktionsmittel handelt, kann eine Überreizung und Überreaktion eintreten. Das nennen wir dann eine „Arzneiprüfung". Kranke Menschen sind für die ihnen ähnliche Arznei wesentlich empfindlicher als Gesunde, die sich zunächst in ihrem energetisch stabilen Gleichgewicht befinden. Daher ist es einfach, den Zustand des anbehandelten Kranken zu verschlechtern. Man sollte ihm eine Arzneiprüfung ersparen, folglich sollte man vermeiden, die Vorgaben zu den Arzneien nämlich die spezifischen Symptome, die bereits von den Prüfungen bekannt sind, zu reproduzieren. Es gilt die Vorschrift: *Wir geben den Patienten ihre Arznei so selten wie möglich, allerdings so häufig wie notwendig!* „*...Selten*" bedeutet, dass die erste Gabe lange genügen kann und der Patient ungestört Besserung erleben kann. „*...So häufig wie nötig*" heißt, dass die gleiche Gabe erst dann wiederholt wird, wenn der Patient rückfällig wird und sich die Kriterien der Arzneiwirkung umkehren. Der zweite Teil dieses Merksatzes ist verständlich, denn wenn die Hering-Regel (vgl. II.1.6.)

rückläufig ist, Symptome wiederkehren, Ausscheidungen stagnieren, die Energie abnimmt und die Zeichen der Krankheit wieder auftreten, ist die Arzneiwiederholung unzweifelhaft angezeigt. Schwieriger ist der erste Teil des Merksatzes in der Praxis umzusetzen, denn hier geht es um die arzneifreie Zeitspanne. Eine homöopathische Arznei hat keine Wirkdauer, das ist nicht nur sprachlich auch inhaltlich falsch. Gemeint ist die Dauer der Stabilität oder Besserung, die nach einer Arzneigabe einsetzt und verfolgt wird. In der Tabelle 11 sind Annäherungen angegeben, die keinesfalls gesetzmäßig zu verstehen sind. Vielmehr ist der Patient der entscheidende Taktgeber für diese Beurteilung und die individuellen Reaktionen können völlig verschieden verlaufen. Allein schnell wachsende Menschen wie Schwangere mit ihrem Ungeborenen und kleine Kinder oder Pubertierende benötigen früher Arzneiwiederholungen, weil ihr Stoffwechsel aktiver ist.

Diese Zeitangaben können lediglich Orientierungshilfe für Wiedereinbestellungstermine sein. Man möchte seinen Patienten nicht den Aufwand von Anreise, Wartezeit und Kosten in Phasen noch stabiler Besserung zumuten, wenn am Ende der Besprechung klar ist, dass eine Wiederholung der Arznei zu früh wäre. Nur der Patient kann vorgeben, wann es wirklich wieder Zeit für die Arzneiwiederholung ist. Zu diesem Zweck gebe ich nicht selten die gleiche Arzneipotenz mit nach Hause.

In diesen Zeitangaben wird deutlich, dass wir mit den höheren Potenzen wesentlich längere Phasen der Besserung erwarten können als mit den niederen.

Reaktionszeiten der C-Potenzen		
1. C 30 :	14	Tage
2. C 200 :	4-6	Wochen
3. C M :	8-12	Wochen
4. C XM :	3-6	Monate
5. C LM :	6-12	Monate
Ausnahmen: Schwangere, Kinder		

Tabelle 11: Zeiten der zu erwartenden Stabilität nach der Arzneigabe

3.6. Die Arzneireaktion

Zum Verständnis von typischen Reaktionsabläufen und um deutlich herauszustellen, auf was dabei zu achten ist, skizziere ich hier den Idealverlauf einer Arzneireaktion in Abbildung 2. Zunächst wird am linken Rand der Graphik die tagtägliche Schwankung der Energiekurve angedeutet, die an- und absteigend ist. Hieraus kann der arithmetische Mittelwert gebildet werden, der dann als gerade Linie den Ausgangspunkt dieser Graphik darstellt. Bis zu dem ersten Pfeil nach unten auf der linken Seite der Abbildung befindet sich der Kranke in einem erniedrigten Energieniveau, das nach der Anamnese mit der Hochpotenzgabe einer ausgewählten und richtigen Arznei zum Zeitpunkt des Pfeils verbessert werden soll. Prompt kommt es zu einer anstrengenden ersten und provozierten Arzneireaktion, der Erstreaktion, die im Laufe des Tages und selten später ihren Tiefpunkt erreicht. Diese Phase ist belastend und wird für den Patienten wie eine Verschlimmerung erlebt („Erstverschlimmerung"). In dieser ersten Reaktion zeigt sich der Patient erregt und sehr empfindlich für seine Beschwerden. Die Krankheit wird in der Regel nicht schlimmer, nur die Wahrnehmung ist intensiver und nicht selten dergestalt, dass dieser Zustand noch nie so intensiv erlebt wurde. Schaut der Behandler genauer hin, erkennt er, dass vornehmlich die wahlanzeigenden Symptome der Arznei intensiver werden. Welche Hilfe hier dem Patienten gegeben werden kann, ohne den gewünschten späteren Erfolg zu schmälern, wird nachfolgend beschrieben.

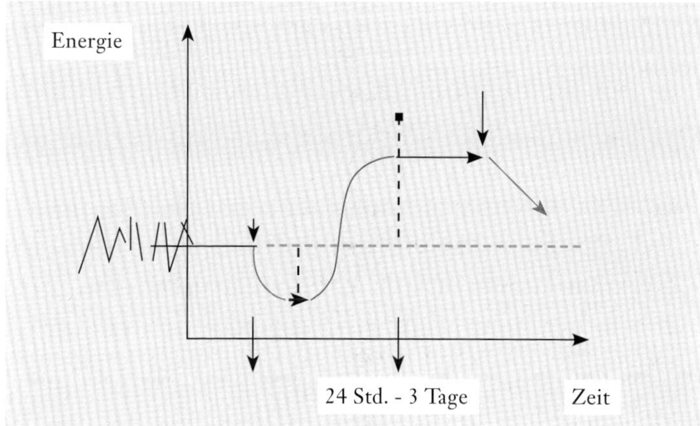

Abbildung 2: Der Idealverlauf einer Arzneireaktion

Im Laufe der ersten Nacht nach der Arzneigabe stellt sich bereits eine Veränderung ein, weil die Tagesaktivität (Sympathikotonie) zum Abend hin in die vegetative Phase der Nacht, die Vagotonie, wechselt. Nun beginnt häufig die zweite Reaktion (Zweitreaktion) mit der fortschreitenden Besserung der Symptome und der Selbstheilungsaktivität nach der Hering-Regel (vgl. II.1.6.), an deren Ende der Energiegewinn steht, der bei genauerer Betrachtung in dem gleichen Umfang nach oben erfolgt, wie zuvor die Abwärtsbewegung in der Erstreaktion. Daher kann jede Abschwächung der Erstreaktion zu Einbußen auf der Gewinnseite führen. Mit anderen Worten: Auch wenn die Erstreaktion für den Patienten belastend und frustrierend ist, so können wir versprechen, dass mit der Besserung der Symptome in gleichem Maße mit Energiegewinn und Verbesserung zu rechnen ist.

Es stellt sich danach für längere Zeit ein höheres Energieplateau ein, das variabel und abhängig von diversen Faktoren anhält. Das Nachlassen und die Abschwächung dieses erlangten Niveaus wird erkennbar an dem wieder Zunehmen der Symptome und der Rückläufigkeit der Hering-Regel, was Anlass für die Arzneiwiederholung wird.
Von diesem Idealverlauf weichen andere Reaktionen ab, bei denen entweder

- keine Erstreaktion erkennbar wird und trotzdem Besserung (Deutung: ideale Potenzgröße, subtile unscheinbare Reaktion, auch typisch für LM-/Q-Potenzen,) oder
- kein neues Energieplateau erreicht wird (Deutung: oberflächliche Wirkung, Unheilbarkeit, unklarer tieferer Krankheitsprozess behindert) oder
- keine Besserung und nur Verschlechterung eintritt (Deutung: falsche Arznei, die nur belastet) oder
- nach anfänglicher Besserung zu schnell wieder Verschlechterung entsteht (Deutung: homöopathische Unterdrükkung, Antidotierung).

Abschließend muss klar herausgestellt werden, dass der oben in Abb. 2 beschriebene Idealverlauf für gute Übersicht, Geduld und Disziplin in der weiteren Behandlung sorgen kann. Natürlich muss man sich und dem Patienten mit den Jahren nicht wiederholt beweisen, wie dramatisch homöopathische Arzneien in der Erstreaktion wirken können. Man bekommt ja als Homöopath den Vorwurf zu hören, wie absurd diese Therapie sei. So zeugt es von Weisheit und Übersicht, wenn Potenzen so gewählt werden, dass der Patient schonend in die Besserung geführt wird. Allerdings braucht auch der Patient häufig die Überzeugung, was homöopathische Arzneien bei ihm ausrichten können, um Geduld mit der Therapie zu entwickeln. Die heftige Erstreaktion verlangt vom Therapierten zuerst eine gewisse Bereitschaft zur Frustrationstoleranz, die er nicht gewohnt ist und die ihm in der modernen Zeit selten abverlangt wird. Möglicherweise war er bisher geneigt, Leiden mit Allopathika abzustellen und nicht zuzulassen. Anerzogene Gewohnheiten zu unterdrücken steigern das Potenzial, auf Homöopathika heftiger zu reagieren.

3.7. Verschiedene Erstverordnungen

Die erste Arznei nach der Anamnese ist das Simillimum. Haben in der Vorgeschichte zu viele Unterdrückungsereignisse stattgefunden oder liegen die letzten Antibiotika noch nicht lange zurück, klärt man zunächst das Symptomenbild mit Sulf.-Potenzen, um danach zu schauen, welche Symptome unverändert erhalten bleiben. Sulf. steigert Ausscheidungen und bringt vormalige Unterdrückungsbehandlungen erneut in Reaktion. Dann kann sich das Simillimum anschließen.

Die heutige Ärzteschaft ist „impfwütig" und kann jede Injektion im Impfplan abrechnen, ohne dass das Honorar für Impfleistungen begrenzt wird, was mit sämtlichen anderen ärztlichen Leistungen als „gedeckeltes Honorar" geregelt ist: Wenn der Geldtopf leer ist, gibt es nichts mehr zum Verteilen. Die Behörden beteuern die Harmlosigkeit der Impfungen und fördern die Angst vor Krankheiten. In der Anamnese zeigen die Datenkorrelationen die Folgen an. Auch wenn das kein Beweis für die Ursache ist, so verfügen wir über Arzneien, die hier Linderung bringen können und möglicherweise zuerst verabreicht werden sollten: Silicea (Sil.) oder Thuja occidentalis (Thuj.). Sil. kann als Einstiegsarznei die

Beschädigung von Nerven und des Immunsystems durch Impfinjektionen verbessern. Das sind Folgen wie Anfallsleiden, Wesensveränderungen, Infektanfälligkeit, Immunschwäche allgemein, Allergien und Autoimmunerkrankungen. Thuj. war die Arznei für die Folgen der Pockenimpfung, die heftiger als die heutigen Impffolgen ausfielen. Die Pockenimpfung wurde in Deutschland 1976 abgeschafft, sodass diese Arznei für die Impffolgen von heute seltener geworden ist. Thuj. kommt aber immer noch bei chronischen Organveränderungen nach Impfungen infrage. Das können Asthma bronchiale in der feuchtkalten Jahreszeit, im Herbst, gutartige Knoten und Gewächse, Zysten, Myome und chronische Eiterungen besonders im Urogenitalbereich sein.

Heutige Impfungen geschehen regelmäßig als Mehrfachpräparate von drei und mehr kombinierten Impfstoffen. Treten Folgen auf, ist nicht zu klären, welcher Anteil die Beschädigung ausgelöst hat. In solchen Fällen lasse man sich das injizierte Präparat nennen und kann dieses als „Impfnosode“ nochmals in potenzierter Form als Globuli verordnen. Es gibt Apotheken, die sich auf solche Potenzierungen spezialisiert haben (z.B. Odilien-Apotheke in Eschweiler, Leonardo-Apotheke in Hamburg (siehe im Kapitel XVI.).

Erfährt man in der Anamnese, dass eine Schwäche nach einer schwer verlaufenen Krankheit anhält, so könnte die erste Arzneigabe die Nosode dieser Krankheit sein, um zu klären, ob hier zunächst noch Besserung möglich ist. Am häufigsten sind Nosoden jedoch Zwischengaben bei sonst unbefriedigendem Verlauf.

Regelmäßig ist der Einstieg in eine homöopathische Behandlung ein akutes Leiden. Das führt zu einer ersten syndrombezogenen Arzneiwahl. Mit der Wiederkehr des gleichen oder weiterer Erkrankungen kommt die Arznei der Anamnese zum Einsatz.

Die Anamnese kann erhebliche und noch nicht vollständig überwundene Folgen von Unfällen und Verletzungen aufdecken. Auch in diesen Fällen könnte das verletzungsspezifische Mittel für den Behandlungsstart geeignet sein. Das trifft umso mehr zu, wenn schwere Schocks und Schreckereignisse beteiligt waren, sodass Op. (Opium) in hoher Potenz zwingend wird, bevor man an irgendeine Simillimumgabe denkt. Der Grund liegt in der Nervenreaktion bei Schreck und Schock, die einem inneren Überlebensnotprogramm folgt, bei der das Frontalhirn, unser Bewusstsein, umgangen bzw. ausgeschlossen wird. Das kann zur Folge haben, dass eine Art von Reaktionsstarre entstanden ist, die erst mit Opium-Gaben in hoher Potenz überwunden werden kann. Daher nennen wir Op. (Opium) ein Reaktionsmittel, ohne dass es keine andere relevante Heilreaktion geben kann.

Erfährt man in der Anamnese von einem äußerst ungewöhnlichen Symptom wie im §153(Kap. II. 2.2.) beschrieben, kann das dazu passende Mittel allein wegen der absonderlichen Symptomenbeziehung genügen, als erstes Mittel eingesetzt zu werden. Wie weit man damit kommt, muss abgewartet werden. Erfahrungsgemäß sind erstaunliche Verläufe die Folgen.

1. Das Simillimum nach der Anamnese
2. Sulf. nach Unterdrückungen
3. Sil. oder Thuj. nach Impfungen
4. Impfnosoden, wenn der Zusammenhang eindeutig ist
5. Nosoden nach der Krankheitsursache
6. Syndrombezogene Akutbehandlung
7. Unfallspezifische Arznei
8. Op. nach schwerem Trauma
9. Arznei eines §153 Symptoms

Tabelle 12: Verschiedene Wege zur homöopathischen Erstverordnung

4. Die zweite Verordnung

Sämtliche Verlaufsbeschreibungen, die nachfolgend besprochen werden, beziehen sich auf die Wahl der „richtigen“ Arznei, nämlich auf jene Annahme, dass die Arznei richtig ausgewählt worden ist.

4.1. Unterdrückungsgefahren, Umgang mit der Arzneireaktion

Wenn Sie nochmals den Reaktionsablauf im Ideal, dargestellt in der Abbildung 2 anschauen, so darf theoretisch und praktisch vom ersten Pfeil, der Zeitpunkt der Arzneigabe nach der Anamnese, bis zum zweiten Pfeil auf der rechten Seite der Abbildung, der beginnende Rückfall, die gewählte homöopathische Arznei nicht wiederholt werden. Das hätte prompt zur Folge, dass der Patient seine Symptome wieder steigert wie von der Arzneiprüfung bekannt. Es wird als Rückfall in die alte Symptomatik erlebt. Genau dieses Erleben beschreiben die von der Homöopathie frustrierten Patienten: „*Der Beginn war hoffnungsvoll, jedoch war ich am Ende wieder in dem Beschwerdebild wie zuvor*“.

Man darf die Hochpotenzen einfach nicht nach Schema in Regelmäßigkeit verabreichen!

Die subjektiv leidvolle Phase erlebt der Patient in der Erstreaktion. Hier darf weder die gleiche Arznei wiederholt noch ein anderes Homöopathikum zugelassen werden.

Die ersten Klagen nach Gabe der Hochpotenz können verunsichern und verleiten, erneut die Symptome aufzunehmen um zur Linderung nach einer zweiten Arznei zu suchen. Das ist ein großer Fehler! Denn es könnte durchaus mit den intensivierten Symptomen eine dazu passende zweite Arznei gefunden werden. Das sind üblicherweise Similes, Arzneien mit Symptomenüberschneidungen zur verabreichten Arznei. Würde man diese Arznei „erfolgreich“ geben, könnte die Erstreaktion unvermittelt abbrechen und es wäre der in Aussicht stehende Erfolg dahin, eine perfekte Antidotierung. Es ist der Versuch, eine Reaktion mit einer zweiten Reaktion ähnlich zu den Symptomen der ersten Reaktion abzubrechen. Mit aller Konsequenz soll dieses Handeln unterbleiben. Für den Patienten sind diese Verläufe nicht nur frustrierend, sondern auch anstrengend und kräftezehrend.

- Umgang mit der Erstreaktion
- Placebogaben
- das selbe Homöopathikum in C 6-Potenz
- das selbe Homöopathikum in Hochpotenz
- Intermediärmittel
- Arzneiwechsel
- Folgemittel

Tabelle 13: Die zweite Verordnung. Verschiedene Fortsetzungen der Therapie nach der Gabe der ersten Arznei

4.2. Die Kent'sche Reihe

Kommt es mit geduldigem Abwarten nach dem zweiten Pfeil (Abb. 2) zu einem Rückfall, wird das gleiche Homöopathikum in der selben Potenz wiederholt. Wenn Patienten unangenehme Erfahrungen mit der Erstreaktion gemacht haben und einer Wiederholung kritisch gegenüber stehen, so kann ihnen versichert werden, dass es niemals bei der Wiederholung zu der gleichen Intensität kommt. Es sei denn, es liegen viele Jahre dazwischen und selbst dann erwarte ich einen ruhigeren Verlauf. Das bedeutet aber auch, dass der Gewinn mäßiger ist. Im weiteren Verlauf wird man also einen Potenzwechsel vornehmen müssen, um weitere Fortschritte zu erzielen. Hier empfiehlt sich, nach der Kent'schen Reihe zu verfahren: Jede Potenz wird mindestens einmal wiederholt, bevor die nächste Größe gegeben wird. Dabei geht die Orientierung in die ansteigenden Potenzen. C30 –> C 30 –> C 200 –> C 200 –> C 1.000 (M) –> C 1.000 (M) –> C XM –> C XM –> C LM –> C LM und evtl. C CM. Bei jedem Potenzwechsel nach oben können wieder Reaktionen erlebt werden, dennoch ist und bleibt der erste Kontakt mit der Arznei der unangenehmste. Es kann natürlich Probleme geben, jede Arznei in derart hohen Potenzen zu bekommen, denn der technische Aufwand ist riesig und verständlich, dass die Kosten für die hohen Potenzen ansteigen. Wer mit dieser Reihe erfolgreich behandelt oder selbst therapiert wird, hat gute Gründe, die jeweilige Arznei unentwegt fortzusetzen. Daher kann es sich hier um viele Jahre der Therapie handeln.

Ich muss aus eigener Erfahrung ergänzen, dass ich von der Kent'schen Reihe bisweilen abweiche, indem ich die gleiche Potenz häufiger als zwei Mal wiederhole, wenn mir der Patient weiter von genügenden Verbesserungen berichtet.

Man kann die Kent'sche Reihe auch als Optimierung, als „Therapieturbo", verstehen, wenn man schneller zum Ziel kommen möchte. Hat man einmal das Ende der Fahnenstange erreicht und keine höhere Potenz mehr zur Verfügung, so kann man wieder von vorn anfangen. Es ist sinnvoller von den niederen Potenzen zu den höheren zu wechseln als umgekehrt.

Alternativ können auch tiefere Potenzen ansteigend gewählt werden wie C 6 –> C 12 –> C 18 –> C 24 –> C30 und auch diese werden jeweils wiederholt, bevor die Steigerung erfolgt. Die Sechserschritte sind als reaktiver erkannt worden als andere Potenzgrößen dazwischen. Es hat sich eine Sinuskurve mit Schwankungen der Reaktivität im tiefen Potenzbereich gezeigt, an deren Gipfel die Sechserpotenzstufen liegen.

Diese Erfahrungen gehen bereits auf Experimente von Hahnemann zurück und sind in neuerer Zeit bestätigt worden. In einem Versuch hat man basophile Granulozyten (Zellen der Abwehr mit Immunglobulinen in ihren Granula, die sich basophil anfärben lassen) mit spezifischen Antigenen zur Degranulation (Ausschüttung ihrer Immunglobuline) gebracht. Anschließend potenzierte man das Antigen und siehe da, selbst im unstofflichen Verdünnungsbereich kam es zur Degranulation und am effektivsten bei den in Sechserschritten erstellten Potenzen (11).

An dieser Stelle sollte ich erwähnen, dass es durchaus verschiedene Vorstellungen gibt, wie man mit Hochpotenzen umgehen kann. Sie erfahren hier, woran ich mich halte und wie ich seit Jahrzehnten therapiere. Das schließt nicht aus, dass ich wie jeder klassische Homöopath experimentiere und versuchsweise Hochpotenzen häufiger gebe, als die Kent'sche Reihe empfiehlt, wenn es der Krankheitsfall erfordert. Bei Krebspatienten bin ich mit Hochpotenzen vorsichtig, weil die Lebenskraft bei diesen schwer Erkrankten ohnehin sehr reduziert ist. Unheilbare Patienten können andererseits von häufigeren Gaben der Hochpotenzen profitieren. Akut erkrankte Menschen bekommen häufiger Hochpotenzen und auch der Mittelwechsel erfolgt wesentlich schneller, wenn es der Verlauf erfordert. Im Verlauf von chronischen Krankheiten hingegen sind seltene Einzelgaben und viel Geduld in der Regel lohnender. Zu allen diesen Abweichungen gäbe es viel zu kommentieren. Der Grund für so viele Varianten von Verordnungen liegt schlicht in der totalen Individualität, der Homöopathen aufmerksam folgen und therapeutisch unterschiedlich beantworten.

4.3. Umgang mit der Erstreaktion

Nach der Hochpotenzgabe können Patienten in Not geraten und um Hilfe anfragen. Da die weiteren Gaben von Homöopathika von dem einen zu dem anderen Pfeil bzw. Zeitpunkt (Abb.2) kontraproduktiv und behindernd sind, überlege man andere Hilfen, die möglichst wenig den in Aussicht stehenden Profit beschneiden. Es geht um Hilfsangebote, die dem Patienten die Frustration erleichtern können, sofern das denn notwendig werden könnte.

In heutiger Zeit haben Patienten Erfahrungen mit konventionellen Medikamenten, die von Kindheit an konsumiert wurden. Jeder hat gelernt, dass täglich mehrfache Wiederholungen notwendig sind, um einen Wirkstoffspiegel zu erreichen und aufrecht zu erhalten. Das ist in der Homöopathie völlig anders und darf mit den potenzierten Arzneien nicht so fortgesetzt werden, wenn man Arzneiprüfungen und ergebnislose Behandlungen vermeiden will. Gerade ältere Patienten, die zur Homöopathie wechseln, sind häufig überfordert, ihre Beschwerden allein mit wenigen Globuli behandelt zu sehen. Diesen und nur diesen Patienten gebe ich nach der Hochpotenzgabe arzneifreie Milchzuckerglobuli (Placebos) zur weiteren regelmäßigen Einnahme mit. Man kann bei großer Ungeduld durch die Beschwerden der Erstreaktion damit variabel umgehen. Es spricht für die Übersicht des Verordners, dass dieser den Patienten, die Anderes gewohnt waren, mit den Placeboglobuli durch die erste Frustrationsphase verhilft. Wer genau weiß, wie Homöopathie wirkt, wird von mir kaum Placebos bekommen, es sei denn, dass unberechtigte Wiederholungen vor der Zeit eingefordert werden.

Weiter können Empfehlungen zum Verhalten mit den Modalitäten der gegebenen Arznei, die soweit bekannt sind und nachgelesen werden können, gegeben werden.

Beliebt sind die Gaben von Bach-Blütenessencen in der heiklen ersten Phase des Reaktionsablaufs. Diese können helfen, die Erregungen der Seele zu „glätten“, ohne den Gesamtverlauf zu beeinträchtigen. Das ist ein klarer Hinweis, dass auch deren Wirkungen sehr begrenzt sind.

Wer in der Erstreaktion effektivere Hilfe benötigt, kann mit Pflanzentherapie versorgt werden entweder als Teeaufguss oder mit entsprechenden Präparaten. Dabei wird man sich an der direkten Not orientieren, die sich häufig in Form von Organbeschwerden äußert. Melissentee kann bei Bauchkrämpfen helfen, Pfefferminztee bei Magenbeschwerden, Schafgarbe bei Blutungen, Baldrian bei Einschlafstörungen durch zu vieles Grübeln und Hopfen mit Passiflora bei Durchschlafstörungen. Mit diesen situativen Ergänzungen wird man wenig Beeinträchtigungen des Gesamtverlaufs bewirken.

Anders verhält es sich mit Krankheiten, die durch die Erstreaktion intensiv und akut ausbrechen können wie Migräne, vorzeitige Wehen bei Schwangeren, Allergien, Asthma bronchiale etc. Diesen Patienten werden Medikamente bekannt sein, die ihnen in früheren Zeiten akut helfen konnten. So werde ich z. B. Asthmatikern nach der Hochpotenzgabe mit auf den Weg geben, dass sie weiter ihre Notfallmittel verwenden können und sollen, das sind die bronchial erweiternden Sprays. Migränepatienten dürfen ihre Schmerzmittel weiter verwenden. Dann läuft die Therapie nach der Devise, zwei Schritte vor und einen wieder zurück, sodass langfristig der Gewinn auf der Hand liegt und die Notfallmittel immer seltener gebraucht werden. Hier kollidiere ich natürlich mit den Pneumologen, den Lungenfachärzten, die den Asthma-Patienten einreden, unentwegt ihre Arzneien nach einem starren Schema einnehmen zu müssen. Andernfalls würden die Schleimhäute einen gefährlichen Umbau durch die anhaltende Entzündung erleiden. Mein Ziel ist stattdessen, ein allmähliches Ausschleichen aus ihrer konventionellen Behandlung und eine Beruhigung der Entzündungsneigung zu erreichen. Die angedrohten negativen Folgen relativieren sich mit den Verbesserungen und dem Ausbleiben der Notfälle. Der Patient begrüßt am Ende nicht nur die Verbesserung seines Grundleidens, sondern insbesondere den ermöglichten Verzicht von Dauermedikamenten.

Daher hier noch ein Wort in Ergänzung zu der Behandlung von Patienten mit schulmedizinischer Dauertherapie wie Hochdruckpatienten, Frauen mit Hormonanwendungen zur Verhütung, Diabetiker mit Insulin, Schmerzpatienten, Rheumatiker, Allergiker, Organsubstitution bei Ausfall der Schilddrüse, Anfallskranke, psychisch Kranke und andere. Ich rate dringend davon ab, mit dem Beginn der Homöopathie und der Hochpotenztherapie die konventionellen Arzneigaben anzutasten. Alles soll vorerst so weiter laufen wie zuvor, allein neu jetzt mit Ergänzung erster homöopathischer Arzneien. Man wird im weiteren Verlauf und mit viel Geduld erkennen, wie sich die auffälligen Symptome des Homöopathikums verändern, sich mehr Energie und mehr Wohlbefinden einstellen und die Grunderkrankung „unsichtbarer“ wird. Erst dann beginne ich, die wirkstoffreichen Medikamente dieser Patienten langsam zurückzufahren und schrittweise zu beenden. Das schließt nicht aus, dass Rückfälle vorübergehend zum Wiederansteigen der Medikamentendosis führen können und sollen. Es geht häufig um die Vermeidung von irreparablen Schäden wie zum Beispiel bei den Schüben einer multiplen Sklerose (MS), die erneute Kortisongaben erfordern, weil zerstörte Nerven keine Regenerationsfähigkeit besitzen.

Wer diesen chronisch kranken Patienten Hochpotenzen gibt und zugleich ihre Dauermedikamente streicht, wird ein Fiasko erleben, das man unbedingt verhindern muss.

Hier stellt sich natürlich die Frage, welchen Homöopathen der chronisch kranke und mit Dauermedikamenten behandelte Patient für die Langzeittherapie vertrauen kann, um nicht in die Verschlechterung seines Leidens wie oben beschrieben zu geraten. Der erste Qualifikationsbeweis ist die vorgenommene ausführliche Anamnese, die in eine Einzelarznei münden muss. Wer mehr als ein Homöopathikum in der Erstverordnung erhält, ist in der Regel schlecht versorgt und sollte skeptisch bleiben. Die Einzelarznei sollte genügend potenziert und mit Einnahmeerklärungen verbunden sein.

Der zweite Beleg für eine gute Übersicht des Therapeuten ist die Empfehlung, mit den schulmedizinischen Medikamenten vorerst fortzusetzen, wobei durchaus Überflüssiges abgesetzt werden kann und nur das unbedingt Notwendige belassen wird. Alles Weitere kann in der Verlaufsbegleitung beurteilt und geändert werden.

In Deutschland sind für diese komplizierteren Behandlungen Ärzte geeignet, die nicht nur die Zusatzbezeichnung „Homöopathie“ der kassenärztlichen Vereinigungen aufweisen, sondern zusätzlich ein Homöopathiediplom erworben haben, das der Zentralverein homöopathischer Ärzte (DZVhÄ) vergibt. Hierfür ist nochmals die gleiche Ausbildungszeit erforderlich wie die Zusatzbezeichnung „Homöopathie“ fordert, nun aber zusätzlich versehen mit Qualitäts-Verpflichtungen zur Einzelmitteltherapie und zur Hahnemannschen klassischen Homöopathie. Für Heilpraktiker gibt es in Deutschland keine Nachweispflichten außer der Prüfung zu diesem Titel. Wer aber „gute Homöopathen“ sucht, halte sich an die Kriterien von Anamnese, Einzelarznei und den sorgfältigen und verantwortungsbewussten Umgang mit wirkstoffreichen Medikamenten der Schulmedizin.

4.4. Intermediärmittel

Während der lange andauernden Plateauphase der stabileren Gesundheit nach der Erst- und Zweitreaktion, kann es jederzeit zu Zwischenfällen kommen, die nicht aus der Logik der inneren Verfassung entstehen brauchen. Das sind Unfälle, Todesfälle und andere Traumata, die von außen einwirken und destabilisieren.

Nach Unfällen oder unerwarteten ungeplanten Operationen kann das jeweilige Akutmittel bis zur C 30-Potenz über drei Tage (3x3, 2x3, 1x3 Globuli; diese mehrfachen Gaben sind nach schweren Verletzungen möglich und sinnvoll, auch mit höheren Potenzen) gegeben werden. Erfahrungsgemäß kann man danach mit besserer Wundheilung und rascherer Erholung rechnen.

Ist die Gefährdung durch die Ereignisse unverhältnismäßig hoch und bedrohlich, so nehme ich keine Rücksicht mehr auf die Ausgangsarznei und konzentriere die Behandlung auch mit höheren Potenzen auf die Entwicklung nach dem Trauma, bis dieses zur Ruhe gekommen ist. Im Rahmen der Rekonvaleszenz kann dann die erfolgreiche erste Hochpotenz wiederholt werden.

Hahnemann hat in seinem „Organon der Heilkunst" viele Intermediärmittel als „Goldkörner" in Form von Arzneien zur Behandlung der Zwischenfälle angegeben, die man sich einmal genauer ansehen sollte.

Völlig anders verhält es sich, wenn zum Beispiel eine Grippewelle durch das Land zieht und dieser Patient ebenfalls erkrankt. Das kann dann nur geschehen, weil die Plateauphase schwächer geworden ist, sonst wäre nicht damit zu rechnen. Diese kleinen Einbrüche folgen der inneren Logik der wieder schwächer werdenden Lebenskraft. Die zweite Verordnung wird hier einfach, denn ich weiß ja, welche Hochpotenz zuvor gegeben wurde und versuche nun mit einer C 6-Potenz der gleichen Arznei über drei Tage (wieder 3x, 2x, 1x3 Globuli) gegeben den stabileren Zustand wieder herzustellen. Gelingt dies nicht, so kann die Wiederholung der Hochpotenz angezeigt sein. Das muss im Einzelfall beurteilt werden.

Antidotierung
• Unfälle
• Psychotrauma
• Das Simile
• Zahnbehandlung
• Drogen (Cannabis u.a.)
• Kampfer
• Kaffee
• Pfefferminze
• Intensive Duftstoffe
• Intensive Gewürze

Tabelle 14: Verschiedene Antidotierungen können das Reaktionsgeschehen behindern

4.5. Antidotierung

In Tabelle 14 sind verschiedene Ereignisse und Maßnahmen zusammengestellt, die in der Lage sind, Reaktionsabläufe nach Hochpotenzgaben zu stören. Das muss zwar nicht zwingend der Fall sein, kann aber eine Erklärung für zu kurze Phasen der Stabilität nach erfolgreichen Gaben sein. Ich werde stutzig, wenn bei ansteigenden Potenzen z.B. nach der Kent'schen Reihe die stabilen Phasen nicht länger, sondern kürzer werden. Dann suche ich gemeinsam mit dem Patienten nach unbedachtem Konsum und Gewohnheiten, die dieses Potenzial haben. Das kann der Kaffeekonsum sein, das sind Drogen und besonders Cannabis, weil diese Droge eine Halbwertszeit (Ausscheidung von der Hälfte der aufgenommenen Dosis) von einer Woche hat und vier Wochen im Zentralnervensystem haften bleibt. Wer diese Gewohnheit verharmlost, weil er nur einmal pro Woche konsumiert, erkennt nicht, dass damit Dauerkonsum vorliegt.

Es können bei manchen Patienten intensive Duftstoffe und Gewürze antidotieren. Zuverlässig negativ wirkt besonders der Kampfer, der wegen seiner anregenden Wirkung vielen Salben und pflanzlichen Tröpfchen beigefügt ist. Die Aufnahme kann über die Haut geschehen und dem Patienten ein Anregungsgefühl vermitteln, das subjektiv nicht unangenehm ist. So sind nahezu alle Rheumasalben der „Roten Liste“ (eine Arzneiliste sämtlicher Pharmaprodukte in Deutschland), das sind über 350, mit Kampfer vermischt.

Natürlich sind Unfälle, plötzliche Todesfälle, Operationen und umfassende zahnärztliche Behandlungen antidotierend wirksam. Stehen Planungen für Eingriffe oder Zahnarztbesuche an, sollte erst danach, nach abgeschlossener Wundheilung, die Hochpotenztherapie begonnen oder fortgesetzt werden.

Wie in 4.1. beschrieben ist das wirksamste Antidot das Simile zur verordneten Arznei. Ein generelles Antidot ist Nux vomica (Nux-v.), die Brechnuss. Im Arzneibild von Nux-v. ist die überschießende Reaktion auf Geringfügigkeiten ein Charakteristikum, was zu den Überreaktionen auf Homöopathika ähnlich ist. Allerdings habe und werde ich niemals diese Wahl treffen, weil Arzneireaktionen zwar ungeheuer lästig sein können, aber in der Regel nicht gefährlich sind und der Profit wird umso eindrucksvoller und umgekehrt reziprok zu der Verschlechterung ausfallen.

Manche Homöopathen raten ihren Patienten zusammen mit der Hochpotenzgabe, mit diversen täglichen Gewohnheiten zu brechen. Dann sollen die Patienten keinen Kaffee mehr trinken, Pfefferminze vermeiden, idealerweise auf Zigaretten, Alkohol und andere Drogen verzichten. Läuft die Behandlung schief, könnte der Therapeut auf die Nichteinhaltung dieser Empfehlungen verweisen. Diese Vorschriften lehne ich ab. Ich erschwere mir geradezu die Beurteilung zu späterer Zeit, wenn der Patient doch darauf verweisen könnte, wie viel er in seinem Leben an ungesunden Einflüssen abgestellt habe. Umgekehrt erleben Patienten, die alles so weiter machen wie vor der Hochpotenzgabe, dass sie sensibler werden, den Kaffee oder Alkohol schlechter vertragen und ganz von allein die eine oder andere Gewohnheit abstellen. Diese Entwicklung ist mir lieber und nachhaltiger. Rückfälle sind dann seltener.

4.6. Folgemittel

Irgendwann kommt der Zeitpunkt, dass die gewählte Arznei nicht mehr hilft. Ich werde lange weiter mit verschiedenen Potenzen versuchen, trotz neuer Symptome die bewährte Arznei weiter zu geben, bis ich von der Wirkungslosigkeit überzeugt bin. Wer einmal auf eine homöopathische Arznei reagiert hat, verliert diese Empfindlichkeit nicht so schnell. Außerdem kennen wir wenige Patienten, die über Jahrzehnte allein von einer Arznei, das „Konstitutionsmittel", profitierten, auch wenn die klinischen Erscheinungen sich verändert haben. Homöopathen verordnen die Arznei der Person und nicht die Arznei der Krankheit.

Es wird die neue klinische Not sein, die dann dazu zwingt, das Mittel endlich zu wechseln. Zunächst orientiert man sich an den Similes, den nachfolgend zur ersten Arznei nahestehenden Arzneien, die gleichzeitig die besten Antidots waren.

Dieser Sachverhalt ist für viele Interessierte schwer zu verstehen, erklärt sich aber aus der Fähigkeit des Similes, die Reaktion auf das Simillimum wirksam zu unterbrechen und andererseits nach dem Ende der Empfindlichkeit für das Simillimum als Folgemittel geeignet zu sein.

Es gibt Jahrhunderte alte Therapieerfahrungen über Folgemittel, die als Similes dem Simillimum folgen können. Ideen für Folgemittel können in Arzneilehren nachgesehen werden (10). Gut bekannt sind die Beziehungen zwischen akuten Mitteln wie Atropa belladonna (Bell.) und chronischen Folgemitteln wie Calcium carbonicum (Calc.), Sulfur (Sulf.) oder Tuberkulinum (Tub.). Weiter folgt auf Sulfur gut Calcium carbonicum und danach Lycopodium (Lyc.). Auf Bryonia alba (Bry.) folgt gut Lycopodium und danach Alumina (Alum.). Oder auf Delphinum staphisagria (Staph.) können Citrullus colocynthis (Coloc.) und dann Causticum Hahnemannii (Caust.) folgen. Das sind nur einige Beispiele.

In der Praxis orientiere ich mich weniger an diesen Empfehlungen, sondern beginne erneut die besonderen Symptome der Person zusammenzustellen. Dann finde ich das neue Simillimum in objektiverer und einsehbarer Weise und kann nach der Gabe die Veränderungen besser beurteilen.

5. Wie beginnt man die homöopathische Behandlung?

5.1. Das Syndrom

Die erste Herausforderung ist die akute klinische Not, der Infekt, das Fieber oder der Schmerz und die auf diese Symptome hin vorgenommene Behandlung die syndrombezogene Homöotherapie. Mit den gegebenen Zeichen des Körpers und den Allgemeinsymptomen versucht man eine

Arzneidiagnose zu stellen. Man schaut sich die Rachenschleimhaut an, die Zunge und den Belag, wertet gemessenes Fieber aus und lässt sich die Ausscheidungen von Stuhl, Urin, Schweiß und Auswurf oder Nasensekret beschreiben. Dabei geht es um die Färbung, die Konsistenz, den subjektiven Geschmack und die Begleitsymptome. Der Schmerzort wird lokalisiert und abgetastet. Wichtig werden die empfundenen Ausstrahlungen, die Zeiten des Auftretens der Beschwerden sowie das intuitive Verhalten dabei. Man lässt sich den Schmerzcharakter genauestens beschreiben, die Empfindungen und „als ob..." -Beschreibungen. Dem schließt sich die Befragung nach dem zeitlichen Beginn und den Gründen nach der Verstimmung der Lebenskraft an. Zuletzt geht es um die Gemütsverfassung im Rahmen der Erkrankung.

Die Arzneifindung kann einerseits über die Arzneien im Kapitel III. erfolgen und zu ersten Anwendungen im Rahmen der begrenzten Informationen und Auswahl führen. Langfristig erfolgreicher und für mich in der Praxis unerlässlich und spätestens nach dem Versagen der ersten Wahl erforderlich wird die syndrombezogene Repertorisation. Dazu suche ich die ungewöhnlichsten und individuellen Symptome des Kranken, beschränke die Arzneisuche auf drei und seltener auf vier Symptome, die man auch jederzeit in einem gebundenen Repertorium (ich bevorzuge das „Complete" des Hahnemann-Instituts (9)) nachschlagen kann. Die erste Arznei kann man in einer C 6 oder C 30 Potenz geben, am ersten Tag häufig beispielsweise wieder 3 x 3 Globuli und an den folgenden Tagen seltener etwa 2 x 3 und 1 x 3. Bereits am zweiten Tag könnte man erkennen, ob sich die leitenden Symptome ändern und der Leidensdruck nachlässt. Das zu registrieren ist erforderlich, um eventuell die weiteren Einnahmen sofort zu stoppen und sich auf keinen leichtfertigen Arzneiwechsel einzulassen. Bleiben diese günstigen Veränderungen aus, sollte die Potenz erhöht werden oder abhängig vom Leidensdruck, der durch die erste Arzneigabe zugenommen haben kann, rasch die nächste Arznei gesucht werden.

5.2. Anamnese

Die Arzneisuche des Simillimums nach der Anamnese wurde bereits im Kapitel II. 2.5. und II. 2.6. beschrieben. Das ist der Königsweg der homöopathischen Behandlung. Nach der Auflistung sämtlicher individueller und relevanter Symptome wird eine Symptomenauswahl getroffen, die sich auf vier bis sechs Symptome begrenzt, die wieder repertorisiert werden können. Das Ziel ist ein Arzneiangebot im Repertorium zu erhalten. Man fokussiert alle die Arzneien, die mit sämtlichen Symptomen vertreten sind. Diese stellen die Similes dar, aus denen das Simillimum, das einzig und im Höchstmaß führende Mittel erkannt wird. Dazu können unter Umständen weitere vergleichende Symptome in Ergänzung zu den bisherigen benötigt werden. Man kann in den Arzneilehren nachlesen. Hilfreich können auch die „Zweige des Baumes der Ähnlichkeiten" werden, die Psyche, die Persönlichkeit, die Arzneien in ihrer Besonderheit und Hinweise in Ähnlichkeit zur Toxikologie. Die entschiedene Arznei kann mit einer LM-/Q- VI-Potenz begonnen werden. Für eine Zeit von ein bis zwei Wochen wird diese Arznei täglich einmal verabreicht, oder man beginnt mit der C 200-Potenz, die nur am ersten Tag ein bis drei Mal je zwei Globuli gegeben wird. Dann einigt man sich auf Rückmeldungen, um zu prüfen ob alles richtig verläuft oder vereinbart den nächsten Termin in vier Wochen.

5.3. Nach der Unterdrückung

Erste Kontakte zu neuen Patienten bekomme ich häufig nach wiederholten Antibiotikagaben, die keine Befreiung von

Beschwerden und Krankheit gebracht haben. Der frustrierte Patient beginnt sich nach Alternativen umzusehen und erfährt dann, dass der Weg eigentlich falsch herum gelaufen ist. Zunächst ist es immer günstiger, zu schauen, wie weit der Mensch mit seiner eigenen Selbstheilungskraft eine Krankheit beherrschen kann und das mit der Unterstützung von Arzneien, die ihm dabei helfen und die nicht unterdrücken. Diese Erkenntnis kommt wie ein „Erwachen" erst nach der Erfolglosigkeit der anerzogenen konventionellen Nutzung der Schulmedizin, deren überwiegende Zahl von Medizinern wenig mit dem Patienten redet, kaum noch Pflanzen als „Vorwegmedizin" versucht und rasch mit intensiven Pharmawirkstoffen therapiert. Hohe Arzneidosen üben eine Fremdbestimmung aus, der Patient erlebt, dass er das Medikament und die Krankheit aushalten muss. Hier beginnt die homöopathische Behandlung mit dem Schwefel, Sulfur, der als Anti-Antibiotikum wirkt. Das unterdrückte Ereignis kann nochmals erscheinen und in einem erneuten Versuch kann gelernt werden, die Krankheit zu beherrschen. Entweder gibt man Sulf. C 6 an den drei Tagen oder verabreicht gleich C 30 drei Mal an nur einem Tag mit einer Frist von ein bis zwei Wochen vor der Wiederholung, die zur Beobachtung sinnvoll ist.

Manche Anamnesen können durch diverse unterdrükkende Vorbehandlungen unübersichtlich sein, dass man Symptome des Patienten schwer von Symptomen durch die unterdrückenden Arzneien abgrenzen kann. Auch hier starte ich zunächst mit den Gaben von Sulf., bis mehr Klarheit entsteht. Diese Vorbehandlung kann sich über monatelange Zeiträume hinziehen und wird erst beendet, wenn der Patient nicht mehr auf Sulf. reagiert. Erst danach wird die Arznei der Anamnese begonnen.

5.4. Nach dem Trauma

Insbesondere in der Anamnesearbeit begegnet uns häufig in der Vorgeschichte ein schweres schicksalhaftes Ereignis, das zwar überstanden wurde, aber danach veränderten sich das Leben und die Gesundheit. Es nützt nun wenig, das zu übergehen und nach allen Qualitätskriterien der Homöopathie ein Simillimum zu suchen und zu geben. Auch wenn dieser Weg häufig beschritten wird, gelangt man irgendwann zu der Erkenntnis, dass es Defizite im Reaktionsverhalten des Patienten gibt. Es scheint, dass das schwere Trauma der Vorgeschichte nachwirkt und wie eine Last oder Reaktionsstarre auf der Lebenskraft liegt. Das führt zu dem Entschluss, häufig bereits im Beginn der Behandlung mit dem traumaspezifischen Mittel in einer Hochpotenz zu beginnen. Geeignet ist die C 200-Potenz, die an nur einem Tag drei Mal eingenommen wird. Beim seelischen Trauma in der Qualität von Schreck- und Schockerleben ist es Opium, Op. C 200. Nach einem körperlichen Trauma wird man an Arnika montana, Arn. C 200, denken. Nerventraumatisierung im Schädel oder an der Wirbelsäule erfordern Hypericum perforatum, Hyper. C 200. Hatte jemand eine schwere Schädel- Gehirnverletzung erlitten und klagt über anhaltende Kopfschmerzen, geben wir Natrium sulfuricum, Nat-s. C 200.

Weitere Hinweise können dem Kapitel III. entnommen werden.

Die Traumatisierung eines Menschen wird bis in die Schwangerschaft verfolgt. Traumata können weit zurückreichen und noch im Erwachsenenalter relevant sein. Schwere Unfallereignisse, extreme Angstzustände und Furcht vor dem Tod des Ungeborenen kann zu Datura stramonium (Stram.) passen.

Das erste Drittel der Schwangerschaft kann hochrelevant sein für spätere psychische Auffälligkeiten. Mit Blutungen könnte beispielsweise eine Zwillingsanlage abgehen, die für ein lebenslanges Verlusttrauma relevant sein kann. Das Ereignis könnte ein zellgebundenes Gedächtnis hinterlassen, an das sich der Patient später und wiederholt „erinnert". Die dazu passenden und helfenden Arzneien, dieses Unbewusste wieder bewusst zu machen, sind leider noch nicht gesichert. Hier werden mit der Homöopathie erste neue Erfahrungen zur Beeinflussung der Folgeschäden gewonnen. Psychologen sind mit dem „vanished-twin-syndrome" bereits vertraut, das in der naturwissenschaftlichen Forschung ebenfalls noch ungeklärt ist.

Die Zeit der Geburt und die ersten drei Beziehungsjahre sind die nächsten sensiblen Zeiträume der Prägungen. Einschneidende Störungen hier sind mit ihren Folgen besser bekannt und homöopathisch gut zu beantworten bzw. in Reaktion zu bringen.

Ab dem vierten Lebensjahr verfügen wir über Erinnerungen und mehr Gedächtnis, das aber nicht perfekt ist, sondern beispielsweise bei sexuellem Missbrauch durch intensive Verdrängung völlig verdunkelt sein kann.

5.5. Nach Vorschäden

Bereits in der Einführung habe ich auf die kritische Haltung zu den Impfaktivitäten der Schulmedizin hingewiesen. Nach meiner Meinung kümmern sich die Verantwortlichen zu wenig um die Folgen dieses Programms und zeigen kaum Interesse, darüber unabhängig forschen zu lassen. In der individuellen Befragung erscheinen diese Injektionsdaten zu häufig als Zäsuren für anschließende Erkrankungen. Das können körperliche und nervlich-psychische Folgen sein.

Lässt sich der Zeitpunkt des Schadensbeginns genau ausmachen und mit der Impfinjektion in Verbindung bringen, sind Sie berechtigt, als erstes die Impfnosode dieses Präparates in einer C 200-Potenz zu geben. Das kann die potenzierte Sechsfachimpfung der Säuglinge wie auch jede andere sein. Es wird wichtig, das gespritzte Präparat genauestens zu erfragen. Es gibt diverse Apotheken, die auf Anfrage Impfpräparate potenziert anbieten. Heute helfen dabei die Suchfunktionen im Internet.

Die gleiche Idee verbindet sich mit Medikamenten, die nicht vertragen wurden und Schäden hinterlassen haben, die bis zur Gegenwart nachwirken. Auch diese Arzneien können nachträglich in Hochpotenz C 200 (Pharmanosode) nochmals eingenommen werden.

Schließlich kann eine Krankheit als Dauerbeeinträchtigung der Lebenskraft deutlich werden. Dann wird man sich die spezifische Nosode (Infektnosode) besorgen können und als erste Arznei vor jeglicher Gabe des Simillimums einsetzen.

5.6. Bei Allergien

Moderne Zeiten in Industriegesellschaften zeichnen sich heute durch Überreizungen und Überempfindlichkeiten ihrer Mitglieder aus. Allergien sind ein Massenphänomen von epidemischen Ausmaßen geworden. Rechnet man den „Milchschorf“ des Säuglings bereits zu dem atopischen Syndrom, welches sich in eine Neurodermitis auswachsen kann, dann sind wir bereits ab Geburt disponiert, zu über 50% allergisch zu reagieren. Der Impfkalender ab dem dritten Lebensmonat sorgt tüchtig für die unerträgliche Ausgestaltung des Allergiesyndroms in Neurodermitis, spastische Bronchitis, Asthma bronchiale und längerfristig in die Speisenunverträglichkeiten gegen Obst, Fruktoseintoleranz, gegen die Kuhmilch, Laktoseintoleranz und gegen das Getreideklebereiweiss, die Glutenintoleranz. Dem folgen die entzündlichen Darmerkrankungen, die rheumatischen Gelenkerkrankungen und der Heuschnupfen.

Die rigorose Fortsetzung und gar Ausweitung der Zahl der Impfungen steigern die Störungen der Immunsysteme hin zu den autoaggressiven Erkrankungen, die Autoimmunerkrankungen. Für mich gibt es keinen Zweifel, dass diese Entwicklung beteiligt ist an der Zunahme der Krebserkrankungen. Seit 1970 hat sich bis zum Jahr 2014 die Anzahl der Krebserkrankungen in Deutschland verdoppelt! Das sind die neuen Herausforderungen für die Homöopathie, die unter anderem Anlass für dieses Buch sind.

Allergien sind nicht heilbar, sondern nur beruhigbar. Das genügt dem Allergiker, wenn er nicht mehr überempfindlich reagiert. Homöopathen können Allergikern helfen, wenn sie mit einer sorgfältigen Anamnese für mehr Stabilität der Persönlichkeit sorgen. Das ist die Langzeitbehandlung mit mehr Nachhaltigkeit, die mit Kommentaren zu einer Änderung des Lebensstils ergänzt wird. Bei der ersten Begegnung benutzt der Patient in der Regel antiallergische unterdrückende Medikamente. Hier wäre die erste Maßnahme die zusätzliche Eigenblutbehandlung:

In der Allergiekrise lasse ich vom medizinischen Fachpersonal einige Blutströpfchen aus der Fingerbeere, dem Ohrläppchen oder aus der Vene abnehmen und auf die C 6, 8, 10, 12 und 15 Potenzen verschütteln. Dafür werden aus der Apotheke fünf 10 ml Fläschchen und Verdünnungslösung einer Wasser/Alkohol-Mischung zu gleichen Teilen benötigt. Man füllt von der Lösung 100 Tropfen in die erste Flasche, was ungefähr ein Drittel des Inhalts umfasst und gibt zwei Bluttropfen hinzu. Den Flüssigkeitsoberrand markiert man sich und schlägt die Flasche gegen ein dickes Buch zehn Mal kräftig auf. Nun wird der gesamte Inhalt ausgegossen. Durch Adhäsionskräfte verbleibt genügend Lösung in der Flasche, mit der weiterpotenziert wird. Das geschieht nun nacheinander insgesamt sechs Mal. Dann wird in eine neue Flasche gewechselt und zwei Mal weiterpotenziert zur C 8 und so fort. Die Einnahme kann nun mit der C 6 beginnen. Davon werden je 2 Tropfen nach nochmaligem Durchschütteln auf einen Teelöffel mit etwas Wasser aufgelöst und dem nüchternen Patienten auf die Zunge gegeben. Oder man löst zwei Tropfen der aufgeschlagenen Flasche in einem Glas auf, das zu einem Drittel mit Wasser gefüllt ist. Beim Schlafengehen und beim Erwachen morgens wird jeweils die Lösung verrührt und davon ein Teelöffel eingenommen. So kann die ganze Woche und mit allen weiteren Potenzen der Eigenblutnosode verfahren werden.

In der Heuschnupfenzeit lasse ich ansteigend jede Flasche eine Woche lang und gar drei Mal pro Tag einnehmen. Die Serie wird im Kühlschrank aufbewahrt und im November nochmals in gleicher Weise eingenommen. Wenn dann die Flüssigkeit nicht mehr ausreicht, kann etwas Wasser nachgefüllt werden. Anschließend werden die Flaschen ausgekocht und in der nächsten Krise wieder mitgebracht für die erneute Herstellung der Eigenblutnosode.

Mit dieser Selfmade-Methode können Sie jede gewünschte Substanz selber potenzieren. Und wenn Ihnen einmal eine wichtige Potenz fehlen sollte, können Sie sich diese entweder selber herstellen oder eine vorliegende Verdünnung weiter potenzieren.

Im zweiten Schritt wird man syndrombezogen dem Allergiekranken ein geeignetes Akutmittel verordnen, bis die Anamnese ergänzt werden kann.

KAPITEL III. AKUTE BEHANDLUNGEN

1. Grundlegendes

Die Homöopathie kann sehr gute Hilfestellungen in allen akuten Lebenslagen anbieten.

Der entscheidende Vorteil ist die Aktivierung der Lebenskraft, um den Schaden bereits im Beginn erträglicher zu machen, Entzündungen zu verhindern oder zu begrenzen, zu helfen Komplikationen zu vermeiden und eine rasche Restitution und Integration der Verletzungsfolgen einzuleiten. Verletzungen unterscheiden sich durch die Entstehungsbedingungen, durch den betroffenen Ort und das Ausmaß der Zerstörungen. Die passenden Homöopathika sind sehr einfach zu wählen und erfahrungsgemäß lohnt sich der konsequente Einsatz. Die ersten Beobachtungen bei der Behandlung von Familienmitgliedern, Freunden, Verwandten und Patienten beeindrucken sehr. Gerade die Anfänger werden durch diese positiven Erlebnisse ermutigt, diese Methode zu heilen weiter zu verfolgen. In den ersten Jahren des Probierens benötigt man diese beständigen Ermutigungen, dass das alles kein Zufall ist, der sich vor den eigenen Augen hier abspielt.

Zuerst wird man schätzen lernen, dass man kaum andere Hilfe braucht, dass die Schulmedizin nicht nötig ist und die Selbstheilung perfekt funktioniert. Dann wird man kritischer und kann in vielen Maßnahmen der Schulmedizin, die den größten Wert auf Desinfektion und Erregervernichtung legt, immer weniger Sinn erkennen. Warum sollten Wunden desinfiziert werden mit Lösungen, die alle anwesenden Bakterien vernichten? Wissen wir doch schon lange, dass es fakultativ pathogene Keime (die krank machen können) und Symbionten (helfende Bakterien) gibt, die wir pflegen sollten. Bakterien sind bei Verletzungen im Erstkontakt wenig relevant, weil sie meistens in der normalen Flora vorhanden sind, sondern immer nur in der „Nachverschmutzung" und Nachbesiedelung des beschädigten Gewebes. Regelmäßig werden Gefäße verletzt, Blut tritt aus und bringt Abwehrzellen an den Ort des Geschehens. Umso mehr stören die Maßnahmen der Erstdesinfektion.

Regelmäßig verordnen Schulmediziner bei Verletzungen oder Zahnextraktionen vorsorglich antientzündliche, schmerzdämpfende Medikamente wie Ibuprofen und Antibiotika. Und regelmäßig verhindere ich diese Einnahme. Sehr wohl könnte am ersten Tag neben der homöopathischen Arznei zusätzlich ein Schmerzmittel situativ notwendig und benutzt werden, aber für die Antibiose gibt es zunächst keinen plausiblen Grund. Dieser antibiotische Einsatz ist eine in meinem Verständnis lediglich unsinnige Prophylaxe-Idee, die in der Summation an der Resistenzentwicklung beteiligt ist. Diese Verordnung folgt der Vorliebe zum Antibiotikum und zum Schema und lässt individuelle Bedingungen völlig unberücksichtigt, kann gar für den Patienten zum Boomerang werden. Nach Verletzungen und Operationen sind die ersten drei Tage die schweren Tage. Danach klingen Wundödeme und Schmerzen ab. Der wichtigste Verhaltensaspekt in dieser ersten Phase ist die absolute Ruhigstellung. Die Wunden dürfen nicht bewegt werden. Wer sich nicht daran hält, wird mit mehr Schmerzen und nachfolgender eitriger Entzündung bestraft. Dann könnte tatsächlich das Antibiotikum unausweichlich werden. Die homöopathische Arznei der Verletzung steht also in diesem Zusammenhang, sich konsequent drei Tage Ruhe zu gönnen und die Wunde in ihrem Verhalten und mit Verbandwechseln zu beobachten. Am vierten Tag nach der Verletzung beginnt die Normalisierung, Wundödeme und Schmerzen klingen ab, was bei konventionell versorgten Wunden länger dauern könnte.

Damit ich hier nicht falsch verstanden werde, möchte ich hinzufügen, dass ich Antibiotika für sehr wertvolle Arzneien halte und deren Verwendung im bedrohlichen Prozess einer Verschlimmerung einer bakteriellen Infektion für angemessen ansehe. Es ist aber sehr bedauerlich, dass die Verwendung solch scharfer „Waffen" in die Behandlung von Bagatellerkrankungen und zur Prophylaxe zugelassen wurden. Nun plagen uns die Resistenzbildungen bei den pathogenen Keimen und hinterlassen beschädigte Immunsysteme bei vielen Menschen.

Wie sinnvoll ist bei der akuten gewebezerstörten Verletzung hingegen das anfängliche Blutenlassen - natürlich nicht von spritzenden Arterien - , wodurch körpereigene Abwehrzellen in das Wundgebiet gelangen und als Erstabwehr sehr vorteilhaft sind. Dann bildet sich der Wundverschluss, der Schorf, der die Wunde verschließt und schützt. Bevor das geschieht, kann die Wundspülung erfolgen und umso konsequenter, je verschmutzter die Wunde ist. Das betrifft in besonderem Maße alle Bissverletzungen, dazu folgen Erläuterungen hier nachfolgend. Man nimmt dazu lauwarmes Leitungswasser und löst hierin 1% Haushaltsalz und einen Spritzer Seifenlösung (Flüssigseife) auf. Diese Konzentration entspricht dem Salzgehalt des Blutes (genauer 0,9%), sodass diese Spülungen isoton sind und im Kontakt keinen Schmerz auslösen. Etwas

Seife nimmt dem Wasser die Oberflächenspannung, sodass jede Wundtasche erreicht und gespült werden kann.

Oder wie kurzsichtig ist das Kühlen einer Verbrennungswunde, was schlicht der physikalischen Vorstellung folgt, erhitztes Gewebe müsse durch Kälte neutralisiert werden. Durch die Kälte ziehen sich Gefäße zusammen, Nerven werden nicht mehr genügend versorgt und Schmerz klingt ab. Jeder hat es schon einmal erlebt, dass beim wieder Wegnehmen der Kälte der Schmerz sofort wieder da ist. Außerdem muss man unterstellen, dass bei einer Verbrennung primär auch lokal anwesende Erreger „verbrannt" sind, die Wunde also zunächst steril ist. Es fehlt - nicht nur hier - den konventionellen Maßnahmen die Nachhaltigkeit. Die Routineversorgung einer Verbrennung mit Kältebehandlung und Desinfektion ist Standard und wird ohne nachzudenken und schematisch in Kliniken und Praxen ausgeführt.

Durch die kältebedingte Gefäßkonstriktion wird aber die eigene Abwehr mit ihren Abwehrzellen behindert, an den Ort des Geschehens zu gelangen. So passiert regelmäßig gerade unter dieser Vorbehandlung die nachfolgende, sekundäre Infektion der Wunde und dann mit bereits unangenehmen selektierten Bakterien wie beispielsweise mit Pseudomonas-Eiterkeimen. Das erfordert in der konventionellen Weiterversorgung regelmäßige Verbandwechsel des durch Wundeiter mit der schutzlosen Haut verklebten Materials. Solche Verbandwechsel sind extrem schmerzhaft, weil jedes Mal wieder die Wunde aufgerissen wird, und können bei großen verletzten Flächen oftmals nur unter Vollnarkose vorgenommen werden. Im Ergebnis verbleiben Wundheilungsstörungen und später hässliche verdickte und behindernde Narbenflächen. An ungünstigen Orten wie den Streckseiten der Gliedmaßen könnten Nachoperationen erforderlich werden, um die Hautspannungen durch den Zusammenzieheffekt der Narben zu beheben. Solche Verläufe sind typisch und trotzdem wird der nächste Patient genauso wieder akut mit Kälte behandelt.

Wenn man aber nach der Verbrennung lauwarmen hochprozentigen Alkohol auf die Wunde schüttet und eine saubere mit dem Alkohol getränkte Kompresse über 24 Stunden feucht anbindet, erreicht man erfreulichere Ergebnisse. Am nächsten Tag sieht man eine saubere Wunde mit weißer geriffelter Haut, die Waschfrauenhaut, die durch die Feuchte entstanden ist, und lässt diese jetzt reine Wunde an der Luft trocknen, dass sich schützender Schorf bilden kann.

Bei Kindern muss man der Hygiene wegen eine saubere Abdeckung als Schutzverband anlegen. Hierbei können leider wieder Verklebungen der sterilen Kompressen mit der verletzten Haut zustande kommen. Man löst diese, indem man auf die verklebte Kompresse eine Alkohol-Wasser-Mischung mit 1% Kochsalz aufträgt, sodass die Kompresse aufquillt, bis sie sich schmerzarm abziehen lässt. Nun kann sich allmählich auch bei diesen Wunden eine Wundkruste bilden. Selten kommt es bei diesem Vorgehen zu Infektionen. Daher heilen diese Wunden primär und narbenarm ab. Die Ergebnisse sind so positiv, dass man vor Unverständnis nur mit dem Kopf schütteln kann, dass sich die Schulmedizin diesem Vorgehen versperrt. Diese Erfahrungen stammen übrigens von Rot-Kreuz-Helfern aus dem zweiten Weltkrieg.

Sind mehr als 7% der Körperoberfläche verbrannt, muss der Patient in die Klinik, weil toxische Verbrennungsprodukte die Nieren verstopfen können. Leider geschieht dann wieder das typische Prozedere, an dem die Schulmedizin hängt und es folgen lange unangenehme und sehr schmerzvolle Wochen.

Nun mag der Laie anmerken, dass ja gerade der Schmerz durch eine Verbrennung so brutal intensiv ist und die Kaltwassermethode nicht nur den Schmerz reduziert, sondern nach physikalischer Vorstellung die adäquate Antimaßnahmen zum Stoppen der Hitze sei. In der Praxis zeigt sich der Irrtum dieser Theorie. Gegen den Schmerz helfen rasch und erstaunlich gut die passenden homöopathischen Arzneien wie Cantharis (Canth.) oder Causticum Hahnemannii (Caust.) hoch potenziert, die in den ersten Minuten häufig verabreicht werden, bis dass die Wunde mit Alkoholkompressen abgedeckt ist und der Schmerz abklingt. Dann erübrigt sich die Kältebehandlung. Das hat zur Folge, dass sich der schmerzbedingte Stress schnell auflöst, die Durchblutung besser wird und die Selbstheilung greifen kann. Manche Homöopathen vertreten hier gar die Empfehlung, die verbrannte Partie schnellstmöglich nochmals einer milderen Wärmequelle zuzuführen, um mit der Ähnlichkeit mehr zu erreichen. Ich denke, der zimmerwarme Alkohol auf die Wunde genügt. Wichtig und unverzichtbar wird nun im zweiten Schritt, dass der Verletzte und im Besonderen die verletzte Partie für mindestens drei Tage absolut ruhiggestellt sind. Wer das nicht einhält muss sich nicht wundern, dass die Wunde wieder entzündlich wird, erneut anschwillt und zu schmerzen beginnt. Direkt warnen möchte ich vor Salben, die viele Laien gern auf Verbrennungswunden auftragen möchten. Das führt nur zu Fremdkörperreaktionen, Verklebungen und Entzündungen.

In anderen akuten Angelegenheiten wie bei Infektionen kann mit dem Einsatz der Homöopathika vergleichbar Positives gleich im Beginn der Entwicklung der Krankheit erlebt werden. Ich beschreibe Homöopathie gern als eine *Therapie der Weichenstellung*. Gerade im Beginn kann durch die gezielte

Anregung der eigenen Kräfte durch den Einsatz des für die Anfangssymptome ähnlichsten Mittels ein Erkrankungsprozess sanft entschärft werden. Das kann man eindrucksvoll bei Brustentzündungen von stillenden Müttern und an Harnblaseninfektionen beobachten. Wer die Hände in den Schoß legt und nur abwartet bis zu dem Zeitpunkt, dass Antibiotika unumgänglich werden, missversteht die Dynamik dieser Erkrankungen. Gerade das frühe Beginnen zu handeln und das sich Kümmern um den Patienten, das Engagement der homöopathischen Arzneisuche und die lokalen Maßnahmen zur Linderung der Beschwerden können derart erfolgreich sein, dass überhaupt kein Antibiotikum mehr notwendig wird. Das gefällt den Schulmedizinern nicht, dass man sie und ihre Medikamente dann nicht mehr braucht. Ich denke, dass dieser Aspekt die größten Feindseligkeiten gegen die Homöopathie ausmacht. Patienten „erdreisten" sich, aus eigener Kraft zur Heilung zu kommen. Wartet man allerdings zu lange untätig ab, geschehen die unliebsamen Komplikationen, dass eine Mastitis (Brustentzündung) in einen Abszess mündet oder eine Zystitis (Blasenentzündung) zu den Nieren aufsteigt und komplizierter wird. Die Erkrankten sollten sich also zu der frühen „Weichenstellung" entscheiden, damit rasch physikalische Maßnahmen und Homöopathika zum Einsatz kommen können und genügen. Bei guten Vorkenntnissen können sich Laien früh selbst therapieren. In meinem Verständnis bedeutet das Krankwerden auch, dass man zu Hause, bei Fieber gar im Bett bleibt, dass man für Flüssigkeitszufuhr sorgt und dem kranken Erwachsenen oder Kind Nähe und Versorgung bietet. Homöopathie als Basismedizin bedeutet, dass sämtliche Unterstützungen einbezogen werden und selbstverständlich gewährleistet sind.

Wenn in den nachfolgenden Akutbehandlungen Themen wie der Herzinfarkt, der Hirnschlag (Apoplex) oder der Darmverschluss (Ileus) aufgeführt sind, so bedeutet es nicht, allein den Homöopathika zu vertrauen und abzuwarten. Selbstverständlich wird im gravierenden Notfall sofort der Notarzt gerufen und erste Hilfe durch die Anwesenden geleistet. Zu der Soforthilfe zähle ich allerdings auch die Gabe von geeigneten homöopathischen Arzneimitteln, die immer wieder für überraschende Sofortverbesserungen sorgen können. Es ist der bereits erwähnte erste „Spielraum“, der Zeitraum zwischen Erstkontakt und dem Eintreffen von professioneller Nothilfe, den Sie für die Mitbehandlung nutzen können. Es ist durchaus möglich, dass danach der weitere Verlauf verblüffend harmlos erfolgt.

2. Wie verhalte ich mich bei Unfällen?

2.1. Unfälle allgemein, Wunden

Zunächst empfehle ich, zeitig eine homöopathische Taschenapotheke mit C 30 Potenzen aller in Frage kommenden Akutmittel (siehe die Zusammenstellungen am Ende dieses Buches in den Kapiteln XVI und XVII.) zu besorgen, die auf Reisen, unterwegs, im Handschuhfach des Autos also stets griffbereit ist, um bei Unfällen so früh wie möglich handeln zu können. Die Anwendung der Homöopathika ist sehr einfach und richtet sich nach dem Unfallhergang und den ersten Blessuren.

Wenn Sie mit einer offenen Verletzung in eine Klinik gebracht werden, seien Sie darauf vorbereitet, dass die Frage nach Ihrem „Tetanusschutz“ fast zur Begrüßung gehört, das schreibt auch die Berufsgenossenschaft vor, ist also eine bürokratische Frage. Ich wiederhole hier die Warnung, sich nach der Unfallsituation in der Ambulanz einer Klinik nicht auf die angebotene Tetanusimpfung einzulassen! Das geschieht trotz eindringlicher Warnungen immer wieder. Die meisten Unfallärzte sehen diese Maßnahme als Schutz und nicht als Risiko für Ihr weiteres Leben an. Doch dazu gebe ich Ihnen hier unter 2.2. mehr Informationen.

Zunächst sind da der Unfallschock und dann die Schmerzen, der akute Hyperstress, der bei jedem plötzlichen und unvermittelten Trauma einsetzt. Das ist die Domäne von
- **Aconitum napellus**, dem Eisenhut. Geben Sie sofort **Acon.** C 30, 2 Globuli auf die Zunge und wiederholen Sie die Gabe häufig (anfangs jede Minute), bis der Schmerz beginnt und die Erregung der ganzen Person einer Zuwendung zum Ort der Beschädigung weicht. Im Hyperstress wird kein Schmerz gespürt. Befreien Sie den Verunglückten aus seiner misslichen Lage, wirken Sie beruhigend ein (oder Sie benötigen als Helfer ebenfalls Acon. C 30 einmalig, um Ihre emphatische Erregung zu beruhigen) und legen den Traumatisierten in eine stabile Seiten- (Schock-)lage. Der Zustand des Bewusstseins, die Ansprechmöglichkeit, ist nun sehr bedeutsam, weil das nicht nur durch Acon. gebessert sein soll, sondern bei Verschlimmerung ein Hinweis für gravierende Gehirntraumatisierung sein kann.
Danach - und das kann sehr schnell nach Acon. eintreten - lassen sie
- **Arnika montana**, Bergwohlverleih, **Arn.** C 30 folgen, wenn es sich um eine Prellung, Quetschung, Gewebeblutung und/ oder Risswunde handelt. Arn. vermag das Einbluten in das Gewebe zu begrenzen. Daher benötigen wir Arn. auch nach Operationen. Am besten beginnt man mit Arn. C 30., 2 Glo-

buli, löst anschließend 2 weitere in etwas Wasser auf und lässt teelöffelweise einnehmen. Insgesamt kann darüber hinaus 3x3, 2x3 und 1x3 Arn. C 30 über drei Tage veranlasst werden. Natürlich können die akuten unfallbedingten Schmerzen derart intensiv sein, dass am ersten und manchmal noch am zweiten Tag Schmerzmittel ergänzt werden müssen. Dagegen wird sich kein Homöopath wenden. Aber es ist immer wieder eindrucksvoll, dass der Patient bereits am dritten Tag keine Schmerzmittel nach Arn.-Gaben mehr braucht. Sollte das doch der Fall sein, wäre ich skeptisch und würde eine entstehende Entzündung in der Wunde befürchten. Um diese von Beginn an wirksam zu vermeiden, ist die absolute Ruhigstellung nach der Erstversorgung und den Verbandswechseln über drei Tage unbedingt zu beachten. Traumatisierte Gliedmaßen sollten gar vorsorglich über das Herzniveau gelagert werden, damit keine Stauungen entstehen, die die Entstehung von Entzündungen am Ort der Wunden begünstigen. Bei einer Handverletzung empfehle ich, die Hand mit einem Dreieckstuch für drei Tage zur Schulter hochzubinden und bei Fußverletzungen im Liegen das Bein hoch zu lagern.

Handelt es sich lediglich um eine einzige Wunde, die geprellt, gequetscht oder anders verletzt ist, ziehe ich der Arn. das

- **Bellis perennis**, das Gänseblümchen, **Bell-p.** C 30 vor. Die Verabreichung ist die gleiche wie bei Arn. akut. Die Domäne von Bell-p. ist das beeindruckende lokale schmerzende Hämatom (Bluterguss), das beeinflusst werden kann. Deswegen nennt man Bell-p. die „kleine Arnika“. Sobald aber eine zweite Wunde vorliegt, ist Arn. die eindeutig geeignetere Arznei.

Am vierten Tag nach dem Unfallereignis können andere Arzneien folgen: Ist das Hämatom schmerzhaft und prall, gebe ich
- **Hamamelis virginica**, die Zaubernuss, **Ham.** C 30 wieder drei Tage lang.
- **Achillea millefolium**, die Schafgarbe, **Mill.** C 30 wird die Folgearznei, wenn es nach Arn. zu kapillaren Blutungen (aus kleinsten Gefäßen) kommt, was am Auge oder am Genitale zu erheblichen Schwellungen führen kann oder nach Operationen durch Heparingaben begünstigt wird.Ist die Wunde drei Tage nach Arn. oder bereits früher extrem ödematös geschwollen, kann auch
- **Apis mellifica**, die Honigbiene, **Apis** C 30 sinnvoll sein. Beginnt die Wunde zu eitern, erneut zu schmerzen und empfindlicher für Berührung zu werden, hat sich eine Entzündung eingestellt, die wir mit
- **Hepar sulfuris**, Kalkschwefelleber, **Hep.** C 30 mit häufigen Gaben auch von ansteigenden Potenzen entschieden behandeln. Lokal beginnen Spülungen mit Leitungswasser (keimfrei) plus 1% Kochsalz (physiologisch, schmerzt nicht nach Wundkontakt) plus Calendula-Zusatz (als Tinktur, als Tee), weil die Ringelblume nicht unterdrückt, sondern pflegt. Kommt es über Nacht und aus dem Schlaf heraus zu Verschlimmerungen mit Eiterverhaltung in der Wunde, Sekretstau mit ödematöser Schwellung und lokaler Berührungsempfindlichkeit, kann
- **Lachesis muta**, das Gift der Buschmeisterschlange, **Lach.** C 30 zauberhaft helfen, diese brisante Gefahrenzunahme zu entschärfen. Wer das einmal erlebt hat, bleibt nachhaltig von der Wirkung dieser Globuli beeindruckt. Schulmedizinisch sind diese Verschlimmerungen klare Indikationen für eine intensive Antibiotikatherapie und für chirurgische Wundre-

visionen. Wem das erspart bleibt, der wird für die Globuli sehr dankbar sein.

- **Calendula officinalis**, die Ringelblume, **Calend.** C 30 ist über drei Tage für Platzwunden über Gelenken, auf der Kniescheibe oder am Ellenbogen, was Kinder bei Stürzen häufig erleben, angezeigt. Diese Platzwunden zeigen ein sternförmiges Muster und zusätzliche Verschmutzungen. Solche Wunden kann man schlecht nähen. Sie werden stattdessen gründlich gereinigt, verbunden und mit Hochlagerung ruhiggestellt. Am ersten Tag ist noch Arn. sinnvoll, aber bereits ab dem zweiten Tag beginne ich mit Calend. C 30. Solche Wunden sind schwerlich komplett zu reinigen. Bereits nach einem Tag sondern sie Sekret ab und haben die Neigung zu eitern. Äußerlich beginnt ab dem zweiten Tag das Abtupfen mit Calendula-Essenz verdünnt in 1%em Salzwasser und wird mehrmals täglich wiederholt. Verbände kleben am Schorf fest und können durch Aufweichen mit der gleichen Lösung schmerzfrei gewechselt werden. Calendula ist die Arznei für Geweberisse im Haut-, Schleimhaut-, Bindegewebe- und Muskelbereich. Sie hilft folglich auch bei akuten Muskelfaserrissen.

Wundheilung am Körper dauert verschieden lang: Am schnellsten heilt die Haut im Gesicht und am Kopf, bereits nach fünf Tagen hält die Wunde. Zur Peripherie hin dauert es immer länger: Am Rumpf zirka sieben Tage, an den oberen Extremitäten 10 Tage und an Händen und Füßen müssen wir mit 14 Tagen Wundheilung rechnen. Am längsten dauert die Heilung an Fußsohlen und Handflächen. Das bedeutet, dass man die Fäden jeweils so lange unberührt lässt, für die Trokkenheit und Ruhigstellung der Wunde sorgt und erst nach diesen Zeiträumen die Fäden oder Verbände entfernt. Man beachte, dass sekundäre Verunreinigungen und mangelnde

Ruhigstellung prompt mit Entzündungen, erneuten Schmerzen und verlängerten Zeiten der Abheilung einhergehen.

Beginnt eine Naht trotz erfolgreicher Ruhigstellung zu eitern, könnten sich noch Schmutzreste unter der Naht befinden oder das Nahtmaterial wird nicht vertragen, sodass es zu Fremdkörperreaktionen kommt. Dann müssen Fäden früher entfernt werden. Hier eignet sich
- **Silicea**, die Kieselerde, **Sil.** D 12/C 6 zur Unterstützung der Wundheilung.

Wunden können verschieden geschlossen werden. Innerhalb der erwähnten acht Stunden nach dem Unfall muss das Zusammennähen oder Klammern geschehen sein, damit es von Beginn an sauber abheilt. Nähen ist eine Option, die den Nachteil hat, dass lokal betäubt werden muss, was bei Kindern Probleme bereiten könnte. Später sieht man noch die Stichkanäle über längere Zeit. Viele genähte Wunden hinterlassen deutlich sichtbare und nicht immer schöne Narben. Alternativ können heute Wunden mit glatten Rändern primär geklebt werden. Häufig werden von Betroffenen glatte Wunden lediglich zusammengezogen und verpflastert. Es gibt auch spezielle Strips mit Klebeflächen, die für das Zusammenziehen der Wundränder geeignet sind. Der entscheidende Nachteil ist die begrenzte Haltbarkeit und die Notwendigkeit, die Wunde über die kalkulierte Zeit der Wundheilung absolut trocken zu halten. Gelingt das nicht, was besonders bei Kindern erschwert ist, könnten sich die Streifen lösen und die Wundränder wieder zu klaffen beginnen. Dann droht die sekundäre Infektion mit verzögerter Heilung und später unschönen breiten Narben. Auch für diese Fälle ist Sil. die geeignetste Arznei. Welcher Methode der Vorzug gegeben wird, kann nur von Fall zu Fall entschieden werden.

2.2. Das Tetanusrisiko

Unabhängig von der Art der Verletzung ist es das Anliegen der Schulmedizin, bei jeder Wunde gegen Tetanus zu impfen oder den vermeintlich unzureichenden Schutz zu komplettieren. Bei unklarer Impflage und unentschiedenem Verhalten sind Sie unversehens einer „aktiven" und einer „passiven" Impfung ausgesetzt. Wer hier sich brüstet, ein Impfgegner zu sein, wird nur Unverständnis und Ablehnung ernten. Schnell sieht sich der Verletzte mit einer geballten Ärztemacht konfrontiert, die auf ihn einredet und mit angedrohten Szenarien eines schrecklichen Lebensendes, an Tetanus zu sterben, erzwingt, dass die Impfung stattfindet. Manche Ärzte scheuen sich in dieser doch etwas hilflosen Situation eines verletzten Kindes nicht, Eltern mit einer Androhung der gerichtlichen Entmündigung zu erpressen, wenn Sie in der Versorgungsphase nach dem Unfall weiterhin die Tetanusimpfung für ihr Kind verweigern. Aus dieser Erfahrung heraus ist es ratsamer, die sich sorgenden Ärzte zu beruhigen mit dem Hinweis, in der Tetanusimpffrage sei alles in Ordnung. Man werde morgen zum Hausarzt gehen und alles überprüfen und notfalls nachholen lassen. Der Tetanus beginnt nach medizinischer Vorstellung frühestens drei Tage nach der Verletzung, so dass es Schulmedizinern einsichtig sein kann, dass man sich Bedenkzeit erbittet. Damit übernehmen Sie die Verantwortung, von der sich die Ärzte frei machen wollen. Angesichts der völligen Wirkungslosigkeit der aktiven wie auch der passiven Tetanusimpfung (vergleiche Graf, F.: „Die Impfentscheidung") können Sie getrost verzichten. Sie würden mit dem Zulassen der Impfung nicht nur das Tetanusrisiko (weil isopathisch) verschärfen, vielmehr beeinträchtigen Sie Ihre Gesundheit langfristig weit mehr ungünstig als nur durch die Verletzung. Beachtung von Vorerkrankungen scheiden für die impfenden Ärzte in dieser Situation ebenso aus wie die Verantwortung für die Impffolgen.

Natürlich gibt es den Wundtetanus, aber dieser kann durch eine vernünftige Wundversorgung wie oben beschrieben mit Hygiene und Ruhigstellung verhindert werden und nach Erfahrung von 200 Jahren Homöopathie durch die zusätzliche Anwendung der oben genannten homöopathischen Mittel unwahrscheinlicher werden. Nach dem Abfallen und Verheilen des Bauchnabels eine Woche nach der Geburt kommt Tetanus im Kinder- und Jugendalter praktisch nicht vor, weil junge Menschen eine gute Gewebedurchblutung haben. Erst im höheren Alter begünstigen Durchblutungsstörungen, Diabetes mellitus (die Zuckerkrankheit) und der nachlässige Umgang mit einer Wunde insbesondere unter Nichtbeachtung der Ruhigstellung und die zusätzlichen unnötigen Impfwiederholungen dieses zahlenmäßig immer noch extrem seltene Ereignis. Statistisch werden 10-15 Tetanusfälle pro Jahr in Deutschland registriert bei Menschen mit einem Alter über 60 Lebensjahre, die in ihrer Vorgeschichte in der Regel dagegen geimpft wurden.

Allerdings ist der Tetanus selbst nicht zumutbar und mit einer maximalen Todesrate von 18 % der mit Tetanustoxin Vergifteten intolerabel. Meines Erachtens steigt das Risiko mit der Wundkomplikation Entzündung, die es zu verhindern gilt. Hier können die spezifischen Homöopathika sehr gute Dienste erfüllen.

Um es nochmals deutlicher zum Ausdruck zu bringen: Es gibt den Wundtetanus als extrem seltenes Ereignis von älteren Erwachsenen, aber eine Impfung - wie vorgegeben - dagegen schützt Sie nicht, sondern schadet nur. Also konzentrieren wir uns auf die Verhinderung der Entzündung und nehmen sofort Rücksicht auf die Wunde.

Die unangenehmsten Wunden speziell mit erhöhtem Entzündungsrisiko sind daher die Bisswunden. Dabei wird Speichel des Beißenden aus dem Mundraum in die Wunde eingebracht. Speichel enthält Enzyme, also Eiweiß, das beim Gebissenen Immunreaktionen auslöst. Hier muss also besonders umsichtig gehandelt werden. Sofort nach dem Bissereignis und unabhängig vom Umfang muss die Wunde intensiv gespült werden. Dazu bereitet man sich zügig eine lauwarme Leitungswassermenge, reichert diese wieder mit einem Prozent Haushaltskochsalz (damit es nicht schmerzt) an, gibt unbedingt noch einen Spritzer Seifenlösung dazu (damit die Oberflächenspannung des Wassers aufgehoben wird und jeder Wundwinkel erreicht wird) und - wer mag - noch etwas Calendula-Essenz hinzu (, die akut entbehrlich ist, dafür später umso wichtiger wird). Homöopathisch gibt es zunächst nur eine Arznei, die Sie bei jedem Tierbiss verwenden können:
- **Ledum pallustre**, der Sumpfporst, in **Led.** C 30, welche Sie jetzt drei Tage lang verabreichen. Es könnte notwendig sein, klaffende Wundränder durch Einzelnähte zu adaptieren, was wieder mit Klinikkontakt verbunden ist. Prompt werden Sie wieder nach der Tetanus-Impfung gefragt. In der anschließenden Diskussion, so meine Empfehlung, lehnen Sie diese wie auch die Tollwut-Impfung ab, die ebenso bedenklich und entbehrlich ist. Problematisch können Stichverletzungen sein, die Sie anschließend nicht spülen können, weil der Stichkanal schnell wieder verschlossen ist. Das ist der rostige Nagel, in den man getreten ist, das sind alle stumpfen Gegenstände, die in den Körper eingedrungen sind und anschließend wieder entfernt werden. Auch Verletzungen mit Holzsplittern sind hochgradig entzündungsgefährdet. Diese sollten nach Möglichkeit sofort wieder entfernt werden. In allen anderen Fällen kann nur äusserlich gereinigt werden. Am wichtigsten wird wieder die absolute Ruhigstel-

lung und Hochlagerung der Wunde über Herzniveau für drei Tage neben den Gaben von Ledum. Das funktioniert allerdings hervorragend, wenn man es sorgfältig beachtet und sofort reagiert. Das Tetanusrisiko spielt danach keine Rolle mehr.

2.3. Biss-, Stich- und Schnittwunden

Von Ledum-Wunden müssen wir die scharfen Stich- und Schnittverletzungen unterscheiden, die mit
- **Hypericum perforatum**, Johanniskraut, **Hyper**. C 30 behandelt werden. Diese Wunden sind eher wenig verschmutzt, können mit leicht verdünnter Calendula-Essenz gereinigt, anschließend ruhig gestellt und hoch gelagert werden. Ich erinnere nochmals daran, dass Schnittwunden innerhalb von acht Stunden genäht werden müssen, damit sie noch primär verheilen. Trotz Naht darf man die Wunde nicht belasten, damit sie sich nicht entzündet. Also muss man wieder drei Tage Ruhe und Hochlagerung einhalten.

Hyper. ist auch die geeignete Erstarznei für ausgedehnte Schürfverletzungen, die gut luftig gehalten werden können.

Hyper. hat die Domäne der Nervenverletzung und ist daher bei anhaltenden und übermäßigen Wundschmerzen das Folgemittel von Arn.. Primär ist Hyper. der Arn. vorzuziehen, wenn die nervenreichen Tastorgane der Fingerspitzen verletzt sind. Das können Quetschungen in Türen, versehentliche Hammerschläge auf die Fingerendglieder oder sonstige Traumatisierungen der Fingerspitzen sein. Natürlich ist neben der Wundversorgung wieder die konsequente Hochlagerung drei Tage über dem Herzen zwingend. Das erlebt auch jeder Fingerverletzte, dass das Hängenlassen der Gliedmaße unerträglich Schmerzen und Spannungen verstärkt.

Hyper. kann ein Folgemittel nach Arn. bei Verletzung von Kopf oder Wirbelsäule sein, wenn Arn. nicht verhindern kann, dass die Schmerzen zunehmen und sich Nervenausfälle einstellen. Dann kann früher als nach drei Arn.-Tagen der Wechsel auf Hyper. notwendig sein.

Ich kann es nur gebetsmühlenartig wiederholen: Ob eine Wunde genäht oder allgemein frisch versorgt ist, die sofortige Ruhigstellung und soweit möglich Hochlagerung konsequent für mindestens drei Tage und je nach Schwere auch noch länger ist das notwendige Verhalten und Geheimnis guter primärer Wundheilung.

2.4. Wespen-, Insektenstiche

Insektenstiche, Bienen- und Wespenstiche plagen im Sommer und in Urlaubszeiten. Individuell wird recht unterschiedlich reagiert angesichts der Zunahme allergischer Bedingungen. Die Arzneiwahl hängt nun vom Erscheinungsbild der Wunde und der Wundumgebung und von den subjektiven Symptomen ab. Die erste Beobachtung kann das schnelle ödematöse Anschwellen der Wunde sein. Dieser begegnen wir mit

- **Apis mellifica**, der Honigbiene, **Apis**. C 30 und mit lokalen Kühlungen. Manche raten zu Zwiebelscheiben auf den Stich. Ich habe auch schon ein Globulus C 30 etwas angefeuchtet und direkt auf den Einstich aufgebracht.

Am zweiten und dritten Tag kann die Schwellung gar zunehmen und das leicht rosa gefärbte Aussehen intensiver werden lassen. Das hat mit entzündlichen Immunreaktionen zu tun und empfiehlt den Wechsel zu

- **Led.** C 30, insbesondere wenn blaurote Verfärbungen und entzündliche Tendenzen erkennbar sind. Gerade bei Stichen an abhängenden Partien wie an den Beinen können die Schwellungen extrem zunehmen und subjektiv Erleichte-

rung nur durch Hochlagerung erreicht werden. Das ist der Zeitpunkt, an dem ich auf
- **Vipera berus**, dem Gift der Kreuzotter, **Vip.** C 30 wechsle. Die extremsten Schwellungen nach Verletzungen finden wir in dem Gift dieser heimischen Schlange in Ähnlichkeit.
Bei Kindern kommt immer wieder vor, dass juckende Insektenstiche aufgekratzt werden, schlecht abheilen, manches Mal eitrig werden und schließlich Narben bei der Abheilung hinterlassen. Bei dieser unsäglichen Kratzgewohnheit können Sie
- **Caladium seguinum** oder auch **Arum seguinum**, das Schweigrohr, **Calad.** C 30 über drei Tage geben. Es kann ratsam sein, die Stiche zu verbinden oder zuzupflastern, um eine Abheilung zu erleichtern.

In meinem letzten Sommerurlaub passierte mir bei einem gemütlichen Restaurantbesuch, dass ich beim Trinken aus einem Weinglas unbemerkt eine Wespe in den Mund beförderte. Mit Schrecken spürte ich das Tier im Rachen, konnte es aber nicht mehr hervorwürgen, weil die Wespe bereits zu tief in den Hals gelangt war. Mir blieb nur das Herunterschlucken. Kurz darauf bemerkte ich den Stich in Kehlkopfhöhe seitlich. Es begann fürchterlich zu brennen und von innen anzuschwellen. Bisher hatte ich Wespenstiche relativ akzeptabel als unangenehm erlebt, nie hyperallergisch reagiert, obwohl ich einige Allergien bei mir kenne. Ich überlegte kurz, ob ich in eine Klinik fahren sollte, begab mich stattdessen zu meinem Auto, in dem ich eine Arzttasche und eine reichhaltige homöopathische Apotheke aufbewahre. Ich entnahm einem Röhrchen Apis C 200 und legte mir zunächst alle 10 Minuten ein Globulus auf die Zunge. Bis Mitternacht hielt das Brennen an, die Schwellung engte nach meinem Eindruck zu 50% den Hals ein. Ich bekam genügend Luft, registrierte keine Zunahme und begab mich zu Bett. Am nächsten Morgen war die Schwellung gleich, das Brennen schmerzte nur noch beim Schlucken und hielt drei Tage an. Unmerklich gingen die Schwellung und die Beschwerden kontinuierlich zurück und waren am vierten Tag abgeklungen. Erspart habe ich mir Noradrenalin- oder Kortisongaben, was ich nachträglich als großen Vorteil empfinde. Es kann aber auch ganz anders verlaufen und muss bei Allgemeinsymptomen und bekannten Empfindlichkeiten auf Insektengifte sofort und notfallmäßig ärztlich mitbetreut werden.

Natürlich kann ich nicht empfehlen, dass nun generell auch bei anderen Personen so verfahren werden soll. Zu unterschiedlich sind die Wespengifte, die individuellen Reaktionen und die Reaktionen auf das Homöopathikum. Manche Patienten könnten mit solch einem Trauma rasch in Erstikkungsgefahr geraten. Viel hängt davon ab, wie sie zuvor mit ihrer Gesundheit umgegangen sind. Das wird das Kapitel über die chronischen Krankheiten verständlich machen.

Dennoch gibt es genau diese persönliche Erfahrung und Option zu handeln wie oben beschrieben. Im homöopathischen Umgang mit akuten Bedrohungen lernt man schnell, dass es immer einen „Spielraum", ein Zeitintervall, auch in hochakuten Situationen gibt, den man mit potenzierten Arzneien nutzen kann. Gelingt die frühe Wende, die Entschärfung, die günstigere frühe Weichenstellung mit dem Notfall-Homöopathikum, gewinnt man viel. Man wird die Spekulation um die wissenschaftliche Begründung des Wirkungsmechanismus dieser potenzierten Arznei immer weniger beachten und die Vorteile nutzen, um sich andererseits weit Unangenehmeres zu ersparen. Insofern bleibe ich mehr Praktiker als Wissenschaftler.

Der Hintergrund anderer und eher schematischer Empfehlungen der Schulmedizin hat sehr viel mit dem Thema Verantwortung zu tun: Handelt der Patient selbstverantwortlich oder wendet er sich ärztlicher Hilfe zu? Im letzteren Fall gibt der Patient die Verantwortung ab und erwartet „fachgerechte“ Therapie. Für Homöopathen gilt es, beim Patienten zu verweilen und die Wirkung der Globuli zu verfolgen. Bleibt der Erfolg aus, kommt die konventionelle Therapie zum Zuge, um Schlimmeres zu verhindern. Trotz dieses Spagats zwischen Homöopathie und Schulmedizin bin ich zu häufig positiv von der günstigen Wende im Notfall beeindruckt worden, die mit passenden Globuli erzielt werden kann, sodass ich weiterhin diese Hilfe in heiklen Phasen anbieten werde, mit der Option, die Schulmedizin komplementär zu nutzen.

2.5. Verbrennungen

Bei Verbrennungen habe ich das Vorgehen oben bereits beschrieben. Wir unterscheiden drei Stadien der Schwere: das

I. Stadium ist die Verbrühung mit Rötung, Schwellung und Brennschmerz. Hier kommen zwei Arzneien in die erste Wahl:
   - **Urtika urens**, die Brennnessel, **Urt-u.** C 30, wenn die Haut so ausschaut, als wenn Sie gerade in Brennnesseln gefallen wären. Lokal wird man kühlen oder kann Combudoron-Gel® auftragen.
   - **Apis mellifica**, die Biene, **Apis** C 30 wenn die Rötung und die Schwellung zusammenfließender sind bei gleichem Brennschmerz.

II. Stadium zeigt Verbrennungsblasen, die Haut hebt sich von der Unterlage ab. Hier liegt die Domäne von

- **Cantharis**, die spanische Fliege (ein Käfergift), **Canth**. C 30, das den intensivsten Brennschmerz und die großen Blasen in Ähnlichkeit aufweist. Auch bei Blasenentzündungen ist es das Akutmittel, wenn es bei jedem Urinabgang brennt wie Feuer und dann Blut erscheint.

III. Stadium ist die Nekrose, bei der Haut verbrannt, verkohlt und ungeschützt wird. Diese Schwere eröffnet nachfolgend Infektionen den Weg. Alkoholumschläge können das verhindern, wenn der Schmerz akut mit
- **Causticum, Hahnemanns** Ätzkalk, **Caust**. C 30 behandelt wird und die Gaben bis zum Abklingen häufig wiederholt werden. Ein Sonderfall für
- **Kreosotum**, Buchenholzteer, **Kreos**. C 30 ist die Hautverbrennung, bei der sichtbar Blutungen aus vielen freigelegten Kapillaren in die Wunde zu beobachten sind. Der Schmerz ist gleich intensiv.
Schwere Fälle mit einer Verbrennung von mehr als 7% der Körperoberfläche werden
- **Arsenicum album**, Arsenoxid, **Ars**. C 30 und klinische Beobachtung benötigen.

2.6. Gelenkverletzungen

Unachtsamkeit oder falsches Schuhwerk begünstigen Sprunggelenksverrenkungen. Betroffen ist häufiger der Außen- als der Innenknöchel. Der erste Blick auf das Gelenk gibt Hinweise für das passende Homöopathikum: Es schwillt sofort an, es schmerzt bei Belastung und Blutungszeichen können sich den Unterschenkel hinauf ausbreiten. Dann sind Gefäße und vermutlich auch Gelenkbänder zerrissen worden. Das ist wieder eine klare Indikation für drei Tage
- **Arn.** C 30. Dieses Gelenk sollte bald geröntgt werden, da Brüche beteiligt sein könnten. Bleibt die Schwellung farblos,

so können zwar auch Bänder verletzt sein, aber das Geschehen war ein Aus- und Einrenken des Gelenkes mit Überdehnungsfolgen. Dann geben wir sofort
- **Rhus toxicodendron**, der Giftsumach, **Rhus-t.** C 30. Hilfreich in beiden Fällen wird wieder die sofortige Ruhigstellung des Gelenks, das Hochlagern des Beines bis zur Abschwellung und die anschließende Stützung mit der Aircast-Schiene®. Mit Klettverschlüssen passt man individuell eine beidseitige Gelenkstütze an, die keine Seitwärtsbewegung, wohl aber eine Auf- und Abbiegung des Gelenkes nach vorne zulässt. Angebrochene Knöchel könnten weitergehende Eingriffe erfordern, weil sonst zu lange keine Belastung möglich ist und später Arthrosen drohen. Der Außenknochen wird vom Wadenbein, der Fibula, gebildet, deren oberes Ende kurz vor dem Knie außen getastet werden kann. In diesem Bereich kann das Köpfchen wegbrechen oder das Band zum Schienbein reißen. Dann müssen die Maßnahmen ausgedehnt werden.

Bei allen anderen Verrenkungen wird in gleicher Weise reagiert: **Rhus-t.** für das „Knick-Knack“, eines Hinaus- und wieder Hineinspringen des Gelenks, auch wenn für das Zurückspringen ärztliche Manipulationen wie an der ausgerenkten Schulter eingesetzt wurden. In den Arn.- und den Rhus-t-Fällen wird es Wochen brauchen, bis belastbare Stabilität wieder eingetreten ist. Das Folgemittel in beiden Fällen wird
- **Ruta graveolens**, die Weinraute, **Ruta** D 12, C 12 und später C 30, sein, welches wir in diesen ansteigenden Potenzen über drei Wochen geben.

Ruta C 30 dient in allen Fällen von Bänderverletzungen und auch von Meniskusrissen im Kniegelenk.

Zeichen für die schlimmere Fraktur sind über die Nacht anhaltende Bewegungs- und Druckschmerzen im Gelenk.

2.7. Knochenbrüche

Hier unterscheiden wir Frakturen, die komplett durchgebrochen und verschoben (disloziert) sind, deren Kontinuität zerstört ist, von Brüchen mit erhaltener Kontinuität, die lediglich angebrochen sind. Im ersteren Fall ist das erneute Richten des Knochens in End-zu-Endstellung in Vollnarkose notwendig ergänzt durch Osteosynthese, das Anbringen von Schrauben, Stiften und Platten zur Stützung. Diese Unfälle sind verständlich sehr schmerzhaft und dürfen akut vom Arzt mit Opiaten gedämpft werden. Homöopathisch werden Abfolgen notwendig, im Beginn

- **Acon**. C 30, rasch im Schock
- **Arn**. C 30 und häufig wiederholt mit und nach der chirurgischen Versorgung
- **Symphytum officinale**, Beinwell, **Symph**. C 30 wieder drei Tage. Symph. ist für alle Verletzungen geeignet, bei denen die End-zu-End-Beziehung wieder hergestellt werden muss. Das sind neben den Knochenbrüchen Muskel-, Sehnen-, Nervennähte wie auch Organtransplantationen.

In den nachfolgenden Wochen werden Röntgen-Kontrollaufnahmen zeigen, wie es mit der Wundheilung des beschädigten Organs aussieht. Ist der Fortschritt der Heilung zu schwach, verabreichen wir

- **Calcium phosphoricum**, Apatit, **Calc-p**. C 6, 12, 30 in ansteigenden Gaben über einen Zeitraum von drei Wochen. Man könnte von Woche zu Woche wechseln.

Neben dem dislozierten Knochenbruch gibt es den Ermüdungsbruch, bei dem ein Anriss mit erhaltener Kontinuität vorliegt. Das ist ein Fall für

- **Ruta C** 30. Kinder erleiden „Grünholzfrakturen“. Man bedient sich des Bildes, dass das Brechen eines Weidenzweiges durchaus gelingt, aber ein fester grüner Rindenmantel erlaubt keine Abtrennung. So ähnlich verhält es sich häufig -aber nicht generell- bei den Brüchen im Kindesalter. Auch diese Fälle werden mit Ruta behandelt und heilen in der Regel schneller aus.

2.8. Sportverletzungen

Die Homöopathie kann den verletzten Leistungssportlern gute Unterstützung bieten. Sie müssen nicht befürchten, bei den Doping-Kontrollen aufzufallen und können dennoch ihre Leistungen verbessern. Die beiden häufigsten Arzneien sind **Rhus-t.** und **Ruta**, die in verschiedenen Potenzen verwendet werden können. **Rhus-t.** eignet sich für muskuläre Überlastungen mit nachfolgender Lactatübersäuerung. Der Laie spricht vom „Muskelkater“. Das Ausmaß ist abhängig vom Trainingsumfang.

Untrainierte unsportliche Menschen, die große Wanderungen oder Skiausflüge vorhaben, sollten zwar vorher trainieren, können aber davon profitieren, wenn sie vor der Belastung und direkt danach **Rhus-t.** C 30 einnehmen. Ich rate zu einem warmen Wannenbad am ersten Abend nach der Anstrengung.

- **Ruta** kommt wiederum für alle Bänder-, Sehnen- und Gelenküberdehnungen in Frage.

Speziell beim Skilaufen und Wandern im Gebirge kann der Flachländer in Probleme mit den Höhenbedingungen kommen, umso mehr je anstrengender die Belastung war. Die Höhenkrankheit kann sich in Kopfschmerzen (durch Gehirnödem), Atemnot und generellem Unwohlsein äußern. Homöopathisch hilft,

- **Coca**, die Kokapflanze, **Coca** C 30. Andernfalls muss der sofortige Abstieg angetreten werden.

Eine typische Sportverletzung ist der Muskelfaserriss. Die passende homöopathische Arznei ist

- **Calendula officinalis**, die Ringelblume, **Calend.** C 30. Die Muskelpartie darf vorerst nicht weiter belastet werden und wird fest bandagiert.

Prellungen und Quetschungen von Ballspielen sind wieder Ereignisse für **Arn.** oder **Bell-p.**

3. Wie hilft man bei Operationen?

Es lohnt sich immer, geplante operative Eingriffe homöopathisch zu begleiten, um die Lebenskraft für eine zügige und vollständige Überwindung der Eingriffe zu stimulieren. Sie sollten sich rechtzeitig mit den notwendigen Arzneien vorbereiten. Prophylaktisch ist eigentlich nichts notwendig, außer dass man sich Gedanken über den besten Zeitpunkt macht, der individuell entschieden werden kann. Frauen mit Menses wählen am besten die ersten 14 Tage nach der Periode. Der Patient sollte frei von schwelenden Krankheiten, von Allergien und topfit sein. Um einer drohenden Gerinnungsstörung und Thrombose nach der Operation vorzubeugen, ist es empfehlenswert, vier Wochen vor dem Eingriff komplett auf tierisches Eiweiß und auf Alkohol zu verzichten.

Homöopathie beginnt erst nach dem Eingriff und unmittelbar nach der Narkose. Angehörige oder eine Pflegekraft der Klinik sollten sofort im Aufwachraum

- **Nux vomica,** die Brechnuss, **Nux-v.** C 30 geben und verkleppert in Wasser fortgesetzt verabreichen, bis der Patient bewusstseinsklar und orientiert ist. Danach beginnen drei Tage der

- **Arn.** C 30 Gabe, die bei Schmerzpersistenz und Nervenverletzungen von
- **Hyper.** C 30 ergänzt wird.

Die weitere Wahl entscheiden Komplikationen. Wenn die Narkose trotz **Nux-v.** mehr Probleme bereitet hat, unter der Narkose Komplikationen aufgetreten sind, kann

- **Lach.** C 30 besser helfen.

Größere Blutverluste können erhebliche Schwäche bewirken, die mit

- **China officinalis**, der Chinarinde, **Chin.** C 30 eindrucksvoll verbessert werden kann.

Nachblutungen kommen postoperativ vor und lassen sich häufig mit

- **Phosphor**, **Phos.** C 30 stoppen. Blutungen aus kleinen Kapillaren im Rahmen der Gerinnungshemmung (Antikoagulation), die wegen Thrombosegefahr bei Bettlägerigkeit ergänzt wird, versuchen wir mit
- **Achillea millefolium**, die Scharfgabe, **Mill.** C 30 oder D 6 zu beruhigen.

Scheinbare Ungerinnbarkeit als Sturzblutungen bei geschwächten bis ausgezehrten Frauen insbesondere mit uterinen Dauerblutungen stoppt man mit

- **Secale cornutum**, dem Mutterkorn, **Sec.** C 30

Erholt sich ein operierter Patient auch nach einer Woche nicht von seiner Schwäche, ist es ratsam,

- **Carbo vegetabilis**, die Holzkohle, **Carb-v.** C 30 zu geben.

Bei der Gewinnung der Holzkohle wurde mit erstickender Verbrennung das Wasser aus dem Kohlenstoffgerüst von Holz entfernt, um die Kohle für die Grillparties zu nutzen. Vergleichbar arm an Wasser und Sauerstoff ist der dauerbewusstlose, entkräftete Patient der Intensivstation, dessen

Lebenskraft wieder entflammt werden muss, so wie die Grillgäste versuchen, ein erlöschendes Feuer mit einem Gebläse wieder zu aktivieren.

Kritische, todesnahe Fälle könnten noch
- **Arsenicum album**, Arsenoxid, **Ars.** C 30 benötigen. Dieser Patient ist zwar schwach aber klar bei Bewusstsein und in Todesangst. Kritisch wird die Nacht, in der ein Ars.-Patient nicht allein bleiben kann, ständig Getränke in kleinen Schlukken wünscht und durch Unruhe und Schweiße auffällig wird. Tagsüber befindet sich ein Ars.-Patient eher in einem Dämmerzustand. Klinisch können schwere schwächende Krisen vorliegen, eine Lungenentzündung, ein Nierenversagen, ein Leberausfall oder eine Sepsis (schwere generalisierte Entzündung).

Es versteht sich von selbst, dass der Patient in der Klinik sich im Griff der Schulmedizin befindet und die Homöopathie eine individuelle Ergänzung auf persönlichen Wunsch bedeutet. Man sollte sich vor dem Eintritt in ein Krankenhaus den nötigen Respekt und Freiraum verschaffen, dass diese begleitende homöopathische Therapie stattfinden soll. So mancher Klinikchef will aus Unkenntnis und Sorge um seine Verantwortung diese Ergänzungen nicht tolerieren. Dann kann man eine vertraute Person engagieren, die die homöopathische Arbeit leistet und die Globuli verabreicht. Homöopathie kann neben der Schulmedizin eingesetzt werden, weil der Ansatz ein völlig anderer ist als die Wirkung durch hohe Arzneidosen. Patienten und ihre Angehörigen könnten nach missglückten Operationen oder unerwarteten Komplikationen zu dem Punkt gelangen, dass Ärzte ihnen offenbaren, dass sie nichts mehr tun können und auf kirchliche Kräfte verweisen. Die Homöopathie kann immer noch helfen, solange die Lebenskraft vorhanden ist!

Ich überblicke zahlreiche schwere Fälle von operierten Patienten, die durch die Homöopathie überlebt haben.

Zwei Patienten haben mich sehr beeindruckt, von denen ich hier berichten möchte, einerseits um die Chancen aufzuzeigen und andererseits um verständlicher zu machen, warum ich trotz nachgesagter „Unwissenschaftlichkeit“ mich weiter dieser Methode Homöopathie bediene.

Im ersten Fall handelte es sich um einen ca. 12 Jahre alten Jungen, der an einem durchgebrochenen Blinddarm notfallmäßig operiert wurde. Die ganze Bauchhöhle war voller Eiter. Es wurde ein Stück Darm entfernt, der Bauchraum gespült, eine Drainage eingelegt und wieder verschlossen. Das Eitern hörte trotz Antibiotika und täglichen Spülungen des wieder eröffneten Bauchraumes in Vollnarkose nicht auf. Diese täglichen Revisionen zogen sich über zwei Wochen hin, bis man der sorgenden Mutter zu verstehen gab, dass der Junge das nicht mehr lange mitmachen werde, denn die Schwächung hatte bereits zu einer Dauerbewusstlosigkeit (Koma) geführt. Mit Gaben von **Carbo vegetabilis**, **Carb-v**. in C 200, erwachte der Junge und danach wurden keine Eiterbildungen mehr registriert. Daraufhin konnte der Bauch vollständig verschlossen werden und das Kind erholte sich langsam. Die Symptome waren knapp, was in solchen Notfallsituationen typisch ist, sodass die Arzneiwahl sehr genau die wenigen Symptome decken muss: Folgen von Flüssigkeitsverlusten, Bewusstlosigkeit und notwendige Beatmung mit Sauerstoff, Schwäche durch Operationsfolgen.

Bei einem Patienten um die 40 Jahre alt war eine Aussakkung einer wichtigen Schlagader (Aortenaneurysma) festgestellt worden, die jederzeit platzen und zum Tode führen konnte. Ein berühmter lokaler Gefäßchirurg riet zum Gefäßersatz und operierte am offenen Brustkorb. Das Operationsergebnis war gelungen, nur der Patient blutete mindesten 20

Mal derart heftig nach, dass man jedes Mal den Brustkorb für die Blutstillung wieder öffnen musste. Um noch äußere Wundheilung erwarten zu können, musste nach 10 Revisionen der Zugang zur inneren Wunde und für die Blutstillung operativ gerändert werden. Das Blutvolumen war mehrfach ausgetauscht, der Patient dauerbewusstlos komatös und präfinal. In dieser Situation haben Angehörige nach meinem Rat gefragt und auch hier war **Carb-v.** C 200 die Lösung. Der Patient erwachte bereits nach der ersten Gabe und blutete von dieser Minute an nicht mehr. Als er nach dem Erwachen von diesem Verlauf erfuhr, erfasste ihn Todesangst, die sich mit großer Unruhe und Angstzeichen im Ausdruck zeigte. Noch auf der Intensivstation erlitt er eine Ergussbildung im Brustkorb, die an Volumen zunahm, die Lunge auf der linken Seite verdrängte und seine Atmung erschwerte. Eine gelegte Drainage mit Vakuum war zunächst erfolglos. Man unterließ weiteres Manipulieren, um keine erneute Blutung auszulösen. Als Symptome erfuhr ich von der Todesangst, den Folgen von Blut- und Flüssigkeitsverlusten, Folgen der Schwächung nach der Operation und nun noch die körperliche Unruhe. Alles sprach für Arsenicum album. Von diesem Mittel kennen wir die ungemeine Frostigkeit, die betont rechtsseitigen Beschwerden und das Verlangen nach heißen Anwendungen. Mein Patient war aber hitzig und versuchte ständig, die Decke abzuschieben. Dann darf kein Ars. verschrieben werden. Die wenigen Symptome müssen genau passen. Also suchte ich nach einer hitzigen Arsenverbindung. Die gibt es als Ars-s. (mit Schwefel) und als Ars-j. (mit Jodum) in Verbindung. Sulf. ist stets geeignet, wenn nach Antibiotika Schwäche zum Problem wird. Aber von Jodum kennen wir die Hitzigkeit, die Unruhe im Liegen und die Fähigkeit, den Stoffwechsel zu steigern und Ergüsse resorbieren zu helfen. Also war die Entscheidung klar: Der Patient erhielt **Ars-j.** C

200 und reagierte prompt mit einer Steigerung der Unruhe. Dabei verspürte er Harndrang, konnte im Liegen den Urin nicht loswerden, richtete sich auf und und stand selbständig zum ersten Mal seit der Operation vor dem Bett. In diesem Moment zog das Vakuum in der Drainage, der Erguss verschwand und kam nicht mehr wieder. Der Patient erholte sich darauf vollständig.

Für beide Patienten war die schulmedizinische Hilfe erschöpft und wirkungslos geworden und beiden konnte mit Carb-v. geholfen werden. Hier kann man nachvollziehen, was die Stimulation der Lebenskraft noch bewirken kann.

Wenn Patienten zu lange auf der Intensivstation verweilen, erleiden sie einen schweren Stress durch die Aktivitäten und Unruhe, die dort über 24 Stunden stattfindet. Das kann zu einem Stressulkus, einem Magengeschwür, führen, welches mit den Symptomen von Halten des Oberbauches, Krümmen des Körpers nach hinten und Erbrechen von schwärzlichem Sekret oder Abgang von schwarzem Stuhl (durch Blut) mit der Arznei

- **Bismuthum subnitricum**, Wismutnitrat, **Bism-subn.**

C 30 oder C 6 behandelt wird. Bei Andeutung der Besserung muss der Patient schnellstmöglich auf eine normale ruhigere Station verlegt werden.

Wenn am Ende die zugefügten Wunden nicht richtig verheilen, können Fadenreste der Grund sein. Das kann mit

- **Silicea**, Kieselerde, **Sil.** C 6, 12, 30 behandelt werden. Entweder zeigen sich dann bald die Fäden und können entfernt werden oder es schließt sich einfach die Wunde.

Schnittwunden, die sekundär eitern und immer wieder aufbrechen, benötigen

- **Delphinium Staphisagria**, den Läusesamen, **Staph.** C 30.

Im Gespräch mit dieser Patientin kann man erfahren, dass sie in ihrer Seele verletzt ist, sich geschnitten, sprich übergangen fühlt. Eine stille Empörung oder eine Art Implosion hat sich eingestellt, die mit äußerer Freundlichkeit überdeckt wird, aber die Lebenskraft und Heilung behindert. Irgendetwas am Ablauf oder der erniedrigende Umgang mit ihr durch Ärzte haben ihre Erregung ausgelöst. Erhält diese Patientin **Staph.**, so kann es aus ihr herausbrechen und zu heftigen Vorwürfen führen. Das verschafft ihr innere Entlastung, so dass die Wunde anschließend heilen kann.

4. Was kann bei schweren Notfällen getan werden?

Unvermittelt bricht jemand in Ihrer Umgebung zusammen. Sie wissen nicht den Grund. Sie sehen nur die authentische Reaktion, das Aussehen, die Färbung, das Verhalten, die Bewegungen, die Ausscheidungen und den Ausdruck und können aufgrund dieser Zeichen sofort homöopathisch handeln. Vielleicht teilen Ihnen bereits begleitende Personen die mögliche Ursache oder Vorgeschichte mit. Selbstverständlich organisieren Sie zugleich die Rettungsaktionen und die ärztliche Hilfe. An dieser Stelle geht es mir nicht um die „Erste Hilfe“, die man in Rot-Kreuz-Lehrgängen in der Fahrschule oder zu anderen Zeiten erlernen kann. Diese Maßnahmen und Handgriffe stehen natürlich als Sofortmaßnahmen an erster Stelle. Hier geht es um die zusätzliche homöopathische Unterstützung. Das schmale Zeitfenster zwischen dem Erstkontakt und dem Eintreffen der medizinischen Hilfe kann genügen, homöopathische Mittel einzusetzen und eindrucksvolle Sofortreaktionen der Verbesserung zu erleben, die den weiteren Verlauf entschärfen können. Hier sind aussichtsreiche Erstmittel genannt, die wiederholt das leisten können, was wir erwarten und was bereits von vielen Homöopathen erlebt und bestätigt wurde. Mit der Hausapotheke können C 30-Potenzen eingesetzt werden. Meine besten Erfahrungen in derartigen Notlagen habe ich jedoch mit der C 200-Potenz.

4.1. Herzinfarkt

In den Industrienationen ist der Herzinfarkt heute (2017) noch die häufigste Todesursache. Jederzeit kann man in der Öffentlichkeit oder im Privatraum mit solch einem Geschehen konfrontiert werden. Die betroffene Person wird blass, kaltschweißig, kollaptisch, öffnet den Kragen, greift sich an die linke Brust und fällt mit schmerzverzogenem Gesicht vor Ihnen um. Was steckt dahinter? Ein Herzkranzgefäß ist verstopft, bringt die betroffene Herzwand zur Erschlaffung, der Pumpdruck kann nicht mehr aufgebaut werden und es versagt der Kreislauf. Der Sauerstoffmangel am Herzen bewirkt den intensiven Schmerz. Eine andere Variante, die der Notarzt abgrenzen muss, ist der plötzliche Herzstillstand mit der Nulllinie im EKG (Elektrokardiogramm). Für die homöopathische Arzneiwahl ist das zunächst nicht so relevant, jedoch für die Ersthilfe sehr: Ein Herzinfarkt reduziert den Blutdruck, hier muss der Schmerzstress rasch durch Opiatgaben durch den Notarzt beendet werden. Ein Herzstillstand erfordert die aktive Thoraxkompression und künstliche Beatmung (auf 20 Kompressionen erfolgt eine Beatmung), um einen Notkreislauf aufrecht zu erhalten. Der Notarzt wird mit dem Elektroschock versuchen, einen spontanen Herzrhythmus wieder herzustellen.

Homöopathisch stehen drei Akutmittel zur Wahl, wobei man sich nur für eines in hoher Potenz entscheiden sollte:

- **Nicotiana tabacum**, der Tabak, **Tab.** C 30/200: Der Patient wird leichenblass, reißt sich den Kragen auf, ist kaltschweißig und klagt über Sterbensübelkeit und Hinfälligkeit. Er will nicht bewegt werden, nur unbedeckt liegen und die Augen schließen.
- **Cactus grandiflorus**, mexikanischer Kaktus, **Cact.** C 30/200: Hier steht der akute heftige Schmerz im Vordergrund. Der Patient schreit auf, greift sich zur linken Thoraxseite und vergräbt krampfende Finger in die Kleidung oder direkt in die Brusthaut. Die Atmung ist kurz und stoßweise. Falls der Patient noch nicht bewusstlos ist, klagt er über eine metallartige Herzumklammerung wie eine Kralle oder eiserne Faust, die ihm die Luft zum Atmen nimmt.
- **Latrodectus mactans**, die schwarze Witwe, eine Spinne, **Lat-m.** C 30/200: Der „Klassiker“ beim Herzinfarkt ist das Erleben, dass sich ein intensiver Schmerz zur linken Schulter und weit herunter in den linken Arm erstreckt.

Ein homöopathischer Kollege, Internist, wird von einem Patienten mit akutem Herzschmerz aufgesucht. Er veranlasst sofort ein EKG bei dem kollaptischen blassen Mann. Es zeigt sich das für die Mangelversorgung des Herzens mit Sauerstoff typische Verletzungszeichen im Stromkurvenverlauf des EKGs, das man auch als „hohe Schulter“ benennt, dass aus der ansteigenden R-Zacke kein Rücklauf zur Basislinie, sondern hoch parallel die Verletzung des Herzens wie beim akuten Infarkt zur Darstellung kommt. Da der Patient über die einengende feste Faust um das Herz klagt, gibt er ihm sofort Cact. C 200 auf die Zunge und ruft Krankenwagen und Notarzt. Nach der Versorgung durch den Notarzt händigt der homöopathische Kollege das EKG als „Beweis“ für den Herzinfarkt aus, und der bereits ruhiger wirkende unverändert blasse aber nicht mehr klagende Patient wird in die

Notfallambulanz transportiert. Das dort wiederholte EKG zeigt zur Überraschung der anwesenden Ärzte einen normalen Stromverlauf. Hätte nicht das eindeutige Infarkt-EKG vorgelegen, wäre von einer Fehldiagnose oder von einer unbegründeten Notmaßnahme die Rede gewesen. Das beliebteste Argument der Kritiker der Homöopathie lautet: Das wäre auch ohne Globuli so verlaufen!

4.2. Apoplex

Der akute Hirnschlag kann durch drei Ereignisse geschehen:

Am häufigsten liegt die Verengung einer bedeutenden Hirnarterie vor, die plötzlich zu einem Verschluss (Thrombose) kommt und zu einer Mangeldurchblutung des Versorgungsgebietes führt, der Hirninfarkt. Dieses Ereignis kann unterschiedlich intensiv sein und fällt zuerst durch Lähmungserscheinungen auf. Ursächlich ist häufig eine Herzrhythmusstörung mit Vorhofflimmern, dass sich Gerinnsel dort bilden, die vom Herzen in das Gehirn geschleudert werden (Embolisierung).

Seltener ist die Massenblutung in einen Gehirnventrikel, die eher tödlich ist, da keine schnelle Entlastung erfolgen kann und der ansteigende Hirndruck fatal wirkt.

Schließlich gibt es noch das Aneurysma einer Gehirnarterie, das geplatzt ist. Bei den letzten beiden Fällen ist plötzliche Bewusstlosigkeit mit einseitiger Augenpupillenverengung typisch.

Solche Patienten müssen so schnell wie möglich in eine Noteinrichtung, die heute unter dem Namen „brain stroke" als „Stroke-unit" organisiert sind. Homöopathisch kann der Spielraum bis zum Transport mit

- **Opium**, Saft des Schlafmohns, **Op.** C 200 genutzt werden.

Die besten Aussichten mit **Op.** hat man, wenn sofort gehandelt wird.

4.3. Sonnenstich, Hitzeschock

Nordeuropäer sind nicht so sonnenverwöhnt wie die Südeuropäer und neigen im Urlaub zu übertriebenen Sonnenexpositionen, während die Einheimischen ihre Siesta machen, sich mittags der intensivsten Sonnenstrahlung und Hitze entziehen. Wer dann noch den Schutz des Kopfes vernachlässigt, was an windigen Tagen oder auf dem Meer leichtfertig geschehen kann, erleidet den Sonnenstich. Dahinter verbirgt sich ein Gehirnödem, das bevorzugt abends und nachts beginnt. Zuerst erkennt man das intensiv rote Gesicht, dann die Unruhe des Patienten, weil keine Lage Erleichterung bringt und zuletzt nur noch wegen berstender Kopfschmerzen aufrecht gesessen wird. Erbrechen begleitet den hämmernden Schmerz und eine lähmende Kollapsigkeit umgibt das Leiden. Das erste Mittel wird

- **Atropa belladonna**, die Tollkirsche, **Bell**. C 30 sein, wenn der Patient durch seine intensive Gesichtsröte, durch die pulssynchronen Kopfschmerzen mit schweißiger Stirn, Unruhe und Durstlosigkeit auffällt. Dieses Mittel soll den Druck lindern und Ruhe vermitteln.

Steigert sich jedoch der Kopfschmerz, sodass der Patient nur noch sitzen kann, den Kopf mit beiden Händen zusammenpresst und heftige Flüche von sich gibt, dann benötigt er

- **Glonoinum**, Nitroglycerin, **Glon**. C 30.

Eine zu schwache Wirkung zeigt sich im weiteren Verlauf durch die hartnäckige Schlaflosigkeit mit Kopfschmerz und Brechneigung. Der Patient gibt Vergrößerungsempfindungen an, dass zum Beispiel eine Hand sich größer als die andere anfühle oder er meint, das Bett sei zu heiß. Dann ist die Zeit von

- **Op**. C 200 gekommen. Bei **Op**. besteht entweder Schlafsucht oder das Gegenteil, eine quälenden Schlaflosigkeit. In

Phasen zeigen sich im Verhalten Benommenheit, Verwirrung und Deliranz.

Hat der Hitzeschock ein völliges Zusammenbrechen des Kreislaufs bewirkt, der durch anhaltendes Erbrechen und manchmal auch mit zusätzlichen Durchfällen noch ein bis zwei Tage lähmt, das Aussehen eher blasser ist und in der Vorgeschichte bereits eine vergleichbare Überempfindlichkeit für zu viele Sonnenexpositionen bekannt ist, dann kann
- **Natrium carbonicum**, Soda, **Nat-c.** C 30 Linderung verschaffen. Hier muss auf eine Ergänzung der verlorenen Flüssigkeit und Minerale geachtet werden.

4.4. Erfrierungen, Kälteschock

Diese Notfälle ereignen sich in Winterszeit im Hochgebirge oder bei arktischen Minusgraden. Ein Kälteschock kann durch zusätzlichen Stress wie durch Angst und Panik wegen Gefäßzusammenziehungen verschlimmert werden, wenn die betreffende Person in eine Schneelawine geraten ist oder aus anderen Gründen sich im Schnee kritisch unterkühlt hat. Einen Kälteschock kann auch ein vom Ertrinken Geretteter erleiden. Reanimierte Patienten werden notfallmäßig künstlich unterkühlt, um ihren Energieverbrauch zu drosseln. Neben der behutsamen Wiedererwärmung des Patienten bietet sich hier eine Erstarznei an, die unbedingt in einer C 200-Potenz vorrätig sein sollte:
- **Camphora**, der Kampfer, **Camph.** C 200. Camph. hat die Symptomatik der Leere und Kälte: Nichts wird wahrgenommen, alles ist wie erstarrt und ohne Leben.
- **Agaricus muscarius**, der Fliegenpilz, **Agar.** C 30 eignet sich für Kälteschäden wie angefrorene Gliedmaßen. Charakteristisch ist das Symptom, wie wenn man von vielen Eisnadeln gestichelt werde. Der Fliegenpilz war in Sibirien sehr

geschätzt, weil man unter seiner milden Giftwirkung die Kälte besser ertragen konnte.
- **Led.** C 30 eignet sich für Erfrierungen im Zusammenhang mit Alkoholkonsum.

4.5. Akuter Bauch

Der sogenannte „Akute Bauch" kann viele Gründe haben. Regelmäßig wird die Bauchdecke verhärtet sein und von außen wird Druck nicht toleriert. Krämpfe, Erbrechen und spärlich bis keinen Stuhl weisen auf einen Darmverschluss hin, der Ileus. Der Verdacht ist umso mehr begründet, wenn es bereits eine Darmoperation in der jüngeren Vorgeschichte gegeben hatte und nun eine Narbenverschlingung vermutet werden kann, der Bridenileus. Das akute Homöopathikum ist
- **Tab.** C 30 und bei Verschlimmerungen der Not oder zu schwacher Wirkung folgt
- **Op.** C 200. Bei keinen Lösungen auf beide Mittel und wenn die Allgemeinverfassung sich nicht bessert und kein Abgang von Stuhl erfolgt, ist eine Noteinweisung in ein Krankenhaus unumgänglich.

Es könnte sich aber auch um einen akuten Blinddarm handeln. In meiner 40 jährigen klinischen Erfahrung habe ich mit vielen Blinddärmen zu tun gehabt. Anfangs konnte ich mit täglichen Einlieferungen das Operieren am Bauch erlernen. Mit dem Ende der Pockenimpfung 1976 nahmen sukzessive diese häufigen Entzündungen bei Kindern und Jugendlichen ab. Heute ist diese Erkrankung selten geworden und stattdessen reagieren geimpfte Kinder mit Allergien und Infekthäufungen. Der Blinddarm wird auch „Bauchtonsille" genannt, weil er als Blindsack lymphatisches Gewebe enthält, das natürlich durch Immunstimulationen reagieren kann wie die Halsmandeln mit Entzündung und Anschwellungen. Dann lokalisiert sich der Schmerz rechts unterhalb

der Nabelebene in den rechten unteren Quadranten und das rechte Bein wird in Rückenlage zur Entlastung des gereizten Bauchfells angezogen. Die Seitenlage rechts wird bevorzugt, jede Bewegung vermieden und gewimmert. Ein dabei auftretendes Erbrechen ist ein ernstes Zeichen, weil es auf eine Bauchfellentzündung hinweist. Bei Unsicherheit in der Beurteilung kann heute in chirurgischen Ambulanzen mit Ultraschall der entzündete Blinddarm erkannt werden. Das sollte man in alle Überlegungen mit einbeziehen.
Hier ist früh als Erstarznei
- **Bryonia alba**, die Zaunrübe, **Bry**. C 30 notwendig. Danach zeigt sich rasch der Erfolg in einer Entspannung der Bauchdecke, im Abgang von Stuhl, dem Nachlassen von Übelkeit und Erbrechen und dem Interesse zu trinken und zu essen.
- **Bell**. C 30 kann noch in Frage kommen, wenn die Schmerzen plötzlich erscheinen, plötzlich wieder abklingen, zum Überstrecken zwingen und mit intensiver Gesichtsrötung einhergehen. Bessert sich die allgemeine Verfassung trotz Abschwächung der Bauchsymptome nicht, kann es zu einem Platzen des Darmanhängsels (Appendix) gekommen sein, eine typische symptomenschwache lebensgefährliche Latenzphase folgt. Man muss dann mit Eiter im Bauchraum rechnen, was schnellstens operativ und antibiotisch gelöst werden muss. Auf dem Weg in die Klinik würde ich noch
- **Lachesis muta**, die Buschmeisterschlange, **Lach**. C 200 mitgeben wegen der drohender Sepsis für den Fall, dass sich Eiter im Bauchraum verteilt.

Schließlich können akute Bauchbeschwerden durch Steinleiden, die beim Abgang einklemmen, ausgelöst werden. Die Schmerzen stehen im Vordergrund und treten in peristaltischen Wellen auf am Gallengang im rechten Oberbauch oder am Harnleiter rechts oder links in den jeweiligen Flanken. Im

akuten Beginn können Blässe, Kälte und Kollaps das Erscheinungsbild verwirren. Der Patient ist frei von Fieber, zeigt aber Blut im Urin (Teststäbchen in der Apotheke besorgen). Dann kann
- **Tab.** C 30 rasch Klärung bringen.

Nun beobachten wir bei zwei Kolikmitteln zweierlei Spontanverhalten bei Schmerzen neben den vegetativen Beschwerden wie Übelkeit, Erbrechen und manchmal auch Durchfall:
- **Citrullus colocynthis**, die Koloquinte, **Coloc.** C 30. Der Patient presst seine Faust gegen den Schmerzort und beginnt sich darüber zu krümmen. Die Schmerzen verlaufen in Wellen. Warme Auflagen werden als sehr angenehm empfunden. Ärger und Kränkung können die Auslöser gewesen sein. Dann erinnert das akute Verhalten von **Coloc.** dem des Schneider Böck, dem Max und Moritz im Buch von Wilhelm Busch böse Streiche gespielt haben.
- **Dioscorea villosa**, die Yamswurzel, **Diosc.** C 30. Im gegensätzlichen Verhalten überstreckt sich der Patient nach hinten währen der Koliken, die eher schneller kommen und gehen. Diese Schmerzreaktion ist ungewöhnlich und selten und daher kann man schöne Verbesserungen mit diesem Mittel erleben.
- Durch die entspannende Wirkung wächst die Aussicht, dass sich der Stein spontan löst, was mit warmen Bädern, vermehrtem Trinken und diversen Tees und Phytopharmaka unterstützt werden kann.

4.6. Krampfanfall, epileptischer Anfall

Diese Ereignisse überfallen aus heiterem Himmel gehirnbeschädigte Patienten. Krampfanfälle sind für die Betroffenen sehr anstrengend und für die Umgebung unerträglich, weil sie nicht zu helfen wissen und sofort nach dem Notarzt rufen.

Es könnte ja auch eine akute Hirnblutung dahinter stecken. Bekannte und behandelte Epileptiker können diese Anfälle in der Öffentlichkeit nicht verhindern geschweige denn kontrollieren und ärgern sich danach, weil sie sich regelmäßig auf einer Intensivstation wiederfinden.

Zuerst sollte man den Krampfenden in die stabile Seitenlage bringen, damit er sich nicht an Erbrochenem verschluckt oder aspiriert. Sofort danach kann ein Keil zwischen die Zähne geschoben werden, da der große Krampfanfall mit Zungenbissen einhergeht. Einnässen und Einkoten kommen vor. Wenn es dann noch eine besonnene Person mit einer griffbereiten homöopathischen Apotheke gibt, bleibt nur die Wahl für

- **Cuprum metallicum**, Kupfer, **Cupr.** C 30/200 in kurz wiederholten Gaben.

Nach dem Anfall wird dieser Patient in der Regel in einen Müdigkeitszustand geraten, in dem auf Fragen geantwortet wird allerdings mit einer „langen Leitung“, was den Eindruck erzeugt, dass alles im Gehirn sehr langsam abläuft. Dann geben wir

- **Helleborus niger**, die schwarze Christrose, **Hell.** C 30. Es sind die gleichen Mittel, die bei einem Fieberkrampf gegeben werden. Diese Krämpfe kommen bei Kindern bis zum neunten Lebensjahr vor, sind absolut harmlos und ohne Folgeschäden, dürfen stattfinden und gehen nicht mit Zungenbissen oder Einnässen einher.

4.7. Kreislaufkollaps

Der Kollaps begleitet viele akute Notzustände, sodass eine schnelle Arzneientscheidung zur Beeinflussung des klinischen Hintergrundes lohnend werden kann. Es handelt sich um eine Vaguswirkung im Übermaß: Tagsüber sind wir wach und arbeitsam mit dem Sympathikusnerv des autonomen

Nervensystems, nachts schlafen und verdauen wir mit dem Vagusnerv, der die Gefäße des Bauchraumes weit macht, die Verdauung unterhält, den Blutdruck senkt und den Wachzustand reduziert beziehungsweise den Schlaf stützt. Schwere Schmerzen, akute Brechdurchfälle oder zu schnelles Aufrichten bei Kreislauflabilen können reflektorisch eine Hypervagusreaktion auslösen, mit der es zur plötzlichen Bewusstlosigkeit kommen kann. Der Patient wird blass, klagt über Übelkeit, schwere Atmung und Druck im Darm, entleert sich plötzlich und fällt um. Hier hilft

Veratrum album, der weiße Germer, **Verat.** C 30 sofort. Verat. friert, möchte zugedeckt werden und trinkt auf Aufforderung mit Vorliebe eiskalte Getränke. Nur das konsequente Liegen, die Horizontale, macht den Zustand erträglich. Jeder Aufrichteversuch führt zur erneuten Symptomatik von Übelkeit und Erbrechen. Alternativ kann
- **Nicotiana tabacum** C 30 abgegrenzt werden. **Tab.** will die Kleider geöffnet und gelockert haben, braucht frische Luft, will nicht bewegt werden, verweigert das Trinken und klagt über eine Sterbensübelkeit.

4.8. Die Seekrankheit

Wer einmal eine Schiffsreise mit Seegang erlebt und erlitten hat, weiß wie grässlich dieses Leiden ist, das durch eine Überreizung unseres Lagesinnesorgans ausgelöst wird. Zuletzt entsteht Todessehnsucht, damit das alles ein Ende hat. Für das nächste Mal sollte man sich vorbereiten. Hilfreich kann Vitamin C sein, indem man alle vier Stunden 500 mg einnimmt oder permanent Äpfel oder anderes Obst kaut. Schulmedizinisch werden Antihistaminika gegeben, die den Nachteil der Müdigkeit haben. Es gibt das Ohrpflaster mit dem Wirkstoff Scopolamin und die Tabletten mit Dimenhydramin. So oder so ist das Schiffserlebnis beschnitten und die Angst, es könnte einen erwischen, verschlimmert noch die Lage. Hilfreich kann sein, sich sofort in die Kabine zu begeben und Schlaf zu suchen. Andere müssen an Deck sein, den Horizont beobachten und die Frischluft spüren.

Hier kann die Homöopathie drei verschiedene Mittel anbieten, nachdem man sich in der Zeit davor bemüht hatte, mehr gesundheitliche und Kreislaufstabilität zu erreichen.

- **Tab**. muss liegen oder an Deck in Frischluft den Horizont verfolgen. Es ist unser häufigstes Mittel und hilft besonders denjenigen, die in ihrer früheren Lebenszeit intensiv geraucht haben. Die Übelkeit ist vernichtend, die Kreislaufschwäche mit Schwindel und Blässe sind unerträglich. Nur das rechtzeitige Hinlegen könnte helfen, die Seefahrt zu überstehen.
- **Petroleum**, **Petr.** C 30. Dieser Patient kann den Seegang aushalten, wenn er stets für einen vollen und beschäftigten Magen sorgt. Bei Nüchternheit gerät er in die Not von Schwindel und Erbrechen, welche bis zum Ende des Seegangs anhalten.
- **Cocculus indicus**, die Kockelskörner, **Cocc**. C 30 eignen sich für Personen, die zuvor unter Schlafstörungen und -mangel gelitten haben, sehr in Aufregung vor der Reise standen und nervlich „dünnhäutig“ sind. Schlafmangel aus der Vorzeit ist der deutlichste Anlass für diese Arznei. Cocc. hat Durst, mag Wärme und leidet unter Kälte und Kaltwerden. Die Labilität bei Cocc. kann die Folge von Nachtwachen oder Schlafmangel durch Pflege kranker Personen sein.

4.9. Vergiftung

Verdorbene Speisen, Lebensmittelgifte, Pilzgifte oder auch Atemgifte können mengenabhängig zu lebensbedrohlichen Verläufen führen. Am häufigsten sind es die Folgen von verdorbenem tierischen Eiweiß. Der Organismus sorgt mit heftigem Erbrechen und Durchfall für eine möglichst geringe Aufnahme des Giftes beziehungsweise für eine beschleunigte Herausbeförderung. Das klingt nach einer sehr sinnvollen Reaktion, die es auch ist aber zum Selbstläufer werden kann und nicht endet. Durch die Flüssigkeitsverluste erschöpft der Patient schnell. Die schulmedizinischen Gaben von Anti-Brechmitteln wie Dimenhydrinat (Vomex A®) oder Durchfallstopp mit Loperamid (Immodium®), das man Kindern unter 12 Lebensjahren wegen der Gefahr des Darmverschlusses nicht geben darf, können komplementär zur Soforthilfe ergänzt werden. Die Intensität dieser Vorgänge und der Verdacht auf Vergiftung führt zu

- **Arsenicum album**, Arsenoxid, **Ars.** C 30. Wer einmal diese beruhigende Wirkung von Ars. in dieser unerträglichen Situation erlebt hat, wird sehr dankbar für die homöopathische Hilfe sein.

Ein typisches Ergänzungsmittel kann hier wieder

- **Carb-v.** C 30 sein, wenn die Schwäche und Schläfrigkeit mit einem prallen Bauch, schwerer Atmung, Herzsensationen (Druck, Kälte, Unwohlsein in der Herzgegend) und kalter Peripherie der Extremitäten einhergehen.

Bei Rauch- und Kohlenstoffvergiftungen ist Carb-v. als Erstmittel notwendig.

4.10. Schalltrauma, Gehörsturz

Plötzliche Lärmquellen in hoher Intensität können zur Beschädigung des Innenohres, dem Gehörorgan Schnecke, führen. Das akute Mittel ist dann

- **Arn.** C 30.

Anders verhält es sich beim Hörsturz. Hier haben Stressbedingungen zu einer nervlichen Überreizung geführt, die mit Durchblutungsstörungen und einer Unterversorgung des Innenohres einhergeht. Die Schulmedizin gibt hier Infusionen mit gefäßerweiternden Arzneien und häufig Kortisonzusätze. Nachweislich hat das mehr Placeboeffekt als eine sinnvolle Arzneiwirkung. Gerade ältere Patienten reagieren auf gefäßerweiternde Arzneien mit Weitstellungen in unbeschädigten Gefäßen und so gut wie gar nicht in den verkalkten. Im Innenohr kann die Versorgung gerade durch Arteriosklerose eingeschränkt sein.

Nun sollte man unbedingt dafür sorgen, dass der Stress abgestellt wird. Ruhe und Schlaf müssen mehr Raum bekommen, Nikotin, Alkohol und Fastfood sollten abgestellt und durch eine gesündere vegetarische Ernährung ersetzt werden. Eine intensive Lockerung der verkrampften Nackenmuskulatur trägt zur Verbesserung bei.

Homöopathisch helfen drei Arzneien: Die häufigste Arznei für gefäßgesunde Patienten, die unter Verspannungen im Nackenbereich, unter Schlafmangel und generell unter zu viel Stress leiden, ist

- **Nux vomica**, die Brechnuss, **Nux-v.** C 30, drei Tage lang zusammen mit einer Krankschreibung von der Arbeit, warmen Bädern und Massagen.
- **Argentum nitricum**, Silbernitrat, **Arg-n.** C 30 eignet sich für Zustände von hoher Erregung, von Angst, von Erwartungsspannung, von Vorfreude ebenfalls, für hohe Anspannungen des Nervensystems generell. Das kann mit einem vorübergehend erhöhten Blutdruck bei diesen Ereignissen einhergehen. Manches Mal ist es der „Weißkittel-Hochdruck", der durch die übermäßige Aufregung im Kontakt mit den Authoritäten unter den Medizinern entsteht und Zuhause wieder normal ist.
- **Kalium muriaticum**, Kaliumchlorid, **Kali-m.** C 30 hat „stillen" Kummer in sich eingeschlossen. Häufig geht es um emotionalen Druck durch leidende oder Besorgnis erregende Angehörige der Familie. Das kann auch mit Schnupfen,

Sekretstau in den Eustachischen Röhren, dem Tubenkatarrh, einhergehen. Frauen reagieren besonders günstig auf Kali-m. und bevorzugt ist das linke Ohr betroffen, wenn sie mit ansehen müssen, dass es ihrem Kind sehr schlecht geht. Alternativ könnten Männer mit rechtsseitigem Hörsturz bei beruflichen oder finanziellen Krisen von
- **Kalium carbonicum**, Gewächslaugensalz, **Kali-c**. C 30 profitieren.

Wer den Hörsturz unbehandelt lässt, leidet nachfolgend chronisch unter Tinnitus, den quälenden Ohrgeräuschen.

4.11. Augenverblitzung

Eine Augenverblitzung erleiden häufig Berufsgruppen wie Schweißer bei der Arbeit oder auch Menschen, die ohne Schutzmaßnahmen beispielsweise eine Sonnenfinsternis beobachten und in gleißende Lichtquellen schauen. Hier kann akut
- **Arn**. C 30 helfen.

4.12. Elektroschlag

Immer wieder kommt es im Haushalt im Umgang mit ungeerdeten Metallen, mit schlecht isolierten Elektrogeräten und durch Beteiligung von Wasser bei Berührung von Stromquellen zu einem Schlag. Gefährlich kann es werden, wenn dieser Schlag durch den ganzen Körper zieht und den Herzrhythmus stört. Das akute homöopathische Mittel ist Phosphor,
- **Phos**. C 30.

4.13. Blitzschlag

Sehr selten wird man Zeuge einer direkten Blitzschlagverletzung. Wer das überlebt wird schwer geschockt und verletzt sein. Gefährlich kann es werden, wenn dieser Schlag wie

beim Elektroschock durch den ganzen Körper zieht und den Herzrhythmus blockiert. Für die körperlichen Folgen kann
- **Phos**. C 30/200 gegeben werden. Die schwere Schockreaktion wird aber am besten von
- **Morphinum**, **Morph**. C 200 gebessert, das man auch noch nach Tagen besorgen und verabreichen kann. Ich gebe es an drei Tagen nacheinander.

4.14. Entzündungen mit Eiterungen

Jeder Biss und jeder Holzsplitter lösen Entzündungen aus, die eitern können. Jugendliche erleiden häufig Entzündungen mit Eiterungen am Großzehnagel. Auch Fingernägel können sich entzünden, das Nagelbett schwillt an und Eiter beginnt sich zu bilden (Panaritium). Das Vorgehen bei eiternden Wunden ist zunächst immer das Gleiche: Die Wunden müssen gespült werden mit einer Salzwasserlösung (1% Kochsalzzusatz), der man Calendula als Tee oder Essenz beimischt. Auf nässende Wunden bringt man keine Salbe auf, sondern verfolgt das Ziel, durch Spülungen Trockenheit zu erreichen. Unterstützend kann Luft- und Lichtexposition sein. Verbände müssen mehrmals täglich gewechselt werden. Es versteht sich von selbst, dass Ruhigstellung der Wunde und Druckvermeidungen notwendig sind.
Homöopathisch geben wir im Beginn
- **(Atropa) Belladonna**, die Tollkirsche, **Bell**. C 30 wegen der Rötung, der Hitze, der Schwellung und der Berührungsempfindlichkeit an drei Tagen wiederholt. Beginnt die drohende Eiterbildung, was sich mit der scharfen lokalen Schmerzzunahme ankündigt, wechseln wir zu
- **Hepar sulfuris**, die Kalkschwefelleber, **Hep**. C 30 in gleicher Gabenhäufigkeit wie bei Bell.

Sollte über Nacht der Eiterfluss unerwartet stoppen und mit Schmerzen und Fieber wecken, ist
- **Lachesis muta**, die Buschmeisterschlange, **Lach.** C 30 notwendig, denn hier droht eine Phlegmone, eine gefährliche Entzündungsausbreitung diffus in die Umgebung.

In Fällen von Kontakt von totem Fremdgewebe mit Wunden, durch Fleischwasser bei der Zubereitung von Fleisch oder durch die Berührung einer Wunde mit Aas können heftige entzündliche Verschlimmerungen folgen. Das kann auch nach einem Katzenbiss oder sonstigem Tierbiss der Fall sein, insbesondere wenn es sich um aasfressende Tiere handelt. Die Entzündungen auch kleinerer Wunden gehen rasch mit Lymphbahnentzündung (der rote Streifen) einher und alarmieren die Umgebung. Der Volksmund spricht hier von einer Blutvergiftung, die zunächst noch nicht vorliegt aber auf dem Weg dorthin ist, wenn weiter entfernte Lymphbahnstationen überschritten werden. Die erste Maßnahme ist die ausgiebige Wundspülung, die zweite der Verband und die dritte die absolute Ruhigstellung mit Hochlagerung. Die homöopathische Sofortmaßnahme ist
- **Bufo rana**, die Kröte, **Bufo** C 30 zur Beruhigung der Lymphangitis. Auf den Streifen können Alkoholumschläge ergänzt werden. Bei konsequenter Hochlagerung und Ruhigstellung wird der gefährliche Streifen ohne weitere Maßnahmen bis zum folgenden Tag abklingen. Antibiotika werden entbehrlich sein.

Schreitet die Wundentzündung mit Ödemen und Blauverfärbung gefährlich voran, werden von schulmedizinischer Seite in der Regel hohe Antibiotikagaben verabreicht. Diese Therapie allein stellt noch keine Garantie für die Überwindung dar, vielmehr sind die Erfahrungen, dass Gliedmaßen in Gefahr kommen, Amputationen drohen, wenn der entzünd-

liche Prozess nicht gestoppt werden kann. Es lohnt also der nächste homöopathische Arzneiwechsel. Neben
- **Lach**. C 30 denke ich hier vor allem an
- **Pyrogenium**, verfaultes Ochsenfleisch, **Pyrog**. C 30 in mehreren Gaben. Pyrog. ist eine Nosode, ein Krankheitsprodukt, das hier schon häufig große Verdienste erworben hat.

Schlecht heilende infizierte Wunden mit wiederholter Neigung zur „Blutvergiftung" werden schließlich mit
- **Gunpowder**, Schießpulver oder auch Schwarzpulver, Gunp. C 30 zur Ruhe gebracht. Schießpulver besteht aus Salpeter, Schwefel und Kohle.
- **Silicea**, **Sil**. D12/C 30 hilft bei der Regeneration der Wunde. Dabei auftretende Verhärtungen oder Verkalkungen im Gewebe können mit
- **Calcium fluoricum**, **Calc-f**. D12/C30 beeinflusst werden.

Homöopathische Arzneien sind die bewährten Erstarzneien. Die Schulmedizin ist komplementär selten notwendig.

5. Was benötigt ein fiebernder Mensch?

5.1. Fieber allgemein

(Vergleichen Sie das Kapitel Fieber in „Nicht impfen - was dann?", siehe unter Literatur von F. Graf)

Ich muss es immer wieder in Patientengesprächen betonen, dass akutes Fieber keine Krankheit ist, sondern die effektivste Gegenmaßnahme gegen eine Akutkrankheit, die der Organismus zustande bringt. Ich spreche hier von dem akuten Fieber, das drei Tage dauern kann und erst danach abgeklärt werden muss. Ich meine nicht Fieberzustände, die wochenlang anhalten und die Person unzulässig schwächen und zermürben. Beim akuten Fieber muss der Patient in seinem Fieberbemühen unterstützt und nicht das Fieber bekämpft werden. Fiebersenkung akut ist unzulässig, schwächt die Anstrengung und verlängert die Krankheit.

Eltern können heute schwer ertragen, dass sich ihr Kind mit dem Fieber wesensverändert und wenden sich zu früh an ihren Kinderarzt oder den Notdienst. Das kann man insbesondere beim ersten oder Einzelkind beobachten. Gelassenheit in der Fieberfrage zeigt sich erst, wenn mehrere Kinder in der Familie leben. Nach wie vor gibt es in den Kliniken und im ärztlichen Notdienst die Neigung, diese Unbequemlichkeit mit fiebersenkenden Mitteln wie Paracetamol oder Ibuprofen zu unterdrücken. Das ist medizinisch beschämend unprofessionell, nur vordergründig und biologisch falsch: Es wird allein auf den Kurzzeiteffekt und die Bequemlichkeit und nicht auf die Nachhaltigkeit, auf den zu erwartenden Profit durch Fieber für den betroffenen Menschen geschaut.

Natürlich ist das Ansteigen der Körpertemperatur für den Betroffenen eine große Anstrengung und Frustration, da er alles in diesen Dienst stellen muss, solange er keine künstliche Fiebersenkung erhält. Diese Kurzzeitanstrengung ist allerdings lohnend, denn langfristig wird sich seine Gesundheit bessern, die zunächst unmerklich dann aber auffällig stabiler wird. Wir wissen heute, dass sich durch Fieber das Immunsystem durchgreifend verbessert, sich Allergien abschwächen, chronische Krankheiten ruhiger verlaufen und langfristig das Krebsrisiko sinkt. Bereits 1904 war bekannt, dass Leukämie-Patienten nach einem fieberhaften Infekt gebessert sind. In der alternativen Krebstherapie wird mit der künstlichen Fiebererzeugung (Hyperthermie nach Ardenne) gearbeitet, was längst nicht so erfolgreich ist als Fieber im Kindesalter.

Die klassischen Fieberzeiten im Kindesalter sind die Zahnungsereignisse, das 3-Tage-Fieber (Herpes-Virus Typ 6), andere Virusinfekte und sämtliche Kinderkrankheiten. Im weiteren Lebensverlauf kann mit Fieber durch grippale Infekte oder durch die echte Influenza in jedem Alter Immuntraining fortgesetzt werden. Ich warne eindringlich vor der medikamentösen oder physikalischen Fiebersenkung. Mit solchen künstlichen Maßnahmen wird vordergründig für Ruhe gesorgt und der nachhaltige Effekt der Abwehrverbesserung beschnitten.

Gut fiebern können Kinder und Jugendliche, Wöchnerinnen und Stillende und immer schwerer Erwachsene. Grundsätzlich kann Fieber bis in das hohe Alter von Nutzen sein. Man sollte in jeder Lebensphase das beginnende Fieber gewähren lassen, aber für eine gute Unterstützung und einen zügigen Ablauf sorgen. Diese Begleitung würde ich als Domäne der Homöopathie bezeichnen, die klassische Primärmedizin. In der schematisierenden Medizin der großen Kliniken ist es nach wie vor beschämend, dass Aufwärtsbewegungen in den Temperaturkurven Anlass für sofortige Senkungen sind. Manche größere Universitätskinderklinik ist in dieser Frage allmählich rücksichtsvoller, aber generell ist der rigorose Einsatz von Medikamenten zur Unterdrückung körpereigener Leistungen und der von Antibiotika viel zu hoch. In Kliniken könnte die Homöopathie als „Vorwegmedizin" gute Dienste leisten und viele Medikamente einsparen helfen, aber man muss es wollen!

Fieber ist keine Krankheit, sondern eine eigene aktive Leistung und Antwort auf Pyrogene, Fremdproteine, die das Temperaturzentrum stimulieren. Durch muskuläre Vibrationen, „Schüttelfrost", wird die Körperwärme gesteigert, denn ab 39 Grad Celsius verlangsamen sich eindringende Fremderreger, hingegen nehmen der Blutumlauf und die Ausschüttung von Abwehrzellen zu. Wer also Temperaturen akut unter 39 Grad senkt, handelt unwissentlich beschädigend und immunsuppressiv.

Fieber darf spontan steigen, so hoch es will. Stets kommt der Einwand, dass Eiweiß bei Temperaturen über 40 Grad beschädigt würde und daher konsequent gesenkt werden müsse. Diese Sichtweise ist die Folge einer Erziehung, die „Leben" physikalisch betrachtet, wie einen Motor, der bei zu hohen Temperaturen zerstört werden kann. Fieber reguliert der Organismus selbst und setzt dem Geschehen Grenzen, die durchaus an 41 Grad Celsius herangehen können, ohne dass danach Gewebeschäden zurückbleiben. Mit der Höhe des Fiebers nehmen Beschwerden und Wesensveränderungen zu, weil das Gehirn verstärkt durchblutet wird. Das ist nicht bedenklich und Teil des akuten Geschehens, liefert aber deutliche Symptome für die homöopathische Arzneiwahl. Doch hierzu folgen später Hinweise. Wichtiger als die Fieberhöhe ist das Erkennen der beginnenden Fieberreaktionen, um in den Schonungsmodus überzugehen. Nach meiner Empfehlung muss nicht die Fieberhöhe ermittelt werden, sondern auf das individuelle Unwohlsein geachtet werden. Mit etwas Erfahrung erspürt man mit der bloßen Handfläche die Überwärmung an der Stirn. Weitere Hinweise für das beginnende Fieber ergeben sich aus dem veränderten Verhalten, der Appetitlosigkeit, dem Klagen und Jammern.

Eltern von Kleinkindern sorgen sich um den Fieberkrampf, der zwischen dem 2. und 9. Lebensjahr bei vier Prozent aller Kinder vorkommt und sich wiederholen kann. Nach einer Umfrage glauben 77% aller Eltern beim Anblick ihres krampfenden Kindes, dass es sterben würde und handeln in Panik. Das Gegenteil ist der Fall: Der Krampf ist absolut harmlos, darf stattfinden, soll in Ruhe ablaufen und die Eltern können beruhigt werden. Noch nie hat irgendeine Untersuchung spätere Beeinträchtigungen festgestellt, weder körperliche noch geistig-intellektuelle. Beim Fieberkrampf wird nicht eingenässt und nicht auf die Zunge gebissen, was bei einem epileptischen Anfall geschieht, der in einem von 99 Fällen zuerst als Fieberkrampf in Erscheinung treten kann. Dann gibt es Vorschäden im Nervensystem, die typischerweise geimpfte Kinder betreffen. Es ist bekannt, dass diese Schäden von den Aluminium-Ionen herrühren können, die den Totimpfstoffen unzulässig beigefügt sind.

Ich spreche frühzeitig mit jungen Eltern über die Harmlosigkeit des Fieberkrampfes und über den seltenen Hintergrund der Epilepsie, dass sie vorbereitet sind und besonnen reagieren. Doch wenn sie einen Fieberkrampf erleben, ist sofort alles wieder anders und bedrohlich. Am besten wird nach dem ersten Krampf alles nochmals durchgesprochen, sodass Eltern im Wiederholungsfall unbesorgter sein können und Notfallmaßnahmen ergreifen können. Sie erhalten Diazepam-Rektiole®, die wie ein Klistier über den After eingeführt werden kann, um die Krampfschwelle anzuheben und den Krampf sofort zu unterbrechen für den Fall, dass sie das Geschehen nicht aushalten können. Nichts anderes verabreicht der hinzugerufene Notarzt, der im Grunde überflüssig ist. Setzen sie Bell. oder Nux-v. ein, Cupr. während des Krampfes und geben Hell. in der Nachphase. Alle Homöopathika stehen in der C 30-Potenz bereit.

Mein Ziel ist, dass Eltern sich selber zu helfen lernen. Denn wenn sie einerseits auf Impfungen verzichten und andererseits dem Kind durch das Fieber helfen, verbessern sie die Abwehrfähigkeit und Persönlichkeit des Kindes. Durch die eigene Leistung wachsen der Selbstwert und das Selbstbewusstsein. Wo kann heute noch Frustrationstoleranz gelernt werden? Hier im Fieber wird sie erzwungen und führt nach dem Überstehen zu den nachhaltigen Effekten. Diese Qualität wird im Besonderen in den typischen Kinderkrankheiten erworben. Viele Kinderärzte von heute ziehen die Impfungen und die Verhinderung mancher Kinderkrankheiten vor, verbreiten Angst vor den Komplikationen und verkennen die Chancen. Fiebersenkung wird als unbedenklich dargestellt, obgleich über Jahrzehnte bekannt ist, dass gerade Komplikationen durch Fieberunterdrückung zunehmen. Daher meine wiederholte Empfehlung: Finger weg von den Fiebersenkern.

Nun soll einiges für die Fieberbegleitung berichtet werden: Die Temperatur misst man heute digital im Ohr und nicht mehr mit den Quecksilber haltigen Glasthermometern. Das Ergebnis liegt umgehend vor und verlangt keine Stillhaltephase. Eltern sollen dazu befähigt werden Fieber zu erkennen und weniger zu messen, auch um sich nicht von der Höhe des Fiebers schockieren bzw. ängstigen zu lassen. Es kommt zu Wesensveränderungen, das Kind wird quengelig, appetitlos, bewegt sich ungern und legt sich immer wieder hin. An der Stirn kann man mit etwas Erfahrung schnell die Hitzezunahme registrieren. Ab dem Fieberbeginn darf die betreffende Person nicht mehr ins Freie, sollte in der geschlossenen Wohnung verweilen und noch einen fieberfreien Tag darüber hinaus. Gefürchtet ist das zweite Kranksein nach dem Fieber, wenn der Patient noch nicht völlig von erhöhten Temperaturen frei ist und wieder aktiver am Leben teilnimmt. Ungeduldige Jugendliche, die nicht abwarten können und sogleich mit der Besserung in sportliche Aktivitäten gehen, sind von Herzmuskelentzündungen bedroht. Diese Komplikation ist vermeidbar. Also nehmen Sie sich selbst oder geben dem Kind die notwendige Zeit für den positiven Ablauf dieser Abwehranstrengung.

Fieber steigert den Flüssigkeitsbedarf und daher beachten Sie bitte die regelmäßige Zufuhr von Wasser oder Tee. Lassen Sie unbesorgt fasten. Jeden zweiten Tag stimuliert man den Stuhlgang bei Kindern mit Butter- oder Glycerinzäpfchen (Glycolax®), bei Erwachsenen mit 125 ml. salinischen Klistieren (aus der Apotheke).

Machen sie es dem Fiebernden bequem und reagieren Sie auf seine Wünsche. Wer Kälte möchte, soll diese bekommen, wer Wärme möchte ebenso.

Vermeiden Sie einen Hitzestau, indem man Kleinkindern die Plastikwindel abnimmt und Erwachsenen vom Tragen von Synthetik-Kleidung abrät.

Fiebernde sollen sich ruhig langweilen. Vermeiden Sie Medienablenkung und zu viele Besuche. Wer bei Fieber lesen kann, dessen Zustand hat sich schon verbessert.

Wer bei Fieber schlafen kann, benötigt keine Arzneien und auch nicht, wenn man die Frustration leid ist.

Wer bei Fieber nicht schlafen kann, Schmerzen hat, phantasiert, unruhig und gequält ist, bekommt geeignete Homöopathika (siehe Tabelle 15), die nachfolgend unterschieden werden.

Und nochmals: keine fiebersenkenden Maßnahmen! Keine Essigsöckchen, keine Wadenwickel, keine Eisbeutel in die Leisten oder sonstige Behinderungen.

Günstig sind die alten schweißtreibenden Hausmittel: Lindenblütentee und Holundersaft, weil das Schwitzen die körpereigene Leistung ist und mit der Verdunstungskälte aus der Schweißverdampfung des Patienten Temperatur auf natürliche Weise gesenkt wird.

Häufig angewendete und recht erfolgreiche Homöopathika sind in der Tabelle 15 zusammengefasst. Mit diesen Mitteln, die in der C 6- oder besser in der C 30-Potenz gegeben werden, gelingt es in den häufigsten Fällen, Fieber erträglich zu gestalten und den positiven Gesamteffekt, eine gute Nachhaltigkeit zu erreichen. Seit über 30 Jahren habe ich noch nie ein fiebersenkendes konventionelles Medikament für die ersten drei Fiebertage verordnet, weder in der Praxis und auch nicht in der eigenen Familie. Zu wichtig ist mir der Nutzen der Fieberleistung. Ich nenne das akute Fieber den wertvollsten „Verbündeten“ in meiner Praxis im Bemühen um die Gesunderhaltung. Es ist längst erwiesen, welche Qualität die saisonalen grippalen Virusinfekte ausmachen, in denen auch Erwachsene von Fieber profitieren können. Kinder sind noch „immunologisch naiv“, das bedeutet, dass sie noch nicht so viel Abwehrarbeit geleistet haben und folglich noch lernen müssen. Wenn sie aber eine Virusinfektion sinnvoll durchstehen, ernten sie mit dieser Abwehrarbeit einen größeren Schutzschirm gegen unzählige Virustypen als allein gegen das gerade zirkulierende epidemische Virus. Es ist der entscheidende Vorteil, durch dieses Training mehr Widerstand zu erlangen, als jemals mit einer Impfung erreicht werden kann. Die Impfung muss ständig wiederholt werden, richtet sich nur gegen isolierte Einzelviren, bedeutet ein Handicap gegen fremde Viren und bietet keinen zuverlässigen Schutz.

Meine eigene Mutter ist von meinem Vater, einem schulmedizinischen Allgemeinarzt, regelmäßig gegen Grippe geimpft worden, bis er verstarb. Mehrfach war sie nach den Impfungen im örtlichen Krankenhaus mit unklaren Nervenausfällen, mit denen kein Spezialist etwas anfangen und die auch nicht erklärt werden konnten. An die Impfungen als mögliche Ursache wurde nie gedacht, heißt es doch von höchster Stelle, dem Robert-Koch-Institut in Berlin, dass ....“*Impfungen die größte Errungenschaft der Medizin sind, bestens vertragen werden und extrem selten unerwünschte Wirkungen auslösen können, die in der Regel harmlos sind*".

Man weigerte sich regelrecht, an diese Option auch nur zu denken! Nach dem Tod meines Vaters riet ich zum völligen Verzicht jeder weiteren Impfung. Meine Mutter, zu der Zeit 81 Jahre alt, hielt sich daran. Im ersten Winter erlitt sie einen hochfieberhaften Virusinfekt. Dieser dauerte fünf Fiebertage, erreichte Spitzenwerte über 40 Grad Celsius und ging sehr an ihre Kräfte. Am dritten Tag kam es zu einem Kreislaufzusammenbruch. Nie wieder, sagte sie danach, wolle sie so etwas noch einmal durchmachen. Es war für sie ein schreckliches Erlebnis. Täglich verordnete ich ihr homöopathische Arzneien an Hand der im Vordergrund stehenden Symptome. Die Wirkungen waren nach der Hering-Regel (siehe II.1.6.) jeweils günstig und verrieten langsame Fortschritte, die ihr gar nicht so bewusst waren. Nach dem fünften Tag entfieberte sie vollständig und kam innerhalb der nachfolgenden Wochen wieder auf die Beine und zu Kräften. Sie hat aber weiterhin vereinbarungsgemäß keine Impfungen mehr zugelassen. Heute ist sie 96 Jahre alt, geistig klar und frisch, bewegt sich ohne Fremdhilfe, schläft extrem gut und ist reisefreudig. Nie wieder erlitt sie in den vergangenen 14 Jahren einen Virusinfekt und es gab auch keine seltsamen neurologischen Ausfälle mehr.

Ich interpretiere im Nachherein die subjektiv überintensive schlechte Befindlichkeit unter dem offensichtlich notwendigen Fieber als unumgängliche Frustration, als erforderliche Abwehranstrengung gegen bisher unbekannte Viren aber auch als nachhaltig ordnende Kraft nach langjähriger Pseudoimmunität durch Impfungen und nach Nervenschädigungen durch deren Begleitstoffe, die Additive. Solche Fälle kenne ich vielfältig aus der Praxis. Natürlich sind das weder Beweise für die Schädlichkeit von Impfungen noch für

Gesetzmäßigkeiten, was gesundes Altern erfordert. Aber mit der Häufung dieser Beobachtungen wird man nicht nur Impfskeptiker, sondern nutzt die biologischen „Werkzeuge" wie Fieber bewusster und erntet überzeugende Ergebnisse bis in das hohe Lebensalter.

5.2. Fieberarzneien im Einzelnen

Der stürmische Beginn eines akuten Fiebers in kalten Jahreszeiten speziell bei Temperaturen unter Null Grad und eiskalten Winden führt sofort zur Verordnung von

- **Acon.** C 30. Der Patient ist völlig trocken, denn es zeigt sich im Beginn keinerlei Schweißbildung. Er ist unruhig und durch die Heftigkeit der Entwicklung in Angst. Dieser Zustand ist durch die gesteigerte Sympathikotonie, durch die Erregung des Nervus sympathikus, der Tagesnerv, bedingt. Weitere Symptome sind das typische Muskelzittern von den Füßen hoch zur Brust mit Frostigkeit, ein rotes Gesicht im Liegen, das beim Aufrichten blass wird, ein trockener Mund und Durst. Folgemittel können sein
- **Bell.** bei Übergang in das Schwitzen mit hochrotem Gesicht,
- **Sulf.** bei anhaltender Trockenheit oder
- **Ars.** bei sich intensivierender Angst.

Das häufigste Fiebermittel bei vitalen Personen und aktiven Kindern ist

- **Bell.** C 30. Hier kommt es zu Hitzestauungen im Kopf, „Kongestionen", die typischerweise bei Entzündungen durch Streptokokken beobachtet werden, zu denen auch der Erreger von Scharlach zählt und **Bell.** das Spezifikum ist. Keine Fieberarznei produziert so hohe Spitzenwerte wie Bell. In einer Art „Dromedarkurve" steigt die Temperatur bis 41 Grad Celsius an und onduliert mit leichten Abfällen und

Wiederansteigen der Temperatur. Verständlich werden dabei die Unruhe, die Überhitzung des Gehirns mit Phantasieren und Krampftendenzen und in den Fiebertälern das Schwitzen im Stirn- und Nackenbereich beobachtet. Auffällige Symptome sind das tomatenrote Gesicht, die deutlich vorstehenden Augen, die wie „Glotzaugen" imponieren, die pulssynchronen Kopfschmerzen, die kalten Hände und Füße, das Verlangen nach Bedeckung bis zur Kinnspitze und Schluckbeschwerden wegen Lymphschwellungen. Bell.-Patienten sind heftig in ihrem Verhalten und möchten für sich sein, lehnen Hilfe ab. Es gibt keinen Durst, kein Trinkverlangen trotz trockenen Mundes. Allenfalls für Limonaden könnte eine Ausnahme gemacht werden, die man daher anbieten sollte.

Homöopathie bei Fieber:

- **Acon.**: plötzlich, trocken, Angst, nach Kälte
- **Bell.**: heiß, rot, geschwollen, Dromedarfieber
- **Bry.**: kontinuierlich, > Ruhe, allein; Durst
- **Gels.**: dumpf, durstlos, zittrig, lähmig
- **Rhus-t.**: Gliederschmerzen, < nachts; > Bewegen
- **Eup-per.**: Frost, Durst, Knochenschmerzen, Erbrechen
- **Apis.**: Ödem, durstlos, > Ruhe, Kühle
- **Nux-v.**: nach Stress, < Zugluft; gereizt, > Wärme
- **Sulf.**: Fieber dauert an, hitzig, durstig, Verl. Süßes

Tabelle 15: Fieberarzneien in der Homöopathie

Typische Folgemittel nach Bell. können sein:
- **Apis**. bei entzündlichen Ödemen,
- **Sulf**. ab dem 4. Fiebertag und bei Scharlach,
- **Calc**. bei anhaltenden Lymphschwellungen und
- **Tub**. bei Ohr- und Lungenproblemen.

- **Datura stramonium**, der Stechapfel, **Stram.** C 30. Aus dem Zick-Zack-Bell.-Fieber entsteht eine anhaltend hohe gleichmäßige Fieberkurve über 40 Grad Celsius und durchaus über den 4. Fiebertag hinaus andauernd. So ist Stram. von besonderem Wert, weil Komplikationen wegen der energetischen Überforderung drohen. Der Stram.-Patient verhält sich bei gleichbleibend intensiven Ängsten und Gesichtsröte völlig anders als Bell.-Kranke: Sie erflehen Hilfe und unbedingte Nähe von Vertrauten mit Berührungsbedürfnis.

Einen wesentlich ruhigeren aber kontinuierlich ansteigenden Fieberverlauf mit Spitzenwerten deutlich unter 40 Grad Celsius sehen wir bei

- **Bryonia alba**, die weiße Zaunrübe, **Bry**. C 6/30. Hier werden alle Schleimhäute trocken und bereiten Beschwerden. Der Mund ist trocken, aber der Patient trinkt viel Kaltes in großen Mengen. Der Stuhlgang stagniert und Bauchschmerzen können auftreten. Die Atemwege werden trocken und schmerzen bei jedem Hustenstoß. Sekret wird kaum gebildet. Gelenke schmerzen in rheumatischer Art. Alle klinischen Erscheinungen werden gebessert durch Ruhe und Schlaf. Symptome beginnen bei der ersten und werden bei jeder weiteren Bewegung intensiviert. Daher ist bei Bry. der Tag die Leidenszeit und die Nacht bleibt ruhig. Bry.-Fieber entsteht bei Abkühlung nach warmen Tagen und in kurioser Weise kann Bügeln wegen der aufsteigenden Wärme ein Auslöser sein. Der Patient ist mürrisch, reizbar, abgestumpft und will seine Ruhe haben. Fremde Personen und Hilfe anbietende Angehörige sind unerwünscht.

Typische Folgemittel sind

- **Lyc**. und
- **Alum**., die beide die gleichen Probleme mit Trockenheit haben.

Ein bedeutendes Fiebermittel ist
- **Gelsemium sempervirens**, der gelbe Jasmin, **Gels**. C 30. Das Erscheinungsbild des Kranken ist gezeichnet von dem Elend, in dem er sich empfindet. Dumpf und stumpf, benebelt ist das Bewusstsein, trübe ist der Blick mit schweren Oberlidern, zu keiner geistigen Minimalarbeit ist dieser Kranke fähig. Das Fieber und die Krankheit stecken noch im Zentralnervensystem, wo wir sie rasch entschärfen wollen. Das können ein frühes Stadium von Masern, eine beginnende Hirnhautentzündung, eine Sommergrippe und gar eine unerkannte FSME-Infektion (von Zecken übertragene Virusinfektion) im Sommer sein. Zunächst braucht das Ganze gar keinen Namen haben. Es beginnt morgens mit einem feinschlägigen Muskelzittern, bei dem keine koordinierte Bewegung mehr geht, was den Eindruck von Ungeschicklichkeit ausmacht. Der Patient verschluckt sich, stößt das Glas um, verspricht sich, stolpert, verletzt sich beim Gehen zur Toilette, lauter sonderbare scheinbar unkontrollierbare „Lästigkeiten" geschehen. Dann morgens so gegen 9 Uhr ziehen Frostwellen den Rücken auf und ab und wechseln sich mit Hitzeausbrüchen ab. Dieser Wechsel ist charakteristisch wie auch das Zittern und Erregtsein im Wechsel mit Benommenheit und „Lähmigkeitsgefühl". Das Gesicht ist eher dunkelrot gefärbt, Durst besteht kaum und Kopfschmerzen vom Nacken zur Stirn begleiten den Trübsinn. Gels.-Patienten wollen sich anlehnen, bemühen sich nett zu sein, weil sie sich allein so hilflos fühlen. Für Gels. ist der Fieberverlauf mit einer Pause charakteristisch, dass drei Tage durchgestanden werden, dann scheint der vierte Tag die Fieberfreiheit und den Aufschwung zu bringen, jedoch setzt überraschend am fünften Tag erneut hohes Fieber ein. Dann drohen Komplikationen und Folgemittel werden wichtig. Dieser Verlauf bei Gels.-Fieber rechtfertigt die nötige Vorsicht, einen Fiebern-

den mindestens einen fieberfreien Tag noch im Haus zu halten und nicht gleich wieder loszulegen.
Folgemittel können sein:
- **Zinc**. bei Einschlafstörungen und nächtlicher Unruhe und
- **Nat-m**. im Sommer bei Hitzeintoleranz und Verstopfung.Gels. ist eine wichtige Arznei bei Tropenkrankheiten. Man halte sich an die beschriebenen Symptome.

Jedes Jahr im Frühling und im Herbst, in den typischen Übergangsjahreszeiten, wird
- **Rhus-t**. C 30 für fieberhafte Erkrankungen bedeutend. Im Frühjahr freut man sich über die ersten Sonnentage mit etwas Erwärmung und nutzt diese Bedingungen für aktive Ausflüge in die Natur wie auch im Herbst, wenn es noch einmal warm ist und nachts bereits Herbstkälte begonnen hat. Die Aktivität führt zum Schwitzen, die abendliche Kälte zur Unterkühlung. In diesem Wechselspiel von innerem Erhitzen und äußerer Kälteeinwirkung wird die Lebenskraft geschwächt. Rhus-t. wurde oben bereits als Sportlerarznei vorgestellt. Nachts beginnt das hohe Fieber, die Muskeln schmerzen, Unruhe hält schlaflos und erst gegen Morgen gelingt ein tieferer Kurzschlaf. Das anschließende Erwachen ist schrecklich, denn die ersten Bewegungen vermitteln ein Gefühl, wie wenn man eingerostet ist. Erst allmählich und von Stunde zu Stunde klingen die Beschwerden mit den fortgesetzten Bewegungen ab. Das Fieber kann drei Tage anhalten und ist häufig von einem Herpesausschlag auf der Lippe begleitet. Wärme und heiße Getränke bekommen gut, mancher Rhus-t.-Patient verlangt nach Kuhmilch. Mit der nächtlichen Frostigkeit, die zuerst an den Oberschenkeln empfunden wird und aufsteigt, kann ein quälender Reizhusten entstehen. Auch hier gibt es in der Empfindung den Wechsel zwischen Frost wie von kaltem Wasser und Hitze wie von

heißem Wasser. Rhus-t. träumt nachts nochmals von der körperlichen Arbeit und den Anstrengungen. Der morgendliche „Hexenschuss“, akuter Lumbago, kann die klinische körperliche Behinderung sein.
Typische Folgemittel sind
- **Ars**. mit zusätzlicher Angst in der Nacht vor Krankheit und Tod und
- **Calc**. mit dem Schwächegefühl, verstärktem Schwitzen und dem Mangel an Training.

Für ausgewiesen schwere Erkrankungen wie Malaria, Dengue-Fieber oder die echte Influenza mit intensivem Krankheitsgefühl verfügen wir über
- **Eupatorium perfoliatum**, der Wasserhanf, **Eup-perf**. C 6/30. Die wahlanzeigenden Symptome sind klar und übersichtlich, sodass die Entscheidung für dieses Mittel nicht schwerfallen wird. Das Fieber beginnt morgens zwischen 7 und 9 Uhr sehr heftig mit Frostwellen den Rücken hoch und hinunter laufend, zieht sich den Tag hin und vermittelt subjektiv das Gefühl bis in die Haarspitzen und Augenhöhlen zu reichen, die bei Berührung und Bewegung zu schmerzen scheinen. Abdecken und Kühle werden nicht toleriert. Im Fiebermaximum hält sich der Kranke vor Schmerzen mit beiden Händen den Kopf. Der „Klassiker“ unter den Eup-perf.-Symptomen sind die begleitenden intensiven Knochenschmerzen, wie wenn die Knochen zu brechen drohen. Bald fühlt sich der Patient vor Muskel- und Gliederschmerzen wie zerschlagen. Nun steigert sich die Erkrankung ganzheitlich in einen schweren Husten, der trocken und schmerzhaft ist, in die Knie-Ellenbogenlage oder zum Festhalten der Brust zwingt. Weiter kommt es zu einer Magen-Darm-Symptomatik. Ein heftiger unstillbarer Durst auf eiskalte Getränke oder ein Eisverlangen gehen in promptes Erbre-

chen über, bis nur noch Galle hervorgebracht wird. Die Zunge zeigt dabei einen weiß-gelben Belag, der in das Bräunliche wechselt. Schweißbildung ist nur sehr gering zu beobachten, aber das Krankheitsgefühl ist sehr intensiv.
Typische Folgemittel können sein:
- **Chin**. wegen der Flüssigkeitsverluste,
- **Ars**. mit aufkommenden Ängsten und Schlafstörungen sowie
- **Nat-m**. mit Hitzeintoleranz, Introversion und Austrocknung.
- **Apis mellifica**, die Honigbiene, **Apis**. C 30 als Mittel bei hohem Fieber geht mit Ödemen der Augenlider oder des Zäpfchens im Hals einher. Apis kann als Folgemittel nach Bell. angezeigt sein, wenn Entzündungen mit ödematösen Schwellungen einhergehen und das bei Bell. noch alternierende Fieber nun keine Anstalten zu sinken zeigt. Man kann sich daran halten: kein Apis ohne Ödem! Das Trinken wird völlig eingestellt, das Fieber ist schweißlos, der Urinfluss ist auffällig reduziert, wie wenn das gesamte Wasser nur in die Ödeme gehen wolle. Der Patient zeigt sich introvertiert bis depressiv, will seine Ruhe, hat geschwollene Augenlider, ein gedunsenes Gesicht und das Verlangen nach Kühle. Schlaf und Ruhe bei kühlen Temperaturen lindern, der Tag mit Hitze und warmer Heizungsluft sowie jede Bewegung verschlimmern. Apis ist eine Spätsommerarznei und angezeigt, wenn auch die Bienen taumelig werden oder die Wespen belästigen, was jeweils die Gefahr gestochen zu werden erhöht. Ödeme im Gehirn können schwere Kopfschmerzen auslösen, was bei Kindern nach Impfungen mit dem schrillen nächtlichen Aufschreien zum Ausdruck kommt. Das ist die gefährliche Entzündung des Gehirns durch die toxischen Begleitsubstanzen und Apis. die Wahl bei der Sofortbehand-

lung. Man sollte gewarnt sein und so etwas nie wieder zulassen, denn die Folgen sind unkalkulierbar.

Apis-Fieber kann auch ausgelöst werden durch Erschöpfung nach körperlichen Anstrengungen und durch übermäßige Sorgen um die Familie.
Das typische Folgemittel ist
- **Nat-m.** mit Vertiefung der Introversion und Trockenheit.
- **Ferrum phosphoricum**, Eisenphosphat, **Ferr-p.** C 6/30 ist eine Fieberarznei für geschwächte Patienten, sei es durch zu viele Impfungen und Folgeerkrankungen oder durch bereits länger anhaltende Immunschwäche anderer Ursachen. Häufig liegt bereits eine Infektanämie, ein infektbedingter Blutmangel mit Blässe, vor. Das Fieber beginnt abends oder in der Nacht, ist ähnlich dem Bell.-Fieber mit dem Unterschied, dass alles abgeschwächter abläuft: Die Temperatur erreicht gerade mal 39 Grad, verlauft in Wellen, an deren Höhepunkt die Wangen flüchtig erröten und im Fiebertal wieder abblassen. Nachts gegen 2-4 Uhr drückt das Ohr schmerzhaft bei bestehendem Tubenkatarrh durch Dauerschnupfen, Kindern wimmern im Halbschlaf und halten die Eltern in Wellen wach. Der „Klassiker" unter den Symptomen von Ferr-p. ist das Erscheinen von Nasenbluten im Fieber. Es kann aber genauso wahlanzeigend blutiges Sputum bei Bronchitis oder Blut im Stuhl bei gleichzeitigem Durchfall sein. Ferr-p. kann die entscheidende Hilfe sein, wenn ein länger andauernder Husten durch Fieber komplizierter wird und in eine Lungenentzündung überzugehen droht.
Ein typisches Folgemittel könnte dann
- **Phos.** werden, um die energetische Erschöpfung und die Entzündung der Lunge zu beruhigen.

Eines der häufigsten Homöopathika bei früh im Herbst beginnenden fieberhaften grippalen Infekten ist

- **Nux vomica**, die Brechnuss, **Nux-v.** C 6/30. Es ist das am zweithäufigsten verkaufte Einzelmittel nach Arn. der DHU (Deutsche homöopathische Union), obgleich es sich um die Früchte eines Baumes handelt, der in Indien vorkommt und nicht bei uns. Das Wirkprinzip ist der Strychningehalt der verwendeten Nuss. Durch dieses Gift werden rückführende (afferente) Nervenimpulse zum Rückenmark zu sehr abgebremst bis unterbrochen, sodass ausgehende (efferente) Impulse überschießend werden. Bei völliger Ausschaltung der afferenten Nervenstränge kommt es zum Krampf in Dauererregung ähnlich dem Tetanus. Strychninhaltig sind auch Gelsemium und Ignatia, nur dass Gels. ein „zartes Rankpflänzchen“ mit wenig Selbstbewusstsein, Ign. eine „kräftige Schlingpflanze“ mit totalem Anlehnungsverlangen und Nux-v. ein „kräftiger fest verwurzelter Baum“ ist, der sicher mit beiden Füßen auf der Erde steht. So eignet sich Nux-v. für gestresste Menschen der Industriegesellschaft, die zwar mit beiden Beinen fest auf dem Boden stehen aber sich zu viel vornehmen. Der Nux-v.-Patient ist in der digitalen Welt zu Hause („Online macht keine Pausen“), ehrgeizig und erfolgsorientiert, vernachlässigt Entspannungen und Pausen, überlädt sich mit Aktivitäten ohne genügende Erholung, bis dass ein kleiner Anlass zur Entgleisung der Lebenskraft führt. Diese Anlässe können Ärger im Beruf, im Straßenverkehr, in der Familie oder einfach nur eine Kaltfront, ein kalter Luftzug, eine Klimaanlage oder ein Jetlag sein. Das Wirkprinzip der Lebenskraftstörung für strychninhaltige Pflanzen lautet: *Ein kleiner Reiz wird überschießend beantwortet.* Geringfügiges bringt das Fass zum Überlaufen. Ein Leitsymptom ist diese Überreizung, dass alles stört, was irgendwie den Kranken erreicht wie Ansprache, Fürsorge, Lärm, Gerüche, Luftzug und vergleichbare Reize. Er verbreitet eine ärgerliche Stimmung, beklagt sich, jammert und hat keine Geduld für das Kranksein. Er ist es gewohnt, sofort Medikamente einzunehmen, um dagegen zu steuern. Daher eignet sich Nux-v. für die Folgen von Medikamenten- und Drogenkonsum, durch den es zu Magen-Darmproblemen gekommen ist erkennbar an dem weißlichen Zungenbelag. Das Fieber ist wie bei Gels. charakterisiert durch den wellenartigen Verlauf, dass sich Frost und Hitze abwechseln, zwischendrin etwas Schlaf, dann wieder Kälte, bläuliche Nägel und Lippen mit großem Wärmeverlangen. Berührung und Bewegung verschlechtern, Ruhe, Schlaf und feuchte Wärme verbessern den Zustand. Nux.v. trifft man sorgfältig zugedeckt an mit Appetitlosigkeit und dem Verlangen nach warmen Tees.

Typische Folgemittel sind
- **Calc.** mit großer Bettschwere und Verdauungsproblemen und
- **Sulf.** mit der Egozentrik, Eigensinnigkeit, Frustrationsintoleranz und Süßverlangen.

Wenn nach drei Tagen Fieber keine Veränderung einsetzt, so kommt die Zeit für Sulf. C 6/30, welches ich gern am Abend vor dem 4. Tag nach Fieberbeginn verabreiche. Zusätzlich kann der Körper mit einer lauwarmen Wasserlösung, in die man großzügig Kochsalz hinzugefügt hat, vom Kopf bis zu den Füßen abgerieben werden. Dadurch steigert man die Durchblutung (Hyperämisierung) der Haut, um einer Lösung nach der Hering-Regel Unterstützung zu geben. Vielleicht möchte ja ein Hautausschlag folgen, wie er für die klassischen Kinderkrankheiten typisch ist. Gerade Eltern mit dem ersten Kind sollte bewusst sein, dass im ersten und zweiten Lebensjahr das „Drei-Tage-Fieber“ vorkommen kann:

Drei Tage fiebert das Kind sehr hoch, steht neben sich, die Eltern befinden sich in kaum aushaltbaren Sorgen um ihr Kind und erleben, wenn sie gut beraten und unterstützt werden mit Verzicht auf fiebersenkende Arzneien, dass es am vierten Tag zu einer spontanen Entfieberung zusammen mit dem Erscheinen eines zarten gepunkteten Ausschlags am Rumpf des Kindes kommt. Das kann mit Sulf. am Ende des dritten Tages verstärkt werden, was nur von Vorteil ist. Sulf. hilft bei Ausscheidungen, die zuvor gestört waren und bringt Unterdrückungen zur Umkehr.

Eltern, die diesen Verlauf ausgehalten haben, werden mit dem Erscheinen des Hautausschlags und der Fieberfreiheit von dem einhergehenden Wesenswandel ihres Kindes beeindruckt: Es kommuniziert wieder, lacht, zeigt Interesse für Spiel, Getränke und Nahrung und schläft ab sofort besser. Dieser Verlauf bewirkt Vertrauen in die Fähigkeiten des Kindes und fördert das besonnene Verhalten der Eltern beim nächsten Fieber.

Schwefel ist den Vulkanen entnommen, nachdem diese eruptiert sind und aus tieferen Erdschichten dieses Element an die Oberfläche ausgeworfen haben. Mit Schwefel entgiftet der Mensch, indem toxische Substanzen in der Leber mit Schwefel Verbindung eingehen und über die Galle, den Darm, die Nieren und Harnwege, die Bronchien und über die Haut zur Ausscheidung gebracht werden. Auch das passiert bisweilen eruptiv als plötzlicher morgendlicher Durchfall, als „Harnflut“, als Auswurf oder als Schweißausbruch und alles in Verbindung mit latenter Entzündung und Eiterung. So hilft uns der Schwefel bei der Bereinigung unseres Körpers. Die Botschaft ist aber auch, dass wir uns nicht zu sehr mit Giften belasten sollten, um nicht Dauerschäden und Überlastung dieses Systems zu riskieren. Der Schwefel hilft uns bei der Entlastung und aktiviert die richtige Heilrichtung. In der Regel haben wir es dabei mit vitalen Menschen zu tun, denen man Einiges zumuten kann. Der Haken am Sulf.- Patienten ist wiederum, dass er seine Vorteile kennt, keine Frustrationstoleranz zeigt, am liebsten mit minimalem Aufwand jeder Anstrengung aus dem Weg geht und Unbequemlichkeiten gern im Ansatz unterdrückt. Es ist vor allem diese Bereitschaft, Lästigkeiten rasch zu unterdrücken, die krank macht.

Bei Fieber ähnlich dem Sulf. kriecht der Frost den Rücken hoch und wird besonders nachts von Hitze und Schweiß gefolgt, sodass die Bettdecke weggeschoben und die Beine zur Abkühlung herausgestreckt werden. In der Nacht wird nur etappenweise geschlafen. Morgens ist der Patient auf der Haut schweißig klebrig, was man bereits am Händedruck registriert, das Gesicht und die Lippen sind auffallend rot und der Nacken noch feucht von Schweiß. Es könnte im Zimmer unangenehm nach Schwefel und Schweiß riechen. Subjektiv könnte über das Gefühl, eine heiße Platte auf dem Schädeldach zu spüren, berichtet werden. Nahrung wird eher verweigert, es sei denn, es handelt sich um sehr süße Speisen und Getränke. Diesem Wunsch eines Kindes kann man durchaus entsprechen nach der Devise: „*In kranken Tagen verwöhnen, in gesunden Tagen fordern !*"

6. Homöopathie nach Impfungen

Ich kann aus 40 Jahren ärztlicher Erfahrung nur anraten, auf jede Impfung zu verzichten. Wir benötigen keine einzige Impfung, wenn wir uns der Alternativen bewusst sind (siehe in der Literatur: Graf, F.: „Nicht impfen - was dann?"). Fieber wird zu einer der wichtigsten Alternativen, um effektivere und breitere Unterstützung für das sich entwickelnde Immunsystem zu erlangen. Nun erreicht diese Mahnung nicht viele Menschen und die Verunsicherungen durch gezielte Verängstigungsstrategien der Impfbefürworter hat Erfolge. Erst wenn kritische Eltern an ihrem ersten Kind erkennen, worauf sie sich eingelassen haben, wenn sie dem offiziellen Impfweg gefolgt sind und die „kranke Normalität" an ihrem Kind erleben, können andere Entscheidungen beim zweiten oder dritten Kind getroffen werden. So besehen sind heute die Erstgeborenen die „Versuchskinder". Dieser Weg kann jederzeit verlassen werden. Man muss sich nicht bemühen, irgendeine Impfreihe zu „vervollständigen". Wiederholungen von Impfungen verfolgen nur den Zweck, den statistisch schlechter reagierenden Impflingen durch das gleiche Präparat Immunreaktionen aufzuzwingen. Selbstredend erleiden die Sensiblen unberechtigte Allergisierungen. Man kann froh sein, wenn bis zu der Erkenntnis besser zu verzichten, nichts Gravierendes passiert ist.

Homöopathie nach Impfungen:

- **Sil.:** Nervenschaden
- **Thuj.:** Sykosis, Asthma, Entzündungen, Organschwellungen
- **Sulf.:** Infektanfälligkeit
- **Carc.:** „gut vertragen", fiebert nicht mehr
- **Zinc.:** Nervenschaden nach Lebend-Virus
- **Apis.:** cri encephalique*, Hirnödem
- **Bell., Hep.:** Lokalreaktionen

*Tabelle 16: Homöopathika nach Impfungen (*cri encephalic ist der Hirnschrei, weil das entzündliche Gehirnödem so schmerzhaft ist)*

Entscheidend wird der Mut der Eltern, ihr Kind zunächst im ersten Lebensjahr angesichts der Gehirnentwicklung ungeimpft zu lassen. Damit gehen sie ohnehin keine besonderen Risiken ein. Bei der U6 Ende des ersten Jahres befrage ich die

Eltern, wie es ihrem Kind geht. Regelmäßig erfahre ich, dass es keinerlei Probleme gab und der Vergleich zu Gleichaltrigen bereits aufgefallen ist. Auf die Frage hinsichtlich der ersten Impfungen ob sie das bei ihrem Kind nun ändern möchten, verneinen die Eltern vehement. Dann sind wir uns einig, das zweite Lebensjahr wieder abzuwarten und mit der U7 diese Frage erneut zu diskutieren. Spätestens ab der U7a mit dem Alter von drei Jahren ist der Mut der Eltern in Überzeugung übergegangen, ihr Kind weiterhin völlig ungeimpft zu lassen. Ihre Beobachtungen widerlegen zu deutlich die Beteuerungen der meisten Kinderärzte, dass Impfungen unschädlich seien. Sie sind sich jetzt sicher, dass ungeimpft sein gesünder ist.

Wenn aus Unkenntnis oder erzwungen durch moralischen Druck geimpft wurde und mit Schrecken Schäden erkennbar sind, sollte sofort das Programm konsequent beendet und homöopathisch gehandelt werden.

An erster Stelle steht heute
- **Silicea,** Kieselerde, **Sil.** C 200 über drei bis fünf Tage geben, wenn Nervenbeschädigungen wie Narkolepsie (Schläfrigkeit), Krampfanfälle, Wesensveränderungen, Immunschwäche, psychische und physische Einbrüche offensichtlich sind. Das Impfschadensereignis ist selbstredend mächtiger als die Antwort auf die homöopathische Arznei je sein kann. Aber es geht hier um eine Schadensbegrenzung. Nach den fünf Tagen Sil. können Potenzsteigerungen zu M. und XM. überlegt werden, weil im Beginn der Verletzung noch größere Aussichten auf Erfolge für die Zukunft bestehen.

An zweiter Stelle steht
- **Thuja occidentalis**, der Lebensbaum, **Thuj.** C 200 und höhere Potenzen. Hier geht es um Organ- und Schleimhautentzündungen chronischer Natur mit den Folgen von Asthma bronchiale, Rheuma und anderen chronischen Entzündungen.

Interpretation der Impffolgen: Vitale Impflinge strengen sich aktiv an, das Eingespritzte wieder auszuscheiden. Das geschieht über heftige Entzündungen der Organe und der chronisch gereizten Ausscheidungswege. Die Folgen sind häufiger Arzneikonsum und insbesondere wiederholte Antibiosen mit entsprechenden Dysbiosen (Milieaustörungen durch Keimfehlbesiedelungen im Darm und auf allen Schleimhäuten), den Mikrobiomschäden. Diese Infektionsketten und -häufungen geschehen besonders im Kindergarten. Das ist nicht normal, aber reale „kranke Normalität". Man kann hier mit hohen Potenzen von
- **Sulf.** C 30/200 helfen. Danach kommt es prompt zu dem nächsten Infekt, der endlich einmal anders begleitet wird. Sulf. kann als „Antiantibiotikum" verstanden werden, bringt die Unterdrückung erneut in Reaktion. Danach beruhigt sich die Immunlage.

Diese Infekthäufungen sind grundsätzlich typisch für Kinder, die in Gemeinschaftseinrichtungen gebracht werden. Der wesentliche Unterschied zu den ungeimpften Kindern ist, dass diese keine Immunbeeinträchtigungen als Handicap mitbringen und ihre Infekte allein mit homöopathischen Arzneien überstehen können. Komplikationen scheiden aus, sodass keine oder sehr selten konventionelle Arzneien erforderlich sind. Seien wir alle uns darüber im Klaren: Wir bringen Kinder in Gemeinschaftseinrichtungen, damit sie krank werden! Durch die Konkurrenz untereinander wächst ihre soziale Kompetenz. Sich wehren lernen ist nicht nur eine Frage der Psyche, sondern in gleicher Weise berühren die Fremdkontakte das Immunsystem. Wenn dann der Schuleintritt ansteht, sollen sie mit dieser notwendigen Reifung fertig sein, um zu innerer Ruhe und Konzentration fähig zu sein. Das ist leider nicht der Fall, wenn durch die frühen Impfungen Allergien ausgelöst wurden oder Gehirnbeschädigungen in milder oder gravierender Form vorliegen. Davon können Lehrer „viele Lieder singen".

Es gibt auch die Gruppe der Geimpften, die alles scheinbar gut vertragen, sich „perfekt" entwickelt, noch nie richtig gefiebert und keinerlei Reaktion gezeigt hat. Diese Patienten bereiten mir die größten Sorgen: Es wurden immunprovokative und nerventoxische Substanzen mehrfach injiziert und nicht reagiert. Das kann nur Immunschwäche, Immunsuppression oder irgendeine Blockade bedeuten. Urplötzlich könnte im späteren Leben bei trivialen Anlässen ohne zunächst erkennbare Vorgeschichte eine schwere Erkrankung und im schlimmsten Fall Krebs ausbrechen. Hier gebe ich frühzeitig

- **Carcinosinum**, die Brustkrebsnosode, **Carc.** C 200/M, um mehr Widerstandsreaktionen auszulösen und wieder fiebern zu lernen. Krebs ist entfesselte Autoaggression, Carc. ist Abwehrverzicht aus unterschiedlichen Gründen, die in der Person liegen, die sich nie wehren brauchte, perfekt angepasst sich entwickelte und der alles abgenommen wurde.

Masern-, Mumps-, Röteln- und Windpocken- (MMRV-) Impfungen geschehen mit lebenden aber abgeschwächten Viren, die sich in die Erbsubstanz bevorzugt im Nervensystem einnisten und akut wie auch chronisch unvermittelt und unkontrollierbar in die Vermehrung gehen können. Dabei werden die besiedelten Zellen zu Grunde gehen und je nach dem Ausmass Nervenfunktionen Abschwächung oder Zerstörung erleiden. Dieser Vorgang kann von Niemandem verhindert werden, es geschieht einfach. Die späteren Diagnosen können Konzentrationsschwäche, Unruhe aber auch Autismus und Imbezillität („Verblödung") sein. Da wir nach der MMRV-Impfung keinen wie sonst bei diesen Krankheiten üblichen Hautausschlag sehen, kann der auftretende Hirnschaden - wenn es denn dazu gekommen ist - als Folge einer „Unterdrückung eines Hautausschlags" interpretiert werden, für den wir

- **Zincum metallicum**, Zink, **Zinc**. C 30/200/M einsetzen.

Ersthilfen nach Impfungen können hilfreich sein, um frühe Schadensbegrenzung zu erreichen. Wenn Kinder und besonders Säuglinge unmittelbar (erste Woche) nach dem Impfereignis verstarben und seziert wurden, zeigte sich regelmäßig ein massives Gehirnödem, das beengt und Nerven abgedrückt hatte.

Schreien also Kinder nach der Impfung nachts schrill („cri encephalique") auf oder sind in den ersten drei Tagen wesensverändert und taumelig, kann das Vorliegen eines entzündlichen Hirnödems vermutet werden, was zur sofortigen Gabe von

- **Apis** C 30/200 bis zur Beruhigung dieser Vorgänge Anlass gibt. Vor einer Wiederholung der gleichen Impfung kann danach nur eindringlich gewarnt werden. Für impfbefürwortende Ärzte ist das kein Grund für die Rückstellung von Wiederholungsimpfungen.

(Der Leser mag sich hier fragen, wieso dieses erschütternde Schreien, das in der Nähe des potenziellen Todesereignisses steht, nicht genug Warnung ist und dann doch den überraschten Eltern mehr Hilfe zukommen sollte. Von kinderärztlicher Seite wird dieses ungewöhnliche Verhalten bagatellisiert und mit der vorsorglichen Aushändigung eines Schmerzmittels wie Paracetamol® oder Nurofen® beantwortet. Man kann es auch Zynismus nennen.)

Lokale Entzündungen an der Einstichstelle sind Reizungserscheinungen durch toxische Begleitsubstanzen in den Präparaten. Der Hauptauslöser ist Aluminium. Das geht in der Regel mit Schwellungen, Rötungen, abstrahlender Hitze und Berührungsempfindlichkeiten einher, was Ähnlichkeit zu
- **Bell.** C 30 hat. Man gibt die Globuli 3x3, 2x3, 1x3 über drei Tage.

Sollte damit eine Eiterung nicht verhindert werden können, folgt bei Zunahme der Berührungsempfindlichkeit
- **Hepar sulfuris**, die Kalkschwefelleber, **Hep.** C 30 in gleicher Gabenhäufigkeit wie zuvor Bell.

7. Schmerzzustände

Schmerzen sind Signale der versorgenden Nerven, die uns zwingen innezuhalten, hinzuschauen, den Grund zu suchen und diesen abzustellen. Schmerzen haben Alarmcharakter und zwingen zum Handeln. Es ist unmenschlich, jemanden zu lange in seinen Schmerzen zu belassen. Andererseits sind Schmerzmittel problematisch, weil sie eine trügerische Ruhe begünstigen. Vielfach dringt der Schmerz trotzdem durch und erzwingt mit Recht Untersuchungen. Um diesen Spagat geht es jedes Mal. Es ist dann zu prüfen, wie gefährlich das Geschehen ist, wie viel Zeit wir damit verbringen können und wie viel Schmerz dem Patienten zugemutet werden kann.

Im Großen und Ganzen ist die Homöopathie sehr gut in der Lage, aufgrund der Symptome geeignete Arzneien anzubieten, die zur Beruhigung beziehungsweise Auflösung der Schmerzen führen. Das kann bisweilen mit Erfolgen einhergehen, ohne dass am Ende gesagt werden kann, was eigentlich der Grund war.

Früh im Leben erscheinen bei Kindern die unklaren Bauchschmerzen, die deutlich in Verbindung zu unangenehmen Ereignissen im Kindergarten oder in der Schule stehen. Schmerzmittel sind hier absurd, Bauchmassagen oder Wärmflaschen erfüllen ihren beruhigenden Zweck, durch Zuwendung zufrieden zu stellen.

Mit der geistigen und körperlichen Reifung kommen vermehrt unklare Kopfschmerzen, die im zweiten Jahrzehnt in Migräne auswachsen können. Das hat wenig mit Gehirnveränderungen gemein und Schädelröntgen oder Magnetresonanztomografie (MRT) sind unergiebig. Die analytische Arbeit mit dem jungen Patienten kann die Konflikte aufdekken, mit deren Lösung die Kopfschmerzen seltener werden oder gar vollständig abklingen. Hier sind neben den homöopathischen Gaben immer wieder auch Schmerzmittel erforderlich.

Erwachsene leiden häufiger unter Neuralgien des Gesichtsnerves, dem Nervus trigeminus. Drei Äste des Nervenstammes verzweigen sich im Gesicht: Der erste Ast zieht in den Stirn- und Schläfenbereich, der zweite zu den Wangen und dem Oberkiefer, der dritte zum Kinn und dem Unterkiefer. Trigeminusneuralgien zeigen gewöhnlich eine einseitige Symptomatik. Durch unbewusstes Zähneknirschen kann der erste Ast gereizt werden. Dann ziehen Schmerzen ausgehend vom Kiefergelenk vor dem Ohr zum Schädeldach hinauf. Nebenhöhlenentzündungen und Zahnwurzelstörungen können die anderen beiden Äste reizen und den Patienten chronisch quälen. Beißschienen, die in der Nacht verwendet werden, Entspannungstherapien, mehr Schlaf und weniger Stress können helfen. Der Patient „verbeißt“ sich in einen Konflikt, auf den man therapeutisch eingehen muss.

Mit Beginn der Periodenblutung erleben viele Mädchen Unterleibsschmerzen, die von da an als Dysmenorrhoe jede Menses begleiten. Das kann böse Ausmaße erreichen und kombiniert sein mit Übelkeit, Erbrechen, Kreislaufschwäche und Kollapsereignissen. Ich nenne diese Schmerzen „das Rheuma der Gebärmutter“, weil Antirrheumatika gut helfen und entzündliche Veränderungen durch Prostaglandine (Gewebehormone im Muskel der Gebärmutter) ausgelöst werden. Es ist auffällig, dass ungeimpfte Mädchen selten unter diesen Schmerzen leiden. Impfungen lösen Entzündungen aus, die wie in diesen Fällen chronisch werden können. Die Begleitbeschwerden sind eindeutige Symptome der Vagotonie, wie sie auch in der Frühschwangerschaft erscheinen. Hier helfen nicht nur der konsequente Impfverzicht, sondern Tees wie von Frauenmantel und Melisse sowie gezielte in den Symptomen ähnliche homöopathische Arzneien. Die Schulmediziner lösen diese Krisen mit der frühen Verordnung der Anti-Babypille. Das ist sehr erfolgreich, allerdings auch ein Einstieg in die bedenkliche Hormontherapie.

Der häufigste Anlass für die Verordnung von Schmerzmitteln sind Beschwerden durch den Rücken, die Volkskrankheit Nummer eins. Dabei handelt es sich um Verkrampfungen von Muskeln, die einzelne Wirbelkörper verziehen und im schlimmsten Fall zu Einklemmungen von Nerven führen, der Bandscheibenvorfall. Es ist kein Zufall, welcher Rückenabschnitt betroffen ist. Nach der einfachen Vorstellung, *„man hält sich* (im aufrechten Gang), *wie man sich fühlt*", drücken sich in der Lokalisierung des Schmerzabschnitts die individuellen Konflikte aus. Der Tonus der Muskeln wird im Kopf vorgenommen. Das geschieht unbewusst und in der Folge einer Überlastung oder Verzweiflung, für die man keine Lösung hat. Daher können homöopathische Arzneien sehr gut helfen, wenn diese durch die Reaktionen zur Besinnung, zur Erkenntnis und zum Handeln führen. Diese Verläufe sind mehr oder wenige Themen von Langzeitbehandlungen, die mit akuten Verschlimmerungen in Krisensituationen einhergehen können. Man wird darüberhinaus den Betroffenen raten, die vielen Angebote des Rückentrainings mit Muskelstärkungen anzunehmen, das Gewicht zu reduzieren und für die Körpersymmetrie zu sorgen. Denn nicht nur die Rückenmuskulatur gilt es zu stärken, sondern ebenso sollte auf die Muskeln der Vorderseite von Brust und Bauch geachtet werden. Schulmedizinisch erweisen sich die Schmerzmittelgaben als wenig erfolgreich, sie helfen wenig und schaden durch ihre Nebenwirkungen viel. Studien ergaben, dass der Wirkungsgrad im Niveau eines Plazeboeffektes liegt [1]. Wenn keine alternativen Therapien angeboten werden, dann sollte neben der Physiotherapie zumindest die Psychotherapie ergänzt werden.

Die Schulmedizin bietet ein umfassendes Arsenal an Schmerzmitteln an, die den Frust einer zeitaufwendigen Suche nach der Ursache relativieren. Zu früh diese Unterdrücker zu nutzen, kann gefährlich sein, weil die Diagnose verzögert wird und unter dem Mantel der Schmerzdämpfung der organische Anlass der Schmerzen intensiver werden kann.

1 (SZ Nr. 28. vom 3.2.17, S.14)

Besonders bei Schmerzen im Bauchraum könnte das Platzen eines entzündeten Darmabschnittes zur Lebensgefahr werden. Es kann ein Blinddarm platzen oder bei älteren Menschen ein Divertikel, eine Ausbeulung im Dickdarm nach jahrelanger ballaststoffarmer Ernährung, die zu einer Divertikulitis fortschreitet und zu perforieren droht. Hier muss der Schmerz Anlass für forcierte Diagnostik sein, um keine Zeit zu verlieren. Damit eröffnet sich aber genau der Zeitraum oder auch „Spielraum", der mit der homöopathischen Arznei genutzt werden kann. Wenn diese Potenzen in der Lage sind, den Schmerz zu beenden, dann ist das keine Unterdrückung im Gegensatz zu dem konventionellen Schmerzmittel. Bei der homöopathischen Lösung reagiert und heilt die Lebenskraft auch den Anlass. Im engen Kontakt mit dem Betroffenen verfolgt man den Verlauf und geht nach Erfolg in die Langzeitbegleitung über. Das wird in die Diskussion über den Lebensstil führen.

Bei akuten Bauchschmerzen sind die C 30-Potenzen geeignete Einstiegsgrößen. Zu denken ist an folgende Homöopathika:

- **Bell**. fällt durch die plötzlichen Schmerzen und dem roten Gesicht, mit schmerzhaften Kontraktionswellen im Darm, die im Oberbauch von rechts nach links ziehen, mit Überstreckung des Kopfes nach hinten und hochgradiger Berührungsempfindlichkeit auf.
- **Bry**. hat das Verlangen nach Ruhe, die Intoleranz für Berührung generell, fester Druck kann lindern, aber das plötzliche Loslassen ist unerträglich und ein klarer Hinweis für eine Bauchfellreizung wie durch den akuten Blinddarm.
- **Op**. hat den Darmverschluss, fehlende Darmgeräusche, Schläfrigkeit bei Schmerzen.

- **Coloc**. zeigt Koliken in Wellen mit extremen Krümmungen, mit Wärmeverlangen und presst die Faust in den Bauch oder in die Seite bei Nierenkoliken.
- **Diosc**. leidet wie Coloc. mit dem entscheidenden Symptom der Überstreckung.
- **Magnesium phosphoricum**, Magnesiumphosphat, **Mag-p**. C 30 hat blitzartige Schmerzen, die wie durch einen Lichtschalter an- und ausgehen. Der Patient reibt sich die Bauchdecke, lässt gern die warme Hand darauf ruhen, übt also nur einen leichten Druck aus. Hintergrund kann hier ein Verlassenheitsgefühl oder generell eine emotionale Enttäuschung sein.
- **Ign**. kann Bauchkrämpfe, Magen- oder Blasenkrämpfe aus Kummer, Wut oder Enttäuschung erleiden. Auffällig werden die Abwehr gegen Hilfsangebote und die Zunahme der Beschwerden bei dem Versuch zu trösten. Das Erscheinungsbild kann hysterisches Verhalten bieten.
- **Nux-v**. eignet sich für den Reizdarm, den Reizmagen oder die Reizblase durch zu wenig Ruhe und zu viel Stress.

Anders verhält es sich mit den Kopfschmerzen, die in der Regel keine Gefahren signalisieren, sondern mit intrapersonalen Spannungen zu tun haben. Ausnahmen wären hier der Hintergrund einer

- Schädelverletzung, bei der in den ersten Stunden arterielle Blutungen und in den folgenden Tagen venöse Blutungen zu bedenken sind,
- eine Hirnhautentzündung während eines hohen Dauerfiebers mit heftigem Erbrechen,
- der akute zu hohe Blutdruckanstieg vom Nacken ausgehend oder
- das Glaukom, der zu hohe Innendruck in der Augenkammer, der zu Erblindung führen kann

- und in sehr seltenen Fälle ein verborgener Gehirntumor.

In diesen fünf Fällen wird die Intensitätszunahme und Unaushaltbarkeit der Schmerzen sowie die Therapieresistenz zum Handeln und zu Untersuchungen führen.

In allen anderen Fällen kann der gewöhnliche Kopfschmerz durch Übermüdung, durch Sehschwäche, durch Dysstress von der Migränekrankheit abgegrenzt werden. Bei der Migräne gibt es ein Vorstadium, das Aura genannt wird, in dem Sehstörungen oder andere Wahrnehmungsstörungen Vorläufer der Schmerzen sind, die im weiteren Schmerzverlauf mit Schwindel, Kreislaufschwäche, Übelkeit und Erbrechen einhergehen. Migräne kommt familiär gehäuft vor und erscheint periodisch, bei Frauen häufiger als bei Männern, oft hormonell an die Menses gebunden.

Schulmedizinisch werden unterschiedliche Formen der Migräne beschrieben. Diese Einteilungen spielen für die homöopathische Therapie keine Rolle. Es gibt nicht das „bewährte Migränemittel". Alle Homöopathika können in der Arzneiprüfung Kopfschmerzen auslösen. Daher sind Migränepatienten echte und ernste Herausforderungen für Homöopathen. Eine Selbstbehandlung hat hier eindeutige Grenzen. Es kann alles helfen, was auf Entspannung hinausläuft. Das können Joga, Massagen, Meditation, Akupunktur und vieles mehr leisten. Am häufigsten kommen homöopathisch zur Anwendung:

- **Natrium muriaticum**, das Kochsalz, **Nat-m.** Deutliche Hinweise sind die Kopfschmerzen nach Spannungszuständen und nach Kontakten mit fremden Menschen, bei Spannungen in der Familie, nach zu viel Sonne und Sommerhitze und bei Verstopfung.
- **China officinalis**, Chinarinde, **Chin.** kommt nach zu viel Flüssigkeitsverlusten mit Schlafstörungen und extremer

Kälte-, Zugluft- und Geräuschempfindlichkeit zur Anwendung. Aussichtsreich kann China sein, wenn Tropenkrankheiten durchgestanden wurden.

Natürlich erschöpft sich das Angebot nicht in den zwei Arzneien. Aber bei dieser Störung ist die Anamnese und die Auswahl der persönlichen Arznei Voraussetzung für anhaltende Erfolge.

Viele Migränepatienten haben die Erfahrung gemacht, dass sie die konventionellen Schmerzmittel so früh wie möglich und hochdosiert einnehmen müssen, um die schmerzhaften Höhepunkte und den Ausfall zu umgehen oder abzukürzen. Auf der Suche nach dem passenden homöopathischen Arzneimittel muss der Schmerzmittelgebrauch toleriert werden. Vielen Kopfschmerzpatienten genügen Acetylsalicylsäure (Aspirin®) oder Ibuprofen (magenschädigend) in einer Menge von 400-800 mg Als Ergänzungen gibt es noch Novaminsulfon (Blutbild beobachten) oder Triptane (z.B. Sumatriptan, Leber beobachten). Wegen der Häufigkeit der Anwendungen rate ich eher von Paracetamol (wegen Leberschäden) vollständig und von Acetylsalicylsäure (wegen Blutungsgefahren und Magenschäden) je nach Verträglichkeit ab. Gänzlich vermeiden sollte man die kombinierten Schmerzmedikamente wie z.B. mit Coffein-Zusätzen, weil Schäden der Nieren und anderer Organe im Langzeitgebrauch üblich sind.

Homöopathika sind bei Migräne recht erfolgreich und eine echte Alternative, um einerseits die Gefahren durch die Schmerzmittel längerfristig zu vermeiden und andererseits ganzheitliche Hilfestellungen anzubieten. Migräne ist in der Regel mit gravierenden persönlichen Nöten und Selbstwertzweifeln verbunden.

Beachtenswert sind wiederum begleitende Änderungen im Lebensstil, dass die Verhütung biologisch gestaltet, die Ernährung überdacht, Bewegung geplant, mit Dysstress umgegangen wird und vieles mehr zu langfristigen Erleichterungen beitragen kann.

Alle anderen Schmerzen stehen in Verbindung mit Fieber, Nervenüberreizungen oder Schwäche und können über das Grundleiden gebessert werden.

8. Husten

Husten ist neben Kopf- und Bauchschmerzen ein häufiges Symptom, das besonders bei Kindern wiederholt herausfordert. Die Behandlung mit Homöopathika ist recht einfach und erfolgreich. Natürlich kommen unzählig viele Arzneien in Abgrenzungen zueinander in Betracht. Eine gute Übersicht kann in meinem Buch (Graf, F,: „Homöopathie und die Gesunderhaltung von Kindern und Jugendlichen", siehe in Literatur) gefunden werden. Wir unterscheiden verschieden Hustenformen und unter den jeweiligen Überschriften wird das Arzneiangebot übersichtlich und leicht zu differenzieren sein.

der trockene Reizhusten:	wie aus Nervosität, z.B. Ign., Hyos.
der Rasselhusten:	wie bei Bronchitis, z. B. Puls., Kali-s.
der brodelnde Husten:	wie bei der Lungenentzündung, z.B. Phos., Ars.
der kruppöse Husten:	wie beim Kruppanfall, z.B. Acon., Spong.
der asthmatische Husten:	mit Giemen und Atemnot, z.B. Ip., Ant-t.
der schmerzhafte Husten:	wie bei Rippenfellentzündung, z.B. Bry., Kali-c.
der Anfallshusten:	wie beim Keuchhusten, z.B. Dros., Coc-c.

Über die Jahre hat sich gezeigt, dass alle die vielen Hustensäfte wenig Nutzen haben. Hilfreich kann bei entzündlichem Husten Thymiantee mit Honig sein und bei kruppösem und Anfallshusten Efeuextrakt. Mehr ist nicht notwendig! Beim Keuchhusten ist jeder Hustenlöser sinnlos und gar schädlich. Niemals sollte hier der Hustenreiz mit Codein gedämpft werden. Dann fällt das wichtige Symptom „Husten" aus und kann nicht mehr den Verlauf mit Homöopathika realistisch wiedergeben. Die Dauer der Erkrankung Keuchhusten wird bei jeglicher schulmedizinischen Intervention bis zu einem Vierteljahr (normaler Verlauf: sechs Wochen) ausgedehnt und in der Qualität komplizierter.

Weitere Maßnahmen bei Husten sind Inhalationen mit salzhaltigen Lösungen, Brustwickel je nach klinischer Not und die Steigerung der Trinkmenge. Für Details möchte ich auf mein oben erwähntes Buch verweisen, in dem ich dem Husten ein ausführliches Kapitel widme und über 70 verschiedene Mittel erwähne.

9. Übelkeit und Erbrechen

Zu den häufigen Nöten im Alltag gehören diese beiden Befindlichkeitsstörungen als Ausdruck einer Erregung des Nervus vagus, des Nachtnervs des unbewussten Nervensystems. Mit Übelkeit hört der Appetit auf. Mit dem Erbrechen entledigt man sich vom letzten Essen, was als akutes Ereignis im Fieberbeginn oder bei Vergiftungen noch Sinn macht, das wird schließlich als wiederholtes Ereignis zur Qual, wenn es nichts mehr außer Magensaft und Galle zu erbrechen gibt. Der höhere Sinn liegt in der Weigerung des Organismus, mit dem Zugeführten umzugehen, was mit Durchfällen tatkräftig unterstützt wird. Bei der Aufnahme von verdorbenen oder giftigen Speisen ist das sehr gut zu verstehen. Aber ohne diese Anlässe wie bei Virusinfekten (z.B: Rota- oder Noroviren), bei Stoffwechselstörungen (Unverträglichkeiten), bei Hepatitis (Leberentzündung) oder Gehirnentzündungen (z.B. Sonnenstich) werden die Beschwerden zur Folter, denn Erleichterungen bleiben aus. Der Magen-Darmtrakt möchte einfach nicht mehr beschäftigt werden.

Schwangeren sind diese Störungen bestens bekannt und im ersten Drittel der Tragezeit charakteristisch. Hier ist nachvollziehbar, dass die Frau in anderen Umständen ist und mit ihrem Speiseplan sehr sorgfältig umgehen muss. Sie ändert viele ihrer Gewohnheiten zu essen und zu trinken und nimmt dadurch unbewusst Rücksicht auf ihr Kind, das seine Organe in den ersten 12 Wochen entwickelt. Diese Symptomatik weist deutlich auf die gesteigerte Vagotonie hin. Kinder wachsen im Schlaf und auch das Ungeborene, das nie wieder derart intensiv wächst wie in den ersten 12 Wochen.

Andererseits ist die Übelkeit von Schwangeren im ersten Drittel ein sehr gutes Zeichen für die Intaktheit der Schwangerschaftsanlage und dass hormonell alles gut verläuft. Das zusätzliche häufige Erbrechen verlässt die Normalität, weil die Nährstoffaufnahme kritisch behindert werden kann. Hilfreich kann Vitamin C sein, entweder in Tabletten von 500 mg alle vier Stunden oder das unentwegte Kauen von Äpfeln. Unterstützung kann auch durch bioidentisches Progesteron erzielt werden, das entweder als Creme oder Öl in die Innenseiten der Unterarme einmassiert oder als Kapseln (Utrogest®) vaginal verwendet wird.

Essen und trinken geschehen bewusst, Verdauung verläuft unbewusst im Ruhezustand und überwiegend nachts während wir schlafen. Nachts läuft die Verwertung der Nahrung aus dem Darm zum Auffüllen der Glykogen-Depots in der

Leber (Assimilation), tagsüber verbrauchen wir diese Energien (Dissimilation). Unser unbewusstes Nervensystem arbeitet rund um die Uhr: Mit dem Sympathikus sind wir wach und arbeiten, mit dem Parasympathikus oder auch Nervus vagus schlafen und verdauen wir. Gewachsen wird im Tiefschlaf, wenn das Wachstumshormon STH (somatotropes Hormon) ausgeschüttet wird. Damit lassen sich nicht nur die Wachstumsschmerzen von Kindern aus dem Schlaf heraus erklären, sondern auch verständlich machen, dass Frühschwangere so müde, schläfrig und von Übelkeit geplagt sind.

Was kann nun unterstützend getan werden, um Übelkeit und Erbrechen erträglicher zu machen?

Zunächst gilt es, das Ruhebedürfnis des betroffenen Patienten zu unterstützen und den Tagesstress zu reduzieren. Mit dem zusätzlichen Schlaf könnte diese Phase besser überstanden werden. Das Erbrechen weckt allerdings und ist eine anstrengende bis zermürbende Angelegenheit. Dabei werden viele Magensäfte ausgeworfen, die zu erheblichen Salzverlusten führen können. Besonders bei Kindern kann wiederholtes Erbrechen zum „Selbstläufer" werden, rasch in die Erschöpfung gelangen, weil nichts mehr aufgenommen und alles verweigert wird. Das heißt dann das „azetonämische" Erbrechen, so benannt, weil man aus dem Mund den Geruch von Azeton wahrnehmen kann. Hier helfen nur noch Infusionen. Es ist folglich Aufgabe der Homöopathie, für eine frühe günstige Weichenstellung im Krankheitsverlauf zu sorgen, dass es nicht soweit kommt.

Wie bei jeder akuten Erkrankung ist das Trinken eine wichtige Maßnahme. Bei Magenstörungen ist das Anbieten von Salz bedeutsam, um Verluste auszugleichen und den Magen zu beruhigen. Man wird also Suppen oder Tee anbieten, wobei dem Getränk eine kleine subtile Menge Salz hinzufügt und in kleinen Schlucken angeboten wird. Einige pflanzliche Tees können empfohlen werden wie von

- Ingwer bei unruhigem nervösem Magen
- Wermut bei Leber- Galle-Beteiligung und
- Melisse bei Magenkrämpfen.

Da Kleinkinder sehr schnell austrocknen und zu viele Salze verlieren, denke man auch an die Möglichkeit, einen Einlauf vom Enddarm her vorzunehmen, um zu substituieren und Infusionen zu umgehen. Der Enddarm nimmt Flüssigkeit wie ein Schwamm auf, wenn es zum Mangel gekommen ist. Die einzige Bedingung ist, es darf kein Durchfall vorliegen.

Durchführung: Einen 90-100 ml Gummiklistier in der Apotheke besorgen, einen milden Pflanzentee kochen, 1% Kochsalz und 5% Traubenzucker hinzufügen. Dann drückt man den Klistierball zusammen, lässt den Tee aufsaugen, prüft auf dem eigenen Handrücken die Temperatur. Man cremt die Spitze etwas ein und führt diese in einer Rückenlage des Kindes mit hochgeschlagenen Beinen vorsichtig wie ein Fieberthermometer in den Enddarm ein. Dann wird der Inhalt ausgedrückt, die Spitze zurückgezogen und der After des Kindes für fünf Minuten zusammengedrückt. Anschliessend kann der Vorgang wiederholt werden.

Die homöopathische Behandlung ist schwierig, weil das Arzneiangebot sehr groß ist. Es gibt kaum eine Arznei, bei der nicht in der Prüfung über Magen-Darmsymptome geklagt wird. Hier kommt es sehr darauf an, individuelle Absonderlichkeiten zu erkennen.

Eine der häufigsten Arzneien für diese Beschwerden ist

- **Nux-v.**, die Brechnuss. Es ist die bewährte Gabe bei Übelkeit und Erbrechen durch Drogen, Alkohol, Tabak oder

Kaffee. Nux-v. überreagiert im vegetativen Nervensystem durch die Folgen von Dysstress. Geringfügige Anlässe können Krämpfe im Magen, am Zwerchfell oder in der Speiseröhre und im Hals auslösen. Warme Tees, Ruhe und Entspannung verbessern den Zustand.

- **Puls**. leidet nach zu fetten Gerichten. Auch der Verzehr von zu vielen Süßigkeiten und von Eis können üble Folgen haben. In der Nacht ist alles schlimmer, Frischluft und etwas Bewegung verbessern die Notlage.

- **Bry**. reagiert gestört bei Ärger durch Grenzüberschreitungen, durch Belästigungen oder wenn die finanzielle Sicherheit bedroht ist mit Trockenheit der Schleimhäute. Der Patient möchte einfach nur in Ruhe gelassen werden, zieht sich zurück und vermeidet jegliche Bewegung. In der Ruhe und in der Nacht sind die Magenbeschwerden besser und werden häufig beschrieben, „als ob sich ein Stein" in diesem Hohlorgan befinden würde.

- **Radix ipecacuanha**, **Ip**., die Wurzel eines Busches, der mit dem China- und dem Kaffeebaum verwandt ist, kommt aus Südamerika und heißt volkstümlich in direkter Übersetzung das , „am Wege Kraut brecherregend". Die Wirkstoffe stimulieren zentral den Nervus vagus, sorgen für Speichel- und Sekretfluss, für Krämpfe, Müdigkeit, Schlafstörungen, Übellaunigkeit und eine durch nichts zu bessernde Übelkeit. Für Ip. gilt, dass seine Verordnung nur dann erfolgreich ist, wenn diese Übelkeit unentwegt anhält, durch Erbrechen nicht gebessert wird und die Zunge „sauber" beziehungsweise frei von Belag ist.

- **Antimonium crudum**, Grauspießglanz, **Ant-c**. ist sehr eigenwillig und erbricht mit Heftigkeit und Zorn. Man hat ihre Wünsche nicht ernst genommen und was die anderen wollen, wird schlicht verweigert. Magensymptome folgen auffällig auf den Konsum von Schweinefleisch und sauren

Dingen. Ant-c.-Patienten sind unbestechlich und sehr empfindsam für die unehrlichen Absichten Ihrer Umgebung. Das wirkt sich besonders störend auf die Verdauung aus. Die Laune ist miserabel und der Patient verharrtt in einer Verweigerungshaltung. Das Erbrechen geschieht kraftvoll im Schwall wie mit der unausgesprochenen Botschaft: *Bleibt mir nur fern. Ihr seht, was ich von Euch halte.*

- **Cham**. Der Patient ist schwerer zu ertragen als bei Ip. Nichts kann man recht machen und trotzdem soll man gleich zur Stelle sein, um dann noch beschimpft zu werden. Cham. übertreibt den Schmerz innerlich bis zur Unaushaltbarkeit, was man wissen sollte. Das Verhalten hat hysterische Züge. Magen-Darmbeschwerden folgen den Zuständen nach Streit und Zorn.
- **Kalium carbonicum**, Gewächslaugensalt, **Kali-c**. steht immer wieder im stillen inneren Widerstreit zu sich selbst zwischen Konformismus und Nonkonformismus. Dabei kommt es zu den Magenbeschwerden mit Magenkrämpfen, die durch Überstrecken nach hinten erträglicher werden. Beschwerden können nachts aus dem Schlaf heraus in der Zeit zwischen zwei und vier Uhr erscheinen. Wärme verbessert den Zustand. Vom Magen ausgehend steigen Angstsensationen aus dem Sonnengeflecht nach oben auf, für die es scheinbar keine Erklärungen gibt, weil der Patient nichts mitteilt. Aus Erfahrung ist bekannt geworden, dass Kali-c. viele Sorgen plagen, die mit der Familie zusammenhängen.
- **Ars**. ist unsere bewährte Arznei gegen Vergiftungen allgemein und im Besonderen durch verdorbene tierische Lebensmittel. Es wird sofort nach der Aufnahme von Flüssigem oder Festem erbrochen, bis nichts mehr kommt. Die Verfassung verschlechtert sich rapide, Schwäche und schlimme Ängste steigern sich. Ars. ist frostig und möchte heiße Anwendungen oder heiße Getränke.

- **Phos**. unterscheidet sich sehr von Ars. Am Magen kennen wir das Erbrechen mit Latenz, dass nach einer Aufnahme von Nahrung oder Getränken eine Pause von Minuten folgt, nach der erst erbrochen wird. Phos. ist eine strahlende, entgegenkommende und sehr offene Persönlichkeit, die es einem leicht macht, Kontakt herzustellen. Der Phos.-Patient geht mit sich selbst energetisch rücksichtslos um, weil er so schnell zu begeistern ist, und kommt schließlich zu Beschwerden durch Schlaf- und Energiemangel. Auffallend sind die Bedürfnisse für kalte Kuhmilch und für Speiseeis.
- **Aethusa cynapium**, die Hundspetersilie, **Aeth**. ist eine bedeutende Arznei für erbrechende Säuglinge und Kleinkinder. Nach dem Stillen oder der Milchflasche verdreht das Kind die Augen, wirkt schläfrig und erbricht mit „Latenz“ nach einigen Minuten wie Phos. Das Aeth.-Kind möchte aber sofort wieder die Nahrungsaufnahme fortsetzen. Das wiederholt sich, bis die Intervalle kürzer werden, die Schläfrigkeit intensiver und das Kind beängstigend eingefallen aussieht. Da alles so schnell abläuft und der erste Tag schon gefährlich werden kann, gehört diese Arznei in einer C 30-Potenz in jede Familienhausapotheke.
- **Tab**.: Die Wirkung von Tabak auf den Magen-Darmtrakt wird den meisten bekannt sein, da der erste Rauchversuch als „Arzneiprüfung“ viele Beschwerden vegetativer Störungen hervorgebracht hatte. Blässe, Kälte, Schweiße, Schwindel, Kollapsgefahr und eine „Sterbensübelkeit“ werden in Erinnerung sein. Tab. eignet sich für diese Symptomatik in Ähnlichkeit. Zusätzlich fallen Frischluftverlangen, Bedürfnis den Kragen zu weiten, Durstlosigkeit und die Abneigung jeglicher Passivbewegung auf. Das macht Tab. zum geeigneten Mittel bei Seekrankheit oder deren Folgen und bei drohendem Damverschluss.

10. Verdauungsstörungen

10.1. Verstopfung

Aus den Vorlesungen im Medizinstudium ist mir folgender Satz eines mir unbekannten Psychiaters des 20. Jahrhunderts in Erinnerung geblieben: „Man gebe mir die Macht, Verstopfung zu heilen und ich könnte 50% der psychisch Kranken aus den Anstalten entlassen." Darmträgheit und schwer gehender harter Stuhl, der nur jeden 3. Tag und später hervorkommt, sind häufig mit längeren Lebens- und Leidensgeschichten verbunden und offensichtlich eine chronische Beschwerde depressiver und anderer psychiatrischer Patienten.

- **Op**. in C 30 oder C 200 Potenz kann die Wende bringen und zu der Auflösung der Verstopfung führen. Das geht häufig einher mit der Verbesserung des Schlafs und des allgemeinen Wohlbefindens. Opiate bewirken Darmträgheit und schwere Verstopfung. Von Opiatqualität sind traumatische Erlebnisse, Lebensschocks, Operationen mit Narkosen, Unfälle, sexueller Missbrauch oder traumatische Geburten und deren Folgen.

Allgemeine Maßnahmen gegen die Verstopfung sind die Steigerung der körperlichen Aktivität, im Uhrzeigersinn vorgenommene Bauchdeckenmassagen, warme Kompressen auf den Bauch und den Morgen mit einem Glas lauwarmem Wasser zu beginnen. Es können getrocknete Pflaumen eingelegt und morgens zuerst gegessen und der flüssige Rest getrunken werden. Die Kost kann rohstoff- beziehungsweise ballaststoffreicher werden, indem rohes Gemüse, vollwertiges Getreide und faserreiches Obst gegessen wird. Genügt das nicht, dann werden die Quellmittel ergänzt wie Flohsamen, Leinsamen oder Samen anderer Kulturen wie Quinoa aus Südamerika.

Man denke bei Darm- und Stuhlproblemen an das Mikrobiom und an die Unterstützung der günstigen Darmbakterien. Hierzu eignen sich bestens das Sauerkraut, der Brottrunk, Combucha-Kulturen und auch die „Effektiven Mikroorganismen (EM)“ in täglicher Anwendung. Schließlich kann man Lactulose (Bifiteral®) als Nahrungsergänzung und Keime wie Acidophilus, Bifidus und andere Enterobakterien einnehmen.

Verstopfung ist häufig mit Bauchvölle und Blähungen verbunden. Dann empfiehlt es sich auf die bewährten Tees von Fenchel, Koriander, Kümmel oder Anis zurückzukommen.

Milde Reizungen der Darmschleimhaut erreicht man mit Rizinusöl. Drastischer ist die Anwendung von Sennesblättern, auf die man besser verzichten sollte.

Verstopfungskrisen bei Säuglingen können mit einem Einlauf alle zwei bis drei Tage überwunden werden (Anwendung siehe im Kapitel Fieber). Akut bei Fieber genügt ein Butterzäpfchen (Zäpfchen aus Butter formen und in den Tiefkühlschrank legen, um eine feste Form zu erreichen) oder einfacher ein Glycolax Suppositorium®.

Verdauungsprobleme unterliegen dem autonomen Nervensystem von Sympathikus und Vagus. Verstopfung hat mit dem Zurückhalten, der Introversion und der Depression viel gemeinsam.

Homöopathisch soll der Stoffwechsel verbessert werden. Besonders hilfreich sind die Informationen über die Entstehungsbedingungen der Verstopfung. Bei

- **Nux-v.** sind Dysstressbedingungen auslösend und besonders von der Art, dass es keine Geduld für das Abwarten des spontan abgehenden Stuhls gibt. Der Wille versucht hier das

Unterbewusste zu beherrschen. Je mehr jedoch mit Macht gedrückt wird, umso paradoxer steigt die Unfähigkeit zu stuhlen.
- **Bry**. wird unter Ärgerbedingungen trocken an allen Schleimhäuten. Das Verlangen nach Rückzug findet seine Entsprechung, sich und seinen Stuhl nicht mehr zu „zeigen".
- **Lycopodium clavatum**, der Keulenbärlapp, Lyc. steht auch unter Stress mit Trockenheitsfolgen, allerdings ausgelöst durch übertriebenen Ehrgeiz, besser sein zu wollen oder zu müssen. Das geht auf Kosten der Energie und des Gemüts, sodass Lyc. zunehmend reizbar und grantig wird. Kleinigkeiten können zu Temperamentsausbrüchen führen.

Ignatia amara, Natrium muriaticum wie auch Kalium muriaticum sind drei Arzneien für Personen, die Verstopfung bei Kummer erleiden. Bei
- **Ign**. ist es der akute emotionale Verlust, bei
- **Nat m**. der chronische, der nicht mehr losgelassen wird, weil Leid mit Selbstmitleid verquickt wird, und bei
- **Kali-m**. ist der Kummer eingeschlossen und destabilisiert chronisch von Innen heraus, ohne dass man weiß, wie man da jemals wieder herauskommt. Zu schmerzhaft ist das Leid von Angehörigen, die ihr Herz berühren, sodass sie keine Ruhe findet.

Bei den Muriatikum-Verbindungen der Salze liegen häufiger Kummerzustände von Frauen vor, die sie still erleiden und in sich tragen. Das geht mit mehr Trockenheit und erschwertem Stuhlgang einher. Die Carbonicum-Verbindungen passen häufiger zu Männern, weil sie sich mehr Gedanken um den „Brennstoff" des Lebens machen, um das Geld, die Existenz, die Arbeit und um die Sicherheit Zuhause.

Immer häufiger müssen wir heute an Verstopfung durch Beschädigung von Nervenganglien mit Aluminium denken, welches in extremen Dosen bezogen auf das Schädigungspotenzial in Totstoff-Impfungen gespritzt und zusätzlich oral konsumiert wird.

- **Aluminium** als Homöopathikum gibt es in metallischer Form sowie in vielfältigen Ionenverbindungen. Dieser Patient leidet unter gravierender Zunahme der Trockenheit von Haut und Schleimhäuten im Winter. Ein Leitsymptom ist die Unverträglichkeit von Kartoffeln. Zu Alum. passt der Gegensatz einer Verstopfung mit Darmträgheit, die zu anderen Zeiten in die Inkontinenz übergeht, dass der Stuhl nur schwer kontrolliert werden kann. Findet man keine passende Alum.-Verbindung, kann man bei Verstopfung auch nach den Impfungen schauen, durch die die Störung in der Verdauung ausgelöst sein könnte und gibt die entsprechende
- **Impfnosode**. Von jeder heute verabreichten Impfung gibt es Potenzierungen. Quellen und Hersteller finden Sie im Anhang und im Internet.

Zu den nerventoxischen Metallen mit Verstopfungsfolgen zählt auch

- **Blei, Plumbum metallicum**. Wer denkt, dass Blei heute nicht mehr vorkommt und folglich nicht mehr schädigt, irrt sich gewaltig. Dieses Schwermetall baut sich nicht ab, steckt in Altlasten wie Klärschlämmen, wird auf Äcker verteilt und erscheint wieder in der dort angebauten Nahrung. Bleihaltig können Kosmetika, Lebensmittel, die Luft und das Wasser sein. Blei hört niemals auf, uns gesundheitlich zu schaden. Die Blei-Symptome sind aber gut zu erkennen: die Anämie (der Blutmangel), der Schafskotstuhl (lauter kleine Bällchen) und einziehende Schmerzen im Bauch, wie wenn der Nabel mit einer Schnur zur Wirbelsäule gezogen wird.

10.2. Durchfall

Diese belästigende Störung kann Begleitsymptom diverser Erkrankungen sein. Dazu zählen Magen-Darm-Infekte, die Vergiftung, Leber-Galle-Störung, Nahrungsallergien wie auch die Autoimmunkrankheiten Morbus Krohn und die Colitis ulzerosa. Das sind allesamt recht große Herausforderungen für die Homöopathie, sodass ich mich hier nur auf wenige Beispiele von Anwendungen begrenze.

Durchfall hat viel mit Angst und Aufregung zu tun und kann urplötzlich stattfinden, wie wir es vor Prüfungen kennen. Durchfälle sind die Übel der Nahrungsumstellung, wenn wir fremde Kulturen besuchen und nicht deren Ernährungsgewohnheiten teilen. Es sind Schäden im Mikrobiom, welches den Gleichgewichtszustand nicht mehr stabil halten kann. Nahrungsallergien sind die modernen Leiden der Stadtbevölkerung, die nicht mehr Zugang zu ursprünglicher Nahrung und ländlichen Lebensformen hat und in der Hygienefalle steckt: anstatt Symbiosen mit dem Mikrobiom anzusteuern wird Krieg gegen Erreger und gegen das Mikrobiom geführt mit Desinfektion, mit Antibiotika und mit Impfungen. Die ersten Anzeichen in Richtung Durchfall sind das Dünner- und Heller- werden des Stuhls, die Geruchsveränderung und der begleitende Bauchschmerz.

Wer Durchfälle akut erleidet, muss dafür sorgen, dass die Verluste durch Getränke ausgeglichen werden, ansonsten folgen Schwäche und Zuspitzungen, welche nur noch mit Infusionen aufgefangen werden können. Um also Arzt und Klinik entbehren zu können, empfiehlt es sich, an die Steigerung der Trinkmenge zu denken.

Einfach ist das Rezept der WHO: auf einen Liter abgekochtes Wasser gibt man

- einen leicht gehäuften Teelöffel Kochsalz (3,5 g.)

- 1 Teelöffel Natron (2,5 g. Soda, NaHCO2)
- 2 Tassen Obstsaft (z.B. Orangensaft, 1,5 g. Kaliumchlorid)
- 4 Esslöffel Zucker (20g. Glukose)

Der Obstsaft kann nach subjektiver Wahl entschieden werden, warum die Annahme der Lösung je nach Bedürfnis zu fördern. Bei Säuglingen kann die Lösung zum Aufsaugen in einem Waschlappen getränkt werden, wenn die Flasche verweigert wird.

Bei Durchfällen gibt es viele „Hausmittel", die durchaus lohnend genutzt werden können wie getrocknete Heidelbeeren, Bananen oder Trockenfrüchte generell. Ergänzend helfen Schwarztee mit Salz-und Zuckerzusätzen, milder Kamillentee und der Saft der Aloe-Pflanze.

Man beachte wieder das gestörte Mikrobiom und unterstütze dieses mit Präparaten wie Omniflora®, Mutaflor®, Perenterol® oder Symbioflor I®.

Eine drastische schulmedizinische Hilfe kann der Wirkstoff Loperamid (Immodium®) sein, ein Opiat-Analogon, welches frühestens ab dem Alter von 12 Lebensjahren eingesetzt werden darf. Geben Sie dieses Präparat niemals unter dieser Altersgrenze, da es zu Darmverschlüssen führen kann. Erleiden Erwachsene beispielsweise im Urlaub Durchfälle und verlieren dadurch kostbare Urlaubszeit, darf auch schon mal dieser Wirkstoff zum Einsatz kommen, der sofort den Darm beruhigt.

Häufig kommt die Frage nach der Kost für den Durchfallpatient: Man tut gut daran, von schwerer Kost und Tiereiweiß Abstand zu halten. Nahrungsallergiker lassen das vermutete Unverträgliche weg. Erfahrungsgemäß sind das heute die Kuhmilch und deren Produkte, das Gluten (Klebereiweiß im Getreide), bestimmte Nüsse und die Zitrusfrüchte. Ansonsten kann man froh sein, wenn ein Durchfallpatient essen möchte. Am günstigsten sind gedünstete Reisgerichte mit Gemüse.

Bei Kindern aber auch bei Erwachsenen hilft zur Anbindung von Flüssigkeit im Darm die Zufuhr von fein geriebenen Äpfeln, die eine halbe Stunde an der Luft oxidieren müssen und sich dabei sichtbar braun verfärben (der Wirkstoff ist Apfelpektin). Von den früher verabreichten Kohlekompretten ist man heute völlig abgewichen, weil die erforderliche Menge niemals erreicht und toleriert wird.

Die homöopathische Arzneiwahl kann hier nur in Beispielen erfolgen, so vielfältig sind die Optionen.
- **Argentum nitricum**, Silbernitrat, **Arg-n**. hilft für die Durchfälle vor der Prüfung oder vor dem Termin.
Jedes Antibiotikum beschädigt das Mikrobiom. Die nachfolgenden Durchfälle können mit
- **Sulf**. beruhigt werden. Da das Mikrobiom Monate braucht, um sich einigermaßen von Antiinfektiosa zu erholen, könnten weitere Potenzen von Sulf. nachfolgen.
- **Acidum phosphoricum**, Phosphorsäure, **Ph-ac**.: Der klassische Urlaubsdurchfall wird mit Ph-ac. behandelt. Führende Symptome sind die Müdigkeit, Schläfrigkeit und der zu helle Stuhl. Das typische Verlangen nach erfrischenden Obstsäften erleichtert die Substitution.
- **China officinalis**, die Rinde des Chinabaums, **Chin**. leidet intensiv bei Durchfällen im Rahmen der Malaria oder anderer Tropenkrankheiten (Gelbfieber, Dengue-Fieber, Chikungunya, Amöbenruhr). Die Menge der Ausscheidungen führt zu Blutmangel, Schwäche, Bauchauftreibung und Schlaflosigkeit bei gleichzeitiger Tagesmüdigkeit. Chin. ist eine Arznei für die Schwäche durch Leberbeteiligungen bei

modernen Herpeserkrankungen wie die Zytomegalie und das Pfeiffersche Drüsenfieber.

Blutige Durchfälle mit Koliken lassen an die autoimmunen Darmerkrankungen Colitis ulzerosa oder der Morbus Krohn denken. Homöopathisch kommen in erster Linie die Salze von Merkur in die Betrachtung:

- **Mercurius solubilis Hahnemannii**, flüssiges Quecksilber, **Merc**. hat das Symptom, dass Stuhldrang nie nachlässt. Typisch sind begleitende Veränderungen im Mundraum wie Zungenanschwellung, weiß-gelber Zungenbelag und süßlich-fauliger Mundgeruch. Der Merc.-Patient fühlt sich gequält und findet nachts keine Ruhe. Wenn alle Symptome von Merc. sich steigern und der Patient zunehmend an Gewicht verliert, kommt
- **Mercurius corrosivus**, Sublimat, **Merc-c**. in Frage.
- **Podophyllum peltatum**, der Maiapfel, **Podo**. erleidet im wahrsten Sinne des Wortes „Hydrantenstühle“: Morgens früh treiben Bauchschmerzen aus dem Bett und es werden explosiv laute Stuhlabgänge erlitten. Dabei füllt sich nicht nur die Toilettenschüssel, sondern eindrucksvoll ist die resultierende Erschöpfung mit begleitenden Vorfällen von After und Enddarm. Gegen Nachmittag bessern sich die Durchfälle, können aber noch einige Tage morgens wiederkehren.
- **Veratrum album**, der weiße Germer, **Verat**. hat die Kombination von Erbrechen, Durchfällen und Kollaps zeitgleich und wiederholt. So können schwere Infektionen und septische Ereignisse beginnen und mit Verat. abgeschwächt werden.

11. Blutungen

Außer bei den Mensesblutungen handelt es sich stets um die Verletzung von Gefäßen und damit sind Blutungen generell destruktive Ereignisse. Bei Verletzungen hilft das Bluten bei der Wundreinigung und der Verbesserung der lokalen Abwehr. Homöopathische Arzneien werden in Abhängigkeit von der Verletzungsart gewählt.

- **(Achillea) Millefolium**, die Schafgarbe, **Mill.**: Das häufigste Blutungsereignis ist das Nasenbluten. Die Erstmaßnahme ist die anhaltende Kompression der Nasenflügel über mindestens fünf Minuten und bei gesenktem Kopf. In den Nacken wird etwas Kühlendes aufgelegt, ein Eisbeutel, eine kalte Flasche oder ein kalter Waschlappen. Blut wird am besten durch Blut gestillt, da die Gerinnungsfaktoren und Blutplättchen (Thrombozyten) durch das Stagnieren der Blutsäule wirken können und den Pfropf bilden. Innerlich geben wir sofort **Mill.** C 30 und in mehrfachen Gaben, bis die Blutung steht. Die Zwischenzeit muss genutzt werden, chronische Neigungen zu Nasenbluten zu behandeln.
- **Phos.**: Blutungen nach Operationen sind die Domäne von **Phos.** C 30/200.

Diverse Blutungsabnormitäten bei der Periodenblutung von Frauen und deren Behandlung bitte ich meinem Buch (Graf, F.: „Homöopathie und die Gesunderhaltung von Frauen") zu entnehmen.

- **Bismuthum subnitricum**, Wismutsubnitrat, **Bism-n.**: Blutungen aus dem Darm können sich als Schwarzfärbung des Stuhls zeigen. Hier sollte sofort die Darmspiegelung (Koloskopie) folgen, um die Blutungsquelle ausfindig zu machen. Die Quelle kann auch im Magen oder in der Speiseröhrenwand (bei Leberstauung und bei Alkoholikern) liegen und erst durch eine Magenspiegelung (Gastroskopie) entdeckt werden. Diese Behandlungen sind in Abhängigkeit vom Grundleiden schwierig. Häufig handelt es sich um blutende Geschwüre.

- **Ferrum phosphoricum**, Eisenphosphat, **Ferr-p.**: Helle Blutbeimengungen im Stuhl können vorkommen, sind bereits bei Säuglingen sporadisch zu entdecken und können mit Eisenphosphat, Ferr-p. D 12/C 6 sofort behandelt werden. Treten dabei ungewöhnliche Schmerzen auf, kann es sich bei Kindern um eine Invagination handeln, das ist eine Einstülpung und Verschiebung des Darmes über sich selbst. Daraus wird eine schmerzhafte Strangulation, die bis zum Darmverschluss führen kann und zum Notfall wird. Blut im Sputum ist bei Erwachsenen verdächtig für Bronchialprozesse wie die Lungentuberkulose oder das Bronchialkarzinom. Diese schweren Erkrankungen müssen schnell mit der Bronchienspiegelung (Bronchoskopie) ausgeschlossen werden. Bei jüngeren Menschen kann ein fieberhafter Bronchialhusten Blutspuren im Auswurf aufweisen und mit Ferr-p. erstbehandelt werden.
- **Ratanhia peruviana**, Maputo, **Rat.**: Blut auf dem Stuhl, das in der Toilettenschüssel beobachtet wird, rührt in der Regel von kleinen Einrissen am Analring oder von Hämorrhoiden her. Hier kann Rat. D 12 zusammen mit warmen Sitzbädern gute Hilfe leisten, wenn der begleitende Schmerz wie von Glassplittern ist. Ratanhia gibt es auch als Urtinktur zum Abtupfen solcher Wunden.
- **Drosera rotundifolia**, der Sonnentau, **Dros.**: Ein angestrengter Anfallshusten kann mit Blutspuren im spärlichen Auswurf und mit Einblutungen in die Bindehaut (Konjunktiven) einhergehen, was für die aussichtsreiche Anwendung von Sonnentau, Dros. D 12/C 6 spricht.

Blutungen aus der Scheide bei Frauen jenseits der Wechseljahre sind bedenklich, auch wenn diese nur in Spuren auftreten, da es ein Frühsymptom des Endometriumkarzinoms (Krebs der Gebärmutterschleimhaut) sein kann. Bevor hier eine homöopathische Behandlung beginnt, sollte unverzüglich eine diagnostische Ausschabung (Abrasio) vorgeschaltet sein. Mit dem Gewebe von der Ausschabung kann unter dem Mikroskop ein Tumor sicher bestätigt oder ausgeschlossen werden. Nach Entwarnung sollte sorgfältiger auf den Verzicht östrogenartig wirkender Umweltschadstoffe geachtet werden, die in den modernen Kunststoffen, in Kosmetikas und in konventionellen Lebensmitteln stecken.

12. Was benötigt ein akut psychisch Kranker?

Akuten seelischen Erkrankungen begegnet man nach Todesfällen von Angehörigen. Unfassbar sind tödliche Unfälle und unerträglich für Erwachsene ist das Sterben ihres Kindes vor dem eigenen Tod. Hier kann sofort

- **Ign**. C 30/ C 200 verordnet werden. Ich gebe den Betroffenen mit auf den Weg: *„Nehmen Sie je 2 Globuli, wann immer Sie es brauchen!“* Es geht um die Verarbeitung des Kummers, um die Grübeleien, die überstürzten Weinanfälle, um die Schlaflosigkeit und die Trauerarbeit generell. Die Zeit heilt viele Wunden, mit der Besserung hören die Betroffenen von allein mit der Arzneieinnahme auf.
- **Ph-ac**. Mit Anhalten des Kummers erschöpfen manche Trauernde und geraten in eine Art Schlafsucht. Es erscheint Außenstehenden, als wenn sie sich „wegschlafen“ wollten. Wenn man dann noch erfährt, dass auch der Tag von Trübsinn und Müdigkeit gezeichnet und der Schlaf derart tief ist,

dass sie wie in Narkose zu sein scheinen, dann hilft ihnen Ph-ac. C 30.

- **Aur. Q6**: Kritischer geht es den chronisch schlaflosen Trauernden, die eine Bugwelle von völligem Schlafentzug aufbauen und den Tag nur noch mit Ablenkung und Arbeit durchstehen. Man sieht es ihnen bald an den ernsten Gesichtszügen an. Es ist kein Lächeln zu erkennen und es fehlt jegliches Interesse für Oberflächlichkeiten im täglichen Leben. Es handelt sich um ein Syndrom der „Seinsleere". Nichts kann sie mehr im Diesseits erfreuen und spielen in Tagträumen und in Gedanken mit dem Jenseits. Suizidale Themen tauchen auf. In Gesprächen erfährt man nichts von den heimlichen Plänen, aber man könnte die Verzweiflung erahnen, weil das Verstummen und die Informationen von quälender Schlaflosigkeit und von schweren Gedanken im Schein der Lampe nachts für Aur. charakteristisch sind. Erleichterung kann vom stillen aber intensiven Beten ausgehen, was aber verheimlicht wird. Q-Potenzen sind zu bevorzugen, da der Impuls zur Selbsttötung durch Springen aus großer Höhe oder mit dem Auto bei Höchstgeschwindigkeit gegen Hindernisse zu rasen durch hohe C-Potenzen in den Erstreaktionen verstärkt werden können. Am besten berät man die Angehörigen, dass sie vorerst in ständiger Nähe und Begleitung dieser Personen bleiben sollten. Zu späterer Zeit mit Nachlassen der Suizidgefahr könnten immer noch höhere Potenzen nachgeholt werden. Aur. kann für Männer wie auch für Frauen notwendig sein.

Bei Frauen bevorzuge ich häufiger

- **Aurum muriaticum**, Goldchlorid, **Aur-m**. C 30/200 oder auch als Q 6-Potenz. Die Abwandlung vom Aur. geht mehr in die Richtung von größerer Trockenheit, Darmverstopfung, seelischer Introversion mit intensiverer emotionaler Not, innere Einsamkeit und eine Art „Burn-out-Syndrom".

Diese Patienten bringen sich nach meiner Erfahrung nicht um aus Verantwortung für verbliebene Angehörige, obgleich sie mit den gleichen schweren Themen beschäftigt sind und Gedanken an die Selbsttötung vorkommen. Daher sind hohe Einzelpotenzen gefahrloser möglich.

- **Delphinium staphisagria**, die Stephanskörner, **Staph**. C 30/200. Als seelisch krank erleben wir auch Menschen mit emotionaler Traumatisierung. Das sind häufig Kinder oder Frauen, die durch ungerechte oder empörend übergriffige Misshandlungen durch Männer oder Autoritäten zu leiden haben. Alkoholismus eines Familienmitglieds könnte der Grund für ein unsensibles Verhalten und für Bösartigkeiten der Täter sein. Stiller Groll und innere Entrüstung, eine Art Implosion, beschädigt die passiv Leidenden und kann sich organisch Ventile verschaffen durch Entzündungen von Magen, der Harnblase, durch Genitalschmerzen oder Neur algien und einfache Nervenschmerzen. Das bewährte Akutmittel ist Staph.

Man sollte vorgewarnt sein, das Staph.-Patienten nach Kontakt mit diesen Globuli zur Enthemmung neigen, dass in der Erstreaktion die Explosion erfolgen kann, weil eine Steigerung der Emotionen durch die Provokation mit den Globuli keine andere Unterdrückung mehr zulässt, sondern die kranke Person kann gar nicht anders und reagiert. Das ist immer wieder eine eindrucksvolle Demonstration der Macht der hochpotenzierten Globuli. Mit dieser zwingend heftigen Reaktion konfrontiert Staph. die Unterdrücker, die dann völlig überrascht sind und einen Rückzieher machen. So kann das Unheilvolle zur Korrektur gelangen.

- **Datura stramonium**, der Stechapfel, **Stram**. C 30/200. Akute Schreckenserlebnisse treffen besonders sensible Seelen. Das kann der Anblick von Gewalttaten, von grausamen Unfällen anderer, das können schreckliche Film- und

Fernsehbilder auslösen. Das Verhalten danach ist von Angst vor Gewalt, vor schwarzen Hunden, vor dem Teufel, vor der Nacht, vor fremden Personen mit unterstellten bösen Absichten gezeichnet. Eindrucksvoll und mit viel Angst wird auf Wasser reagiert, auf fließendes Wasser auf einer Brücke oder beim Baden.
- **Acon.**C 30/200 ist die bewährte Arznei für die unmittelbaren Folgen von Schreck- und Schockerlebnissen. Das können Ereignisse wie Erdbebenerleben, Verfolgung und Flucht vor gefährlichen Tieren oder Menschen oder auch Unfälle sein. In den Alltag geraten unvermittelt und plötzlich tödliche Gefahren, die zu einem Hyperstressereignis werden. Körperlich können Lähmungen, Neuralgien, Herzprobleme, Atmungsstörungen, Schlafunterbrechungen und Angstträume resultieren. Liegen diese Konfrontationen schon länger zurück und ist es mit Acon. immer noch nicht zur Auflösung der daraus entstandenen Ängste gekommen, denke man schließlich an
- **Op. C** 200.

In Zukunft nimmt die Krebserkrankung und damit auch die Angst davor, selber betroffen zu sein, dramatisch zu. Das ist die logische Endstation eines Lebens, in dem Gleichgültigkeit in der Lebensführung bestand und alle schulmedizinischen Maßnahmen zugelassen wurden. Wer in seiner Umgebung erlebt, dass Menschen elendig am Krebs eingehen oder durch die ständigen Berichte über die Krebserkrankung stigmatisiert wurden, kann sich von dieser Angst kaum mehr freimachen. Angst vor einer ernsten Erkrankung als Medien- und Medizinthema unserer Gegenwart kann bereits als früher Anteil dieser Erkrankung angesehen werden (Nozebo-Effekt mit der sich selbst erfüllenden Prophezeiung) und sollte homöopathisch behandelt werden. Dazu gehören alle flankierenden Veränderungen im Lebensstil und im Umgang mit harmloseren Erkrankungen, wie hier erwähnt. Ausgesprochene und lebensbehindernde Angst vor Krebs finden wir bei diversen Homöopathika in Ähnlichkeit. Häufige Einstiegsarzneien sind

- **Agaricus muscarius**, der Fliegenpilz, **Agar**. C 30: Man mag das Wort „Krebs“ gar nicht erst in den Mund nehmen und aussprechen, weil man denkt, dass man ihn dann schon habe. Folglich wird Stille bewahrt, verdrängt, unterdrückt, jedoch weicht die Angst nicht und verschafft sich Ventile in Form von nervösen Störungen.
- **Ars**. C 30/200: Diese Patienten sind überzeugt, bereits Krebs zu haben, nur keiner entdeckt ihn. Akribisch achten sie auf jedes Symptom und ordnen dies dem angstbesetzten Thema zu. Sie sind Patienten, die zu Überdiagnostik tendieren, sind bei jeder Früherkennungsuntersuchung anwesend und planen für sich allein bereits das Leben nach der Diagnose.
- **Carcinosinum**, die Brustkrebsnosode, **Carc**. C 200 benötigt, wer nie gelernt hat, sich zu wehren. Der Carc.-Patient sucht nur die Harmonie, meidet jeden Widerspruch und nimmt klaglos alle Gaben der Schulmedizin an. Viele in der Familie hatten bereits Krebs, und es scheint so, als wartet er selber nur darauf. Es würde ihm recht geschehen, so denkt er, denn er war ein einziger Versager.
- **Phos**. hat viele Ängste, die andere bei ihm auslösen können und fürchtet sich speziell vor der Leukämie, dem Blutkrebs. Man kann ihn aber überzeugen, dass die Untersuchungen keinerlei Hinweise ergeben haben. Dann ist er vorerst beruhigt, aber bei der nächsten Gelegenheit sofort wieder in Angst. Das Leiden malt er sich in seiner Phantasie in dramatischen Bildern aus.

- **Ign.** C 30 kann einmal bei Krebsangst angezeigt sein, wenn jemand direkter Zeuge eines Krebstodesfalls wird, persönlich involviert war und Beistand geleistet hat. Das Leiden der anderen hat einen tiefen Eindruck hinterlassen und der eigenen Stabilität geschadet, dass man sich nicht mehr so sicher seiner selbst ist.

Ernst und häufig sind die depressiven Erschöpfungssyndrome oder auch „Burn-out"-Zustände, weil diese längere Vorlaufzeiten haben und mit Verhaltensstörungen verbunden sind, die häufig ihre Wurzel in frühester Kindheit haben. Weitere ernste Störungen der Psyche sind die Depression als neue Volksseuche, die seelischen Schäden durch den längeren Drogenkonsum, die bipolaren Störungen mit dem Wechsel von Depression und Manie, die Schizophrenie als Persönlichkeitsspaltung und die Psychosen, die akuten Kontrollverluste mit Agitiertheit. Diese Erkrankungen zählen zu den destruktiven und lebenszerstörenden Ereignissen, die längere Vorgeschichten haben. Auch wenn es erbliche Belastungen geben kann, so überwiegen doch die erworbenen seelischen Störungen, beginnend in der Schwangerschaft, durch die Traumatisierungen unter der Geburt, durch frühes Verlassenwerden in der Kindheit, durch depressive oder geschiedene Eltern und durch eigene Erlebniswelten von Gewalt oder Missbrauch. Früh kommt es darauf an, an wen sich der Hilfesuchende wendet. In Deutschland ist es ratsam, zuerst den Psychologen oder psychotherapeutisch tätigen Arzt aufzusuchen, der mit Gesprächen beginnt. Wendet man sich jedoch dem Psychiater zu, wird man regelmäßig mit Medikamente behandelt und die Gespräche kommen zu kurz. Das liegt am System des Gesundheitswesens. Unsere Medizin will mehr mit Medizintechnik und Tabletten arbeiten, als sich umfassender mit Gesprächen am Patienten zu engagieren.

Homöopathisch gibt es gute Unterstützung, wenn man frühzeitig den Weg der Selbstbewältigung und Selbstbestimmung gewählt hat, mit fieberhaften Erkrankungen durchgreifend stabiler geworden ist und primär oder auch sekundär versucht auf jede Impfung und Tabletteneinnahme zu verzichten. Dass Impfungen auch psychische Schäden auslösen können, entnahm ich meinen umfangreichen Anamnesebeobachtungen. Dieser Zusammenhang findet keinerlei Erwähnung in den Begleitzetteln zu den Impfungen, ist aber plausibel unter der Beobachtung, dass gravierende Nervenschäden auftreten. Bei Depressiven sind Entzündungen in dem Gliazellverbund, das ist die Versorgungseinrichtung der Nervenzellen, im Nervengewebe nachgewiesen worden. Das entzündliche Geschehen geht gerade auch von Impfungen aus.

Schulmedizinisch werden viel zu viele Psychopharmaka eingesetzt. Kaum ein Mensch der heutigen Zeit hält psychotische Patienten in der Familie oder Öffentlichkeit aus. Sie stören, sind anstrengend und sollen weg, werden hinter gefängnisartigen Mauern versteckt und ruhig gestellt. Früher waren es die „Dorftrottel", die sozial akzeptiert wurden und in Phasen ihre Krise vor allen Mitbewohnern oder Mitbürgern im dörflich beschützten Raum ausleben durften. Noch einmal gegen Ende des 20sten Jahrhunderts wurde in Italien der Versuch der „offenen Psychiatrie" gestartet und scheiterte kläglich, weil es keine Akzeptanz in der Bevölkerung mehr gab. Den psychisch Kranken kann es helfen, ohne Arzneien aber mit der Unterstützung durch engste Angehörige Krisen mit Kontrollverlust durchzustehen und langfristig zu profitieren. Ich überblicke eine Reihe von Fällen psychischer Erkrankungen in der Langzeitbetreuung, die ausschließlich mit Homöopathika versorgt waren und erfolgreich verlaufen sind. Mit diesem Hinweis möchte ich auf die Chancen der Selbstheilung auch im psychischen Erkrankungsbereich hinweisen aber keinesfalls so verstanden wissen, dass ich gegen die Psychotherapie wäre. Im Gegenteil ist gerade die Kombination Psychotherapie und Homöopathie sehr aussichtsreich und erfolgversprechend, weil die Impulse zu reden durch das Homöopathikum verbessert werden, rascher zum Kern der Störung führen und bei der Lösung vorteilhaft mitwirken können. In einzelnen Fällen kann es durchaus erforderlich sein, zeitlich begrenzt zusätzlich mit Psychopharmaka zu unterstützen, insbesondere um Selbstbeschädigungen des Patienten zu verhindern.

Es kann natürlich heute Niemandem verwehrt werden, in Krisen die Zuflucht zu Psychopharmaka zu suchen, um darin Halt zu finden. Man sollte stets betonen, dass Psychopharmaka keinesfalls Heilmittel sind und allein keine Konfliktlösung bewirken können, sondern bei der Verdrängung oder der Bearbeitung mit Gesprächen helfen können.

Unerträglich ist heute das Anwachsen der Verordnungszahlen von Psychopharmaka bei Kindern, wenn diese für die Eltern oder die Schule zu unbequem und leistungsschwach sind.

Es sollte jedem seelisch Kranken der Rat gegeben werden nur solche Psychopharmaka anzunehmen, die keine Gewichtssteigerungen bewirken. Es könnte sonst passieren, dass nach mehreren Monaten 10 kg und mehr Gewicht zugelegt wird und in die nächste Krise führt, die der fehlenden Selbstakzeptanz wegen dieser Unförmigkeit. Übermäßig adipöse Menschen leiden wie depressive. Das wissen wir heute und sehen mit an, wie bereits Kinder mit Übergewicht zu kämpfen haben: 2015 ist in Deutschland jedes fünfte Kind vor dem 10. Lebensjahr adipös und für das Leben schwer beschädigt.

Das nächste Kapitel soll die Ursachen, die Hintergründe und die therapeutischen Frühmaßnahmen aufzeigen, um rechtzeitig andere Weichen zu stellen.

KAPITEL IV. CHRONISCH KRANKE PATIENTEN

1. Was bedeutet es chronisch krank zu sein?

Wie kommt es zu lebenslangen Beeinträchtigungen der Gesundheit? Warum erkranken viele Kinder an akuten „Kinderkrankheiten" und manche nicht? Warum haben wir mit so vielen neuen Krankheiten wie Asthma bronchiale, Neurodermitis, Rheuma, Allergien, Bluthochdruck und Krebs zu tun?

Gesundheitsstörungen heute bei Kindern (2017)

- Gegenwartsseuche: **Allergie** (>50% der Kinder)
  - jedes 2.-3. Kind Neurodermitis
  - jedes 5.-10. Kind Asthma bronchiale
  - Kolitis, geschwürige Darmerkrankungen
  - Rheuma der Gelenke
  - Autoimmunkrankheiten
- Polypen-OP und Röhrchen (bis 4. Lebensjahr)
- **Fettsucht** (BMI > 30): jedes 5. Kind
- Lern- und Konzentrationsstörungen (jedes 5. Kind **ADS**)
- Deformierte Persönlichkeiten (POS; Aggression, Sucht)
- **Depression**, Suizid, Suchterkrankung
- **Krebs**tod (führend ab 2030. Heute jedes 400. Kind bis 15. Lj.)

= keine Erreger relevant, Impfungen irrelevant

Tabelle 17: „Moderne Krankheiten" von heute in der Kinderpraxis (OP= Operation, Polypen= Rachendachmandel, BMI= Body-Maß-Index; ADS= Aufmerksamkeits-Defizit-Syndrom; POS= Psychoorganisches Syndrom). Alle aufgezählten chronischen Erkrankungen bei Kindern in 2017 sind ohne Krankheitserreger.

In der Tabelle 17 kommen die heute am häufigsten anzutreffenden Krankheiten bei Kindern zur Aufzählung, mit denen wir uns in der täglichen Praxisarbeit beschäftigen.

Alle hier aufgeführten Erkrankungen zeichnen sich durch die Schwere und die potenziell lebenslangen Konsequenzen, durch Chronifizierung und Folgeschäden aus sowie durch das Fehlen von „Erregern", die man dafür verantwortlich machen könnte. Warum gibt es bereits ab Säuglingsalter so viele Allergien, von denen jedes zweite Kind Zeichen dieser Störung so früh aufweist, jedes dritte Kind systemisch an Neurodermitis und inzwischen mehr als jedes 10. Kind früh an Asthma bronchiale erkrankt? Bereits in den Jugendjahren und später gesellen sich vielfältige Autoimmunerkrankungen (Autoaggressionskrankheiten) hinzu wie die rheumatische Arthritis (Gelenkentzündungen), entzündliche Darmerkrankungen, der juvenile Diabetes mellitus Typ 1 mit Autoantikörpern gegen die Zellen, die das Insulin in der eigenen Bauchspeicheldrüse bilden (Zuckerkrankheit mit Insulinmangel). Ab dem Alter über 20 Lebensjahren häufen sich Angriffe von Autoantikörpern auf andere Organe wie die Schilddrüse als Morbus Hashimoto oder Morbus Basedow.

Früher vor 1990 waren die Blinddarm- oder die Mandelentfernung (Tonsillen) die häufigsten Operationen von Kindern. Heute - ich meine seit Beendigung der Pockenimpfung 1976 - ist es die Operation der Adenoide (im Volksmund die Polypen, die die Eustachischen Tuben für den Druckausgleich im Mittelohr verstopfen) und die Einlage von Paukenröhrchen (mit Durchstechen des Trommelfells), um die Sekretentlastung in den Paukenhöhlen zu erreichen. Diese Kinder hören schlecht und haben Probleme mit ihren Sozialkontakten. Dadurch wird der Eingriff erzwungen. Es kommt häufig vor, dass ein zweites Mal operiert werden muss, wenn der erste Eingriff zu früh vorgenommen wurde.

Die Fettsucht wurde gerade oben angesprochen und stellt eine enorme gesellschaftliche Herausforderung dar. Denn wenn jedes fünfte Kind davon betroffen ist, so drohen langfristig Blutdruckanstieg, Zuckerkrankheit Typ 2 (Erschöpfungsdiabetes), seelische Störungen, Gelenkprobleme und ein damit zusammenhängendes vorzeitiges Lebensende gravierend anzusteigen, ganz zu schweigen von den Kosten für das Gesundheitssystem.

Die Schulen beklagen heute die schlechte Konzentrationsleistung und Unruhe vieler Kinder, die die Lehrer zunehmend überfordern und erschöpfen. Von vielen Eltern und manchen Lehrern wird dann Druck auf die Ärzte ausgeübt, diesen Kindern Drogen wie Ritalin® zu geben, damit sie wieder in die Spur kommen. Dabei handelt es sich um stimulierende Amphetamine, die im Drogenhandel heiß begehrt sind. Konzentrationsschwache, unruhige und hyperaktive Kinder erhalten Stimulationsmittel? Sind die nicht schon genug aufgedreht? Der Appetit lässt durch diese Droge zwar nach, aber die Konzentration wird besser. Der Schaden liegt in den Synapsen, den Nervenübertragungsstellen, an denen die Übertragungssubstanzen (Neurotransmitter) zu schnell passieren. Durch die Wirkung der Amphetamine verweilen die Neurotransmitter etwas länger in dem synaptischen Spalt, sodass die Nervenimpulsübertragung verbessert wird und die Konzentration nimmt wieder zu. Aber wie kommt es zu diesem Schaden? Damit wird man nicht geboren, hat aber ein Leben lang darunter zu leiden. Solche Schäden können Schwermetalle wie Quecksilber, Aluminium auslösen. Beides fand sich bis 2000 in vielen Impfpräparaten, die man kleinen Kindern gibt. Heute muss man in erster Linie Aluminium in Totstoffimpfungen dafür verantwortlich machen.

Wer nervenbeschädigt aufwächst, steht in der Gefahr auch psychisch zu entgleisen. Das registrieren wir mit ungewöhnlichen Aggressionsausbrüchen bei Kindern und Jugendlichen, mit psychoorganischen Veränderungen und Suchtpotenzial. Längerfristig erwachsen aus diesen Vorschäden später Depressionen, Suizidimpulse und Substanzabhängigkeiten.

Am Ende steht die Krebserkrankung, wenn der Organismus die Kontrolle verliert, die Schädigungen zu umfangreich und zu häufig werden und die Kompensation versagt. Dieses Drama steigt zahlenmäßig mit dem Lebensalter an. Aber es sollte uns unruhig machen, dass mehr als jedes 500ste Kind in 2000 und 2015 bereits jedes 400. in Europa bis zum 15. Lebensjahr krebskrank wird. Diese Zahlen steigen Jahr für Jahr kontinuierlich um 2% europaweit an (12). Bei knapp 50% der bösartigen Kinderkrebsfälle handelt es sich um Tumore der Abwehr wie Leukämien und Lymphome und bei dem Rest um Nerventumore. Wenn Abwehrtumore betroffen sind, läuten eigentlich alle Alarmglocken: Wodurch kann denn ein Kind in der Abwehr beschädigt werden? Mir fallen zuerst die Impfinjektionen ein, denn diese gelangen direkt in das Blut. Dass in den Wohlfahrtsstaaten weniger an Impfungen als in Drittweltländern gestorben wird, sollte nicht beruhigen. Auch bei uns sterben Kinder nach Impfungen, was Sie mit einem Blick in das Melderegister des Paul-Ehrlich-Instituts (www.pei.de) nachvollziehen können. In unserer Gesellschaft sind stattdessen viel mehr behinderte Menschen zu beobachten, das betrifft heute jeden 10. Bundesbürger. Ein großer Teil dieser lebenslang Geschädigten fällt gewiss in die Folgen des Impfgeschäfts. Die offiziellen Vertreter im Paul-Ehrlich-Institut bewerten die meisten Schadensmeldungen allerdings nur als unbewiesene Verdachtsfälle, damit die Statistik der Impffolgen „sauber" bleibt. Beweise sind bis heute nicht zu führen, allein der Schadensfall in der ersten Woche nach der Impfung genügt für mehr als nur einen Verdacht. Für die betroffenen Familien und impfgeschädigten Personen genügt dieses schreckliche Erlebnis zeitnah nach der Injektion, wenn zuvor die Gesundheit dominierte.

Zu allen in Tabelle 17 aufgeführten Erkrankungen kann die moderne Medizin nur das Krankheitsgeschehen (die Pathologie) beschreiben und keine Ursachen (Kausa) angeben, sondern nur Vermutungen anstellen. Oder wie es Prof. Hoppe, der verstorbene Präsident der deutschen Ärztekammer 2005 auf dem Ärztetag in seiner Eröffnungsrede sagte:

Medizin ist keine Naturwissenschaft, sondern eine „Lebenswissenschaft“.

Wir können nicht alles erklären und die Naturwissenschaft kann nicht alle Phänomene am Menschen auflösen. Die Erfahrung früherer Ärzte, ihre Beobachtungen sind wertvoll, vermischen sich mit unseren Beobachtungen am Patienten und unserem neuen Wissen und bereichern uns Ärzte der Gegenwart, den Patienten umfänglich zu verstehen und helfen zu können. Auf diese Verknüpfung können und müssen wir angesichts des Fortschreitens der aufgezählten chronischen Erkrankungen und des allgemeinen Therapienotstandes zurückgreifen. Medizin ist schlicht eine Erfahrungswissenschaft aus der Praxis - wie das Konzept der Basismedizin Homöopathie eindrücklich zeigt.

2. Das Miasma

2.1. Miasmen allgemein

Der Begriff „Miasma“ geht auf Hippokrates zurück und beschreibt die Vorstellung des Erkrankens durch die Umwelt, durch die „schlechten“ Ausdünstungen der Erde, des Ortes, an dem man dauerhaft lebt. Zu den Lebenszeiten von Hippokrates (460-370 vor Christus) war es für die Mehrheit unüblich, sich von ihrem Wohnort zu entfernen. Es prägt die Umwelt den Menschen und prädisponiert ihn zu gewissen Erkrankungen, im Hochgebirge anders als in feuchten Niederungen. Hahnemann erweiterte diesen Begriff 1817-1829 um den Erbanteil zu „*Miasma = krank durch Umwelt und Vererbung*", was aus heutiger Sicht bereits sehr modern ist. Es fiel ihm auf, dass Erkrankungen der Eltern und Großeltern für die Nachkommen Folgen hatten.

Aus heutiger Sicht sind es die erbrelevanten, lang anhaltenden und die Persönlichkeit prägenden Krankheiten, die von den Vorfahren nicht oder schwer überwunden wurden oder bleibend schädigend waren. Diese Lebenserfahrungen oder -belastungen bestehen in den Genen der Kinder fort. Zum einen stellen sie eine Stigmatisierung oder „Empfindlichkeit" dar, andererseits sollen Vorteile gegen Krankheiten weitergegeben werden. In den Genen sind die Erfahrungen mit Erkrankungen und Auseinandersetzungen, mit denen sich die Vorfahren bereits konfrontiert sahen, wie „eingraviert", bevor sie Nachkommen zeugen.

Die Nachkommen haben durch diese eingeschriebene Erbinformation einen Lebens-/Überlebensvorteil, da es Ihnen leichter fällt geeignete Immunantworten zu finden und längerfristig gesund zu bleiben. Diese Erkenntnis hat die Genforschung bestätigt. Es ist wie bei den Insekten, die durch schnelle Vermehrung ihren Nachkommen die Resistenz gegen Insektizide als Anpassung und Vorteil ermöglichen. Nur der Mensch vermehrt sich nicht so schnell und braucht 20 Jahre und länger bis zur nächsten Generation. Dann erkennt man deutlicher, dass die genetische Prägung zwar Vorteile bringen soll, andererseits aber auch eine Stigmatisierung und ein gewisses Handicap bedeuten kann. Allergiekranke Eltern und Großeltern, die nicht geheilt werden konnten, übertragen diese Geninformation auf die Erben, so dass deren Empfindlichkeit und Empfänglichkeit an Allergien zu leiden zunimmt und zunächst das Erkrankungsrisiko gar erhöht ist. Das heißt nicht, dass es zu diesem Ereignis kommen wird oder kommen muss, aber nach den Mendelschen Vererbungsgesetzen betrifft es einen Teil der Kinder. Früh und dringender denn je ist dann mehr Sorgfalt im Umgang mit der eigenen Gesundheit angeraten.

Heute wird mit den genetischen Erkenntnissen die Vererbung und die Genprägung in ihrer Bedeutung für chronische Erkrankungen geringer beurteilt, viel wichtiger ist der Einfluss der „Epigenetik" mit der Frage: Was gehört dazu, um ein bestimmtes mit Krankheit in Verbindung stehendes Gen zu aktivieren? Das sind aktuelle Umweltprobleme wie Röntgen- und Atomstrahlen, Viren, Bakterien, Impfungen, Chemikalien, Unterdrückungen und vieles mehr.

Die amerikanische Schauspielerin Angelina Jolie, um hier auf ein prominentes und von der Presse aufgegriffenes Beispiel zu verweisen, hätte sich nicht vorsorglich beide Brüste abnehmen und beide Eierstöcke entfernen lassen müssen, nur weil Mutter und Großmutter Brustkrebs hatten und dann auch bei ihr das dazu passende BRCA 2-Gen gefunden wurde, das neben Brustkrebs auch mit Eierstockkrebs in Verbindung steht. Sie ist damit für unsere Medizin eine Hochrisikopatientin und wohl entsprechend beraten worden. Der rein genetische Anteil am Ereignis dieser zwei Krebsarten wird grob auf 5% Risikogröße geschätzt. Man hätte sie auch anders informieren können und ihr den überragenden Einfluss der Epigenetik darstellen können. Mit einer bewussten Lebensstiländerung bei gleichzeitig regelmäßigen Untersuchungen und Organbeobachtungen hätte sie ihre gefährdeten Organe behalten und ein vermutlich zufriedeneres und langfristig gesünderes Leben führen können. Ich denke, sie ist ein berühmtes Opfer einer von sich selbst überzeugten naturwissenschaftlich orientierten Medizin.

Man kann natürlich herausstellen, dass ein erfülltes und gesundes Leben am Ende nicht zwingend von den nachgewiesenen Krebsgenen entschieden wird, wenn Konsequenz in einem Lebensstil verfolgt wird, wie er hier im Buch wiederholt beschrieben wird. Wer sich wenig daran hält, wer übermäßig viel raucht und Alkohol regelmäßig konsumiert, lebt vermutlich nicht lange.

Miasma beschreibt folglich sehr modern die Erkrankungsbereitschaft und das Erkranken durch Umwelt und Vererbung.

Akutes Miasma:	Logik der akuten Erkrankung
Latentes Miasma:	Scheingesundheit
Chronisches Miasma:	Disposition zu erkranken

Tabelle 18: Die drei Formen, mit denen wir Miasmen begegnen

2.2. Das akute Miasma

Nachkommen reagieren von Natur aus „bio-logisch" durch ihr Miasma: Akute Krankheiten sind als Versuch zu werten, die „Fesseln" der Genprägung durch das familiäre Miasma zu lockern. Akute Erkrankungen sind als akute Miasmen die Logik des chronischen Miasmas, von Natur aus die Überwindungs- und Befreiungsbemühungen zur individuellen Stärkung zu unternehmen.

So verstehen wir Masern und Keuchhusten als „tuberkulinische" Krankheiten. Das Miasma „Tuberkulinie" ist in Europa über 200 Jahre bis zum 2. Weltkrieg durch die seuchenartige Verbreitung der Tuberkulose in die Gene gelangt. Es gab bis zum ersten Antibiotikum keine Überwindung. Man konnte die Bazillen nicht loswerden, sondern diese mussten im Organismus isoliert, mit der Hilfe von Riesenzellen ummauert und damit unschädlich gemacht werden. Jederzeit drohte die nächste Immunschwächung diesen Primäraffekt zu schwächen und die endogene Reinfektion einzuleiten. Die von Tuberkulose infizierten zumeist sehr jungen Menschen standen andauernd unter diesem Abwehrproblem. Diese Herausforderung prägte die Gene und dessen Veränderungen wurden den Kindern und den weiteren Generationen mitgegeben. Das beschreibt der Begriff Tuberkulinie. Auch wenn die Krankheit seit dem 2. Weltkrieg in Deutschland eine Rarität geworden ist, das Miasma Tuberkulinie ist damit noch lange nicht beendet.

Bis zur Entdeckung und dem Einsatz des ersten Antibiotikums 1942 mit Wirkung gegen die Tuberkelerreger, die zuvor nicht beschädigt werden konnten, wütete die Krankheit Tuberkulose in Europa. Noch heute ist es die häufigste chronische Infektionskrankheit weltweit, nur nicht dort, wo die Menschen satt werden und in relativem Wohlstand leben.

Die Tuberkulose bleibt die Krankheit der Armut, chronisch lebenszerstörend und lebensverkürzend. Vor der Entdeckung des ersten Antibiotikums konnte die Krankheit nicht ausgeheilt werden. Man musste sich also mit der Tuberkulose über viele Generationen arrangieren. Der Tuberkelerreger, ein sehr stabiler Bazillus, wurde vom Organismus durch Riesenzellen eingemauert, isoliert, behielt aber seine Überlebens- und Infektionsfähigkeit. Selbst als man die Kammern der Pharaonengräber in Ägypten öffnete, hatte man die Befürchtung, überlebende Tuberkelbazillen aufzunehmen und zu erkranken.

Diese umfassende genetische Prägung änderte sich mit der Entdeckung des ersten Antibiotikums, Streptomycin. Von da an war der Tuberkelbazillus angreifbar und die Krankheit kann heute durch eine einjährige Therapie mit einer Dreierkombination von Antibiotika ausheilen. Das war neu und historisch betrachtet ein sensationeller Fortschritt. Leider kann sich nicht jeder Tuberkulosekranke dieser Erde diese Medikamente leisten und daher bleibt diese Krankheit in ihrem Fortbestehen eine ewige Mahnung an die Ungerechtigkeit unter den Menschen. Wer die Dreierkombination der modernen Behandlung zu früh abbricht, fördert heute die Resistenzen, denn der Erreger weiß sich zu wehren und die Krankheit Tuberkulose kann dann nur noch mit einer Fünferkombination über zwei Jahre ausheilen. Das können sich viele Länder überhaupt nicht mehr leisten.

So ist heute noch die Tuberkulose als Stigma und als genetische Prägung ein Problem, das Tuberkulinie genannt wird und Masern eines ihrer akuten Miasmen. Genetiker haben nachgewiesen, dass das Masernvirus allein beim Menschen vorkommt und sich ursprünglich aus einem profanen Erkältungsvirus durch Mutationen dem Menschen angepasst hat. Man möchte ergänzen, die Virusmutationen zum Masernerreger geschahen in der Not des Tuberkulosedramas und der daraus resultierenden Tuberkulinie, um nachfolgenden Generationen als Immuntraining zu dienen, um früh im Kindesalter durch die Masern fit und so zur Hilfe der Menschheit zu werden. Ähnlich verhält es sich mit dem Keuchhusten, welcher allerdings als bakterielle Erkrankung Bezug zur Tuberkulinie hat. Diese typischen Kinderkrankheiten können zum Segen bei guter Versorgung wie auch zum Fluch bei Unterernährung werden. Der Verlauf jeder Kinderkrankheit ist abhängig von den vorherrschenden Lebensbedingungen.

Paradox sind die weltweiten Impfanstrengungen gegen Masern, denn es gibt kaum Finanzmittel und Unterstützungen, um endlich die eigentlichen Weltendramen, die Tuberkulose und den Hunger, auszurotten.

Bis 1998 wurde dieses chronische Miasma Tuberkulinie in Europa zusätzlich durch eine nachweislich wirkungslose und schädliche Lebend-Bakterien-Impfung (BCG, die Tuberkuloseimpfung (13)) unglücklicherweise aufrecht erhalten, indem den Neugeborenen am fünften Lebenstag diese Erreger in die Haut eingespritzt wurden. In der Folge behielten auch bei uns Masern und Keuchhusten eine gewisse Häufigkeit. Tuberkulose gilt als Krankheit der Armut, der Mangel- und Unterernährung und des sozialen Elends. Die Tuberkulose ist als Krankheit in Europa selten und bedeutungslos geworden, was in erster Linie an der Vollernährung, dem erreichten Wohlstand und der lange anhaltenden Friedenszeit liegt. Nun haben in Folge dessen auch die tuberkulinisch miasmatischen Akutkrankheiten Masern und Keuchhusten von Generation zu Generation hier an Bedeutung und Gefährlichkeit abgenommen oder anders ausgedrückt: Wir brauchen diese nicht mehr so sehr wie früher.

Das akute Miasma „Masern“ wurde bereits 1960 in Büchern der Kindermedizin als harmlos und gutartig beschrieben, da man um die Qualität dieser Krankheit wusste, dass danach eine Abwehrverbesserung und Persönlichkeitsstärkung zu beobachten ist. Das verhält sich heute nicht anders. Masern existieren in Europa nach wie vor, erscheinen aber immer seltener und verlaufen harmloser. Häufig entsteht der Verdacht, dass gerade die Lebend-Masern-Geimpften für Ansteckungen mit dem Impfvirus und kleine begrenzte Verbreitungen sorgen. Aber die Impfstrategen („Arbeitsgruppe Masern“, besetzt mit drei Vertretern der Impfstoffhersteller, dem RKI und dem grünen Kreuz) steigern die theoretische Gefährlichkeit aus wirtschaftlichem Interesse, verbreiten zweifelhafte Statistiken von der Häufigkeit von unzumutbaren Komplikationen, um Angst auszulösen und den Impfplan durchzusetzen. Nach dem Willen der Weltgesundheitsorganisation, der WHO, sollen die Masern durch Impfungen weltweit ausgerottet werden. Die Argumentation richtet sich auf Drittweltländer, die mit Masern erhebliche Probleme haben, was wegen Fortbestehen von Hunger und Tuberkulose leicht zu erklären ist. Der Aufruf an die Bürger der Wohlfahrtsstaaten, sich impfen zu lassen, erfolgt mit der Forderung nach einer Mithilfe zur Ausrottung der Krankheit durch eine vorbildliche Impfquote, die bei uns über 95 % liegen soll. Diese Argumentation ist mehr als zweifelhaft, denn in wesentlicheren Bereichen wie der Armut, des Hungers, der medizinischen Unterversorgung zeigen die Wohlstandsländer wenig Bereitschaft zur Unterstützung der Armutsländer. Trotz der geforderten hohen Durchimpfungsquote kommen weiter Masern vor (zuletzt 2015 in Berlin bei einer aktuellen Impfquote von 94,5 %). Auch mehrfach gegen Masern Geimpfte erkrankten während dieser Wildvirusepidemie, sodass der „Impfschutz" sich als nicht überzeugend erwies. Gegen Masern geimpfte Personen müssen nun mit dem Nachteil weiterleben,

- dass es keinen sicheren Schutz für sie gibt,
- dass Nestschutz für ihre kommenden Babys gegen Masern nicht besteht und diese folglich gefährdet sind und
- dass die Geimpften zusätzlich in der Gefahr stehen, dass ihre Masern-Impfviren in den Chromosomen ihrer Nervenzellen als vermehrungsfähige und potenziell zerstörerische „Zeitbomben" (weil Mutationsgefahren oder erneute Vermehrungen von Impfviren ausgehen) weiter existieren. Impfungen haben eben keine Nachhaltigkeit! Dagegen immunisieren Wildmasern für das ganze Leben

und gehen mit der vollständigen Beseitigung der Viren einher.

Seit 1972 wusste man, dass die BCG-Tuberkulose-Impfung nicht nützt sondern schadet. Eine große Studie in Indien von 1968-1971 hatte diese Wirkungslosigkeit und Schädlichkeit erwiesen (13). Die WHO empfahl 1975 schließlich, die BCG-Impfung einzustellen. In Deutschland wurde BCG bis 1998 an Neugeborenen weiter durchgeführt: 23 Jahre Ignoranz erwiesener Schädigungen! Das mag der Grund sein, dass ein tuberkulinisches Miasma aufrechterhalten wurde und vorerst weiter für intensive Keuchhustenverläufe sorgt (weitere Informationen lesen Sie in dem Buch, Graf, F.: „Nicht impfen – was dann?", siehe unter Literatur).

Wenn akute Miasmen als Selbstversuch gewertet werden, chronische Störungen für die Nachkommen zu erleichtern, kommen wir zu der Empfehlung: *Zumutbare Krankheiten sollte man zulassen, weil mit diesen trainiert wird, damit unzumutbare nicht entstehen!* Das ist die uralte Beobachtung unserer Vorfahren, dass wir von Geburt an und lebenslang gegen Krankheiten trainieren und diese in der Kindheit mit den genetischen Vorbelastungen der Eltern und Großeltern zusammenhängen. In diesem Verständnis können wir die eingangs erwähnten chronischen Krankheiten nur korrigieren, wenn wir bereit sind, uns wieder auf akute Miasmen einzulassen. Dazu zählen natürlich auch die Masern, die in den Wohlstandsländern durch Angstkampagnen böse geredet werden.

Mit 14 Lebensjahren verkümmert die Thymusdrüse, mit deren Hilfe ein Langzeit-Immungedächtnis etabliert wird. Wer diese Jahre mit dem unzulänglichen „Impfgedächtnis" stört, muss sich nicht wundern, wenn „Kinderkrankheiten" noch im Erwachsenenalter auftreten. Das muss dann kein größeres Problem sein und nicht gefährlicher verlaufen als im Kindesalter, hängt aber sehr davon ab, wie der weitere Lebensstil gestaltet wurde.

2.3. Das latente Miasma

Die Prägungen durch die Vorfahren beeinflussen unser gegenwärtiges Leben. Umwelteinflüsse – dazu zählen auch die medizinischen Aktivitäten – werden hingenommen und können lange ohne Ausdruck bleiben. Irgendwann werden erste Störungen subjektiv empfunden, über die man sich so lange wie erträglich einfach hinwegsetzt hat und vorgibt, völlig gesund zu sein. Dieser Zustand wird als latentes Miasma beschrieben. Wenn man eine Anamnese wegen chronischen oder rezidivierenden akuten Krankheiten unternimmt, dann wird man diese in der Latenzphase ihrer gerade mal nicht anwesenden und einschränkenden Krankheit durchführen. Es macht keinen Sinn, während einer Migräne die Anamnese zu versuchen. Folglich erheben wir den latenten Ist-Zustand. Es kann jederzeit erneut zu akuten oder chronischen Ausbrüchen kommen.

2.4. Das chronische Miasma

Der Apfel fällt nicht weit vom Stamm! Wir definieren uns durch die Eltern und Großeltern und entwickeln zusammen mit den Umwelteinflüssen eine Disposition zu erkranken oder befinden uns bereits in einem chronischen und latenten Erkrankungsverlauf.

Die passende homöopathische Behandlung von chronisch Kranken provoziert diese und bewirkt, dass mit der Erstreaktionen Erkrankungen wie ein akutes Miasma erscheinen. Das hat häufig das Aussehen wie eine saisonale Grippe mit Fieber.

Aus der Sicht der Gesunderhaltung lohnt sich das, denn es wächst die Chance der Besserung oder auch Überwindung ererbter Empfindlichkeiten und angesammelter Umweltbelastungen. Vorteilhaft können weiterhin die natürlichen und entwicklungstypischen, fieberhaften Infektionen der Kinder und Jugendlichen genutzt werden, um langfristige gesundheitliche Stabilität zu erreichen. Es ist etwas völlig Anderes, wenn diese Infekte die erzwungene entzündliche Antwort auf Impfungen sind, die zu unnötigen zusätzlichen Belastungen werden.

Bei ungeimpften Personen können in jeder Lebensphase akute Miasmen zugelassen werden und typischerweise treten diese bis zum 14. Lebensjahr auf, dem Reifungsende der Thymusdrüse mit der Anlage des Langzeit-, T-Zell-Gedächtnisses für das gesamte Leben. Die Basismedizin Homöopathie wird nach den Aspekten der Zumutbarkeit die Selbstheilung von chronischen Krankheiten durch akute Miasmen, welche in Form der Erstreaktion auf das homöopathische Mittel als akute Infekte wie die saisonalen Grippen ablaufen, unterstützen. Dadurch gewinnt man deutliche immunologische Vorteile, die zudem unter den günstigen Bedingungen der Gegenwart erlangt werden können.

Der andere, nach meiner Übersicht heute gravierendere Anteil des chronischen Miasmas ist der Einfluss der Umwelt. Stellen Sie sich vor, man spritzt ihnen lebensfähige Viren, die die Fähigkeit haben, sich in ihre Chromosomen einzubauen, dort lebenslang zu verweilen und sich auf ungeahnte Impulse hin jederzeit zu vermehren. Sie können das nicht verhindern, weil Sie davon nichts wissen und nichts rückgängig machen können. Man diktiert Ihnen per Impftermin diese Konfrontation, ohne dass man Ihnen die Gelegenheit überlässt, diese Auseinandersetzung zu führen, wenn Sie diese benötigen -

ganz im miasmatischen Sinne. Nun ist Ihr Erbmaterial verletzt und besetzt und das hat Auswirkungen für Ihre Nachkommen, an die Sie gar nicht gedacht haben. So stellt sich die Impfidee mit lebenden Viren dar, mit denen heute gegen Masern, Mumps, Röteln, Windpocken und Gelbfieber vorgegangen wird. Bekommen Sie zu irgendeiner Lebenszeit diese natürliche Krankheit und überwinden diese, sind außer bei Windpocken, einem Herpes-Virus, anschließend alle Viren beseitigt, Ihr Organismus ist um eine Lebenserfahrung reicher und ein Leben lang vor Wiederholung geschützt. Die natürliche perfekte Überwindung werden sich auch die Gene merken und es den Nachkommen erleichtern, die gleiche Konfrontation zu bestehen.

Seit 1983 gibt es die PCR, die Polymerase-Kettenreaktion, entdeckt von Kary B. Mullis (USA), der für diese Arbeit den Nobelpreis für Chemie erhalten hat. Mit dieser Labormethode arbeiten heute weltweit alle Labore, weil man in kurzer Zeit exakte Bestimmungen von kleinsten Proteinen in der Erbsubstanz und zur Aufdeckung von Viren durchführen kann. Seither wissen wir, dass es unglaublich viele Viren in unserem Erbgut gibt. Entscheidend ist ihre Aktivität. Solange diese Viren „schlafen“, sind sie ein unproblematisches Anhängsel. Gibt es epigenetische (aus der Umwelt) Impulse, können sich Viren plötzlich vermehren, zerstören dabei die Zelle und infizieren andere. Dann kann ein umfassender Zerstörungsprozess beginnen. Die genannten lebensfähigen Impfviren bauen sich vorwiegend in die Nervenzellen und teilen dieses „Schicksal“ zwischen Ruhephasen und Aktivierung. Das ist unheimlich, weil es zum lebenslangen Risiko wird. Wir wissen von den Herpes-Infektionen, welches Erkrankungspotenzial wiederholt von ihnen ausgeht.

Es gibt den Sonderfall des SSPE-Syndroms - der subakuten sklerosierenden Panenzephalitis -, wie es für Masern beschrieben ist. In seltenen Fällen von Immunschwäche oder unterdrückender Behandlung wie nach den unzulässigen akuten Fiebersenkungen sind schwache und untypische Verlaufsformen von Masern vorgekommen. In diesen sehr seltenen Fällen wird das Virus nicht eliminiert, verbleibt in den Nervenzellen und führt durch langsame Vermehrungen zu sukzessiven Nervenzellzerstörungen, an dessen Ende nach durchschnittlich sieben Jahren der Tod steht. Mit solchen tragischen Fällen hat die „Arbeitsgruppe Masern“ Werbung im Fernsehen für die Impfungen veranstaltet und die schwer Kranken für ihren Zweck missbraucht.

Eine Würzburger Arbeitsgruppe hat sich 2013 mit diesem Thema beschäftigt und herausgefunden, dass das SSPE-Syndrom häufiger nach Impfungen mit Masernviren als nach Masern selbst auftrat (14). Außerdem fanden sie heraus, dass die verantwortlichen Genotypen, die Antigene, nicht allein spezifisch sind für Masern. Damit ist indirekt erwiesen, dass alle Lebendimpfungen in die Gefahr führen, SSPE auslösen zu können. Wie sie darüber hinaus im Verlauf von Jahren auf die Gene einwirken, bleibt noch Spekulation. Plausibel sind die erhöhten Risiken für Mutationen des Erbguts, eine Basis für Missbildungen und auch langfristig für die Auslösung von Krebs. Diese artifizielle miasmatische Belastung bleibt daher unerträglich und sollte verhindert werden.

Weitere Genbeschädigungen können Strahlen und Metalle wie Quecksilber und Aluminium bewirken. Aluminium verbindet sich mit Phosphat im Genstrang und blockiert dessen Duplizierung. Damit wird die notwendige Nerven-Zellvermehrung behindert. Für diesen schädlichen Effekt genügt bereits eine 100.000fach geringere Menge an Aluminium-Ionen, als mit einer Totstoffimpfung eingespritzt wird (15).

Zu den Beschädigungen der Gene durch unsere Umwelt summieren wir heute unzählige Belastungen aus der Medizin, der Technik (z.B. die Nano-Technik, Elemente von Virusgröße, die in die Zellkerne vordringen, die auch in Impfungen eingebracht sind), der Industrie und speziell der Chemie (besonders die Dioxine), der Landwirtschaft, der Ernährung und Körperpflege. Vertiefungen des chronischen Miasmas mit den Folgen von Beschwerdenzunahmen sind Gründe für Unterdrückungsbehandlungen und Verdrängungen. Hin und wieder tauchen neue akute Miasmen auf, die mit den fortschreitenden Jahren immer seltener werden. Mit dem Alter werden die Reparatureinrichtungen der Gene und die Vitalität immer schwächer. Es ist heute krankhaft normal, dass viele Erwachsene nicht mehr fiebern können und in der Selbstheilung nachlassen.

2.5. Qualitäten der Miasmen

Betrachten wir Gesundheit wie oben beschrieben als einen dauerdynamischen Gleichgewichtszustand. Unser Körper, die Organe und alle Zellen befinden sich

- in einem gewissen Spannungszustand (Tonus),
- in einer harmonischen Arbeit (Funktion),
- in einer ausgewogenen Ernährung (Trophie) und
- in einer Durchschnittsgröße (Plasie)

Bei dem Verlassen dieses Gleichgewichtes, bei der Dysharmonie und dem Erkranken sind biologisch gesehen drei Qualitäten der Veränderung möglich:

Zellbiologie

- **gesund** = dynamischer Gleichgewichtszustand

- **krank** = dynamische Veränderungen
  - bei **Schwäche** schrumpfen, Mangel, Unterfunktion
  - bei **Stimulation** ausdehnen, Vergrößern, Überfunktion
  - bei **Unordnung** gegen sich arbeiten, Härte, absterben

gilt für

- Zelle, Zellverband, Organe, Organismus, Psyche

Tabelle 19: Qualitäten der Miasmen nach dem zellbiologischen Modell (nach Sanchez Ortega (1919-2005), Mexiko (16))

Miasmen			
Schwäche,	zu wenig, Mangel	Hypo-	- funktion - tonus - trophie - plasie
Übertreibung,	zu viel, Exzess	Hyper-	
Zerstörung, Verhärtung	zu ungeordnet, Destruktion	Dys-	

Tabelle 20: Qualitäten der drei Miasmen

Bezogen auf die kleinste morphologische Einheit, die Zelle, kann diese bei Erkrankung schwächer werden, in Mangel (Hypo-) geraten, an Größe abnehmen und schrumpfen. Oder es kommt zu einer Übersteigerung der Aktivität, zur Stimulation und zu Anschwellungen (Hyper-). Schließlich drohen in der dritten Reaktionsweise die Unordnung, die Fehler, dass die Zelle gegen sich selbst arbeitet (Dys-) und in die Zerstörung gerät. Die Folgen dieser Veränderungen können mit den Begriffen Hypo-, Hyper- und Dys- kombiniert werden mit -tonus, -funktion, -trophie und -plasie, um sich die Qualität gängiger Bezeichnungen von Krankheitserscheinungen vorstellen zu können. Die Hypofunktion eines Organs beschreibt die Schwäche seiner Arbeit wie z.B. die Hypothyreose, die Unterfunktion der Schilddrüse. Die Hypertonie ist der Fachbegriff für den Bluthochdruck. Mit der Dysplasie bezeichnen Mediziner die beginnende Entartung von Gewebe wie z. B. am Muttermund der Gebärmutter, die Zervixdysplasie.

Was für die Zelle gilt, findet ebenso Ausdruck im Zellverband, in den Organen, im gesamten Organismus, in seinen körperlichen Veränderungen, in der allgemeinen Regulation, in der Psyche wie auch in allen Symptomen. Hahnemann bezeichnete diese drei Formen der Miasmen mit „Psora" (der Mangel), mit „Sykosis" (die Übertreibung) und „Syphilinie" (die Zerstörung) (siehe auch im Buch Graf, F.: „ Homöopathie und die Gesunderhaltung von Kindern und Jugendlichen" im Literaturverzerzeichnis). Das sind die historischen Begriffe, die sich aus den Arbeitsmodellen Hahnemanns ableiten. Die Beobachtungen Hahnemanns sind unverändert gültig, seine Schlüsse waren zunächst andere: Er dachte, es lägen bei den chronischen Erkrankungen seiner Langzeitpatienten gewisse unentdeckte Urkrankheiten („Urübel") zu Grunde, die es nur zu entdecken gilt. Er dachte metaphorisch an eine Hydra, deren Köpfe, die akuten Erkrankungen, hervorwachsen, therapeutisch „abgeschlagen" und beseitigt werden und an anderer Stelle nachwachsen, das Rezidiv, als neues akutes Miasma. Er entdeckte aber lediglich drei Qualitäten chronischer Erkrankungen und keine Urübel.

Für das Verständnis können wir heute vereinfacht von dem „Schwächemiasma", vom „Übertreibungsmiasma" und von dem „Zerstörungsmiasma" sprechen. Diese drei Grundformen beschreiben sämtliche mögliche Abweichungen von der

Normalität. Es wird niemals nur ein Zustand völlig allein vorliegen, sondern eine Durchmischung aller drei geben mit Schwerpunkten in der Gesamtheit, die dem Befinden, den Symptomen und der Gefahrenlage für den Organismus entsprechen. Man muss dieses Modell dynamisch sehen, in steter Veränderung begriffen mit dem biologischen Sinn und Ziel, sich von dem nicht tolerablen Zerstörungsmiasma zu entfernen, das erschöpfende und anstrengende Übertreibungsmiasma zu beruhigen und hin zur Psora, dem Schwächemiasma, zu gelangen.

Betrachtet man die Zellarbeit mit Tonus, Funktion, Plasie und Trophie unter energetischen Gesichtspunkten, dann wird deutlich, dass im Zerstörungsmiasma eine sinnlose Energievergeudung mit jederzeitigem Stillstand bzw. Lebensende droht, in dem Übertreibungsmiasma der Motor zu heiß läuft, um schließlich vorzeitig und in Erschöpfung seine Arbeit einzustellen und im Schwächemiasma eine Drosselung aller Aktivitäten wie ein Sparprogramm erscheint, mit dem der Weg zurück in ein langes Leben gesucht wird.

Betrachtet man die Lebensorganisation wie ein Orchester, dann wird das Ergebnis, der Klang oder das Wohlbefinden, nicht nur vom Alter der Instrumente, deren Leistungsfähigkeit und von den Anforderungen abhängen, sondern auch von der Fähigkeit des Dirigenten, hier des Zentralnervensystems. Im ersten bis dritten Lebensjahr reift es aus und muss besonders beschützt werden, um dann zeitlebens erfolgreich die Oberhand, die hierarchische Vorrangstellung im Frontalhirn, zu behalten. Dazu wird es hinter dem Schutz einer Blut-Gehirn-Schranke genügend Gelegenheit zur unbeschadeten Ausreifung haben.

In der Biografie sieht es folgendermaßen aus: Zuerst werden Nervenleistungen unter Nestschutzbedingungen erworben (Koordination, Laufen, Sprechen, trocken Werden). Dann beginnen Interaktionen mit Geschwistern und Kindern im Kindergarten, die im Wechselspiel von Nähe und Distanz zum Aufbau sozialer Kompetenzen führen. Danach folgt das geistige und physische Training von Schulzeit, Ausbildung und Berufsentwicklung. Mit Partnerschaft, Nachkommen und Existenzsicherung wachsen die Anforderungen extrem. Einerseits drohen der Raubbau der Kräfte durch Überlastungen (burn-out), durch ungünstige Arbeitsbedingungen oder durch unglückliche Partnerschaftskonstellationen, andererseits können äußere Faktoren das individuelle Gefüge verändern wie Gewalteinwirkungen, Kriegsbedingungen oder die Arbeitslosigkeit. Alle diese Einflüsse können in ihren Auswirkungen auf den Menschen unter den Aspekten von gesund und krank miasmatisch einwirken und in diesem Sinne betrachtet und berücksichtigt werden.

Vereinfacht sind es die zwei Begriffe von Eustress und Dysstress:

Eustress beschreibt die Herausforderung, die wir uns selber suchen, die wir wünschen, mit der wir wachsen und Erfolge nach außen wie nach innen erleben. Damit stabilisieren wir unsere Nervenbahnen und gewinnen positive emotionale Erfahrung.

Dysstress belastet das System übermäßig und vielfach unsinnig, macht uns erholungsbedürftig oder brennt uns längerfristig aus. Dieser Stress schwächt, behindert, destabilisiert die Nervenbahnen und führt zu negativen emotionalen Erfahrungen.

Ziel einer Lebensplanung ist die ständige Überprüfung unserer Belastungen mit der Vermeidung des längeren Einwirkens von Dysstress. Eustress erhält uns trotz hoher Energieanforderung gesund, Dysstress macht krank! Mit anderen Begriffen kann von der positiven und der negativen Lebenseinstellung gesprochen werden. Unmittelbar leuchten die energetischen Systemfolgen ein.

3. Miasmatische Erkrankungshinweise

Für das Verständnis der Miasmensicht und deren Verwertbarkeit sind die drei Unterteilungen in Schwäche-, Übertreibungs- und Zerstörungsmiasma (psorisch, sykotisch, syphilitisch) hilfreich, auch wenn es wie nach drei Schubladen ausschaut, aus denen man sich bediene. Daher nochmals die Betonung auf die reale Durchmischung aller drei Miasmen und die Beobachtung von Krankheits-Schwerpunkten. Das Ganze muss man sich dynamisch vorstellen, dass der Organismus stets bemüht ist, die gefährdeten Organe und Nerven vor Zerstörung zu schützen.

Betrachten wir den Verlauf eines grippalen Infektes, dann beginnt dieser mit der Dysfunktion im Nervensystem (syphilitisch), entwickelt sich in Schleimhautübertreibungen (sykotisch) und endet in der Schwäche (psorisch). Gesamtgesehen werden alle drei Miasmen durchlaufen mit dem Ziel der Entschärfung der körperlichen Bedrohung. Die Auslöser sind vielfältig und entsprechen der „Bedürftigkeit" des Kranken, wesentliche zentrale Nöte zu klären und zu überwinden. Dazu sind der Rückzug und die Sammlung aller Kräfte notwendig.

In der Übersicht Tabelle 21 sind die Charakteristika der drei Miasmen aufgezählt, an denen man sich gut orientieren kann. Definitionsgemäß sind Hautveränderungen auf der psorischen Seite im Hautniveau als Rötungen, Schuppungen und klassisch als Ekzeme zu erkennen. Sykotisch kommt die Entzündung hinzu mit Schwellungen, Blasen- oder Pickelbildung und die Anschwellung über das Hautniveau. Syphilitisch ist die Zerstörung, die unter die Haut geht mit Rissen, Fissuren, Fisteln und Geschwüren. Es gehört auch die Störung der Pigmentation, das Erscheinen von Pigmentflecken oder die Weißfleckenbildung (Vitiligo) zum Zerstörungsmiasma. Verdickungen der Haut, übermäßige Hornbildung und Schwielen an Händen und Füßen sind ebenfalls als syphilitisch zu bewerten. Zum Verständnis der Krankheitsdynamik gehört, den Wandel der miasmatischen Qualität zu beachten. So können Ekzeme und Neurodermitis rein psorisch erscheinen, sich dann sykotisch entzündlich und superinfiziert verändern oder sich in Krusten, Rissen und Geschwüren unerträglich schmerzend syphilitisch verschlechtern. Beschwerden nachts sind syphilitischer Natur. In der Sykosis ist der Schlaf kurz und die Nacht zum Geniessen da. In der Psora nimmt die allgemeine Schläfrigkeit zu. In der homöopathischen Therapie wird darauf geachtet, dass diese Entwicklung wieder in das günstigere psorische Miasma zurückgelangt.

Erreger sind nicht Ursache von Erkrankung! Diese Erfahrung gewinnt man schnell, wenn man auf Antimittel gegen Erreger verzichten möchte. Erreger sind immer anwesend und nicht zwingend mit Erkrankung in Verbindung zu bringen. Zuerst ändert sich die Gesamtabwehrlage, die Milieuverhältnisse werden instabiler und gewisse Erreger nehmen sich dann den Raum und die Gelegenheit für ihre Vermehrung und sind die Folge und nicht die Ursache der Erkrankung. Als syphilitisch bewerten wir die Viren, da diese in die Gene und Nervenzellen eindringen und potenziell zerstören können. Die Bakterien sind die typischen sykotischen Erreger der Entzündung und Eiterbildung. Im Schwächemiasma plagen wir uns über lange Zeiträume mit den Pilzen, die ungefährlich aber lästig sind. Eine klassische Pilzerkrankung ist die Röschenflechte (Pityriasis versicolor), die bei leichter Immunschwäche im Hautniveau an Brust und Rücken feine schuppige Flecken bildet. Es gibt aber auch schwer immungeschädigte Patienten z. B. bei AIDS, für die Pilzerkrankungen der Organe lebensbedrohlich und damit syphilitisch sind. Psorische Pilzerkrankungen erscheinen auf der Haut und im Magen-Darmtrakt. Pilze kann man als „Mülleimer der Natur" bezeichnen, denn sie helfen uns, mit Schadstoffbelastungen weiter gut leben zu können. Auch im Tierreich und an Pflanzen erscheinen Pilze, wenn Schadstoffe das Leben von Organismen belasten. Daher greifen Homöopathen nicht zu Antipilzmitteln, bezeichnen solch eine Therapie als unterdrückend, weil danach der Organismus mehr Probleme durch die dann ungebundenen Schadstoffe wie Metalle, z. B. Quecksilber oder Cadmium, bekommen kann, die das syphilitische Miasma verschärfen. Auch der Genuss von Speisepilzen aus der freien Natur kann bedenklich sein wegen der Schadstoffkonzentrationen, die sich die Pilze aneignen. Bekannt wurde die Anreicherung von radioaktivem Cäsium in Freilandpilzen, nachdem das Kernkraftwerk in Tschernobyl 1986 explodiert war und Europa großflächig mit radioaktiven Substanzen verseuchte. Cäsium hat eine Halbwertszeit von circa 30 Jahren, in der das Metall zur Hälfte zerfallen ist und fortlaufend radioaktiv strahlt. Cäsium drängt in Menschen und Tieren in die Verbindungsstellen von Kalzium. Der Konsum belasteter Pilze in betroffenen Regionen ist heute, 2016, immer noch nicht angeraten.

Miasmen		
Psora	**Sykosis**	**Syphilinie**
Schwäche Mangel	**Übertreibung** Exzess	**Zerstörung** Verhärtung
Hypo-Funktion Tonus, Trophie, Plasie	Hyper-Funktion Tonus, Trophie, Plasie	Dys-Funktion Tonus, Trophie, Plasie
Hautniveau: im (Exzem)	über (Entzündung, Knoten)	unter (Geschwür)
Erreger: Pilze	Bakterien, Chlamydien	Viren, Prionen
Gewebe: Heut	Bindegewebe	Nerven
Sekrete: wässrig, mild	Eitrig, dick. Gelb, grün	Ätzend, blutig
Krankheiten: Krätze, Neurodermitis, Heutschnupfen, Rachitis, Arteriosklerose	GO, Steine, Warzen, Polypen, Zysten, Rheuma, Diabetes 2, Fettleber, Herzinfarkt	Syphilis, AIDS, Autoimmun-KH, Diabetes 1, Sucht, Psychose, Suizid, Krebs

Tabelle 21: Verschiedene Qualitäten der Miasmen

Chlamydien sind auch Bakterien, nur kleiner und intrazellulär vorkommend. Sie bilden Dauerformen in Zellen, die nicht mit Antibiotika erreicht werden, aus denen sie sich erneut in die aktive Lebensform wandeln können. Man entdeckte sie in den 80er Jahren des 20sten Jahrhunderts in Patienten. Zuvor wunderten sich die Ärzte, dass nach einer mit Antibiotika erfolgreich behandelten Tripper-Erkrankung (Gonorrhö) erneut Symptome auftraten, wie diese für den chronischen Tripper charakteristisch sind und nun aber ohne Gonokokken. Man sprach vom „postgonorrhoischen Symptomen-

komplex“ und von dem Stigma „einmal Gonorrhö = immer Gonorrhö“ als Erklärung für das Fortbestehen der Beschwerden, bis man schließlich die Besiedelung mit Chlamydien entdeckte. Diese Erreger sind bei den gleichen Organstörungen wie durch die Gonokokken zu finden, nur schwächer, subtiler und chronisch im Ausmaß. Das sind neben den Schleimhautentzündungen vor allem rheumatische Gelenkentzündungen, Leberschwellung und -störung und Herzbeteiligung. Man fand in den Gerinnseln von Herzkranzgefäßen bei für den Herzinfarkt gefährdeten Patienten zu 95% Chlamydien. Plötzlich gab es Hoffnung, ob man den Herzinfarkt antibiotisch verhindern könne. Alle Bemühungen dieser Art waren jedoch umsonst. Die Hoffnung erfüllte sich nicht, Miasmen lassen sich nicht schulmedizinisch antibiotisch auflösen.
Eigentlich müssten wir über die Anwesenheit von Erregern zufrieden sein, da es doch so viele therapeutische Lösungen durch die Antimittel ermöglicht. Die Entwicklung zeigt, dass diese Therapien zu radikal betrieben wurden, kurzsichtig und nicht nachhaltig sind, denn Erreger werden resistenter und Krankheiten können erregerfrei aber nach den gleichen miasmatischen Gesetzmäßigkeiten ablaufen. So besehen sind die Erreger in ihrer jeweiligen Anwesenheit und Ausprägung ein anderer Ausdruck des vorherrschenden Miasmas, nicht mehr und nicht weniger.

Krankheiten im Schwächemiasma spielen sich bevorzugt auf Haut und Schleimhaut ab, die der Sykosis im Bindegewebe und die der Syphilinie im Nervensystem. Das kann nur eine grobe Orientierung geben und darf nicht als absolut gesehen werden.

Betrachten wir die Absonderungen unserer Patienten, ihre Sekrete, ihren Auswurf und Schweiß, dann werden die weißlichen, milden und wässrigen zur Schwäche, die gelben, grünen, entzündlich eitrigen zur Übertreibung und die aggressiven, angreifenden, blutigen Absonderungen zur Zerstörung passen. So bekommt man eine Ahnung vom Wesen der Krankheit, sei es eine Nasenabsonderung bei Schnupfen oder Allergien oder ein Ausfluss bei Frauen.

Abschließend zu diesem Themenkomplex führe ich in Tabelle 21 einige Beispiele von typischen Krankheiten als Erbbelastung des jeweiligen Miasmas auf, die in den Anamnesen berichtet werden, sei es in der eigenen Biografie oder in der Ahnenreihe vorkommend.

Für die Psora sind das die Krätze, die schon Hahnemann in seinen Überlegungen beschäftigte, heute die Ekzeme und Neurodermitis, die der Krätze verblüffend ähnlich sein kann. Langfristig können die Arteriosklerose, die Rachitis und die Osteoporose mit dem Schwächemiasma in Verbindung gesehen werden.

Bei der Sykosis sehen wir Hahnemanns „Arbeitsmodell" Gonorrhö und die Chlamydieninfekte, weiter das Erscheinen von Warzen, Polypen, Zysten, Myomen, gutartigen Wucherungen und Knoten in Brust oder Schilddrüse. Chronisch bilden sich rheumatische Gelenkerkrankungen, Leberstörungen, erhöhte Blutfettwerte, der Diabetes mellitus Typ 2 (Erschöpfungsdiabetes), die Übergewichtigkeit, der hohe Blutdruck, Gefäßverkalkungen, Thrombosen mit dem vorzeitigen Lebensende durch den Herzinfarkt oder den Hirnschlag (Apoplex).

Zur Syphilinie zählen Geschwüre, Autoimmunerkrankungen, der Diabetes Typ 1, destruktive Viruserkrankungen, Gehirndegenerationen, Psychosen, Suizidneigungen und die Krebserkrankung.

70% aller Todesursachen 2005/10/14
(statistisches Bundesamt Deutschland)

		2005	2010	2014	
1. Herz-kreis-lauf	♀	215.087	gesamt:	gesamt:	
	♂	152.274			
		gesamt:			
	=	367.361	352.689	338.056	= abnehmend
2. Krebs	♀	99.330	100.687	101.779	
	♂	112.066	118.202	121.314	
	=	211.396	218.889	223.093	= zunehmend
	Ges.	Todesfälle in D.			
	♀	441.673			
	♂	388554			

WHO: ab 2030 wird Krebs die Todesursache Nr. 1 auf der ganzen Welt sein!

Tabelle 22: Die zwei häufigsten Todesursachen in Deutschland 2005, 2010 und 2014 nach Zahlen des statistischen Bundesamtes

Hahnemann sah die Mehrheit der chronischen Erkrankungen miasmatisch zu 80% in der Psora. Das hat sich heute grundlegend geändert. Man kann nun von einem Überwiegen der sykotischen Erscheinungen ausgehen, was unter anderem mit den Folgen des systematischen Impfens und dem Auslösen von chronischen Entzündungen verbunden ist. In 2017 sind die typisch sykotischen Herz-Kreislaufstörungen wie der Herzinfarkt oder der Hirnschlag die führenden Todesursachen am verfrühten Lebensende. Auch diese Entwicklung verschiebt sich in der Zukunft eindeutig in Richtung der Zunahme der Syphilinie. In der Praxis nehmen die Autoimmunerkrankungen erschreckend zu. Aus den noch psorischen Allergiekranheiten wurden keine Lehren gezogen, im Gegenteil wird der Impfkalender immer weiter ausgebaut. Bald wird die Krebserkrankung weltweit zur häufigsten Todesursache. Die WHO prognostiziert das für das Jahr 2030 und die Tabelle 22 zeigt den gleichen Trend. Von 1970 bis 2015 hat es laut dem Krebsregister in Mainz in Deutschland bereits eine Verdoppelung der Krebserkrankungen gegeben (12). Die Diagnosen und Therapien verbessern sich zwar fortlaufend, aber Krebs ist als Lebensfinale nicht zu tolerieren.

In der täglichen Praxis bekommt man den Eindruck, dass wir uns zu 50% mit sykotischen Problemen beschäftigen: akut in Form der Entzündungen verschiedener Hohl- und Vollorgane, chronisch mit den Wucherungen, Gewächsen und Organüberfunktionen und wiederholt mit den Folgen der Unterdrückungsbehandlungen. Offensichtlich steuern wir auf eine Zunahme der Syphilinie zu. Das deutet nicht nur die Tabelle 22 an.

Der Grundgedanke der Miasmen lässt sich auch auf das gesellschaftliche Zusammenleben übertragen. Seit dem 11. September 2001, als die Zwillingstürme in New York durch einen terroristischen Akt zerstört wurden, schien dieses Datum das Ende der „Spaßgesellschaft" (Sykosis) zu markieren. Von da an blühte der Terrorismus (Syphilinie) auf. Westliche Industriegesellschaften werden nicht nur immer reicher, sie werden auch ängstlicher und entwickeln sich von Demokratien zu Überwachungs- und Polizeistaaten (Autoaggression, Syphilinie).

Die Tuberkulose ist eine dreimiasmatische Krankheit, die in der längsten Lebenszeit sykotisch verläuft. Tuberkulinie ist die Erbbelastung, die ebenfalls zu sykotischen Erkrankungen disponiert. Letztlich ist alles miasmatisch, was sich genetisch auswirkt. Eine Einordnung in die drei Krankheitsqualitäten der Schwäche, der Übertreibung oder der Unordnung und Zerstörung zeigen dann die Nachkommen mit ihren Erkrankungen. Das sind in der Tuberkulinie lymphatische Schwellungen, Infektanfälligkeiten, rheumatische Erkrankungen mit den Modalitäten der Besserung durch fortlaufende Bewegung in frischer Luft. Dazu passt mental der Reisedrang und das Verlangen nach Abwechslung. Wie wenn es den Betroffenen unbewusst so vorkomme, dass das Leben zu kurz sein könnte, also müsse es optimal gelebt werden und es dürfe keine Zeit mit Langeweile vergeudet werden, Cape diem.

4. Welche Bedeutung haben heute akute Erkrankungen?

4.1. Allgemeines

Nach diesen Ausführungen wird es einfacher, verschiedene moderne Phänomene neuer und seuchenartig zunehmender Erkrankungen besser zu verstehen und die Schwierigkeiten der Therapien aufzuzeigen. Beginnend mit der Schwangerschaft und fortgesetzt mit den Kinderjahren sehen wir eindeutig seltener die klassischen Kinderkrankheiten wie Masern, Röteln oder Mumps. Es mangelt aber keineswegs an neuen Bedrohungen durch Krankheiten mit Viren oder Bakterien. An Stelle der vormaligen sind aktuell neue Erkrankungen getreten. Man nennt dieses Phänomen „Replacement", denn die entstehende „Lücke" wird von neuen Erregern und Krankheiten in miasmatischer Gesetzmäßigkeit besetzt wie die Herpes-Virus-Krankheiten, die Ringelröteln (ein Parvovirus, nicht verwandt mit den echten Röteln), die Hand-Mund-Fuß-Krankheit (HMF, eine Virusinfektion) und die Borreliose. Letztere ist eine bakterielle Erkrankung mit Spirochäten, die mit den Erregern der Syphilis verwandt sind. Auch die Borreliose verläuft in Stadien und erinnert an eine neue Variante der Syphilis.

4.2. Herpes-Erkrankungen

Schwangere sind heute kaum durch Röteln gefährdet, weil sie praktisch nicht mehr vorkommen. Diese Impfung schützt schlecht, ist schädlich und überflüssig geworden und sicher nicht der Grund für den Rückgang der Röteln. Heute sind die verschiedenen Herpesinfektionen zum Risiko für Schwangere und ihre ungeborenen Kinder geworden.

Typ 1:	der Lippenherpes,
Typ 2:	der Genitalherpes,
Typ 3:	das Windpocken- und Gürtelrosen- (Zoster-) Virus
Typ 4:	das Pfeiffersche Drüsenfieber, heißt auch Ebstein-Barr-Virus (EBV)
Typ 5:	das Zytomegalie-Virus
Typ 6:	das Dreitagefieber mit dem Exanthema subitum (roter Hautausschlag)

Tabelle 23: Herpes-Viren

Es gibt aktuell noch zwei weitere onkogene Herpes-Viren, die bei Tumoren vorkommen. Die Herpes-Viren der Typen 1 und 2 stehen auch mit Aphten und Zahnfleischschgeschwüren in einem Zusammenhang.

Das neue Phänomen mit den Herpesviren ist nun, dass es keine vollständige Immunisierung mehr gibt. Nach einer Erkrankungsepisode verweilen die Herpes-Viren der Typen 1 und 2 im Nervengewebe, können unter Immunschwächebedingungen reaktiviert werden und erneute Erkrankungsepisoden auslösen. Die Herpestypen 1-3 und besonders Typ 5, das Zytomegalievirus, sind heute für Schwangere und ihre Ungeborenen gefährlich geworden, insbesondere bei der Erstinfektion aber auch durch die Reaktivierung der Viren. Entscheidend wird das Ausmaß der Schwäche der eigenen Abwehr. Die klassischen Kinderkrankheiten Masern, Mumps und Röteln waren vormals durch vollständige Überwindungen charakterisiert. Kranke konnten zwar eine Zeitlang infektiöse Viren ausscheiden und weiterhin andere anstekken, aber langfristig gab es kein Verweilen der Viren, keine Viruspersistenz, und einen lebenslangen zuverlässigen Schutz. Nun verfolgen Ärzte nicht nur mit Sorgen das Persistieren der Viren in der Erbsubstanz und bevorzugt im Nervengewebe, sondern auch das Vorkommen bei Tumoren, hier das Burkitt-Lymphom durch den Herpes-Typ 4 als Spätvariante. Viren können Veränderungen der Erbsubstanz, sogenannte Mutationen, bewirken. Das macht ihr Verweilen in vermehrungsfähiger Form unheimlich und unberechenbar.

In der Praxis geht mein Bemühen in die Richtung, die klinischen Effekte durch die Herpes-Viren zu beenden. Wenn die Immunlage stabil geworden ist, kann man das erwarten, auch wenn das Virus unverändert in den Chromosomen anwesend ist, aber jetzt schläft. Ungefähr zwei Drittel der deutschen Gesellschaft leidet unter dem Lippenherpes (Typ 1). Die Betroffenen kennen das wiederholte Aufblühen der Lippenbläschen, die Schwellung, die drückenden Schmerzen und den verdickten Lymphknoten im Halsbereich, wenn sie zu viel in der Sonne waren oder sich durch Sport oder andere ungewöhnliche Aktivitäten übernommen und geschwächt haben. Das ist der typische sykotische Verlauf der lästigen Erscheinungen. Danach entwickelt sich die Erkrankung in ein syphilitisches Stadium mit Geschwürbildung, Krustenentwicklung und mit den Nervensymptomen des Brennens und der allgemeinen Beeinträchtigung. Nach langsamer Abheilung verbleibt das Virus in unseren Nervenbahnen und Nervengeflechten (Ganglien), um bei der nächsten Krise wieder auszubrechen. Dieser wiederkehrende Erkrankungsweg beschreibt daher eine echte Stigmatisierung: einmal Herpes - immer Herpes! Heilung ist nicht mehr möglich, da es ein anhaltendes Verweilen des Virus im Menschen gibt und keine Elimination mehr stattfindet. Sie können in den Krankheitsepisoden zwar Zovirax®, ein wirksames Virustaticum gegen Herpesviren, einnehmen oder als Salbe auftragen, es verhindert aber nicht das baldige Wiedererscheinen und den nächsten Ausbruch. Hier ist nur noch Beruhigung das Ziel. Den Betroffenen genügt auch, wenn die Krankheit nicht mehr erscheint. Dann ist der Weg von der Sykosis, der Übertreibung und Gutartigkeit seiner Erscheinungen, zur Syphilinie, der drohenden Zerstörung, beruhigt und unterbrochen. Hält diese Ruhe an, ist nach meiner Vorstellung und Erfahrung die allgemeine zerstörerische Dynamik reduziert, der „Schlaf" der Viren wieder eingetreten und das Krebsrisiko, sprich die Syphilinie, generell reduziert. Insofern ruhe ich in der Praxis solange nicht in der Behandlung, bis dass keine Herpesinfektionen mehr auftreten.

Durch die oben erwähnte Polymerase-Ketten-Reaktion (PCR, polymerase chain reaction) ist es möglich geworden, Virusproteine zu erkennen. Seither weiß man, dass in unseren Chromosomen unzählige Viren vorkommen. Diese Viren sind „stumm" und inaktiv. Sie haben aber sämtlich das Potenzial, in die Aktivität, in die Vermehrung, zu wechseln, unsere Gene zu verändern, Mutationen und Tumore auf den Weg zu bringen oder die (Nerven- oder jeweils andere) Zellen ihres Wirts schleichend zu zerstören mit den Folgen von Nerven- und Funktionsausfällen. Entscheidend wird hier die Epigenetik oder verständlicher ausgedrückt der jeweilige „Weckstimulus". Es geht entscheidend um die Provokationen, die schlafende Viren wecken können. Dieser Umstand müsste heute deutlicher Anlass sein, jede medizinische Maßnahme kritischer auf ihre Notwendigkeit hin zu prüfen in Abwägung zu diesen Risiken. Die Weckimpulse können ebenfalls „schlafende Tumore" aktiv werden lassen. Impfinjektionen haben das Potenzial dazu. Andere Stimuli wie schwere Schockreaktionen oder akuter und chronischer seelischer und physischer Dysstress lassen sich nicht so leicht verhindern.

Mit den vorangegangen Ausführungen wurde nochmals mein besonderes Anliegen für dieses Buch verdeutlicht, dass es eine lange Vorgeschichte zur nicht akzeptablen Syphilinie mit Nervenzerstörung oder Tumorinduktion gibt, die praktische Konsequenzen haben sollte, um eine wirksame Gesunderhaltung zu erreichen: Es müsste alles unternommen werden, das die Syphilinie in jeder Lebensphase beenden kann. Mit der Sykosis kann man sich arrangieren und die Beruhigung durch Lebensstiländerungen anstreben. Mit den Herpes-Viren kann man einen Weg verfolgen, die Weckfaktoren dieser Viren und möglicherweise auch die von anderen „Schläfern" zu entschärfen oder zu verhindern.

Woher sind denn nun die Herpes-Viren gekommen? Wem oder welchem Zusammenhang verdanken wir dieses chronische Leiden? Darüber kann nur spekuliert werden. Meine Vorstellung geht in die Impfthematik. Der Mensch des 19. Jahrhunderts erlebte verheerende Epidemien und fand zuerst 1811 (durch Edward Jenner, ein englischer Landarzt) in der Pockenimpfung die Realisation, sich einen erwünschten Vorwegschutz zu verschaffen. Damit begann das Einbringen von Lebendviren als künstliche Maßnahme systematisch in die Körper von gesunden Menschen. Man nannte das „Inokulation", das Einbringen eines Fremdwesens in einen Organismus wie in der Botanik, wenn man auf eine Weide einen Apfelbaum pfropft. Das Impfverfahren heißt „Vaccination", weil der pockeninfektiöse Schleim von Kühen (lat.: vacca) in Schnittwunden des Menschen eingebracht wurde. Bauersleute, die in Kontakt mit diesen Kühen standen, waren gegen die Menschenpocken immun. Diese Beobachtung war schon länger bekannt. So entstand die Idee zu „vaccinieren", in

Deutschland per Gesetz als Impfpflicht ab 1874. Die Epidemie hörte mit der Befriedung und der Verbesserung der Lebensbedingungen von selber auf. Die Lebend-Impfung hielt die Krankheit aber noch länger aktiv durch Infektion der den Geimpften nahesthenden immungeschwächten Personen. In Konsequenz verzichtete man 1976 auf diese sehr nebenwirkungsreiche Impfung.

Die heute üblichen Lebendimpfungen gegen Masern, Mumps, Röteln, Windpocken, Rotaviren und Gelbfieber führen diesen Prozess der „Inokulation“ fort. An Stelle der Virusüberwindung in frühen Kinderjahren handelt sich der Mensch mit der Lebendimpfung eine lebenslange Viruspersistenz ein. Den populärsten Ausdruck dieser Persistenz geben uns heute die Herpes-Viren und die humanen Papilloma-Viren (HPV) und zeigen auf, wie sehr sich das Miasma mit diesen Viren über das Leben verschlechtert. Unter dem Einfluss der lebenden Impfviren seit der Pocken-Impfung muss sich dieser Prozess der dauerhaften Herpes- und HPV-Viren- Entwicklung etabliert haben.

Meine Praxiserfahrung ist, dass durch den kompletten Impfverzicht Herpes-Infektionen selten werden. Ich schätze das als einen immensen Lebensvorteil ein. Natürlich höre ich sofort den Einwand, dass die schweren Epidemien der Vergangenheit Maßnahmen wie das Impfen geradezu erfordern würden. Ich meine, das ist zu kurz gedacht. Wie bei der Tuberkulose-Thematik sind bessere Lösungen mit mehr positiver Nachhaltigkeit möglich: Hunger und soziale Ungerechtigkeit bekämpfen, Frieden schaffen und Umweltverschmutzung beenden. Wer meint, dass sei zu idealistisch, der übersieht, dass Veränderungen in diese Richtung im eigenen Umfeld möglich sind, Starterqualität haben und größere auch idealistische Ziele näher bringen. Nur konfrontiert man wieder die anderen Interessen der Wirtschaft, der Mediziner und mit diesen der Politiker.

Wer sich um die Gesunderhaltung ohne Impfungen kümmert und aus Angst nachvollziehbar den Impfkompromiss in Erwägung zieht, dem sei empfohlen, zuvor die minderwertige Qualität der Impfpräparate zu prüfen und den mangelhaften Schutzeffekt zu hinterfragen. Es gibt keinen plausiblen Grund, irgendeine Impfung als Vorteil zu sehen im Gegensatz zur effektiven Stärkung des Immunsystems nach dem vollständigen Verzicht.

4.3. Die Behandlung von Herpes

Die Strategie zielt auf die Beruhigung der Ausbrüche und die Verlängerung der Remissionsphasen, bis dass der Herpes nach Jahren nicht mehr auftritt. Damit sehe ich diese latente Syphilinie entschärft. Danach gilt es, erneute „Weckstimulationen“ nach Möglichkeit zu vermeiden.

Der Lippen- oder Genitalherpes erscheint mit Bläschen, die im Beginn mit einer Alkohollösung abgetupft werden können. Ich empfehle hier Echinacin-Tinktur. Es kann aber auch jede andere alkoholische Lösung verwendet werden. Im Beginn können Zahncreme oder Zinkpaste auf die sich verändernden Stellen helfen. Anschließend im ausgeprägten Blasenstadium lindert eine Melissencreme (Lomaherpan®). Mit dem Aufbrechen der Bläschen und der Geschwürbildung wechsle ich zu dem Aufbringen von echtem Bienenhonig, welcher ähnlich effektiv wirkt wie die Virustatica, auf die wir verzichten können. Anders verhält es sich am Auge. Dort kann ein Herpes die Hornhaut verletzen und zur narbigen Abheilung, der Hornhauttrübung, führen. Das bedeutet Blindheit und kann nur noch durch die Hornhauttransplantation gebessert werden. Hier muss als Kompromiss das Virustaticum (Zovirax®) mit Kortison eingesetzt werden, um diese Lokalisation komplett zu verhindern. Ergänzend empfehle ich Eucalyptushonig in das Auge einzugeben. Nach den Herpesepisoden rate ich dringend zur Anamnese, um mit einer Langzeit-Strategie erneuten Rezidiven entgegenzuwirken.

Das homöopathische Akutmittel bei den Herpes-Typen 1-3 ist

- **Rhus toxicodendron**, der Giftsumach, **Rhus-t.** C 30 über drei Tage. Bei Windpocken verabreiche ich es sogar prophylaktisch den Kontaktpersonen des Erkrankten an einem Tag 3x3 Globuli, auch wenn diese schon Windpocken hatten, um der Gürtelrose (Herpes zoster) als Reinfektion vorzubeugen. Eine zweite häufige Arznei für das geschwürig-krustige Herpes-Stadium ist
- **Daphne mezereum**, der Seidelbast, **Mez.** D 12/C 6 oder C 30 über drei Tage. Dazu gehören das Fortschreiten der Geschwüre, gelbe Sekrete und dicke Krusten, unerträgliche Schmerzen, Berührungs- und Wärmeempfindlichkeit, Blutungsneigung und eine veränderte Psyche in Richtung Teilnahmslosigkeit und Leere.
- **Sepia officinalis**, die Tinte der Sepia, **Sep**. D 12/C 6, C 30 eignet sich für die relative Immunschwäche durch hormonelle Insuffizienz bei Frauen, wenn der Herpes vor und während den Menses häufiger erscheint.
- **Natrium muriaticum**, Natriumchlorid, **Nat-m**. C 30 ist die Arznei der Immunschwächung durch Sonne und Hitze. Andere Bedingungen der Immunschwäche werden andere Homöopathika verlangen. Diese herauszufinden, ist die Kunst jedes Einzelmittel- (klassischen) Homöopathen.
- **Arsenicum album**, Arsenoxid, **Ars**. C 30 kann bei der Gürtelrose helfen, wenn nächtliche Unruhe, Brennschmerzen, Ängste und intensives Wärmeverlangen vorliegen.

Beim Pfeifferschen Drüsenfieber, Herpes Typ 4, imponieren dick angeschwollene Drüsen, die Zunge und die Mandeln im Hals zeigen weiße Beläge. Wenn dem Mund zudem ein süßlich fauliger Mundgeruch entweicht, ist
- **Mercurius solubilis**, das flüssige Quecksilber, **Merc**. C 30 das Mittel der Wahl. Das Krankheitsgefühl ist intensiv, der Rachenschmerz und die Schwellungen sind es ebenfalls und können einengende Ausmaße erreichen. Dann wechsle ich zu
- **Mercurius corrosivus**, Sublimat, Quecksilberchlorid, **Merc-corr**. C 30. Schulmediziner neigen unter dem Eindruck der massiven Halsschwellungen und der Vorstellung einer bakteriellen Begleitinfektion zur Gabe von Antibiotika. Da es sich um eine Virusinfektion handelt, sind Antibiotika jedoch unwirksam, lösen arzneiallergische Ausschläge aus und müssen verhindert werden.

Bei der Zytomegalie kommt es zu Anschwellungen der Leber und der Milz mit Oberbauchschmerzen, Übelkeit und schwerem Krankheitsgefühl. Stehen rechtsseitige Oberbauchschmerzen im Vordergrund, kann an die Leberschwellung und an
- **Taraxacum**, der Löwenzahn, **Tarax**. D 12 gedacht werden. Das führende Symptom sind Felderungen auf der Zunge, kleine Inseln wie ohne Schleimhaut, die Lingua geografica, die „Landkartenzunge".
Ein anderes Mittel ist hier
- **Chelidonium majus**, das Schöllkraut, **Chel**. D 12, wenn der rechtsseitige (Leber-)Schmerz bogenförmig nach hinten den Rippen entlang zur Schulterblattspitze zieht und das Essen und Trinken von Heißem sowie die Bauchlage angenehm sind. Auffällig sind weiter ein Verlangen nach (heißer) Milch und eine Abneigung gegenüber Käse.

Stehen die linksseitigen Milzbeschwerden im Vordergrund, geben wir
- **Ceanothus americanus**, den wilden Schneeball, **Cean**. D 12/C 6. Das Liegen auf der linken Seite ist unerträglich, die Zunge schmutzig-gelblich belegt. Das Gesicht ist heiß bei kalten Fingern. Essen und Bewegung verschlechtern, Wärme und warmes Wetter verbessern den Zustand. Saures wird verlangt sowie das Trinken von Wasser, durch das Übelkeit ausgelöst wird.
Schließlich kommen die Schwäche und das zu lange anhaltende Kranksein, die zum inneren Rückzug und zur Passivität zwingen. Hier kann
- **China officinalis**, die Chinarinde, **Chin**. C 30 direkte „Wunder“ bewirken. Bei China ist der ganze Bauch prall und angespannt, Völlegefühl liegt besonders im Oberbauch vor und Luftabgang bringt keine Erleichterung. Der Kranke liegt den ganzen Tag, ist depressiv, will seine Ruhe haben und mag nicht reden. Ihm ist kalt, er ist extrem luftzug- und berührungsempfindlich und mag nicht essen. Allenfalls Süßes kann sein Interesse wecken. Die Nächte sind schlaflos und von Gedankenandrang gestört. Sonderbar und für China charakteristisch sind Ohrgeräusche, der Tinnitus, in Begleitung von anderen Beschwerden.

Das 3-Tage-Fieber mit dem Herpes-Virus vom Typ 6 erscheint am häufigsten am Ende des 1. oder im Verlauf des 2. Lebensjahres. Diese Erkrankung macht nach bisheriger Erkenntnis noch Sinn, denn nach 3 Tagen mit hohem Fieber erholt sich das Kind unter der Entwicklung eines Ganzkörperexanthems (Ausschlag). Nach der akuten zentralnervösen Erregung (Syphilinie) und der anschließenden Übertreibung (Sykosis) durch das intensive Fieber löst sich die Krankheit mit dem Ausschlag in der psorischen Form des akuten Miasmas. Diesen Weg der Überwindung benötigt das Kind im weiteren Lebensverlauf und erscheint hier früh als eine Art Trainingseinheit. Es ist unsinnig und geradezu kontraproduktiv, wenn hier aus Ungeduld ein Antibiotikum verordnet oder Fieber gesenkt wird, auch wenn es für Eltern bei ihrem ersten Kind schwer auszuhalten ist. Sie halten sich am besten an die Empfehlungen zu der Begleitung bei Fieber im Kapitel III.5.

Das Fieber erfordert in der Regel Bell. C 30 und wird dadurch erträglich. Am Ende des dritten Fiebertages macht die Gabe von Sulf. C 30 zusammen mit einer Ganzkörperabreibung Sinn. Mehr ist selten von Nöten. Eltern haben anschließend gelernt, in Zukunft Geduld für die ersten drei Fiebertage aufzubringen, weil sie das erfreuliche Wechseln zurück in die Normalität zusammen mit dem Aufblühen des Hautausschlags verfolgen konnten.

Längerfristig ist noch ungeklärt, ob das Herpes-Virus der Gruppe 6 nochmals später eine Bedeutung hat. Es muss zumindest befürchtet werden.

4.4. Die Borreliose

Beispiel: **Borreliose - Verlaufsvarianten** (Erreger verwandt mit dem Syphilis-Erreger)	
0. Stiller Verlauf:	keine Beschwerden
1. psorischer Verlauf:	Wanderröte
2. sykotischer Verlauf:	lokale Schwellung, Rheumatische und Herzentzündungen,
3. syphilitischer Verlauf:	Nerven- und Gehirnbefall, Lähmungen

Tabelle 24: Verlaufsformen der Borreliose

Diese Erkrankung verbreitet sich weltweit und seuchenartig und wird immer häufiger zum Beratungsthema in der Praxis.

Der Respekt vor dieser Krankheit steigt zusehends, weil viele Menschen davon betroffen sind und von schweren Verläufen Bekannter oder Verwandter gehört haben und schwer beeindruckt sind.

Bei der Borreliose handelt es sich um eine bakterielle Erkrankung mit den Borrelien, die als spiralig gewundene Bakterien mit dem Erreger der alten Geschlechtskrankheit Syphilis, Treponema pallidum, eng verwandt sind. Man kann mit Recht fragen, ob es sich bei dem epidemischen Ausmaß dieser neuen Erkrankung um eine neue Variante der Syphilis handelt?

Borrelien entstammen den Nagetieren, überwiegend den Mäusen, die eine natürliche Resistenz besitzen und nicht erkranken aber von blutsaugenden Zecken befallen werden. Die gleichen Zecken greifen Haus- und Zuchttiere wie auch Menschen an und übertragen nach einer Mindestverweildauer von 12-24 Stunden die Erreger aus ihrem Darm mit dem Speichel in das Blut des Opfers. Weltweit ist heute jede 3. Zecke infiziert. Es muss also nicht zur Infektion kommen, wenn es gelingt, frühzeitig die Zecken zu entfernen.

Waldarbeiter, die täglich blutsaugende Zecken mit nach Hause bringen, erkranken langfristig immer seltener an Borreliose. Man bekommt den Eindruck, dass nach einem langen Zeitraum von etwa ein bis zwei Jahren eine gewisse Immunität entsteht. Allgemein wird bestritten, dass es so etwas wie eine Immunität gegen diese Erreger gibt. In der Praxis macht man andere Beobachtungen.

Sechs Wochen nach der Erregerübertragung kann man frühestens Immunreaktionen im Blut nachweisen. Dann sind das IgM (Immunglobulin Typ M, für das akute Stadium typisch) und später das IgG (Immunglobulin G, das Langzeit-Immunglobulin) positiv. Beide Immunglobuline können über Jahre positiv bleiben. Sind diese beiden Immunglobuline erst einmal nachgewiesen, erübrigen sich weitere Bestimmungen, weil man mit diesen Antikörpern den Kontakt bestätigt hat.

Für die meisten Menschen sind diese Kontakte nicht erinnerbar, auch Bissverletzungen wurden nicht bemerkt und trotzdem kann die Immunreaktion positiv ausfallen. Das ist in erster Linie als eine „stille Feiung" zu verstehen, die es bei allen Infektionen gibt. Das Abwehrsystem behält die Oberhand oder anders ausgedrückt: Der Mensch will oder braucht nicht krank werden. Vom Biss ausgehend wandern Borrelien in die Haut, breiten sich mit großen Ringen über die Oberfläche des gesamten Körpers aus und vergraben sich langfristig im Bindegewebe. Dort sind sie für die Abwehr schlecht zu erreichen, weshalb die vermutete Immunisierung so lange dauert oder ihre Anwesenheit im Bindegewebe ähnlich problematisch wird wie die von Viren in der Erbsubstanz. Auch bei dieser Krankheit sind „Weckereignisse" relevant für die Symptome, für die Chronizität und den Verlauf der Krankheit.

Borrrelien können akut im 1. Stadium, im Schwächemiasma, über die Haut (Erythema chronicum migrans, die Wanderröte) gleichmäßige konzentrische Ringe bilden. Im Hautniveau breitet sich das Exanthem mit einem roten Randwall gut erkennbar aus, blasst im inneren Ring wieder ab, bis die Ränder vollständig über den gesamten Körper gewandert sind. Die Borrelien kann man in den fortschreitenden roten Außenrändern der Ringe finden. Danach kann die Krankheit für 95% aller in dieser Weise Reagierenden beendet sein, wenn man ihr Immunsystem in Ruhe lässt.

Ein Teil der Betroffenen wird mit einer Verzögerung von Wochen das Übertreibungsmiasma entwickeln. Die Haut an der Bissstelle kann sich kirschrot verfärben und verdicken (Lymphom). Gelenke schwellen an und zu 60% beginnt ein Knie entzündlich und schmerzhaft anzuschwellen. Es verhält sich wie bei der Gonorrhö, dem Tripper, Hahnemanns Arbeitsmodell für die Entdeckung der Sykosis, dem Feigwarzenmiasma, die den Namen Gon- (= das Knie) wegen der ersten rheumatischen Komplikation einer sich ausbreitenden Gonorrhö an einem Kniegelenk bekommen hat. Genau das Gleiche finden wir bei der Borreliose Stadium 2, im rheumatischen Stadium. Das kann fortschreiten als generalisierte rheumatische Störungen und über Gefäßveränderungen zu Herzschädigungen führen. Diese Entwicklung entspricht dem stadienhaften Verlauf der Gonorrhö.

Völlig unzumutbar ist der Zerstörungsverlauf (die Syphilinie der Borreliose), dass Nerven sich entzünden, Lähmungen auftreten und Ausfälle im Zentralnervensystem und Veränderungen der Psyche einsetzen. Früher gab es bei chronischen Erkrankungen der Nerven und der Haut in der Schulmedizin die Regel, stets den Wassermann-Test auf Syphilis, der Nachweisstest für Antikörper gegen den Erreger benannt nach August Paul von Wassermann (1866-1925), durchzuführen, weil die neurologischen und dermatologischen Komplikationen der Syphilis so vielfältig und häufig waren. Dieser Test ist heute ausgetauscht gegen die Suche nach den Borreliose-Immunreaktionen.

Im Beginn der Erkrankung sind die Borrelien durch Antibiotika (für 14 Tage Erythromycin, Amoxicillin bei Kindern, bei Erwachsenen mit Tetrazyklinen oder Cephalosporinen) noch relativ gut erreichbar, später schlechter und der Aufwand wird immer größer.

Wie soll sich nun ein von einer Zecke infizierter Borreliose-kranker verhalten? Die Schulmedizin sagt natürlich, dass sofort Antibiotika gegeben werden sollten. Das Problem kann aber mehrfach wieder kommen, denn die Zecken verbreiten sich zusehends und Immunität wird so kurzfristig nicht erworben und langfristig ohnehin bezweifelt trotz der Erfahrung der Waldarbeiter. Wer sich konsequent für die Antibiotika entscheidet, wird es bei anderen Anlässen nicht anders halten, wird der Schulmedizin folgen und auch auf das Impfen generell nicht verzichten wollen. Dann ist diese Maßnahme gerechtfertigt, auch wenn das ungünstige miasmatische Folgen haben kann.

Was kann man alternativ tun, wenn man den Verzicht der frühen antibiotischen Behandlung erwägt und wann ist das vertretbar? Dieses Beispiel zeigt die Entscheidungsnot auf, die Sie prinzipiell bei jeder Erkrankung erleben werden: Erwarten Sie unbeteiligt zu sein und unberührt von solchen Themen zu bleiben? Oder rechnen Sie mit einem leichten, mittelschweren oder schweren Verlauf? Hier kommen die Lebensstilplanungen gemäß der Basismedizin Homöopathie zum Tragen, denn welchen Verlauf die Borreliose nehmen wird, hängt entscheidend davon ab, wie sie bisher mit ihrem Abwehrsystem umgegangen sind. Man kann noch einen Schritt weiter gehen und vermuten, dass wir diese „dreimiasmatische" Krankheit als Zeitproblem erleben, weil die Immunsysteme so vieler Menschen systematisch durch die konventionelle Medizin und in erster Linie durch den Impfkalender belastet werden.

Gegen Masern sollte nach schulmedizinischer Meinung geimpft werden, weil es seltene Schwerstverläufe mit Schäden am Zentralnervensystem gibt. Im Übrigen ist die Krankheit gutartig. Wer aber stets nur die Komplikationen und Schwerstverläufe fürchtet, deswegen Impfungen akzeptiert, leichtfertig andere Gelegenheiten der Immunisierungen und des Abwehrtrainings auslässt, verpasst immunologische Fitness und wird immer anfälliger für neue Krankheiten wie auch hier für die Borreliose. Das Leben wird insgesamt risikoreicher und komplikationsträchtiger. Borreliose wird zu einem Synonym für deformierte Abwehrsysteme.

Wer besonnen und mit langfristiger Sorgfalt einen anderen nachhaltigeren Lebensstil pflegt, konsequent auf jede Impfung verzichtet, fiebern gelernt hat und bisher gesundheitlich stabil ist, kann sich aus den Statistiken der Schulmedizin herausnehmen, denn diese kommen für ihn nicht in Frage. Diese günstigen Vorraussetzungen lassen den Kontakt mit Borrelien als stilles Immunereignis ablaufen oder allenfalls als Hautreaktion mit dem Erythema migrans, das keine Folgen hinterlässt und in 95% der Fälle der einzige Ausdruck dieser Erkrankung bleibt.

Nun muss aber in Rechnung gestellt werden, dass Borrelien im infizierten Menschen lange Zeit verbleiben. Hier verhält es sich wie mit den „schlafenden" Virusinfektionen, die durch „Weckereignisse" aktiviert werden können. Nach dem Kontakt mit Borrelien muss man unbedingt darauf achten, dass die Betroffenen ihren konsequenten Lebensstil fortsetzen und sich in den Folgejahren nicht zu irgendwelchen Injektionen oder Unterdrückungsbehandlungen überreden lassen. Denn so verhält es sich im Leben, dass der Kontakt mit etwas Unbekanntem stets auf eine „Gemengelage" im Menschen trifft, die problemlos mit dem Fremdkontakt umgehen kann oder andererseits gerade dadurch entgleist und zur Erkrankung führt. Ich folge hier den Beobachtungen von völlig unbeschadet aufwachsenden Patienten, die mit der Borreliose kaum Probleme zeigen oder haben.

Die Borreliose muss nicht mit dem ersten Stadium der Wanderröte beginnen. Sie kann auch sogleich mit dem Lymphom, dem Rheuma oder mit dem Nervenschaden beginnen. Die langfristige Praxisbeobachtung und Erfahrung zeigt, dass die Vorgeschichte ausschlaggebend ist. Mit der Miasmensicht können wir die Eintrittsbedingungen vor der Erkrankung gestalten und überblicken. Wurde auf Impfungen und Medikamente im Lebensbeginn erfolgreich verzichtet, so kommen stille Verläufe oder die Wanderröte vor. Da die Wanderröte bei 95% die einzige Krankheitserscheinung bleibt, kann der Antibiotikaverzicht eingehalten werden. Nun gilt es zu beachten, dass jede unbeachtete Unterdrükkung oder Impfung im weiteren Verlauf die „schlafende Borreliose" ausbrechen lassen kann. Folglich ist die konsequente Fortsetzung der Abstinenz von der Schulmedizin sinnvoll und notwendig. Zeigt die Vorgeschichte anhaltende chronisch-sykotische Störungen wie einen behandelten Bluthochdruck, so rate ich zu der sofortigen Antibiose. Das gilt noch strenger bei syphilitischen Vorschäden. Allein das gehäufte Vorkommen von Herpes-Infektionen kann es ratsam erscheinen lassen, im akuten Ausbruch einer Borreliose die sofortige Antibiose vorzuziehen. Damit ist das Grundproblem nicht vom Tisch, aber es ist Zeit gewonnen, die chronisch miasmatische Verfassung anzugehen und zu verbessern, denn Zecken wird es weiterhin geben.

Im Übrigen übertragen Zecken noch einige andere unangenehme Bakterien und Viren. Gefürchtet ist das FSME-Virus (Frühsommermeningoencephalitis), das sofort mit dem Biss zur Übertragung kommen kann. Es ist aber viel seltener (1 infizierte Zecke von 500) und kommt in speziellen Risikogebieten vor. In den meisten Fällen erleben Sie nur eine harmlose „Sommergrippe“ und immunisieren sich für das gesamte Leben

Erreger wird es in unsere Welt immer geben. Wir sollten nicht wie die Schulmedizin den Krieg gegen diese fortsetzen, sondern unseren Frieden, die Symbiose, mit ihnen schließen. Das ermöglicht uns die Miasmensicht.

4.5. Die Behandlung der Borreliose

So früh und so schnell wie möglich entferne man die Zecke, schüttle die Kleider aus und kämme die Haare durch. Mit einer nadelspitzen Pinzette aus Metall greift man die Zecke direkt über der Haut ab. Es geht dabei um die rasche und atraumatische Sofortentfernung der Zecke, ohne diese zu quetschen oder durch eine unsichere Aktion in Alarm zu versetzen. Daher sind Kunststoffgeräte für die Zeckenentfernung zu vermeiden. Sind Reste vom Kopf des Tieres in der Wunde verblieben, was nicht weiter bedenklich ist, so versuche man diese mit einer Nadel zu entfernen. Bei überempfindlichen Kindern könnte man auch abwarten und Kopfreste der Zecke belassen. Das Borrelien-Übertragungsrisiko ist allerdings beendet.

In den ersten drei Tagen danach erkennt man eine Rötung an der Bissstelle, die als Fremdkörperreaktion zu bewerten ist und nichts mit einer Borreliose zu tun hat.

Der Beginn als tierische Bissverletzung ist mit
- **Ledum pallustre**, der Sumpfporst, Led. C 30 zu behandeln. Led. wird über drei Tage und danach einmal pro Woche gegeben. Der chronische Verlauf könnte einen Wechsel zu der C 200 (alle 14 Tage eine Gabe) notwendig machen.

Längerfristig ist die allgemeine Abwehrverfassung zu beachten und Anlass für Arzneien, die mit der Anamnese gesucht werden.

Zwei spezielle Hilfen möchte ich hier noch ergänzen. Durch die langen Verläufe kann zu späterer Zeit die
- **Nosode der Borreliose** in C 200 Einzelgaben alle 14 Tage und insgesamt drei Mal erwogen werden.

In schweren Verläufen, sei es mit oder ohne Antibiotika, benötigt man immer wieder
- **Aurum arsenicosum**, Goldarsenit, Aur-ars. ab C 30 in ansteigenden Potenzen. Es sind die Schwäche, die Schlafprobleme, die Wesensveränderung zusammen mit Symptomen der Neuro-Borreliose, die Sorgen und Ängste bereiten und die diese Gaben erforderlich machen.

Zu jeder Zeit sollte gut überlegt werden, wie man mit anderen Krankheiten in Zukunft umgehen möchte, da die Beschäftigung des Organismus mit Borrelien unangenehme Folgen im Sinne einer Interaktion mit der Miasmenlage darstellt. Wer mit Borrelien immunologisch beschäftigt ist, denke an das Risiko „epigenetischer Weckereignisse“ und vermeide diese nach Kräften. Insofern ist die Blutdiagnose „Borelliose positiv“ ein Weckruf für den Patienten, an die komplexen Zusammenhänge im Immunsystem zu denken und sich nicht allein mit der Gabe von Antibiotika als „geheilt“ anzusehen.

5. Was macht uns miasmatisch krank?

Diese Frage ist von besonderem Interesse, weil wir Konsequenzen für die Abhilfe planen können, um Krankheiten wie Herpes, Borreliose, Virusinfekte aber auch Allergien mit komplizierten Varianten zu lindern oder gar zu verhindern.

5.1. Vererbung

Die Gene können wir (vorerst) nicht ändern. Das kann sich mit der „CRISPR/Cas9"-Technik, der Genschere, in naher Zukunft ändern (siehe XI.3.). Man muss sich aber auch nicht den Genen passiv und machtlos ausgesetzt sehen. Vieles in der heutigen Diskussion über die unerklärbaren Krankheiten der Gegenwart wird mit dem Verweis auf die Vererbung als unumstößliche und hinzunehmende Angelegenheit vermittelt. Daraus entsteht bei den Betroffenen ein Gefühl des Ausgeliefertseins, des Schicksals und der Machtlosigkeit. Diese Argumentation lässt keine Lösungen zu, man kann sich nur arrangieren und anpassen. Dass das so nicht stimmt, sehen wir in den Erfolgen der Nachkommen mit der Basismedizin Homöopathie, mit einer anderen Lebensführung und mit dem Verzicht auf die Schulmedizin - soweit möglich und nur komplementär genutzt -, dem prophezeiten „Schicksal" entgehen zu können. Die geringe Bedeutung der Gene im Gegensatz zu der überragenden Wirkung der Epigenetik ist am Beispiel „Krebs" schon einmal hier (und in XI.2.) erwähnt.

Umgekehrt gilt es zu bedenken, dass es eine Reihe die Gene schädigender Umweltprobleme gibt, die wir im Interesse unserer Selbst (Krebs) und unserer Nachkommen (Erbschäden) vermeiden sollten. Die bekanntesten Stichworte der jüngsten Vergangenheit sind

- Nuklearstrahlungen (Hiroshima, Nagasaki, Tschernobyl, Fukushima und alle Kernkraftwerke mit Reststrahlung, nuklearmedizinische Untersuchungen),
- Röntgenstrahlen (alle Fachärzte in Deutschland übertreiben das Röntgen, allen voran die Zahnärzte. Es gibt keine unschädliche Röntgenstrahlung) oder
- Dioxine („Agent Orange" in Vietnam, Seveso), allesamt sind das trübe Kapitel der Menschheit. Es zählen aber auch die
- Viren und
- Schwermetalle zu den die Gene schädigenden Fremdeinflüssen.

Wie wird man miasmatisch krank? (Beispiele)
1. Vererbung (Gene)
2. Wohnort (Umwelt)
3. Unterdrückung (Behandlungen von außen)
4. Ansteckung (Infektionen, Sex)
5. Schwangerschaft (teratogen = missbildend)
6. Ernährung (Übergewicht, BSE, Genmanipulation)
7. Toxische Schädigungen
• Injektionen (Impfungen, Blutprodukte)
• Medikamente (Fluor, Jod, Hormone)
• Chemische Noxen (Dioxine, Metalle)
• Physikalische Energie (Strahlung)
8. Psychotrauma (Krieg, Missbrauch)

Tabelle 25: Was macht uns miasmatisch krank?

Die Krebserkrankung hat eine Wurzel in den Angriffen auf die Gene im Zellkern und in den Mitochondrien, wobei letztere 10 Mal empfindlicher reagieren als die Chromosomen des Zellkerns. Hier gilt es folglich besonders kleinlich zu werden, um das kumulative Risiko zu verkleinern. Die andere nicht minder bedeutsame Wurzel von bösartigen Tumoren liegt in dem Einfluss von Umweltfaktoren, die Mitochondrien, die Atmungsorganellen, die wir für die Energiegewinnung und die Zellarbeit benötigen (siehe in XI.1.2.), zerstören. Gifte, freie Radikale, oxydative Angriffe und viele Substanzen des täglichen Lebens beschädigen diese wichtigen Zellorganellen, von denen wir in hochaktiven Organen wie im Herzen und in den Nerven bis zu 1.000 Mitochondrien pro Zelle zählen können. So braucht die Krebsentwicklung seine Zeit, in der durch Unachtsamkeit und kontinuierliche Beschädigungen Dekompensation und Entgleisung entstehen. Dass das nicht zu früh geschieht, dafür sorgen Reparatureinrichtungen in den Genen, die Enzyme DNS-asen und RNS-asen, und in den Mitochondrien das Molekül Glutathion und der Thiol-Pool (schwefelhaltige Aminosäuren), die die ersten Schäden schnell wieder beseitigen können.

5.2. Wohnort

Wo wir dauerhaft leben ist stets von Bedeutung. Heute wird wenig Rücksicht auf alte Erfahrungen genommen. Es wird gerade gebaut, wo Flächen aus kommerziellen Gründen zu Bauland erklärt werden. Biologische Aspekte bei der Wohnortwahl und den Baustoffen werden kaum berücksichtigt. Daraus können einige Gesundheitsgefährdungen resultieren. Am häufigsten sind es vermeidbare Umweltbelastungen und im Vordergrund stehen Feuchteprobleme, der feuchte Standort, die zu gut isolierenden Fenster oder die falsch geplante Belüftung, die zur Verbreitung von Schimmelpilzen an den Innenwänden, in der Dämmung oder in den Böden führt. „Deutschland ist dicht (und verschimmelt)“ titulierte jüngst die Süddeutsche Zeitung und wies auf den Umfang dieses Problems hin, dass circa 40% aller Deutschen damit zu tun haben. Allein 20 Millionen Wohngebäude müssten umgerüstet werden, 22% der Wohnungen weisen Feuchtigkeitsschäden auf und real müsste 40 mal mehr gelüftet werden als vor der Energiesparzeit (17). Schimmelpilze produzieren Sporen, die von den Bewohnern eingeatmet werden und obligat krank machen. Der heute so verbreiteten Hausstauballergie geht die Exposition mit Schimmelpilzen voraus, völlig gleich ob die Person geimpft oder ungeimpft ist. Entschiedene Maßnahmen der Trockenlegung bis hin zum Auszug sind erforderlich und angeraten.

Andere Probleme erwachsen aus der Radonbestrahlung in Innenräumen, die vor allem von Betonwänden und auch von vielen Gesteinsarten ausgesendet wird. In Uran-Bergwerken fand man die höchste Strahlung und konnte die Auswirkungen auf den Menschen mit der Zunahme von Lungenkrebs durch Inhalationen studieren. Mit Radon in Wohnungen erhöht sich die Summe der Exposition von natürlicher Strahlung, die bei Radon abhängig ist von der Beschaffenheit der Bausubstanz, der Jahreszeit Winter und dem Luftaustausch mit der Lüftungshäufigkeit sowie der Dichtigkeit der Fenster und Türen (18). Beides kollidiert wieder mit Energiesparabsichten. Das Bundesamt für Strahlenschutz in Deutschland informiert, wie man „radonsicher" bauen und leben kann.

Weiter ist die Lage des Wohnortes bedeutsam, ob dieser in der Windfahne eines Kernkraftwerkes (Reststrahlung), neben giftabsondernden Fabriken, in Einflugschneisen oder an Verkehrswegen liegt und den Organismus chronisch unter Dysstress setzt.

Ein anderer Problemwohnort kann der direkt neben einem landwirtschaftlichen Betrieb sein. Die konventionelle Landwirtschaft ist heute auf Größe und Gewinnmaximierung ausgerichtet und zerstört unsere Natur, dezimiert den Artenreichtum von Pflanzen und Tieren und zugleich leidet der

Mensch, der in der Nähe lebt, unter der Behandlung der Äcker mit Pestiziden, Düngemitteln und Gülle, die allesamt epigenetisch hoch bedenklich sind. Hier sind vorab sorgfältige Planungen und Beratungen durch Baubiologen und die umsichtige Wohnortwahl lohnend.

5.3. Unterdrückung

Miasmen nehmen durch Unterdrückungen an Gefährlichkeit zu, wenn entgegen der Hering-Regel gehandelt wird, wie weiter oben ausführlich beschrieben ist (siehe II.1.6.). Ein Schwächemiasma kann durch Unterdrückung von Hautausschlägen in ein Übertreibungsmiasma übergehen und sich in Infektserien fortsetzen. Häufiger Einsatz von Antibiotika begünstigt Viruserkrankungen, stört die Bakteriensymbiose auf Schleimhäuten und kann in den Zusammenbruch des Immunsystems führen, sodass Erkrankungen des Zerstörungsmiasmas erscheinen. Meine wiederholte Vehemenz in der Empfehlung, auf die Schulmedizin möglichst zu verzichten, rührt von den Erfahrungen her, dass Unterdrückungen die Regeltherapien konventioneller Mediziner sind. Dieses Vorgehen ist kurzsichtig angelegt und zeigt kein Verständnis für mögliche Langzeitfolgen. So ist der Hautarztbesuch regelmäßig Anlass, Oberflächenerscheinungen zu beseitigen. Natürlich will besonders der Facharzt dem Patienten bei der Beseitigung der Lästigkeiten zuverlässig helfen. Ein ganzheitlicher Hintergrund der krankhaften Erscheinungen und eine mögliche Bedeutung der peripheren Hautstörung wird nicht diskutiert. Ekzeme und Neurodermitis sowie jede nicht klärbare Hautveränderung werden mit Kortisonsalben angegangen, entzündliche Erscheinungen mit antibiotischen Salben, Gewächse werden vereist, gelasert oder weggeschnitten. Wenn danach das gleiche Hautproblem mehrfach intensiver wiederkehrt, weil der Patient eine gute Lebenskraft hat, wird nur noch intensiver behandelt. Nach dem Verschwinden der Hautstörung ist der Patient anschließend bei anderen Fachärzten mit tiefer liegenden Beschwerden, und der Hautarzt brüstet sich mit seiner Kompetenz und dem „Erfolg".

In einer hautärztlichen Fachzeitschrift ist mir eine „Erfolgsgeschichte" begegnet und in Erinnerung geblieben, die auf einem Hautärztekongress vorgestellt wurde: Eine Frau in den 50er Lebensjahren hatte um das Genitale herum Massen von spitzen Kondylomen, Feigwarzen, aufgewiesen, die an sich keine Beschwerden machen. Der zuständige Hautarzt verwies auf den Status der Vernachlässigung. Die Patientin rauchte extrem viele Zigaretten, konsumierte täglich größere Mengen Bier und machte auch sonst einen gesundheitlich gleichgültigen Eindruck. In drei Sitzungen wurden die Kondylome abgetragen und das bereinigte Genitale mit Photo demonstriert. In einem Nebensatz wurde darauf hingewiesen, dass danach eine hämorrhagische Kolitis (blutende Darmentzündung) einsetzte, die mehrere Blutkonserven erforderte. Das Operationsergebnis war vorzüglich, doch die Patientin wäre beinahe danach verstorben, wenn sie nicht internistisch gerettet worden wäre. Man kann diesen Fall miasmatisch verstehen: Zur Aufrechterhaltung ihres schweren Lebens bei gegebener toxischer Dauerbelastung mit Alkohol und Tabak war die Frau an den Rand ihrer Sykosis geraten, die durch die Unterdrückung der Kondylome sofort und notfallmäßig in die Syphilinie umschlug. Oder: Aus Unkenntnis dieser Lebens- und Krankheitsdynamik hat der Hautarzt der Patientin schweren Schaden zugefügt. Mit den Kondylomen hat sie sich bis dahin leidlich stabil gehalten.

Nicht anders verhalten sich der Spezialist der Lunge, der Niere, von Hals, Nase und Ohren, des Genitales, der Augen usf. Es ist die Methode der Schulmedizin, „Feuermelder" zu unterdrücken. Am Ende werden die Fachärzte dann notwendig, um Schadensbegrenzung zu betreiben.

Um Missverständnissen vorzubeugen: Ich möchte den Fortschritten der Medizin nicht ihre Errungenschaften schlecht reden. Mein Anliegen ist, im Beginn den Menschen frei von Beschädigungen zu halten, bei Störungen der Gesundheit ganzheitlich zu denken, dem Kind oder Erwachsenen zu der eigenen Lösung zu verhelfen, Geduld mit dieser Entwicklung zu haben und die Richtigkeit der Gesundung an Hand der Hering-Regel zu verfolgen. An früherer Stelle hier habe ich es in dem Satz zum Ausdruck gebracht:
Was die Seele nicht heilt, muss der Körper austragen.

Wer nur den Körper behandelt, wird dem Patienten nicht gerecht und mit dem Therapieren gar schaden können.

5.4. Ansteckung

Dieses Thema beeindruckt Menschen der Wohlstandsländer. Politiker, Behörden, Ärzte, Pharma und Medien „reiten auf dieser Welle“, verkünden ansteckende Krankheiten, empfehlen obstruse Maßnahmen, die beeindrucken, übertreiben Hygieneregeln, verlangen extremes Händewaschen mit desinfizierenden Mitteln, den Mundschutz und schließlich Medikamente und Impfungen, falls es solche gibt. Wer sich dem widersetzt, wird diskriminiert und immer häufiger bestraft. Das ist keine Übertreibung, sondern genau das wiederholte Szenario bei verkündeten Epidemien, eine Gesundheitspolitik mit Ausrufung der Notstandsgesetze wäre der Höhepunkt. Mit der absurden „Pandemie Schweinegrippe“ haben Ärzten diesen Ablauf kennengelernt: Teure Hochglanzbroschüren mit Hygieneanweisungen, Vorschriften wie Vermummung, Patienten nicht berühren und anschließend reichlich desinfizieren. In den Kliniken mit ihren selbst gezüchteten resistenten Keimen kann man diesen Desinfektionswahn besichtigen. Der Krieg gegen die Bakterien geht in eine neue Phase, obgleich dieser Krieg nicht gewonnen werden kann. Schließlich kann der Mensch nicht in sterilen Verhältnissen leben.

Angst ist die treibende Kraft, die die Bevölkerung in allen Medien mahnt, das „Ansteckungsgespenst" ernst zu nehmen und mit Impfungen und antibakteriellen Mitteln zu vertreiben. Ob das die Vogelgrippe, die Schweinegrippe, Grippeepidemien, die Ebolaepidemie oder wie jüngst die Zika-Verbreitung ist, kaum einer überblickt die „Drahtzieher", die Interessen, die dahinter stecken, die tatsächliche Bedrohung und die Folgen. Es wuchern die Gerüchte und die Ängste. Bilder von kranken Menschen, von verendeten Tieren oder von Helfern in Ganzkörperschutzkleidern wie Astronauten werden gezielt von den Medien verbreitet, beeindrucken tief, verunsichern und befeuern die Ängste.

Dabei ist historisch mehrfach erwiesen, dass zwar Ansteckungen existieren, aber ein wenig bedeutsames und heute gezielt übertriebenes Thema sind. Viele Menschen erkranken nicht trotz Ansteckungen selbst intensivster Art. Mit zwei großen Gruppe von Freiwilligen aus Gefängnissen in San Franzisko und in Boston in den USA (über 60 Teilnehmer jeweils), denen man die Freiheit bei Teilnahme an einem Ansteckungsexperiment versprochen hatte, versuchte man 1918 gleich zwei Mal Übertragungen der Krankheit durch den Kontakt mit hochfiebernden Kranken der „Spanischen Grippe", die ja so verheerend viele Opfer gefordert hatte, nachzuweisen. Die eine Gruppe musste mit den Kranken reden, sich tief zu ihnen beugen, ihren Atem inhalieren und dennoch wurde kein einziger Proband angesteckt oder krank! In der zweiten Gruppe übertrug man Schleim und Krusten aus der Nase der Erkrankten in die der Gesunden, träufelte Sekrete der Kranken den Freiwilligen ein und auch in dieser

Gruppe wurde niemand krank (19). Die „Spanische Grippe" war das Ergebnis einer Kriegserschöpfung, von Massenflucht, von Mangelernährung, von Gefangenenlager und von seelischer Depression. Das ist der Boden, auf dem Seuchen gedeihen. Eine gute individuelle Abwehr ist widerstandsfähig genug und widersteht der Erkrankung nach Übertragungen.

In späteren Versuchen ist man wiederholt der Ansteckungsfrage nachgegangen. In einem berühmten Experiment (Wisconsin, USA, 1984) platzierte man gleich viele Gesunde neben Kranken über einen vereinbarten Zeitraum in einen geschlossenen Raum, in dem die Atemluft kontinuierlich rückgeführt wurde. Keiner der Gesunden wurde krank. Man verschärfte das Experiment mit der Aufforderung, die Gesunden sollten die Kranken für eineinhalb Minuten auf den Mund küssen. Darauf wurde nur eine einzige Person krank.

Es gibt den Ansteckungsmodus bei der Verbreitung von Krankheiten, typischerweise in Familien, die unter einem gemeinsamen Stresslevel leben. Grippale Infekte sind häufiger im Winter, bei Licht- und Schlafmangel, durch Dysstress und durch andere individuelle Gründe. Die Bedeutung der Erreger ist eindeutig von sekundärer Relevanz.

Durch Anhusten, durch Kontakt gleich welcher Art kann es eine Übertragung von Keimen bei akuten und chronischen Erkrankungen kommen. Das kennen wir vom Keuchhusten und von Schmierinfektionen mit den Folgen von Erbrechen und Durchfällen. Mütter müssen im ersten Lebensjahr ihren Säugling umsichtig vor hustenden Kindern schützen und auf (fünf Meter mindestens) Abstand halten, denn es könnte Keuchhusten sein. Für diese Krankheit gibt es keinen Still- und Nestschutz. Sind die Kinder älter als ein Jahr, dürfen sie Keuchhusten bekommen (lesen Sie über Details zum Thema

Keuchhusten im Buch Graf, F.: „Homöopathie und die Gesunderhaltung von Kindern“).

Gut bekannt ist die Ansteckung durch Sexualkrankheiten wie Tripper oder Syphilis, die man sich ohne Geschlechtsverkehr kaum zuziehen kann. Aber auch in diesen Fällen muss man ergänzen, dass das Risiko, geschlechtskrank zu werden, deutlich mit der Häufigkeit des Wechsels der Geschlechtspartner ansteigt. Dann sind nicht allein Erreger relevant, sondern vielmehr könnten auch gewisse seelische Nöte, die für manche Personen hinter der Promiskuität und dem Gewerbe der Prostitution stehen, die Lebenskraft entschieden schwächen.

Für die mit Erregern einhergehenden Krankheiten gibt es genügend wissenschaftliche Aufklärungen und Informationen. Das nutzen wir, wenn wir in die Tropen fahren, um uns vor der Malaria zu schützen, gegen die es keine Impfung gibt. Für die Krankheiten unseres Kulturraumes haben wir in der Regel „Erbvorteile“, das heißt, unsere Vorfahren setzten sich schon auseinander und haben uns wertvolle Erfahrungen mit den Genen (den Erbanlagen) weitergegeben, sodass diese Krankheiten für uns immer weniger Gefahren und Probleme bereiten. Dazu zählen die typischen Kinderkrankheiten Masern, Röteln, Mumps, Windpocken, Keuchhusten und Scharlach. Diese Vorteile müssen in der Zukunft erst für viele neue Viruserkrankungen erworben werden wie die Hand-Mund-Fußerkrankung, die Ringelröteln, die Herpes- und HPV-Erkrankungen oder die vielen neuen Tropenkrankheiten, die mit dem Klimawandel nach Europa gelangen können. Dafür sollte man sich immunologisch gut vorbereiten und nicht mit „antiken“ Impfungen vorbelasten.

Wann ist ein Mensch zum akuten Miasma bereit und warum entwickelt er dieses? Oder es gibt keinen „Bedarf" trotz Ansteckung, und es geschieht nichts. Die eigentlichen Gründe einer „erfolgreichen" Ansteckung liegen in den individuellen Lebensbedingungen und in den Miasmen.

Mehr Probleme bereiten uns heute die Krankheiten, bei denen es keine Erreger mehr gibt und daher Ansteckung kein Thema mehr ist wie bei Allergien, bei Rheuma, bei Krebs oder bei Gehirnveränderungen (Demenz). Die Zunahme der unzumutbaren, zuletzt genannten chronischen Krankheiten steht aber in einem direkten Verhältnis zu der Abnahme der zumutbaren eher erregerbedingten Akuterkrankungen, die noch überwiegend ansteckungsfähige Infekte darstellen.

Die Bedeutung dieses Weges, durch Kontakt und Ansteckung zu Krankheiten zu gelangen, wird folglich maßlos übertrieben und viel zu hoch bewertet. Diese Sicht resultiert noch aus den historischen Seuchen, der Pest, der Cholera oder den Pocken und wird fleißig wiederbelebt mit den derzeitigen Virusseuchen Influenza, SARS-Virus oder HN-Virusinfluenza, weil sich der Mensch so sehr davor fürchtet und zu jedem versprochenen Schutz verführbar ist.

Durch Wohlstand, Hygiene und Information sind diese Dramen der Menschheit bedeutungsloser geworden. Mit Umsicht, Aufklärung und einfachen und ausreichenden Hygieneregeln lassen sich diese Gefahren heute gut überblicken. Bedenken Sie, dass Kontakte in verschiedenen Lebensphasen geradezu erwünscht und auch sinnvoll sind und zumutbar zum Immuntraining des Lebens beitragen. Das sind beispielsweise die Kindergartenjahre oder die Liebschaften mit Mundkuss und Sexualkontakt. Hingegen gibt es ungewöhnliche Risiken zu kalkulieren, wenn durch den Kontinentewechsel oder durch das Impfprogramm vor dem Verreisen ungewöhnliche Provokationen stattfinden, die dann eher das Erkranken begünstigen.

Trotz aller betonter Harmlosigkeit von Krankheiten und dem Ansteckungsthema rate ich Eltern davon ab, mit ihren Kindern den direkten Kontakt zu Kranken zu suchen. Wann will ein Kind, wann ein Erwachsener krank werden? Diese Frage bleibt ungeklärt, aber man sollte Krankheit niemals herausfordern.

Es bleibt der fade Nachgeschmack, dass es politisch gewollt ist, Erreger als Sündenböcke Nr. 1 für Krankheiten zu erhalten und Ansteckungen als das entscheidende Dilemma oben an zustellen. Das stammt von Robert Koch (1843-1910), der jede Krankheit mit Erregern verbunden sah. Das deutsche Bundesgesundheitsamt hat sich nach ihm benannt, womit klar ist, woher der Wind weht. Auch wenn in der Gegenwart Robert Kochs Hypothese keine Gültigkeit mehr hat, so können und wollen sich die konventionellen Mediziner, die Politiker und die Pharmakonzerne nicht davon trennen. Zu einfach funktioniert für die Bevölkerung dieses Erklärungsmodell der Brandmarkung eines bösen Feindes, der „Erreger“, der für Krankheiten schuldig ist, ein perfektes Ablenkmanöver. Behörden tun sich leichter mit dem Erregermodell, können Kranke ausschließen, ansteckende Schuldige finden, Antimittel propagieren, Epidemien ausrufen, Desinfektionsmaßnahmen und Impfungen fordern. Damit erstickt man jede Ursachenklärung, dass möglicherweise umfassende Immunschwächung durch Hunger, einseitige Ernährung, durch Pestizide, Insektizide oder andere chemische Substanzen ausgelöst wurde. Zu den Verfehlungen mancher Industriebetriebe kann man dann schweigen und diese vor finanziellen Einbußen schützen. Die Wirtschaft soll geschützt werden, auch wenn die Bevölkerung darunter leidet. Im

Gegenteil können Bekämpfungsmaßnahmen interessante wirtschaftliche Optionen sein.

Der Gipfel dieser Koch'schen Sichtweise liegt in der Absurdität der Antibiose, mit der Kliniken umgehen, Keimresistenzen züchten und Kriege gegen Bakterien gewinnen wollen. An der medizinischen Realität gehen diese Absichten reichlich vorbei und sind so bedenklich wie der gesamte verheerende Umgang mit unserer Umwelt.

5.5. Schwangerschaft

Der Embryo im Mutterleib ist natürlich allem ausgesetzt, was die Mutter konsumiert und erleidet. Keineswegs überraschend ist der Fremdeinfluss im ersten Schwangerschaftsdrittel am intensivsten und schwächt sich danach etwas ab.

Blutungen in den ersten Wochen können abgehende Zwillinge sein. Der Verlust kann den verbliebenen Embryo zeitlebens prägen. Man vermutet ein zellgebundenes Gedächtnis, das miasmatische Folgen haben kann.

Ungeborene können im Laufe der Schwangerschaft zu diversen Schäden kommen, die ihr Miasma ungünstig verändern. Das sind Schreck- und Schockzustände, Unfallfolgen und seelischer Kummer der Mutter, wenn ein Familienangehöriger verstirbt oder es zu Partnertrennungen kommt.

Ernährungsaufklärungen werden für Schwangere zunehmend wichtig, da der Diabetes mellitus, die Zuckerkrankheit zunimmt. Durch hohen Zucker- und Weißmehlkonsum, durch den Gehalt an Wachstumsstimulanzien in Kuhmilch und Joghurt, wenn die Schwangere sie in großen Mengen konsumiert, werden Kinder übergewichtig und können unter der Geburt stecken bleiben. Dann entwickelt sich nicht die Schulter (Schulterdystokie) und durch die Krafteinwirkungen reißen Nerven der oberen Extremitäten (Plexus brachialis) aus. Die Folgen sind Bewegungsstörungen und Lähmungen eines Armes, wie historisch bei Napoleon bekannt geworden ist.

Oder es ist gleich der Kaiserschnitt fällig, weil das Kind zu groß sei, was durch ungenaue Ausmessungen des Kindes im Ultraschall kurz vor der Geburt häufig behauptet wird und sich im Nachherein nicht bestätigt.

Langfristig sind Kinder diabetischer Mütter gefährdet, ebenfalls Diabetes mellitus und Übergewicht in ihrem späteren Leben zu erleiden. Man spricht bereits von „fetaler Programmierung" für diese Erkrankungen.

Nikotin-, Alkohol-, Kaffee- und Medikamenteneinnahmen jedweder Art sind bekannte Störfaktoren, vor denen Schwangere konsequent Abstand und Verzicht suchen sollten. Auch von den routinemäßigen Anwendungen von Vitaminen- und Mineralpräparaten muss dringend abgeraten werden. Hier wird das Ungeborene auf einen scheinbaren Überfluss konditioniert, den es so nach der Geburt nicht mehr gibt. Diese Prägungen wirken sich negativ aus.

Wer Homöopathie kennt, wird die Arzneien nur in Potenzen über D23 und C 12 (oberhalb der Loschmidt´schen Zahl) und nur bei Notwendigkeit zur Anwendung bringen. Das Symptomenwissen rührt von Arzneiprüfungen an Gesunden her. Niemals werden Schwangere und Kinder daran teilnehmen. Wenn es Hinweise in der homöopathischen Literatur zu Anwendungen an Schwangeren gibt, dann sind das stets Ergebnisse klinischer Erfahrungen. Andererseits sollten die Einnahme von Medikamenten schulmedizinischer Empfehlungen wie Folsäure, Magnesium, Eisen oder anderes stets kritisch überdacht sein, weil die Arzneidosen in Regelmäßigkeit und über Wochen eingenommen besonders intensive „Arzneiprüfungen" für das Ungeborene bedeuten. (Vergleiche Graf, F.: „Kritik der Arzneiroutine bei Schwangeren und Kindern" in der Literatur).

Bei relativen Bedarfsaspekten von Vitaminen und Mineralien sollte die Versorgung möglichst immer über die qualitativ hochwertige, geeignete Nahrung erfolgen. Bei Magnesiumdefiziten steigert die Schwangere den Konsum von geschälten Mandeln, bei Eisenbedarf den von rotem Gemüse oder folgt den Fleischgelüsten. Durch die überempfindlichen biologischen Sensoren wissen die Schwangeren, wann sie genug haben und sind recht klar in der Ablehnung. Gegen Präparate gibt es kein biologisches Korrektiv.

Die natürliche, im Gemüse reichlich vorhandene Folsäure unserer Nahrung, das Folat, ein Polyglutamat, ist bedarfsgerecht in Regelkreisläufe eingebunden, sodass wir nie zuviel und doch genügend vorrätig haben. Die synthetische Folsäure aus den Präparaten, ein Monoglutamat, entzieht sich dieser Regulation. Dann kann zu viel Folsäure vorliegen, mit der wir nicht nur den wachsenden Körperzellen die notwendige Unterstützung geben, sondern auch anderen unerwünschten Zellen wie Bakterien oder dass damit kranken Zellverbänden von Frühtumoren unbedacht Wachstumshilfe angeboten wird. Das ist der sykotisierende Effekt der Folsäure.

Indiskutabel weil schädlich sind heute die Jodgaben und das Impfen von Schwangeren. Schulmediziner möchten den Schwangeren Totstoffimpfungen wie gegen Tetanus, Diphtherie, Polio oder Keuchhusten verabreichen. Die Argumentation, dass die geborenen Kinder Nestschutz bekämen, ist fadenscheinig und zudem falsch. Einerseits ist der Impfeffekt wenig bis gar nicht schützend und für Keuchhusten ohne Nutzen, andererseits droht die Impfung die Abwehr der Schwangeren zu verletzen. Schwangerschaften werden gehalten, weil die Frau ihre Abwehr unterdrückt. Geburt ist dann die biologische Abstoßung. Jede Irritation der Abwehr vor der Zeit kann Abort oder Frühgeburt, die vorzeitige Abstoßung, bedeuten.

In der Schwangerschaft darf keine Röntgenuntersuchung stattfinden, da jede noch so geringe Röntgenstrahlung Schäden bewirkt. Unser Zeitgeist ist noch nicht so weit, die Anwendungen von Ultraschall, Mobiltelefonen und schnurlosen Telefonanlagen als Gefahrenquelle für Schwangere und Kinder anzuerkennen. Vorsicht und Abstand sind in jedem Fall angeraten.

Einen miasmatischen Überblick zu den Anwendungen bei Schwangeren und Kindern zeigt die Tabelle 26. Hier ist der Effekt der Impfungen als sykotisierend dargestellt, weil die Hauptwirkung Entzündungen sind. Es kann aber auch zu Schwäche oder zu Zerstörungen der Schwangerschaft kommen. Jod ist zunächst sykotisierend, nach längerer Einnahme kann es zu Zerstörung und Auszehrung führen. Ich empfehle, diese Informationen sehr sorgfältig zu beachten.

Miasmen und Umwelt, Risiken und Auswirkungen

Schwächend	**Stimulierend**	**Zerstörend**
Magnesium	Impfungen	Fluor
Zucker	Jod	Eisen
Vitamin D	Folsäure	Quecksilber
Anti-Mittel	Hormone	Aluminium
	Fleisch, Milch	Antibiotika
	Eiweißinjektion	Pilzgifte
	Kaffee	Strahlen, Schall

Tabelle 26: Miasmen und Umwelteffekte für Schwangere

5.6. Ernährung

Es wurde bereits darauf hingewiesen, dass eine zu tiereiweißreiche Ernährung zu gesundheitlich sykotisierenden Störungen führt. Jede übermäßige Eiweißzufuhr stimuliert und provoziert nicht nur das Immunsystem, sondern hat Auswirkungen auf den Gesamtorganismus. Man bedenke, dass von allen Säugetiermilchen die des Menschen in Zeiten intensivsten Wachsens die eiweißärmste ist. Nie wieder im Leben benötigt der Mensch diese Mengen oder dieses Mehr an Eiweiß. Das Verhältnis der Nahrungsgrundsubstanzen liegt in der Muttermilch bei 7:4:1, Kohlenhydrate zu Fett zu Eiweiß.

Der Mensch benötigt in erster Linie Kohlenhydrate, aber nicht den Zucker und nicht das Weißmehl in verfeinerter Form, sondern eingebunden in die Grundnahrungsmittel Getreide, Reis, Kartoffeln und Hülsenfrüchte. Wer einmal „Schwarzbrot" (Vollkornbrot) zum Frühstück verzehrt hat, weiß wie lange das vorhält. Das verbreitete „Weißbrot" (Weizenfeinmehl) löst ähnlich der Schokolade oder dem Kuchen kurze intensive Insulinausschüttungen (mit Blutzuckersenkungen) aus, die bald in der Gegenphase wieder in den Hunger führen und den notwendigen Nachschub anfordern. Chronisch einseitiger Verzehr von Weißmehlprodukten und Zucker fördern die Zunahme von Diabetes mellitus, der Zukkerkrankheit, die zum Übertreibungsmiasma Sykosis gehört.

Wenn wir heute wissen, dass wir beim Verzehr von Pflanzen- oder Tierzellen Fragmente von deren Genmaterial in unseren Zellkernen, in unserem Erbmaterial, wieder entdecken können, so erscheint es verwegen und abenteuerlich, den Menschen in Zukunft ohne Vermeidungschance künstliche, genmanipulierte Nahrungsmittel aufzudrängen. Zunächst verspricht diese Industrie kommerziell hohe Zuwachsraten. Wenn das Geschäft gelaufen ist, so die Erfahrung, kommen die Erkenntnisse, was wir uns mit den manipulierten Genen angetan haben. Aus der Sicht der Miasmen drohen plausibel die Angriffe auf unsere Zentren, die Zellkerne und das Nervenzentrum, das Miasma der Zerstörung zu vertiefen. Das Risiko ist bekannt für den Konsum von genetisch veränderten Organismen (GVO). Im Kapitel XI.3. wird auf die neuen Methoden der Genetik eingegangen, die in dieser Frage noch neu zu bewerten sind.

Im Grunde ist die Ernährung keine komplizierte Angelegenheit, wenn man sich an einige wenige Grundsätze hält, wie

- Gemüse, Hülsenfrüchte, Getreide, Reis, Kartoffeln als Grundlage
- dann Obst und Nüsse
- weniger Milchprodukte und Ei
- am wenigsten von Milch, Joghurt, Fleisch und Fisch und
- Rohlinge aus kontrolliert biologischem und saisonalem Anbau bevorzugen und
- es muss schmecken, am besten angereichert mit heimischen Kräutern und Gewürzen.

Miasmatische Gefahren drohen durch die chemischen Zusätze, denen man aus dem Weg geht, wenn man auf Fertiggerichte und konventionelle landwirtschaftliche Produkte verzichtet. Auch Frittiertes sollte gemieden werden, denn durch die hohen Temperaturen entstehen gesundheitlich schädliche Transfettsäuren. Bei regelmäßigem Konsum leiden als erste Schwangere und kleine Kinder. Regelmäßig findet man Transfettsäuren bedingt durch den Herstellungsprozess in Keksen, Nussnougatcremes und in den Fast-food-Gerichten.

Ein recht modernes Problem ist die Verarbeitung von Nanobodys (Nanoteilchen) in Lebensmitteln. Das sind viruskleine (Nanometer = 10 hoch minus 9) Partikel, die die Fließeigenschaften von Fertigsaucen verbessern. „Nanos“ dringen wie Viren in die Zellkerne vor. Was sie dort anrichten können, muss noch erforscht werden. Hier ist das kommerzielle Interesse wieder einmal größer und die Wissenschaft hinkt hinterher.

5.7. Toxine der Umwelt

Als Sonderpunkt sind unsere bekanntesten Umweltprobleme mit ihren gesundheitlichen Störungen aufgeführt (vergleiche Kapitel VIII). Obenan stehen die Impfungen mit ihrem stimulierenden Effekt früh im Leben, die durch ihre Immunprovokation generell Entzündungen auslösen. Das beobachten Eltern, wenn ihr Säugling oder Kleinkind anschließend Serien von Ohrentzündungen, Bronchitis, Blasenentzündungen oder Durchfälle durchmacht. Jedes zweite Kind erhält heute bereits im 1. Lebensjahr Antibiotika zur Behandlung, weil die Intensität der Erkrankung dieses häufig erfordert. Es geht oft nicht anders angesichts der Heftigkeit in der Krankheitsdynamik. Kinderärzte besänftigen die aufgeschreckten Eltern mit der Behauptung, es sei „normal", wenn ein Kleinkind heute 10-12 Infekte von 14 Tage Dauer im Jahr durchmacht. Das ist allerdings bei ungeimpften Kindern nicht zu beobachten. Hier wird wieder eine „kranke Normalität" einfach umdefiniert und Kraft ärztlicher Autorität zur Normalität erklärt.

Impflinge, die mit Infektserien auf die Injektionen reagieren, zeigen ein Verlangen nach Überwindung, ein Bedürfnis nach Ausscheidung, was grundsätzlich sinnvoll und logisch das Verhalten vitaler Menschen ist. Leider gibt es keinen Weg zurück. Eine Injektion ist nicht mehr umkehrbar. Hier sollte besser keine Impfung mehr fortgesetzt werden. Mit Geduld und anderen nicht unterdrückenden Behandlungsmethoden sind eigene Lösungen zur Beruhigung des Übertreibungsmiasmas anzustreben. Der konventionelle Schulmediziner von heute ist dann bald nicht mehr gefragt, und

– unverständlich aus seiner Sicht – wenden sich die Eltern der Alternativmedizin zu, obgleich doch immer wieder „bewiesen“ sei, dass diese anderen Methoden „so wirkungslos“ seien.

Wenn Impflinge nach einer Impfung „gute Verträglichkeit“ zeigen, so kann das eine Täuschung bedeuten. Mangelnde Reaktion auf 100% eingebrachte Fremdsubstanzen kann Ausdruck einer fehlenden Gegenreaktion und ein erhöhtes Risiko für schleichende Zerstörung in variabler zeitlicher Latenz bedeuten. Diese Hinweise erhält man heute regelmäßig aus den Anamnesen von an Krebs Erkrankten, die jahrelang trotz wiederholter Impfungen ohne „Störungen“ gelebt haben. Wer diese Vorgeschichten nicht zurückverfolgt, dem wird sich dieses Geschehen stets verschließen.

Von den Lebendimpfungen (Masern, Mumps, Röteln, Gelbfieber, Windpocken) ist bekannt, dass sich die abgeschwächten aber vermehrungsfähigen Viren in die Gene einbauen, dort verweilen und jederzeit ein verschieden intensives Zerstörungswerk beginnen können. Dazu braucht es häufig nur eines zweiten, nicht mehr kontrollierbaren Anstoßes wie durch andere Viren, durch Strahlungen oder Schwermetalle. Die Auswirkungen können Gehirnzerstörungen, Autoaggressionskrankheiten oder Krebs heißen. Man spricht dann häufig von „Schicksal“, wenn man ausdrücken will, dass man das alles nicht versteht.

Fluoride und Jod fördern das Zerstörungsmiasma (siehe Buch Graf, F.: „Kritik der Arzneiroutine“ in der Literatur). Jod wirkt im Beginn zunächst stimulierend, steigert die Verbrennung in jeder Zelle, fördert das Übertreibungsmiasma, bis mit der Erschöpfung ein ausgebrannter, ausgezehrter Zustand resultiert, der zum Zerstörungsmiasma gehört.

Fluoride braucht der Mensch nicht, schon gar nicht im Lebensbeginn. Wer sich auf diese Substanz einlässt, erntet mehr als nur Schäden an den Zähnen.

Hormone wie die „Pille“ fördern das Übertreibungsmiasma, machen grundsätzlich krank. In jugendlichen Jahren gibt es als Kompromiss zur ungewollten „Alternative Schwangerschaft“ eine gewisse Berechtigung für die Pille. Man sollte sich aber nichts vormachen: Die Hormonpille macht immer krank. Das stecken die meisten Jugendliche noch „weg“. Nach der ersten Schwangerschaft und spätestens ab dem 25. Lebensjahr sollten Hormone nicht mehr eingenommen werden. Schwangerschaft kann helfen alte „Jugendsünden“ wie Hormoneinnahmen oder Impfungen als miasmatisches Lebensrisiko zu reduzieren. So gebe ich den Frauen mit auf den Weg:

„*Wenn Sie jemals eine Schwangerschaft abgeschlossen haben und den gesundheitlichen Vorteil erhalten möchten, nehmen Sie von da an nie wieder Hormone und lassen Sie sich nie wieder impfen!*“

Industrielle Gifte wie Dioxine, Quecksilber, Blei, Kadmium, Aluminium, Fluoride und alle Schwermetalle bewirken stets Zerstörungen. Röntgen- oder Nuklearstrahlungen sind in jeder Intensität schädlich und kumulativ. Das muss man bei jeder Röntgenaufnahme vorher überlegen. Es braucht stets eine strenge Notwendigkeit (Indikation).

Noch heute könnten Sie bei umsichtiger Prüfung dieser Fremdeinflüsse und Diskussionsbedarf von den Veranlassern als „Ökochonder“ verurteilt werden. Doch es lohnt der Verzicht. Haben Sie den Schaden zu beklagen, werden Sie von der gegenwärtigen Medizin nicht mehr verstanden und als Psychopath abgewiesen.

Ergänzt werden müssen Hinweise auf die modernen Giftbelastungen aus der Luft, der Nahrung, dem Leitungswasser, der Kleidung und dem Haushalt. Das sind heute hormonartig wirkende und den Diabetes fördernde Weichmacher der Kunststoffchemie, die einen Anteil an der Tumorentwicklung haben. Substanzen wie polychlorierte Kohlenwasserstoffe, Bisphenyl A, Phtalate, Nonylphenole und unzählige kaum aussprechbare Bezeichnungen chemischer Substanzen, die in der Umwelt und damit in Nahrung und Wasser zunehmend kumulieren oder als Altlasten relevant bleiben, beschädigen und müssen im Potenzierungseffekt beurteilt werden. Durch einfache Verhaltensregeln kann man diesen sykotisierenden und destruierenden, schließlich tumorinduzierenden Substanzen aus dem Weg gehen. Vollständigkeit wird nie erreicht, aber Minimierung ist das Ziel. Vor allem werden Schwangere und Kleinkinder als substanzsensibelste Mitglieder unserer Gesellschaft leiden.

- Verzichten Sie auf Kunststoffe im Haushalt, bevorzugen Sie Porzellan und Glas, um Lebensmittel aufzubewahren,
- kaufen Sie keine in Folien eingeschweißten Lebensmittel,
- verzichten Sie auf Aluminiumfolien und -geschirr,
- trinken Sie kein Leitungswasser, sondern bevorzugen Sie Mineralwasser in Flaschen,
- waschen Sie neu gekaufte Kleidung, bevor Sie diese tragen,
- prüfen Sie Ihre Kosmetika auf östrogenartige Zusätze („Toxfox" ist eine App. vom Bund für Natur und Umwelt, BUND, mit der Sie die Kosmetika am Strichcode mit Ihrem Smartphone scannen können),
- meiden Sie die Gülleluft der Äcker und
- begrenzen Sie den Aufenthalt in verkehrsreichen Straßen.

In den nachfolgenden Kapiteln (besonders in Kapitel VIII) wird weiter ausgeführt, was hier gesundheitlich bedrohlich ist.

5.8. Psychotrauma

Von erheblicher zerstörerischer Qualität sind die Verletzungen der Seele durch Kriege, Folter oder sexuellen Missbrauch. Die krank machenden Folgen bleiben erschreckend lange erhalten und werden als posttraumatisches Belastungssyndrom (PTBS) bezeichnet. Der Dauerstress, der von diesen Traumata ausgeht, kann gravierende physische und psychische Einbußen und Krankheiten auslösen.

Die Psychostimulation durch den modernen Medienkonsum, durch Bildschirme mit spannenden Filmen, Horrorspektakel, Computeranimationen, Computerspielen und ähnliches sind „stiller Dysstress", Konsum ohne körperliche Aktivität. Dabei wird exzessiv Kortisol, das Stresshormon des Menschen, ausgeschüttet, das eine Insulinresistenz begünstigt. Das Gehirn benötigt „Blutzucker" (Glukose) für die Nervenarbeit. Das Gehirn reagiert recht egoistisch und sichert sich in solchen Extremfällen bis zu 90% des zur Verfügung stehenden Blutzuckers. Um das zu erreichen, werden die anderen blutzuckerbedürftigen Organen wie Herz, Muskeln, Leber von der Versorgung gedrosselt, abgeschottet oder resistent. Der zeitgleiche Konsum von Zucker, Chips oder Softdrinks zum Film oder Computerspektakel steigert die Insulinausschüttung. Dieses Hormon will zugleich für Notzeiten vorsorgen und legt Fettdepots an. Allmählich steigern diese Gewohnheiten die Bedürfnisse bis in den Suchtbereich, was nicht ohne Folgen für den Körper bleibt, der immer mehr an Masse zunimmt.

An dieser Stelle möchte ich darauf hinweisen, dass die neue Epidemie „Übergewicht und Fettsucht" in unserer Gesellschaft nicht allein ein Ernährungsproblem ist, sondern ein umfassendes Übertreibungsmiasma, ein sykotisches Drama der Gegenwart und Zukunft.

6. Worauf muss ich in der Begleitung chronisch Kranker achten?

Der Weg aus dieser Krise ist jetzt leichter einsehbar: Ernährung ändern, Bewegung bzw. Muskelarbeit steigern, Impfungen unterlassen, Unterdrückungen beenden, Verdrängung auflösen, Sykosis beruhigen (siehe Tabelle 27), sonst drohen unvermittelte Zerstörungen und vorzeitiges Lebensende.

Wie kann Sykosis beruhigt werden?
Durch...
• Verzicht auf Unterdrückung und Verdrängung
• Authentizität
• Arzneiverzicht
• Impfverzicht
• Minimierung stimulierender Substanzen (Kaffee, Hormone, Jod, Folsäure, Drogen u.a.)
• Ausreichend Schlaf
• Bewegung, Sport
• Fasten, tiereiweißarme Ernährung
• Unterstützung von Fieber
• Schwangerschaft. Harmonische Sexualität
• Eustress

Tabelle 27: Beruhigung der Sykosis

Die Lebenshierarchie geht vom Nervensystem aus. Früh verzahnt sich die Entwicklung des Körpers mit der der Nerven. Dazu gehört ein bestimmtes „Betriebsklima", das für positive Bewertungen und Emotionen sorgt. Dann lernen wir leichter, sind motiviert und empfänglich. Dysstress und negative Erfahrungen, ein schlechtes „Betriebsklima", stören diese Entwicklung, können der Persönlichkeitsentwicklung schaden, sodass Ängste und Unsicherheiten entstehen.

Das geschwächte Selbstwertgefühl beeinträchtigt den gesellschaftlichen Kontakt. Das ist der Weg in die Verdrängung, mit den unbequemen Herausforderungen, mit den Fragen, die zu stellen oder zu lösen man sich nicht zutraut, mit den Konflikten, die man nicht führen und klären mag und darüber hinwegsieht, einen Umweg herum bevorzugt oder schweigt. Im Stillen arbeiten diese Prozesse und behindern die Gesundheit. Denn „*Was die Seele nicht klärt, muss der Körper austragen*".

Eine bedeutende Wirkung der homöopathischen Arzneien ist die Heilung aus eigener Kraft. Damit stellt sich eine positive und überzeugende Selbsterfahrung ein, sich selber mehr zutrauen zu können. Das kann wachsen. Eine Langzeitbehandlung wird sukzessive das Selbstvertrauen steigern können mit dem Ziel, dass der Mensch authentischer wird, von sich überzeugter. Dann kann Verdrängung beendet werden und ganzheitliches Wohlbefinden wieder mehr Raum bekommen. Authentische Persönlichkeiten haben die geringsten Gründe, krank zu werden. Allerdings sehen sie sich heute mit vielen Widerständen konfrontiert, die es zu überwinden gilt, was sie nur stärker macht.

Wert der Miasmen

(Akute, latente, chronische Miasmen)
(Schwäche, Übertreibung, Zerstörung)

1. bezüglich Vergangenheit:
   - Anamnese,
   - Analyse,
   - Übersicht
2. bezüglich Gegenwart:
   - Lebensführung,
   - Eintrittsbedingungen in Krankheit
   - Zumutbar-Unzumutbar
3. bezüglich Zukunft:
   - Therapieabwägung
   - Prognose
   - Risikoabschätzung

Tabelle 28: Wert der Miasmen

7. Wert der Miasmensicht - eine Zusammenfassung

Miasmen in meiner Darstellung orientieren sich an den zellulären Reaktionsmöglichkeiten bei Verlassen des gesunden dauerdynamischen Gleichgewichts. Schwäche, Übertreibung und Zerstörung bleiben so die einzigen Optionen qualitativer Veränderungen. Damit gewinnt man Übersicht in den Anamnesen, kann den Baum im Wald der Vorerkrankungen erkennen und einschätzen, von welcher Qualität die jeweilige Krankheit war. Bis zur Gegenwart gewinnt man die Übersicht für alle Erscheinungen, kann Entscheidungen treffen, weil die Fähigkeit zu überwinden und gesundheitliche Stabilität zu halten, deutlich wird. Mit Einstieg in diese Sichtweise kann der Patient beginnen, seinen Lebensstil gemäß den oben gemachten Ausführungen zu verändern. Damit verbessert er die Eintrittsbedingungen vor der nächsten Erkrankung.

Nehmen wir das Beispiel Scharlach: Früher hatten die Menschen großen Respekt vor Scharlach, weil es bleibende Schäden und Todesfälle gab. Heute hat diese Krankheit ihren Schrecken verloren, weil es den Menschen in Deutschland besser geht und man Antibiotika zur Verfügung hat. Eine Impfung gibt es nicht. Es können Kinder wie auch Erwachsene erkranken. Hier vertritt die Schulmedizin die Forderung, nach wie vor regelmäßig Antibiotika einzusetzen. Damit öffnet man den Problemen der Zukunft Tür und Tor einschließlich der Resistenzförderung. Was soll der Erkrankte nun tun? Inzwischen gibt es Untersuchungen aus den Niederlanden, dass in den meisten Fällen Antibiotika überflüssig sind (20). Allmählich müssen sich die deutschen Ärzte von ihren geliebten Arzneien trennen. Nach wie vor gibt es Risiken für die Erkrankten. Nun wird mit der Miasmensicht die Vorgeschichte herangezogen, wie gut oder schlecht der Betroffene zuvor auf vergleichbare Erkrankungen reagiert hat. Weiter können die jeweilige Symptomenlage verfolgt und z.B. mit Bell. C 30 häufig sofortige Entschärfung erreicht werden. Man kann sich unter der Abgrenzung „zumutbar“ auf den Verlauf einlassen und ohne Antibiotikum auskommen. Oder es hilft nicht, die Beschwerden werden „unzumutbar“ und miasmatisch ungünstig, sodass der andere schulmedizinische Weg fortgesetzt werden muss. Mit diesem Herantasten an die Leistungsfähigkeit des Patienten kann von der Schulmedizin weg hin zu mehr Selbstheilung mit Homöopathika und mit der Unterstützung des miasmatisch veränderten Lebensstils eine stabile Gesundheit möglich werden. Die größten Vorteile liegen naturgemäß in der Konsequenz ab dem ersten Lebenstag.

Die Miasmen helfen in der Gegenwart bei der Lebensführung. Aus der Erfahrung nach durchgemachten Erkrankungen unter der Reaktion nach Homöopathika werden Gewohnheiten geändert, weil Unbekömmlichkeiten deutlich geworden sind. Das Rauchen wird aufgegeben, Alkohol wird schlechter vertragen oder der tägliche Kaffee wird beendet nach Herzklopfen und Ohrgeräuschen mit Blutdruckproblemen. Mit Konsequenz können Unterdrückung und Verdrängung verhindert werden. Zumutbare Lästigkeiten wie etwa Warzen auf der Fußsohle werden belassen und nicht einfach entfernt (unterdrückt). Sind es doch oberflächliche und nur lästige Erscheinungen und dennoch Körperzeichen des Übertreibungsmiasmas. Durch tagtägliche Besonnenheit kann viel für die persönliche, gesundheitliche Stabilität getan werden. Es geht aus der Sicht der Miasmen um die gegebenen Gestaltungsmöglichkeiten vor Eintritt in die nächste Krankheit, um die Gestaltung der Niedrigrisikobedingungen, die nach Erfahrung und menschlichem Ermessen mit dem geringsten Risiko für Komplikationen verbunden sind. Das lässt sich von Lebensbeginn an heute sehr gut und konsequent gestalten. Es wird schwieriger, risikoreicher aber dennoch lohnend zu jeder Lebenszeit in dieser Weise zu verfahren.

Bis heute ist es keinem Mediziner möglich, vorauszusagen, wie der Verlauf einer Krankheit aussehen wird. Eine Erkrankung kann in den Verlauf der Schwäche, der Übertreibung oder der Zerstörung führen. Das beste aktuelle Beispiel ist die Borreliose als Volkskrankheit. Die Zerstörung bedeutet die größte anzunehmende, nicht akzeptable Komplikation. In der Übertreibung haben wir den energiezehrenden, anstrengenden Verlauf, das Vollbild der Krankheit. Mit einem Verlauf der Psora können wir einverstanden sein. Nun ist es kein „Zufall“, was anschließend passiert, es fällt vielmehr individuell zu.

Es gibt im Leben keine perfekte Sicherheit. Wir leben immer mit einer Restungewissheit. Es gibt heute genügend Möglichkeiten, Gesundheit zu erhalten und zu verbessern. Nur, man muss sich selbst darum kümmern. Ein Ziel ist, die Wachsamkeit und das Bewusstsein für die aufgezeigten Zusammenhänge jederzeit zu schärfen. So gelingt es langfristig, die Risiken für unzumutbare Erkrankungen zu reduzieren. Authentizität und Niedrig-Risikobedingungen sind die Grundpfeiler stabiler Persönlichkeiten. Beziehen wir als Vorteile mit ein, dass Friedenszeiten, wirtschaftlicher Wohlstand und ein soziales Netz im Hintergrund und schließlich auch schulmedizinische Möglichkeiten als sekundäre und komplementäre Ergänzung vorhanden sind. Unter diesen günstigen Bedingungen sind Krankheiten auch weiter möglich, aber Komplikationen unwahrscheinlich. Eine gute Gesundheit ist aber ohne Krankheiten nicht zu erlangen, nur zumutbar müssen sie bleiben.

KAPITEL V. SCHULMEDIZIN ALS KOMPLEMENTÄRMEDIZIN

So ist das heute nicht gedacht, dass die Schulmedizin nur die letzte Reserve darstellt, wenn der Mensch mit seiner Krankheit nicht zurecht kommt. Aber genau diese Reihenfolge gewährleistet die Gesunderhaltung. Die Schulmedizin mischt sich zu viel in das tägliche Leben ein. Das Gesundheitssystem wird immer kostspieliger. Allgemeinmediziner leisten heute zu viele unnötige Dienste, weil die Hierarchie des medizinischen Personals in Deutschland den Ärzten noch Aufgaben zuteilt, die von medizinischen Fachangestellten verantwortungsvoll übernommen werden können wie die Besuche bei gehbehinderten älteren Patienten. Alte Menschen werden mit Besuchen von Ärzten verwöhnt, bei denen lediglich Rezepte ausgefüllt und eine kurze Unterhaltung für relativ vereinsamte Menschen geführt werden. Diese Dienste, die die Blutdruckmessung mit einbezieht, werden in anderen Ländern von Krankenschwestern wahrgenommen und das allemal preiswerter. Warum muss denn das Alter des Menschen mit so zahlreichen Medikamentenverordnungen einhergehen? Es muss doch auch im Alter das Ziel sein, ohne Arzneien der Schulmedizin auszukommen. Stattdessen werden Dauerverordnungen vorgenommen, bei denen ab der Summe von drei Medikamenten kein Überblick mehr über die Gesamteffekte besteht. Beklagt einer dieser mit Medikamenten reichlich ausgestatteten Patienten irgendeine neue Beschwerde, wird häufig das nächste Arzneimittel hinzugefügt. Abgesehen von den Kosten ist dieses Vorgehen gesundheitlich höchst bedenklich. Das ist die Folge der Strategie der Pharmafirmen, die sich Wirkstoffe patentieren lassen und schonendere pflanzliche Arzneimittel verdrängen.

Die Schulmedizin mischt sich auch ungemein diktatorisch in die Versorgung gesunder Schwangerer ein und „überzieht“ diese mit schematischen Medikamentenverordnungen, wie wenn das Ungeborene nicht gesund bleiben könne ohne diese Medikamente wie Folsäure, Jod, Magnesium und Eisen. In Zeiten zu begrenzender Kosten sollten gesunde Schwangere von fachmedizinischen Hilfskräften und besser noch allein von Hebammen versorgt werden. Gezielte Arztbesuche wie für den Ultraschalltermin können ergänzend verabredet werden. Der bedeutendste Vorteil für die Schwangeren läge in der Vermeidung von Angstauslösung durch die Arztkontrollen. Jeder unnötige und vermeidbare Stress nützt der Frau und ihrem ungeborenen Kind. Ich weiß von vielen Berichten, wie sehr schwangere Frauen in Aufregung geraten, wenn ein Termin beim Arzt zur Überprüfung der Schwangerschaft anliegt, denn es könnte ja etwas „Unnormales“ entdeckt werden. Verhängnisvoll wirken leichtfertige Kommentare bei den Routine-Ultraschalluntersuchungen, das Kind wäre zu groß oder zu klein, was in der Regel recht belanglos ist. Ärgerlich sind die regelmäßig zu ungenauen Messungen und Gewichtsschätzungen des Kindes vor der Geburt, die sich nachträglich zu häufig als völlig verfehlt und falsch erweisen. Erfahrene Hebammen ertasten die Größe des Kindes recht gut und liegen mit ihren Wahrnehmungen erstaunlich häufig richtiger. Solange es bei der betroffenen Frau keine Warnzeichen für eine Störung gibt, wäre es sinnvoller und kostensparender, wenn die vertraute Hebamme an der Seite der Schwangeren bleibt und sie in die Geburt begleitet.

Allein die Anwesenheit einer schweigenden Doula, eine empathische Begleitperson, neben der Hebamme an der Seite der Gebärenden, kann die Zahl der operativen Geburten drastisch verringern. Diese Rolle nahm früher die eigene Mutter ein. Das zu organisieren interessiert keinen Schulmediziner. Im Gegenteil hatte ich bereits in den 80iger Jahren im Kreissaal gefordert, dass alle an der Geburt beteiligten Personen an Supervisionen teilnehmen sollten, um ihre eigene Angst und persönliche Spannung um die Geburt herum, die sie mit in den Kreissaal bringen und auf die hochsensible Kreissende übertragen, erkennen und abstellen lernen. Nichts dergleichen ist geschehen. Nach wie vor ist die Schwangere in den großen Kliniken den jeweiligen Temperamenten und Motivationen des Personals ungeschützt ausgesetzt. Eine Geburt ist in der längsten Phase, der Eröffnungszeit des Gebärmutterhalses, ein schlafähnlicher vagotoner Vorgang. Das Gebot der Beteiligten kann nur lauten sich so zu verhalten, wie wenn man eine Schlafende nicht wecken möchte. Direkte Ansprachen und Fragen wecken die Großhirnrinde und stören erheblich. Jede Art von Stress wirkt sich wehenhemmend und geburtsverlängernd aus. Bei zu langen Geburtsverläufen erschöpfen Mutter und Kind, was heute viel zu schnell zum Kaiserschnitt führt. Dieser nachlässige Umgang trägt erheblich zu der Steigerung der operativen Geburten bei.

Heute leistet sich die klinische Geburtsmedizin einen technischen Fuhrpark, der den Frauen Angst einjagt und Dysstress auslöst, wogegen wiederum Medikamente verabreicht werden. Dieses in immer zentrierteren und großen Kliniken stattfindende Geburtsmanagement kann man nur als desaströs für die Mehrheit der zur Geburt anstehenden Frauen bezeichnen. Kliniken in Deutschland verdienen am Kaiserschnitt, bei den natürlichen Spontangeburten rechnet sich eine Geburtsabteilung nicht mehr und droht geschlossen zu werden.

Bei den geborenen Kindern hört der „Spaß“ der Einmischung von Fachärzten ganz auf, wenn eine gesunde Entwicklung scheinbar nur von jenen ausgebildeten Ärzten bestätigt werden könne. Überdies beginnen eben diese Fachleute, die unversehrten kleinen Wesen mit Spritzen in gesundheitliche Not zu stürzen.

Das deutsche Gesundheitssystem stattet die Kinder mit neuen gelben Kinderheften aus, die genau vorschreiben möchten, was alles nach dem Eintritt in diese Welt beim Kind untersucht werden soll. Zu jeder weiteren Untersuchung nötigen die Behörden die Eltern mit schriftlichen Einladungen zum Arztbesuch. Dieses Vorgehen wurde mit seltenen Fällen von Misshandlungen von Kindern begründet, die nun der Arzt anzeigen soll. In der Praxis hatten bereits die Jugendämter im Verhindern solcher Fälle versagt. Da hat sich bis heute nicht viel geändert.

Nun aber ist die regelmäßige Kontrolle der für notwendig vorgesehen Impfungen das wichtigste Thema aller weiteren Kinderuntersuchungen. Wenn einzelne Eltern sich gegen das Impfen aussprechen, werden sie häufig als Misshandler des Kinderwohls angeklagt und aus manchen Praxen verwiesen. Diese Anschuldigungen brauchen sich Eltern nicht gefallen lassen. Sie können auf tolerante Allgemeinmediziner ausweichen, denn für primär gesunde Kinder ist heute der Kinderfacharzt nicht die erste Ansprechperson. Die schulmedizinische Fachkompetenz wird nur komplementär notwendig sein.

Die Entwicklung des Kindes kann völlig einfach und unorganisiert lediglich über den Familien-Kind-Kontakt und über das notwendige Immuntraining geregelt werden. Sicherlich gibt es Armut und soziale Benachteiligung in Deutschland, dennoch kann ein enger Familienverband für gute Entwicklungschancen sorgen. Auf die Beschädigungen des Kindes durch Vernachlässigung, Verletzungen, Invalidierung (wenn ein schreiendes Kind keinen Erfolg der Zuwendung und Versorgung erlebt) und Unterernährung möchte ich in diesem Buch, das sich einer Optimierung der Selbstheilung zuwendet, nicht weiter eingehen.

Mit der Schulzeit von Kindern, der Jugend und im reifen Erwachsenenalter werden immer weniger ärztliche Dienste gefragt sein. Die beste Ergänzung der Homöopathie ist dann die Chirurgie, die Wunde zu nähen, den gebrochenen Knochen zu richten oder den akuten Bauch mit dem Eingriff zu entschärfen.

Sachlich betrachtet kann es nur im Interesse jedes Einzelnen liegen, im Krankheitsfalle nach einem Stufensystem versorgt zu werden:

- Beginnend mit der Bettruhe,
- mit Inhalationen, Einreibungen und Pflege, erweitert durch
- pflanzliche Teeauszüge Unterstützung in den Selbstheilungskräften zu erlangen und schließlich mit
- Homöopathika Lösungen anzustreben. Erst danach kann über
- konzentrierte pflanzliche Arzneien der Fortschritt gesucht werden und
- zu allerletzt das chemische Präparat zur Anwendung kommen. Der Klassiker für den Einsatz chemischer Arzneien ist der Schmerz. Diesen Feuermelder einfach abzustellen macht wenig Sinn. Jede Unterdrückung vitaler

Signale mit schulmedizinischen Arzneien hat irgendwann ihren Preis. Auf diese Weise bauen sich spätere Komplikationen auf. Es ist allemal nachhaltiger in der Wirkung, den Schmerz zu hinterfragen und dann kausal und individuell zu lösen. Das kann die Homöopathie leisten.

Im Ergebnis konsumiert der homöopathische Patient wenig chemische Präparate und lässt sich auf seine Schwächen ein, um diese zu überwinden. Das hat mit der klassischen Bedeutung des anspruchsvollen „Heilens" mehr gemein.

Offensichtlich will sich der Staat mit seinen medizinischen Organen einmischen, Zwänge etablieren und bestimmen, dass vieles zu geschehen hat, das nüchtern betrachtet überflüssig und nicht notwendig ist. Wie sehr hier wirtschaftliche Interessen mitschwingen und große Pharmakonzerne den Staat gar vor sich hertreiben, um die gewünschten umsatzsteigernden Entscheidungen zu treffen, sollen beispielhaft die nächsten Kapitel aufzeigen. Die Erkenntnisse der Vergangenheit bezüglich dieser zweifelhaften Kooperationen sind Lehrfälle für die verheerenden Folgen und Beschädigungen gesunder Individuen eben mit Unterstützung durch jenes Kassensystem, das steigende Beiträge einfordert und den vielfachen Unsinn finanziert.

In nahezu allen Lebensbereichen von Schwangerschaft, Kindheit bis Senium kann man der Schulmedizin nicht den ersten Platz überlassen. Zu sehr stehen Labor, Geräte, Medikamente, Injektionen, Operationen und Bestrahlungen im Vordergrund, zu wenig wird in Gespräche, in ganzheitliches Verständnis und in Selbstheilung investiert. Zu sehr hat sich die Schulmedizin vom Menschen entfernt und zu viel ist sie fixiert auf Erreger und Organe. Dieses Kalkül fördert die Politik und nutzt über Gesundheitsämter die Erregertheorie von Krankheiten mit der Intensivierung der Impfprogramme und der Seuchengesetzgebung in Form der Notstandsgesetze und des Infektionsschutzgesetzes. Die Pharmafirmen und die Hersteller von Medizintechnik freut diese Unterstützung. Wirtschaftliche Interessen unterminieren schließlich und kontinuierlich gutgemeinte ärztliche Absichten im Patientenkontakt. Für die der Schulmedizin folgenden Ärzte gibt es die Leitlinien und die Prophylaxeempfehlungen zu Krankheiten, die wie ein Korsett die therapeutische Freiheit einschnüren, bis sich ein niedergelassener Arzt in die Fünf-Minuten-Medizin ergibt und quasi wie im Hamsterrad nur sein eigenes Scherflein ins „Trockene" zu bringen sucht.

Das kann nicht gut ausgehen für Menschen mit hohen Ansprüchen an die Gesunderhaltung. Die Rebellion gegen diese Fremdbestimmung ist daher notwendig und gesundheitsfördernd, auch wenn man sich damit gegen den Strom stellt. So wird sich eine gesunde Frau besser allein an die selbständige Hebamme wenden, vielleicht gar planen, ihr Kind Zuhause zu bekommen, das Stillen über mehr als ein Jahr favorisieren, ihr Kind länger bei sich behalten, in liberale und gleich denkende Kindergärten bringen, sorgfältig die Schule wählen und es völlig impffrei lassen.

Nach allen Versuchen, mit Krankheit und Beeinträchtigung eigene Heilungen zu erreichen, wird man schulmedizinische Therapien einbeziehen und komplementär nutzen. Solange es aber anders geht, wird nur die nicht beschädigende Diagnostik von Beginn an gebraucht. Alles Weitere kann mit Naturheilmethoden und nach meiner Erfahrung ausreichend mit der Homöopathie gelöst werden. Das Ziel wird bleiben, keine Medikamente zu konsumieren, solange es nicht notwendig ist.

Jeder Patient, der an seiner Gesunderhaltung und der Stärkung der eigenen Selbstheilungskräfte interessiert ist, sollte sich den Freiraum nehmen, von Lebensbeginn an andere Wege zu gehen und die staatlichen Absichten kritisch in Frage zu stellen zum Wohle der eigenen Familie und Nachkommen. Einer dieser Wege, den ich hier nachdrücklich empfehlen möchte, ist sich der Homöopathie als Basismedizin zu bedienen.

KAPITEL VI. SCHULMEDIZIN UND EPIDEMIEN

Mit den nachfolgend dargestellten Vorgängen, die real stattfanden und später aufgearbeitet wurden, möchte ich einige Machenschaften im „Medizingeschäft" näher beschreiben. Es zeigen sich die Unverblümtheit großer Konzerne und die Unterstützung von politisch einflussreichen Personen, die durchaus mit persönlichen Gewinnen beteiligt sind. Diese Art der Medizin hat weniger das Wohl der Menschheit als mehr die Umsatzsteigerung und den eigenen Profit auf Kosten anderer im Sinn. Welchen absurden medikamentösen Wegen jeweils die Menschen hier folgen sollten, sind keine Einzelfälle vielmehr Lehrbeispiele für die Gleichgültigkeit der Schulmedizin. Es geht dabei auch um das Spannungsfeld, in dem sich die Homöopathie positioniert und verständlicherweise von den Betreibern des großen Medizingeschäftes völlig abgewertet wird. Geld macht gewissenlos, die Homöopathie hingegen folgt individuellen Bedürfnissen. Aber welchen Heilsversprechern folgt die große Masse der Bevölkerung?

1. Der Tamiflu®-Skandal

Im Rahmen der Vogelgrippe 2005/2006 und der Schweinegrippe 2009 erließen die Weltgesundheitsorganisation (WHO), das bundesdeutsche Institut für Arzneimittel und

Medizinprodukte (BfArM) sowie das Bundesgesundheitsamt (Robert Koch Institut Berlin, RKI) die Empfehlung:
„Antivirale Arzneimittel sind die einzige Möglichkeit einer Arzneitherapie gegen epidemische Virusgrippen!"
und nachfolgend WHO und RKI unisono:
„Tamiflu® oder Relenza® sind sinnvolle Präparate gegen Grippe!"

Das RKI empfahl der deutschen Regierung die Bevorratung dieses Medikaments für mindestens 20% der Bevölkerung, damit genügend Bestände zur Akutbehandlung von alten und immunschwachen Menschen zur Verfügung stünden. Das ließ die Aktienkurse des Herstellers von Tamiflu® Novartis (Nachfolger der Firma La Roche) munter steigen. Im ersten Halbjahr von 2005 stieg der Umsatz der Firma La Roche um 357% gegenüber 2004.

Das US-amerikanische Pendantpräparat war Relenza®. Aktieninhaber der herstellenden Pharmafirma GlaxoSmith-Kline wurden mit der politischen Entscheidung zu Gunsten der Bevorratung in den USA über Nacht reicher. In diesem Gremium saß auch der damalige US-Verteidigungsminister Rumsfeld unter der Regierung von George W. Bush und wurde über Nacht um über eine Million Dollar wohlhabender. Es ist klar einsehbar, dass er an dieser Empfehlung fleißig mitgewirkt hat.

Bei Tamiflu® geht es um das Virustaticum Oseltamivir und bei Relenza® um Zanavimir. Beide Medikamente waren vor der Vogelgrippe und seit 1999 Ladenhüter der Firmen. Durch die politischen Entscheidungen in Sachen Grippeepidemien wurden diese Präparate nun über Nacht populär. Von den Firmen wurden zu Tamiflu® 20 Studien und zu Relenza® 26 Studien vorgelegt, die den positiven Effekt in der antiviralen Wirkung belegen und unterstützen sollten. Die Wirkstoffe sind Hemmer der sogenannte Neuraminidase, ein Enzym, das den Viren das Eindringen in Zellen ermöglicht, was nun durch die beiden Präparate gezielt verhindert wird.

Von 2007 bis 2008 kam es in den USA zur Bevorratung dieser Medikamente und zu Ausgaben von 1,3 Milliarden Dollar, in Großbritannien für 424 Millionen Pfund und in Deutschland für 500 Millionen Euro jeweils zu Lasten der Steuerzahler. Weltweit wurden über 10 Milliarden Dollar für die „Notmaßnahme" dieser Medikamentenbevorratung ausgegeben.

Studien zu der Wirkung der Medikamente wurden an 24.000 Probanden durchgeführt. Die damalige Firma La Roche veröffentlichte allerdings nur 40% ihrer Studien. Weder die WHO noch das CDC (Center for disease control im Pentagon, Washington) erreichten die Herausgabe der anderen 60%. Erst 2012 gab die Firma La Roche/Novartis ihren Widerstand auf und übergab Wissenschaftlern die verbliebenen Studien. Das Ergebnis der nachfolgenden Auswertung war niederschmetternd:

„Noch weniger Nutzen als schon bekannt und noch mehr Schaden!" Tamiflu® verkürzt die Grippesymptome von 7 auf 6,3 Tage, bietet keinen Schutz vor Komplikationen wie an der Lunge, am Ohr oder in den Nasennebenhöhlen. Es gab auch nicht weniger Krankenhauseinweisungen.

Das Fazit der Überprüfer: *Tamiflu® ist unwirksam und schädlich!* Von den unerwünschten Arzneiwirkungen zu Tamiflu® wurden aufgeführt:

- grippeähnliche Symptome,
- starke Übelkeit und Erbrechen steigen um 5%,
- bei 1% psychiatrische Erkrankungen: Schizophrenie,
- bei Jugendlichen sind Suizide vorgekommen (in Japan),
- Unterdrückung der körpereigenen Produktion von Antikörpern gegen Grippe.

Das Fazit der Gesamtbeurteilung von Tamiflu® (21): *Eine horrende Verschwendung von Steuergeldern, ungenügende Prüfung der Wirksamkeit durch WHO, CDC, RKI und andere Zulassungsbehörden, Beteiligung von Ärzten an den Entscheidungen, kriminelles Zurückhalten von Studien durch zwei große Pharmakonzerne über 5 Jahre, dadurch keine Beurteilung der Wirkung möglich, was im Nachhinein als schwerer Betrug entlarvt wurde.*

Es ist schon sonderbar: Der Mensch kann auf dem Mond landen, in Sekunden weltweit digital kommunizieren, Gene bis in den letzten Baustein zerlegen. Aber unsere Medizin und ihre Wissenschaft haben bis heute kein kausales Mittel parat, um bei einer grippalen Infektion, man möchte denken an sich eine „Lapalie", wirksam zu helfen. Die einzige Chance, der Grippe aus dem Weg zu gehen, ist laut Schulmedizin die jährliche Impfung. Leider macht der gegen Grippe geimpfte Sympathisant der Schulmedizin häufig andere Erfahrungen, dass er geradewegs diese Infektion bekommt und andere neue Probleme zusätzlich. Die Grippeimpfung hat eine sehr schlechte Bilanz ihrer Wirkung, die zwischen 20-40% der Verhinderung oder sprich „Schutz" vor Grippe liegt. Der Grund ist die jährlich im April im Voraus für den nachfolgenden Winter notwendige Neukonzeption der Virusmischung, die man zu erwarten meint. Da kann man schnell falsch liegen. Die Mutationsfreudigkeit der Viren macht diesen Planungen zusätzlich einen Strich durch die Rechnung. Hier wird wieder erregerspezifisch gesucht und gehandelt und jeder Sinn und Wert dieser überwiegend harmlosen und gar nützlichen grippalen Infektion ausgeklammert.

Nun gibt es nachvollziehbare kritische Meinungen, dass die verschiedenen Virus-Epidemien der vergangenen Jahre, ob Vogel-, Schweinegrippe oder Ebola Werbeaktionen der

Pharmawirtschaft und Politik sein könnten, um den Konsumenten mit Hilfe von Angst erneute Akzeptanz der generellen Impfnotwendigkeit aufzudrängen (22). Denn regelmäßig folgten den Medienereignissen „Epidemie“ die Einführung neuer Impfungen (zuletzt gegen Pneumokokken, Meningokokken oder gegen HPV), für deren Erfolg das angstbesetzte Bild von den Virusungeheuern hilfreich war. Mit den Meldungen von den bösen Viren entstand der dringende Ruf nach weiteren neuen Impfforschungen, wie wenn es allein nur durch Impfungen etwas dagegen auszurichten gäbe. Gegen die proklamierte Gefahr verheerender Grippen, so der Tenor, die in Zukunft mit Ultraviren, die durch eine Verschmelzung von menschenpathogenen Viren mit denen von Tieren prognostiziert wurde, könne nur durch Neukonzeptionen von Impfungen etwas Wirksames unternommen werden. Aber auch das war eine einzige Panikmache, die sich in der Rückschau als völlig unhaltbar und als Geldverschwendung zum Vorteil von Pharmafirmen und auf Kosten der Steuerzahler erwiesen hat.

2. Impfungen als Strategie gegen die Epidemien

Die sogenannte Vogelgrippe bezog sich auf das Influenza-Virus mit den Erkennungsmerkmalen der Virusproteine H5 (Hämagglutinin) und N1 (Neuraminidase) der Subtypen bei Influenza-Viren. Man entdeckte dieses Virus mit der Kurzbezeichnung H5/N1 bei Vögeln oder Hühnern bereits 1983 in den USA, 1997 in Italien und später 2003 in Holland. Es war bis zuletzt nie Grund für Panikmache, erst seit 1997 in Hongkong, China, Erkrankungen im zahlenmäßig größerem Umfang registriert wurden und Menschen sich ansteckten.

Speziell bei erkrankten Hühnern beobachtete man mit Atemnot, Durchfall, Schwellungen und Blutungen im Kopfbereich seuchenartige Ausbreitungen. Das wiederholte sich bis 2003 und steigerte sich durch Meldungen von wandernden Vögeln, die über Europa abstürzten und diesen Virustyp als denkbare Todesursache aufwiesen. Ich erinnere an die Fernsehbilder von toten Schwänen und anderen Vögeln, die in Plastiktüten vor laufenden Kameras eingesammelt wurden. Das sollte die Nähe der Seuche zu den wohlhabenden Ländern Europas deutlich machen. Schon immer geht der Blick in den Viruspool Asiens, wenn man eine Grippeimpfung zusammenstellen will, von dort vermutet man die Ausbreitung nach Europa. Schließlich wurden in Asien über 150 Millionen Hühner getötet, weil bis dahin durch Ansteckungen 128 Menschen krank und 66 Tote gezählt wurden. In Asien ist es nicht ungewöhnlich, dass Menschen in ihrem Haus mit ihren Tieren eng zusammenleben.

Nun gab es die Sorge einer umfassenderen Übertragung von Tier auf Mensch, die Sorge eines Austausches von Chromosomenstücken zwischen anderen beim Menschen üblichen Viren und dem H5/N1 der Vögel. Es kam zu der Proklamation durch die WHO, dass eine weltweite Pandemie mit abnormen Todeszahlen (WHO prophezeite: 2-7 Millionen Tote Menschen) drohe. Die Medien ritten auf dieser Welle, sodass es zu Überschriften kam mit Panikmache: „*Das Virus ist da*". Die WHO beauftragte daraufhin die Firma Sanofi für eine Impfentwicklung. Später erfuhr man, dass es in Deutschland seit Februar 2007 Tests mit 504 Personen im Alter von 18 bis 60 Lebensjahren (fertig seit 2008) gab, um einen „*praepandemischen*" Impfstoff von dem Pharmakonzern GlaxoSmithKline herzustellen. Zunächst war es völlig unklar, wie denn diese Ultraviren der erwarteten „*Todesseuchen*" aussehen würden und so konnte man nur einen „ungefähren"

Impfstoff, nämlich den praepandemischen, den vor der Pandemie, erstellen. Das geschah mit der Überlegung, dass man dann besser gewappnet sei und nur noch kurze Veränderungen vornehmen bräuchte, wenn es soweit sei. Man sprach damals von der „*Grundimmunisierung mit erhoffter Kreuzimmunität*", die angeblich im Experiment bei einigen Tieren, also nur teilweise, gelungen sei. Schließlich sickerte durch, dass weltweit rund 20 Firmen an den H/N- (Vor-)Impfungen arbeiteten. Es handelte sich um einen Totimpfstoff mit Aluminium-Adjuvans als „Impfverstärker". Dass ein lohnendes Geschäft in Aussicht stand, war deutlich, weil man mit über einer Milliarde notwendiger Impfdosen rechnete (23).

Aber es kam anders, nämlich nichts! Nichts als weitere harmlose saisonale Grippen, gegen die man selbstredend eindringlich zur Impfung riet. In den Laboren stapelten sich nun seit 2008 die ungenutzten präpandemischen Impfstoffe, die ein Verfallsdatum trugen. Sollten diese sämtlich auf dem Müll landen? Das wäre doch eine katastrophale Verschwendung und eine schwere Niederlage für die WHO und das CDC! In solch einer Not werden wirtschaftlich orientierte Einrichtungen geradezu erfinderisch: Man kreierte einfach eine neue Seuche, gegen die man die vielen eingelagerten vom Verfall bedrohten Impfdosen einsetzen könnte. Schon 2009 war die Schweinegrippe (H1/N1) geboren, die seltsamerweise im Frühjahr in Mexico ihren Ursprung hatte *(„Tausende seien erkrankt und bereits über 100 Todesfälle gezählt")* und die neue Epidemie sei bereits in die USA *„übergeschwappt"*, allerdings mit bis dahin „nur" harmlosen Verläufen. Bei der Suche nach den Toten gab es zwar Ungereimtheiten, was aber der Proklamation durch die WHO nicht im Wege stand: *„Die nächste weltweite Pandemie nimmt Anlauf!"*

Epidemiologen waren erstaunt über die rasche Folge von Pandemien, die man allenfalls und frühestens im Fünf-

Jahres-Rhythmus erwartete. Zudem war eine Übertragung von Schweinen nicht bekannt und auch nicht erwiesen. Ansteckungen gab es nur von Mensch zu Mensch. Die WHO konterte, dass man bereits seit 2005 die Zunahme des „*Schweinegrippevirus*" verfolge, welches nun die Reife für die Pandemie habe. Daher rief die WHO - auf Drängen des CDC - im Juni 2009 die höchste Stufe der weltweiten Bedrohung durch eine Pandemie, die Stufe 6, aus, was alle WHO-Mitglieder zu nationalen Maßnahmen verpflichtet einschließlich dem Impfen.

Man hatte schon einmal in den USA 1976 mit dem Begriff „Schweinegrippe" hantiert, weil ein Soldat an einem Virus gestorben sein soll, welches angeblich von einem Schwein herrührte und übertragen worden sei. Die Gesundheitseinrichtungen nahmen diesen Befund und den tödlichen Verlauf zum Anlass, Panik vor einer großen Epidemie im Land zu verbreiten. CDC und Virologen wurden bei Präsident Ford vorstellig und erreichten die Bewilligung von über 135 Millionen US-Dollar für eine Impfstoffherstellung. Darüber hinaus erließ der Präsident 1976 ein Gesetz, das festlegte, dass der Steuerzahler bei Schäden haftet und nicht wie sonst üblich die den Impfstoff bereitstellenden Firmen.

Das Ergebnis: 53% der US-Bürger nahmen nach entsprechender Angstauslösung die Impfung an, 67% der Geimpften erlitten unerwünschte Wirkungen, davon 2500 das GBS (Guillain-Barre´-Syndrom, siehe nachfolgend). Es gab keine Epidemie aber über 4.000 Prozesse mit einer Entschädigungssumme von insgesamten 3 Milliarden US-Dollar, die natürlich vom Steuerzahler zu leisten waren.

Das Guillain-Barre'-Syndrom ist eine der häufigsten und typischen Impfkomplikationen nach Grippe- und anderen Totstoff-Impfungen. Es handelt sich um Nervenschäden bei

Erwachsenen, die durch Inhaltsstoffe der Impfungen hervorgerufen werden. Dabei kommt es zu einem entzündlichen Angriff auf Nerven und deren Wurzeln am Rückenmark, die akute Polyradikulitis, mit Infiltration der Markscheiden peripherer Nerven und der Spinalganglien. Das äußert sich in schlaffen Lähmungen zunächst der Beine, dann aller Extremitäten, in Missempfindungen und dem Ausfallen von Reflexen. Lebensgefahr kann durch das Aufsteigen in die Brustwirbelsäule mit Atemlähmung entstehen. Auch Hirnnervenbeteiligung ist möglich. Kortison in hohen Dosen ist die wirksame entzüngsunterdrückende Therapie. Der Verlauf kann chronisch sein, in wellenförmigen Rezidiven wiederkehren oder mit Rückfällen wie bei der Multiplen Sklerose im Gehirn vorkommen. Es kann aber auch zu einer Rückbildung innerhalb von sechs Monaten führen. Ein typischer Residualzustand (chronischer Restbefund) ist das Müdigkeitssyndrom (Fatigue-Syndrom). Für diese anhaltende Schwäche und Müdigkeit hat unsere Medizin kein Rezept und auch kein Verständnis. Man erklärt sich das Syndrom als Mitochondropathie, eine chronische Beschädigung der energiebildenden Zellorganellen. Wer in diese Not gerät wird von der Medizin nicht verstanden, nicht ernst genommen, oftmals als „Ökochonder“ bezeichnet und psychiatrisiert. Dabei wird der Mangel an diagnostischen und therapeutischen Möglichkeiten bis heute hingenommen und gegen die Erkrankten gerichtet. Diese Haltung von Medizinern folgt der „Logik“, was nicht sein darf, das kann nicht sein.

Es war und ist schon immer unheilvoll, wenn sich Medizin und Wirtschaft verbünden und die Lobbyisten die Politiker beeinflussen, damit diese den gesetzlichen Rahmen schaffen. In der Schweinegrippen-„Pandemie“, die letztlich gar keine war, erzwang die WHO von ihren Mitgliedstaaten bei der höchsten Pandemiestufe 6 die ärztliche Meldepflicht von jedem Erkrankten, die Isolation von Erkrankten und Hygienevorschriften zu erlassen wie die Empfehlungen des desinfizierenden Händewaschens. Weiter sollte die vorliegende Impfung zwei Mal (eben die verwendete „Vorimpfung“ zur Vogelgrippe, die nun zur Schweinegrippe-Impfung umdeklariert wurde) insbesondere Schwangeren, Kindern, älteren Menschen von über 65 Lebensjahren und chronisch Kranken gegeben werden. Eine Impfung enthielt wieder Quecksilber (in Pandemrix® von GlaxoSmithKline, die in Deutschland gespritzt wurde), das längst geächtet war und den neuen „Immunverstärker“ AS03 oder MF 59 (in Focetria® von Novartis). Hinter diesen beiden Kürzeln verbirgt sich eine Mischung von Zusatzstoffen wie Squalen und unter anderem Polysorbat, welches zusätzlich Nano-Partikel enthält. Was hier fehlte war das sonst im Grippeimpfstoff beigefügte Aluminium und stattdessen wurde ein anderer „Versuch“ mit einem neuen „Immunaktivierer Squalen“ unternommen. Es ist den Pharmafirmen nicht entgangen, dass die Bevölkerung über Aluminium und seine Schädlichkeit informiert worden ist. Das hatte sofort zur Folge, dass Aluminium-Ionen aus vielen Deodoranzien herausgenommen wurde, da es mit der Zunahme von Brustkrebs in Verbindung steht. Bei den Impfungen ist die Schädlichkeit eher höher, weil alles eingespritzt wird. Die Firmen können bis heute in Totstoff-Impfungen auf die Beifügung von Aluminium-Ionen nicht verzichten, weil dieser Zusatz zum Nachweis von Antikörperbildung beim Geimpften führt, was ohne Aluminium ausbleiben würde. Aber genau von diesem Antikörpernachweis hängt die Zulassung des Impfstoffes ab, weil man dann eine Abwehrleistung gegen das Antigen (das eingespritzte Protein der Krankheit) annimmt und daraus Schutzeffekte ableitet.

Die Firmen müssen folglich gar nicht beweisen, dass durch ihren Impfstoff eine Krankheit zurückgeht, sondern allein der Nachweis der Bildung von Antikörpern im Impfling genügt für die Zulassung.

Damit wird deutlich, dass in den Epidemien kostenarm für die Firmen experimentiert wird. Wenn dabei Schäden entstehen, kann auf die Gefährlichkeit der epidemischen Krankheit verwiesen werden. Außerdem finden sich genügend freiwillige Personen, die sich durch die angstbesetzten Epidemiebedrohungen für neue Versuche mit den Impfstoffen bereiterklären. Hier hieß der neue Stoff „Squalen", um eine vergleichbare oder bessere Antikörperbildung als mit Aluminium zu erzielen. Der Name „Squalus" (lat.) heißt „Haifisch", weil man dieses Molekül in dessen Fischöl gefunden hat. Die Verbindung C30H50 ist eine organisch ungesättigte Verbindung, die auch im menschlichen Stoffwechsel beim Abbau von Cholesterin vorkommt. An sich sollten wir dieses Molekül kennen und neutral reagieren. Allerdings ist Squalen ein reaktives Antioxidans mit einer allgemein immunverstärkenden Wirkung. Es erfüllt zwar den Zweck der intensiveren Antikörperbildung, nur leider mit ungünstigen Folgen: In Versuchen mit Ratten hat man nach der Injektion von nur einer einzigen squalenhaltigen Lösung sofort eine Autoimmunreaktionen, eine chronische immunvermittelte Entzündung auslösen können (24). Obgleich das bekannt war und bereits im Irakkrieg 1990-91 mit Squalen negative Erfahrungen gemacht worden sind, wurde dieser Versuch bei der „Schweinegrippe-Impfung" nochmals unternommen. Im Golfkrieg wurden amerikanische Soldaten mit Squalen haltigen Milzbrand-Impfungen gespritzt. Viele Veteranen erlitten danach eine komplexe chronische Erkrankung, die man „*Golf-Krieg-Syndrom*" nannte. Gemeinsam war allen Opfern, dass sie Antikörper gegen Squalen gebildet hatten. Injizieren ist eben etwas völlig anderes für den Organismus als Inhalieren, Auftragen auf die Haut oder Schlucken.

Mit den Squalen- und Nano-Partikel haltigen H1N1-Impfungen sollten mindestens 65% der „Risikopatienten" jeder Gesellschaft wie Schwangere, Kinder bis zum 6. Lebensjahr, ältere Menschen über 65 Jahre und chronisch Kranke geimpft werden. Am Ende hatten in Deutschland nur 7% der Bevölkerung und 4% der Ärzte daran teilgenommen. Alle darüber hinaus bevorrateten Impfdosen mussten schließlich zerstört werden. Das ganze war ein einziger Flop und eine massive Geldverschwendung. Hinzu kamen die Kosten für die Hygienevorschriften, die man von medizinischen Einrichtungen verlangt hatte. Ärzte erhielten Hochglanzbroschüren über Verhaltensregeln, Vorschriften zur umfassenden Desinfektion: Ärzte in der Praxis sollten sich maskieren, Patienten nie ungeschützt die Hand geben und allerlei Hygieneregeln beachten. Alles war vergebens und unsinnig. Die „Epidemie" verlief wie eine normale Grippe ohne größere Probleme. Wer diese H1N1-Influenza 2009/2010 durchgemacht hat, war in den nachfolgenden Jahren, als dieser Typus im Winter 2015/2016 erneut auftrat, immun.

Warum dieser ganze Aufwand zu Lasten der Steuerzahler betrieben wurde und immer wieder betrieben wird, kann man nur vermuten. Es sollten wohl einmal wieder

- die Impfakzeptanz generell steigen,
- Medienangstkampagnen mit ihren Folgen getestet werden,
- Politiker und Pharmakonzerne ihre Geschäfte machen.
- Vorbereitungen zur Akzeptanz für weitere sehr teure Impfneueinführungen ablaufen, die prompt auf dem Markt erschienen (gegen Meningokokken, Pneumokokken, HPV

(humanes Papilloma-Virus), neue Tumorimpfungen, Tierimpfungen)
- der Arzneikonsum gegen Krankheiten nach Impfungen angekurbelt werden

Die Abläufe von einer Epidemie zur nächsten vermitteln weiter den Eindruck, dass Vorbereitungen für die Einführung der gesetzlichen Impfpflicht in den Ländern dieser Welt vorbereitet werden könnten. Das wäre der Traum der großen Pharmakonzerne und der Albtraum der Menschheit.

3. Die Grippe und Influenza

Aber was hat es denn nun mit den „Grippen" auf sich? Unterschieden werden für die Grippe über 300 Virusarten, zu denen zählen:

- Adeno-, Rhino-, Coronaviren
- RS-Viren (Respiratory Syncytial Virus, von Influenza klinisch nicht unterscheidbar, nur laborchemisch)
- Influenza-Viren: dieVirustypen Gruppe A, B, C und die Gruppe A mit Oberflächenantigenen:
  = H (Hämagglutinie) und
  = N (Neuraminidase)

Der Name „Influenza" kommt vom Einfluss der Sterne (Influenza astorum), deren Konstellation von Ärzten und Astrologen als Ursache für eine Grippe-Epidemie im 16. Jahrhundert angesehen wurde. Dieser Ungeklärtheit folgen wir noch heute, wenn wir sagen, eine Grippe dauert 7 Tage und mit Arzt eine Woche oder eine Influenza kommt 3 Tage, bleibt 3 Tage und geht in 3 Tagen. Alle medizinischen Fortschritte haben an dieser Tatsache bis heute nichts geändert.

Allerdings scheiden Sternestellungen als Ursache bis heute aus.

Verschiedene Untersuchungen von Virologen setzten danach ein, um die Qualität von Grippe-Impfungen gegen derartige Pandemien zu prüfen. Dabei zeigte sich, dass tatsächlich wenig Sinn hinter dem Impfen steckt und der natürliche Ablauf langfristig entschieden mehr Vorteile bringt. Der geringe Anteil von 7% der Bevölkerung, die sich 2009-2010 gegen die „Schweinegrippe" impfen ließen, entsprach einer neuen Erkenntnis, dass die Mehrheit der Impfsache nicht mehr trauten und die „Experten" hier zu weit gegangen waren. Die Angstkampagne hatte versagt und musste anschließend mit Ebola entschiedener und furchteinflößender reaktiviert werden.

Virologen in Deutschland machten einen interessanten Versuch mit Mäusen (25):

Mäuse sterben immer am Vogelgrippe-Virus H5/N1.

Mäuse, die eine Influenza A (mit H3/N2) durchgestanden hatten, waren seltener krank und starben nicht nach dem Kontakt mit der Vogelgrippe (H5/N1).

Mäuse, die gegen H3/N2 geimpft wurden, starben wieder an dem anschließenden Kontakt mit dem Vogelgrippevirus (H5/N1).

Mäuse, die gegen H2N3 geimpft und zusätzlich eine harmlose Virusinfektion durchmachen konnten, starben anschließend trotzdem an Vogelgrippe.

Fazit: Die harmlose Virusinfektion bietet Schutz gegen weitere Virusgrippen, die Impfung schützt hingegen nicht! Die Impfung verhindert auch die Wirkung einer echten Infektion. Die Geimpften konnten selbst durch spätere Infektionen keinen Schutz aufbauen.

Eine durchlebte ungefährliche Grippe ist hilfreich gegen gefährlichere Viren.
Das bedeutet:

„Wer die H1/N1-Infektion überstanden hat, ist besser geschützt als jeder Geimpfte!

„Kinder sind nach einer Grippe besser geschützt, weil das Spektrum an Abwehrkräften besser als nach einer Grippe-Impfung ist“

„Am besten ist die Durchseuchung einer Population mit dem Wilderreger-Typus.“ (W. Doerr, Virologe, Uni-Heidelberg, Zitate)

Gerade kleine Kinder sind noch „immunologisch naiv“ und häufig noch nicht mit saisonalen Virusgrippen in Kontakt gekommen. *Sehr frühe Impfungen können den Aufbau eines breiten Abwehrschildes wie durch Wildviren blockieren.*

Das Durchstehen einer „milden“ Schweinegrippe bietet mehr Schutz gegen künftige Grippen und Virusmutanten als das Impfen!

Training mit zumutbaren Aufgaben ist sinnvoll, Impfen ist sinnlos!

4. Die saisonale Grippeimpfung

Jährlich werden neue Kompositionen von H- und N-Antigenen der letzten Saison zusammengestellt und mit Virustypen erweitert, mit denen man in der kommenden Saison rechnet. Rückblickend im darauf folgenden Jahr bestätigen nur 20-40% der Fälle die Richtigkeit der Auswahl. 60-80% der geimpften Personen erkranken trotzdem an Grippe. Dem Impfstoff sind Aluminium-Ionen in Milligrammdosis zugesetzt. Durch die jährliche Wiederholung häufen sich neurologische (GBS, Gullain-Barre´-Syndrome) und rheumatische Folgestörungen.

Wider aller Beschönigungen über den versprochenen „Schutz" haben Untersuchungen gezeigt, dass es weder eine Evidenz von Vorteilen durch die Grippe-Impfung für Ärzte oder Pflegepersonal in der Geriatrie (Medizin für Senioren) noch ein erhöhtes Risiko für die älteren Menschen gibt, sich bei diesen Betreuungspersonen anzustecken. Ebenso unbewiesen ist die Vermutung, dass die Zahl der Komplikationen wie Lungenentzündungen und damit verbundene Todesfälle durch die Grippe-Impfung zurückgehen (26).

Aufschlussreich ist eine Studie über „Grippe" in der Saison 2004 in zwei Kinderkliniken in den USA (27), in der man eingewiesene Kinder bis zum sechsten Lebensjahr mit Atemwegsinfekten bei Aufnahme auf die Verteilung der Virus-Erreger untersuchte. Es zeigte sich folgendes Spektrum:

20%	mit RS-Viren
7%	mit Parainfluenza-Viren
3%	mit echten Influenza-Viren
36%	mit diversen anderen Viren
39%	ohne Viren.

Interessant ist diese Analyse bei der stationären Aufnahme, weil der Grund der Einweisung in der Regel ein ernster Zustand ist und weil die Grippe-Impfung nicht nur alten Leuten, sondern auch Kindern, die viele Infekte haben, bis einschließlich fünf Jahre Alter empfohlen wird. Wie ernst war die Erkrankung?

RS:	79%	„Bronchitis" //	27%	„Pneumonie"
Parainfluenza:	25%	„ B."	10%	„ P."
Influenza :	20%	„ B.	5%	„ P."

Die bedrohlichsten Folgen erlitten die Kinder mit dem RS-Virus. Der gutartigste Verlauf zeigte sich mit den Infuenza-Viren. Die Grippe-Impfung erfolgt jedoch nur gegen Influenza-Viren.

Bekannt war bereits die nachfolgende Untersuchung, um zu prüfen, was von einer eher begründeten RSV-Impfung und was von den Additiven zu halten ist (28).
Die RSV-Impfung ist ein mit Aluminium verstärkter Impfstoff.
91% entwickelten nach der Injektion Antikörper um das Vierfache
Die geimpfte Gruppe und die ungeimpfte Kontrollgruppe wurden später mit RS-Viren besprüht:

- in beiden Gruppen ergaben sich gleich häufige Erkrankungen (= kein Schutz)
  in ungeimpfter Gruppe: 5% schwere Verläufe
- in RSV geimpfter Gruppe: 80% schwere Verläufe und 2 Todesfälle

Das Fazit aus dem RSV-Test war, dass Antikörper (AK-Titer) keinen Nachweis über den Schutz angeben können und am wahrscheinlichsten durch die Beimengung von Aluminium im Labor ermittelt werden (wie bei der Tetanus-Impfung). Der virtuelle Titer bietet also keine Aussage zur realen Situation, lediglich dass das Laborreagens reagiert hat. Anschließend war die Impfung ohne Schutz, wenn Kontakt mit RS-Viren zustande kam. Noch bedeutender schätze ich ein, dass gerade die RSV-Geimpften anschließend gar den schwereren Verlauf erlitten, wenn sie wieder mit den RS-Viren besprüht wurden. Es gab folglich keinen Schutz durch die Impfung, hingegen erheblich mehr Nachteile hier in Form der hohen Zahl der Pneumonien und gar zwei Todesfälle.

Aluminium als giftige Substanz nützt den Firmen nicht als Impfverstärker, sondern ermöglicht Ihnen allein den geforderten Antikörpertiter im Labor nachzuweisen. Ein Schutz nach der Impfung besteht real nicht und die Verletzung mit der Impfung zieht gravierendere klinische Probleme durch die Giftigkeit der Aluminium-Ionen nach sich. Das entspricht genau der heutigen Beobachtung im Vergleich von kränkelnden Geimpften zu wenig beeinträchtigten ungeimpften Personen.

Heute wird den Frühgeborenen diese RS-Impfung im guten Glauben an den „Impferfolg" verabreicht wegen der Gefährlichkeit dieses Virusbefalls für immunschwache Frühchen.

Eine hochinteressante Bestätigung dieser frühen für die Impfindustrie enttäuschenden klinischen Beobachtung gab 2001 die Endokrinologin Anita Boelen von der Erasmus-Universität Rotterdam in einem Mäuseversuch (29). Sie unterteilte die Versuchstiere in drei Gruppen: eine Gruppe umgeimpft bzw. ohne RSV-Impfung, eine RSV-geimpfte Gruppe und eine Gruppe, die lediglich die Adjuvanzien mit Aluminium erhielten. Alle drei Gruppen wurden anschließend mit den RS-Viren besprüht.
3 Gruppen --> und einige Tage später RS-Viren-Kontakt:
ungeimpft: .... harmloser Schnupfen
geimpft mit RSV: .... schwere Lungenschäden
nur Adjuvanzien geimpft: intensivste Immunprovokation (!)
+ Lungenschäden

Das Fazit der Untersucherin, Frau Boelen, Zitat: „*Hauptauslöser scheint das Aluminium-Adjuvans zu sein; Aluminium scheint die Immunantwort auf virale Proteine generell zu beeinflussen*".

Dieses Ergebnis war und ist eine ernste Warnung an die Impfindustrie und zeigt schlicht den Nachteil der Impfempfänger, die im guten Glauben die Impfempfehlungen annehmen, aber Opfer sind von Verheimlichungen, vom Schweigen zu für das Impfanliegen unpassenden Studien und von der Unterdrückung relevanter Erkenntnisse durch die Impfstoff herstellende Pharmaindustrie. Weil die Beschädigung durch das Impfen offensichtlich ist, kann diese Unterlassung als geduldete Vertuschung oder gar als krimineller Akt interpretiert werden. Es verwirrt darüber hinaus, dass die Kontrollinstanzen des Staates und auch die Mediziner über derlei Erkenntnisse einfach hinwegsehen und dieses „Geschäft" still unterstützen. Die Schulmedizin möchte den Glauben an die Impferfolge einfach nicht in Frage gestellt sehen. Mit Wissenschaft hat das nichts mehr gemein.

Von besonderer Bedeutung ist die Erkenntnis, welche fatale Rolle Aluminium-Ionen in Impfungen spielen. Weiter zeigt der Versuch, dass Geimpfte krankhaft stigmatisiert werden und aus an sich harmlos überstehbaren Virusinfekten mehr Leiden und mehr Komplikationen entstehen. Diese Beobachtungen decken sich voll und gänzlich mit den Praxiserfahrungen.

Wie steht heute die „Grippeimpfung" da, die jedes Jahr neu konzipiert wird und im Nachhinein nur bei 20-40% der Geimpften eine Übereinstimmung mit den saisonalen Virustypen zeigt? In erster Linie will man Schwangere, Kleinkinder und alte Leute damit belästigen und muss zugeben, dass Aluminium zugefügt wird. Nach den obigen Darstellungen kann nur vor der Grippe-Impfung gewarnt werden.

Empfehlenswerter ist, den miasmatischen Erkenntnissen zu folgen:

- Akute Infekte helfen bei chronischen Immunstörungen (siehe Miasmen);
- Grippe und Influenza sind eine Chance, das Fiebern wieder zu erlernen und damit sind hilfreich und wirksam gegen Allergien und das Krebsrisiko (30);
- Grippe und Influenza sind Folgen von Immunschwächen, die individuell entstanden sind. Daraus folgt die notwendige „Trainingseinheit“.

Die Alternative für den kritischen Bürger ist die Konzentration auf eine gute Gesundheit durch den konsequenten Lebensstil in Fragen der Ernährung, der Bewegung, der Belichtung und durch den kompletten Impfverzicht.

Eine Behandlung bei der Grippe und Influenza soll Nachfolgendes berücksichtigen:

Unwirksam sind Antibiotika, Vitamin C, Aspirin®, Zink, Umckaloabo®, Echinacin.

Hilfreich sind alte Hausmittel, heiße Tees, Inhalieren, Wickel, Lindenblüten oder Holunder, Homöopathika.

Man kann Vorbeugung leisten mit körperlicher Aktivität im Freien, mit Saunieren, mit Bädern, mit mehr Schlaf, mit Tagesbelichtung, mit Mäßigung beim Alkoholkonsum und dem Verzicht auf Drogen.

Vorsicht ist bei Kindern unter vier Jahren Alter geboten: keine Verwendung von Pfefferminzöl, Eukalyptus, Thymian und Kampfer, weil unangenehme Reaktionen wie Krämpfe oder bronchiale Spasmen auftreten können.

Der alleinige „gute Rat“ der Schulmedizin zu dem Verhalten in Epidemiezeiten ist das sorgfältige Händewaschen, was zwar der allgemeinen Hygienevorstellung entspricht aber keinerlei Schutz vor Viren bietet und allenfalls gegen Bakterien nützlich ist. Einen Mundschutz auf öffentlichen Plätzen zu tragen, sieht martialisch aus und bringt bei Virusinfektionen gar nichts. Die Möglichkeit der Ansteckung ist gegeben, aber was der Einzelne daraus macht, ist abhängig von seiner Immunverfassung.

5. Epidemien, Zika-Virus

Die Erreger hinter den Bezeichnungen „Grippe oder Influenza“ werden gern analysiert und benannt, ohne dass sich für die Menschen irgendein Vorteil aus dieser Kenntnis ergibt. Die Analysen nützen aber wiederum den Behörden für die Ausrufung einer Seuche und der gleichzeitig folgenden Bekanntgabe des Übeltäters nach der Erregertheorie. Das ist das in der Öffentlichkeit argumentativ gepflegte Spiel der Ursachenbenennung im Sinne des beliebten „Sündenbocks“. Bei Häufungen von Magen- und Durchfallerkrankungen sind es dann die Rota- oder die Noroviren, die der Erkrankte „aushalten“ muss und so weiter. Bei diesen aufgezählten Viruserkrankungen ist im Grunde den meisten Betroffenen bekannt, dass es sich um notwendige Immunsisierungsvorgänge handelt und die eigentlichen Ursachen eher in einer individuellen Immunschwächung liegen, die durch die lange Dunkelheit des Winters, die mangelnde Bewegung und Belichtung, die ungesunde Ernährung oder durch den Dysstress entstanden sein kann.

Die auf Erreger fixierte Sichtweise der Schulmediziner und der Behörden hilft nicht mehr so richtig in den pollenallergischen Zeiten, weil es keine verantwortlichen Erreger zu verkünden gibt. Dann müssen eben die Pollen an Stelle der Erreger herhalten und in den Abendnachrichten als Verbreitungswarnung verkündet werden. Dieses absurde Spiel wird trotzdem weiterhin betrieben. Dann wird allen Ernstes die Ausrottung gewisser Pflanzen wie zum Beispiel die der Ambrosia (das beifußblättrige Traubenkraut, Ambrosia artemisifolia) gefordert. Diese Pflanze ist von Nordamerika nach Europa gelangt und entlässt im Frühjahr und Sommer Unmengen von Pollen, die inzwischen als „Ultrapollen" verdammt werden, weil sie besonders heftige Reaktionen bei Allergikern auslösen. Pflanzen mit „gefährlichen" Pollen auszurotten ähnelt dem absurden Anliegen, Viren zu eliminieren. Der eigentliche Grund für die Pollenempfindlichkeit liegt in der ungebremsten Zunahme der Allergiekrankheit, die lediglich von dieser oder jenen Polle, von Tierhaaren oder auch nur durch Dysstress moduliert wird. Hier kann das Problem der seuchenartigen Allergiezunahme mit schuldigen physischen Elementen des täglichen Lebens gebrandmarkt werden. Schwieriger wird die Beteiligung der Psyche zu erklären, die in über 50% der Allergieausbrüche als immaterieller Faktor beteiligt ist. Hier kommt die „Erregertheorie" an ihre Grenzen, wird aber trotzdem hartnäckig weiter gepflegt und das hat seine Gründe.

Allergien hängen mit *Immunirritationen* zusammen, die wir vor allem durch die systematischen Impfbeschädigungen, durch chemische Schadstoffe, durch Feinstaub aus den Verbrennungsmotoren und Heizungsanlagen und durch viele weitere Umweltbelastungen erleiden. Das Leiden wird wie der Preis für das moderne Leben gesehen und Impfungen werden „natürlich" als moderne Errungenschaft der Medizin fortgesetzt. Es wird also alles nur noch schlimmer. Der Hoffnungsschimmer wird auf die Ausrottungsbemühungen der Allergene wie der Ambrosia gelenkt.

Die Suche nach Erregern überdeckt in vergleichbarer Weise die Hintergründe für Epidemien wie die des Zika-Virus in Süd- und Mittelamerika. In der biologischen Realität ist es so, dass Erreger niemals die primäre Ursache von Erkrankungen sind, sondern in geeigneten Situationen den Raum besetzen, denen man ihnen überlässt oder ermöglicht. Das Erreger-Paradigma ist die Geschichte von Robert Koch, Luis Pasteur und Paul Ehrlich und sollte endlich verlassen werden, um den eigentlichen Ursachen der Immunschwächung mehr Aufmerksamkeit einzuräumen.

Doch da spielen die Wirtschaft, die Politik, die Behörden und die Ärzteschaft nicht mit. Zu bequem und zu gut ausnutzbar ist das Erregermodell, auch wenn es definitiv falsch ist und die Realität nicht wiedergibt. Man kann mit den Erregern den Sündenbock etablieren, Respekt und Angst vor Verbreitung, vor Epidemien und Ansteckung auslösen, Akzeptanz für Gegenmaßnahmen erreichen und Maßnahmen gegen diese „Eindringlinge" initiieren, die dann im Konsens mit der WHO (Weltgesundheitsorganisation) auf das Schärfste bekämpft gehören. Das haben die Medien tüchtig befeuert und helfen bei der Verschleierung der eigentlichen Interessen, die hinter diesen Epidemien stecken. Medien haben eine Art von Hysterie geschürt, die das Impfthema generell immer wieder salonfähig runderneuert hat, wenn es in die Impfmüdigkeit abzugleiten drohte. Denn die regelmäßige Antwort auf die Hysterie ist die Suche nach einem geeigneten Impfstoff.

Zuerst war es die Vogelgrippe, dann die Schweinegrippe, die Ebola-Epidemie und zuletzt 2015/2016 die Zika-Virusepidemie. Auch hier hat die WHO wieder eine Pandemie ausgerufen, da es Ausbreitungen in die USA, nach Europa, nach Afrika und in den asiatischen Raum gegeben habe. In Rio de Janeiro fanden im August 2016 die olympischen Spiele statt. Brasilien war der Ausgangsort dieser jüngsten Epidemie und geriet natürlich in den weltweiten Fokus, um so mehr weil die Spitzensportler dieser Welt sich dort versammeln sollten. Dem Thema war also weltweite Aufmerksamkeit gesichert.

Der aufregendste Aspekt war die Beschädigung von Ungeborenen, die nach der Geburt einen zu kleinen Schädel aufwiesen, die Mikrozephalie. Im November 2015 zählte man in der nordostbrasilianischen Provinz Pernambuco 399 Fälle von Mikrozephalie. Zika ist ein schon lange, seit 1947, bekanntes Virus aus der weltweit verbreiteten Familie der Flavi-Viren, zu denen auch das FSME-Virus (ein Virus, das von Zecken übertragen wird) in Europa zählt. Jeder Kontinent hat entsprechend seiner klimatischen Bedingungen seine eigenen Flavi-Viren. In zwei Fällen von Schwangerschaften, aus denen mikrozephale Kinder hervorgingen, habe man das Zika-Virus im Fruchtwasser nachgewiesen. Damit steht offensichtlich für die Epidemiologen der Schuldige fest, auch wenn bei allen in Brasilien beschädigten Neugeborenen nur in vier Prozent der Fälle der Nachweis dieses Virus gelang und zuvor überhaupt keine mikrocephalen Kinder durch Zika-Infektion aufgefallen waren. Da Zika-Viren in ganz Südamerika verbreitet sind und von Mücken durch Stiche übertragen werden, war die Aufregung groß. Öffentlichwirksam und begleitet von TV-Kameras machten sich vor den olympischen Spielen Arbeiter mit Spritzkanonen auf den

Weg, um in der Nähe von menschlichen Behausungen den Mücken den Garaus zu bereiten.

Daraufhin untersuchte man im Februar 2016 in Kolumbien Schwangere auf Zika-Infektion und fand 3.170 Frauen mit positivem Befund. Kein einziges danach geborenes Kind hatte Mikrozephalie.

Was steckt denn nun hinter den mysteriösen Schädelschrumpfungen, der Mikrozephalie? Bekannt dafür sind toxische Ursachen wie landwirtschaftliche Pflanzengifte, denen Schwangere ausgesetzt sind. Brasilien ist der weltweit größte Pestizidverbraucher. Im Jahr 2012 waren es 823.000 Tonnen, ein Milliardengeschäft der US-amerkanischen Konzerne. Darüber will man nicht diskutieren, da ist die Schuld bei Zika „eleganter" aufgehoben, weil diese Epidemie eine gesamtgesellschaftliche Angelegenheit ist nach der Devise: Gewinne privatisieren, Schäden sozialisieren.

Weiter kommt mit dem Zika-Ausbruch zusammen, dass Ende 2014 zur Mückenbekämpfung ein neues Mückengift für die Trinkwasserreservoirs und damit für den Konsum der Menschen eingeführt wurde. In Nordost-Brasilien wurde Organophosphat gegen Pyriproxifen ausgetauscht, von dem bekannt ist, dass es in der Abwehr des Menschen das TH 1-System aktiviert, das bei Schwangeren zum Schutz der Fruchtanlage herunterreguliert wird.

Hinzu kommen Pflichtimpfungen von Schwangeren in Brasilien seit Oktober 2014 gegen Tetanus, Diphtherie und Keuchhusten, weil eine Zunahme von Keuchhusten in Südbrasilen verzeichnet wurde. Verwendet wurde von einer eigens in Brasilien gegründeten Impfstofffirma eine Ganzkeimkomponente des Keuchhustenanteils, die zuvor weltweit wegen zu vieler Schäden gegen die azelluläre Komponente ausgetauscht worden war, die nur auf das für das

Abwehrsystem erforderliche Eiweiß minimierend ausgerichtet ist. Auch diese Ganzkeim-Komponente aktiviert das für Schwangere schädliche TH1-System. Diese Schwangerenimpfung ist nicht nur gefährlich wegen dem Zusatz von Aluminium, sondern auch unsinnig, weil es keinen Vorteil für Diphtherie und Tetanus gibt. Es war wohl staatliches Anliegen, Schwangere vor Keuchhusten zu schützen und da nur noch Kombiimpfungen verwendet werden, sollte gleich der für notwendig gehaltene „Schutz" gegen Tetanus und Diphtherie vervollständigt werden. In der Regel haben heute noch viele Frauen einen natürlichen lebenslangen Schutz vor Keuchhusten und brauchen diese Impfung nicht, die ohnehin eine hohe über 50% liegende Versagerquote zeigt. Dem geborenen Kind nutzt Mutters Impfung in keiner Weise, weil es keinen Nestschutz beim Stillen für Keuchhusten gibt.

Bekannte Gründe für Mikrocephalie waren bisher Krankheiten wie Syphilis, Röteln, Zytomegalie, Toxoplasmose und toxische Beschädigungen durch Alkohol, chemische Gifte sowie Pestizide/Insektizide.

Der Ausbruch der Zika-Viren-Epidemie in Verbindung mit der Mikrocephalie befeuerte die Ängste von Schwangeren, alarmierte die Weltöffentlichkeit und sorgte für reichlich Geldzuwendungen zur Erforschung und Impfstoffentwicklung. Zika stand zuvor in Verbindung mit harmlosen Krankheitsverläufe und wurde nun gefährlich geredet. Dahinter konnten die Geschäfte mit der Chemie in Brasilien unverändert fortgesetzt und zusätzlich ein neuer Markt für Impfintensivierung gewonnen werden. Für die Firmen ist die Ausweitung des Absatzmarktes für Impfungen über die Grenzen Südamerikas hinaus lukrativ. Fälle von Erkrankungen mit Zika wurden für Florida beschrieben. Damit sich auch die Europäer nicht vor Zika sicher fühlen dürfen, haben Einzelnachweise nordamerikanischer Forscher von angeblichen

Übertragungen dieses Virus durch Geschlechtsverkehr für weitere Unruhe gesorgt. Der europäische Markt ist für den Verkauf von Impfungen besonders begehrt.

Die Geschäfte mit den Impfungen sind schmutzige Angelegenheiten. Die Epidemien der vergangenen Jahre sind missbrauchte Instrumente der WHO, die von dem CDC in Washington zu handeln aufgefordert wurde. Sanktionen nach dem Scheitern oder gar Entschädigungen sind nicht vorgesehen. In einer erschreckenden Weise offenbaren sich diese kriminellen Handlungen im Zusammenhang mit dem Verschweigen der eigentlichen Ursachen, dass Umweltschäden verschleiert und die Wirtschaft vor Einbußen geschützt werden sollen, ohne dass die Politik gegensteuert. Zu sehr sind Politiker Teilhaber und Profiteure am großen Geschäftsmodell Medizin. Es bleibt jedem Bürger überlassen, dieses Geschehen mitzutragen oder sich abzuwenden und Impfungen zu verweigern.

KAPITEL VII. SCHULMEDIZIN UND HOMÖOPATHIE

1. Die gegenwärtige Schulmedizin im Würgegriff der Wirtschaft

Jeder Bürger kennt die Reaktionen auf Meldungen von neu entdeckten Schäden durch Kontakt mit einer toxischen Fremdsubstanz, die irgendeine Untersuchung aufgedeckt hat. Prompt spricht in den öffentlichen Medien eine „Autorität", die es wissen müsste, von Gefahrlosigkeit, „weil die schädliche Grenzdosis weit unterschritten ist" und „von daher keine Schäden drohen". Wie wenig diese Aussage mit der individuellen Realität übereinstimmt, zeigt der Potenzierungseffekt (siehe in I.1.6.). Das Nichtwissen wird einfach ausgeblendet oder übergangen, damit nicht noch mehr Staub aufgewirbelt wird. Der Präsident der deutschen Ärzteschaft Prof. Hoppe (1940-2001) hat folgerichtig in seinem Eröffnungsvortrag zum Deutschen Ärztetag 2005 an die versammelten Ärzte verkündet: *„Medizin ist keine Wissenschaft sondern Erfahrungswissen"*.

Wir wissen viel über die Materie, über den Körper, die Organe, die Zellen und die Gene. Aber wir wissen noch viel zu wenig über die energetischen Vorgänge und Abläufe im Menschen, die über gesund und krank entscheiden. In diesen Fragen des „Lebens" sind wir nicht besser dran als die alten Griechen: *Wir sind auf unsere Beobachtungen und Erfahrungen angewiesen.* Unser Zeitproblem ist, dass die naturwissenschaftlichen und vor allem die medizintechnischen Errungenschaften der letzten 50 Jahre so eindrucksvoll sind, dass Hochmut von den medizinischen Autoritäten ausgeht. Das hat zur Folge, dass es zu entstellten und unvollständigen Beurteilungen der Realität kommt, dass mangelnde Selbstkritik zur Überhöhung von wissenschaftlichen Teilerkenntnissen führt und immer häufiger einseitige Ausrichtungen zu dem Bekannten und Erklärbaren in unserem Medizinbetrieb zu beobachten sind. Man spricht unter Ärzten von der kurzen, unter fünf Jahre andauernden Halbwertzeit medizinischen Wissens und tut sich schwer, nachträgliche Irrtümer aus neuen Erkenntnisse später zu entschuldigen.

Was wir wissen, wird zur Norm erhoben, was wir nicht wissen, aber berücksichtigen sollten, wird ausgeblendet. Das stört die Betroffenen, die Kranken, wenn sie noch nicht schwer krank sind und nur im Schwerkrankzustand von Operation, Medikamenten oder Bestrahlung noch profitieren könnten und die Gesunden, die durch zweifelhafte Präventionspläne zu Kranken werden. Die Konsequenzen dieser Ausrichtungen sind die Zunahme der chronischen Erkrankungen und besondere der Anstieg von Krebserkrankungen. Von 1970 bis 2015 hat sich das Krebsleiden nach den Zahlen des Krebsregisters in Deutschland verdoppelt (32). Dieses Vorgehen nützt dem Medizinbetrieb und schließlich der ganzen Volkswirtschaft im wirtschaftlichen Sinne. Die größten Umsätze werden in der Betreuung mit den bösartigen Tumoren erzielt.

Trotz einer optimalen Versorgungslage, anhaltender Friedenszeit und großer Liberalität gehen Krankheiten nicht aus, nehmen sogar unverhältnismäßig zu und bescheren den Pharmaherstellern immer mehr Arzneidaueranwender. In einem Land ohne Rohstoffe und mit abnehmenden Produktionsbetrieben geschieht hier „Innovatives“: Es werden durch den Medizinbetrieb neue Arbeitsplätze geschaffen! Das wirtschaftliche Volumen des Medizingeschäftes liegt bei über 20% der gesamten Volkswirtschaft. Daraus erklärt sich die niedrige Bereitschaft der Politiker für durchgreifende Reformen dieses für Patienten krank machende System.

Aber unserem Gesundheitswesen geht das Geld aus. Die Kosten für innovative Produkte sprengen die Kassenbudgets und begünstigen ein Zweiklassensystem, eines für Arme und ein erweitertes für Reiche. Auch die Kosten für die Diagnostik und Therapie von Krebserkrankungen steigen ins Unermessliche, wollte man alle Möglichkeiten nutzen, die von der Forschung entwickelt werden. So lässt sich die Idee der „Früherkennung“ gut verkaufen, denn am Anfang der Krebsentwicklung gibt es noch einfache Beseitigungschancen und niedrige Kosten. Das hat leider zur Folge, dass auch „schlafende“ Tumore entdeckt werden, an denen man gar nicht versterben würde, die man unentdeckt weiter ruhen lassen könnte.

Aber wer will nach einer Krebstherapie dann von „Heilung“ sprechen? Sind nicht die destruktiven Erkrankungen Anzeichen für das Ende der Kompensierbarkeit des Organismus? So geht die persönliche Krankengeschichte weiter mit jeder Menge Nachsorgeuntersuchungen, dem Aufdecken von Rezidiven, nochmals drastischeren Therapien und Entdeckungen von Zweittumoren.

Die konventionelle Medizin hört ja nicht auf, neue Impfungen wie die gegen Pneumokokken oder gegen Grippe dringend anzuraten und zu wiederholen. Diese Injektionen haben das Potenzial, schlafende Tumore zu wecken und Dekompensation der therapierten Personen zu bewirken, wie ich in der Praxis verfolgen konnte. So dreht sich die

Kostenspirale bis der Patient in die Pflege kommt und am Ende nach leidensvollem Altern sein Leben abschließt.

Realität von heute ist die enge Verflechtung von medizinischer Forschung, Ärzten und Sponsoren, das sind die bekannten großen Pharmakonzerne. Gegenwärtig wird über 75% der gesamten Forschung in den Universitätsklinken und übrigen Forschungslabors von der Pharmaindustrie bezahlt. Wirtschaftsunternehmen streben Gewinne an. Die Investitionen müssen sich rechnen. Die gegenwärtige Lage räumt den Unternehmen eine hohe Machtposition ein. Es wird vor allem gefördert, dass alles weiter wie bisher verläuft. Studien werden von den Konzernen finanziert, um schöne Tabellen für die Pharmavertreter zu erstellen, die diese dann bei Arztbesuchen demonstrieren können mit den Ergebnissen der wundersamen Wirkungen von Tabletten. Studien, die dieses positive Ergebnis nicht stützen bis hin zu warnenden Ergebnissen, werden oftmals einfach abgelegt und vorenthalten. Mit kleinen Geschenken für den Arzt wird eine positive Gesprächsgestaltung erreicht. Der chronisch unter Zeitdruck stehende niedergelassene Arzt braucht manches Mal schon etwas mehr an Zuwendungen, um dem Vertreter das Gehör zu schenken. Hier kommt die alltägliche Korruption der Arztpraxen ins Spiel und besonders wenn es um größere Geschenke wie Reisen oder Praxisapparate geht. Heute lassen trotz neuer Antikorruptionsgesetze die Pharmafirmen nicht nach, weiter auf die Ärzteschaft einzuwirken. Schließlich ist der Niedergelassene der entscheidende Verordner der Medikamente.

Mit immer neuen Tricks werden unlautere Geschäfte eingefädelt. So wird dem Arzt beispielsweise vorgeschlagen, eine Studie mit neuen Medikamenten zu beginnen. Er erhält dann pro Patient eine „Aufwandsentschädigung“. Das ganze Projekt wird dann als wissenschaftliche Medikamentenprüfung deklariert. Die Ergebnisse interessieren die Firmen herzlich wenig. Sie haben erreicht, dass ihr neues Medikament eingesetzt wurde und hoffen auf Folgeverordnungen. Persönlich habe ich früh Konsequenzen gezogen: Seit meiner ersten Niederlassung in freier Praxis 1983 habe ich keinen Pharmavertreter der Schulmedizin mehr empfangen.

Bekannte Folgen dieser wirtschaftlichen Verflechtungen sind die Übermedikalisierungen der Gesellschaft und speziell der älteren Menschen. Ab dem 50. Lebensjahr beginnt der Pharmakonsum und steigt mit dem Altern exponenzial an. Mit 70 Lebensjahren werden bereits von über 50% der Bürger fünf und mehr Medikamente täglich eingenommen. Dabei treten bei den über 70 Jährigen sieben Mal häufiger unerwünschte Wirkungen durch die Arzneien auf als bei den unter 60 Jährigen. Das kann zu einem Delirium führen, das gesellschaftlich und auch von den behandelnden Ärzten häufig als Demenz interpretiert wird und erst nach dem Arzneiabbau rückläufig werden kann. Durch die „Polypharmazie" gilt für über 60 Jährige unter Fachleuten, dass die Gaben von 2-3 Medikamenten das Risiko für schwere Nebenwirkungen um den Faktor 2,7, bei 4-5 Medikamenten um den Faktor 9,3 und bei mehr als sechs Medikamenten gar um den Faktor 13,7 erhöhen (33).

Wenn Ärzte eine Fortbildung organisieren und selbst finanzieren möchten, um neutral und unabhängig Neues aus der Wissenschaft zu erfahren, so können sie nicht damit rechnen, dass die gleiche Unabhängigkeit beim Referenten gewährleistet ist. Neuerdings müssen die Verfasser von Artikeln in Fachzeitschriften ihre Sponsoren angeben, bei Referaten geschieht das aber nicht so deutlich. Liebend gern lassen sich Ärzte die Fortbildungen von Pharmafirmen finanzieren.

Dann ist zunächst der Veranstaltungsort ein attraktives Hotel, die persönlichen Kosten werden durch Zuschüsse der Firma reduziert, Getränke und Schreibblock mit nettem Schreibgerät liegen bereits am Platz und für die Pausen sind aufwendige Speisen organisiert. Bei mehrtägigen Veranstaltungen kommt noch der gesponserte Gesellschaftsabend hinzu. Es gab in der Vergangenheit attraktive Veranstaltungsorte wie auf einem Kreuzfahrtschiff, im Winter in den Bergen, auf Tropeninseln oder in attraktiven Städten. Das wurde zum Bedauern mancher Ärzte in den letzten Jahren doch etwas abgespeckt. Wenn man den finanziellen Aufwand bei einer selbst organisierten Fortbildung in ein Verhältnis zu den Möglichkeiten der Pharmafirmen stellt, so liegt das bei 1 € zu 5.000 € (34). Für die Firmen rechnet sich dieser Einsatz.

Die meisten Menschen sind käuflich. Das ist bei vielen Ärzten nicht anders. Auf dieser Basis funktioniert auch das Bezahlungssystem ärztlicher Leistungen nach der kassenärztlichen Gebührenordnung. Hier werden die ärztlichen Tätigkeiten mit und ohne technische Geräte detailliert aufgeführt und zugleich durch Ausschlüsse oder verbotene Kombinationen von Leistungsziffern vor Missbrauch geschützt. Was geht, wird berechnet und in Seminaren zur besseren Ausnutzung des Ziffernangebotes ärztlicher Leistungen trainingsartig optimiert. Nach diesen Vorgaben werden die Patienten durchgeschleust und im Sinne optimaler Abrechnung untersucht und behandelt. Die Begründungen liefert der Arzt selber und nicht der Patient, der die Abrechnungsgestaltung gar nicht überblickt. Anstatt Einzelabrechnungen wie für die Privatkassen jedem Patienten als Kontrollinstanz vorzulegen, der dann auch korrigieren oder ablehnen kann, haben die Ärzte als Leistungserbringer der gesetzlichen Krankenkassen relativ freie Hand. Wenn sie es „geschickt“ oder

„erlernt" anwenden, können sie ihre Einkommen steigern zu Lasten derjenigen, die sich nicht so geschickt anstellen und sich mehr nach den Erforderlichkeiten richten. Das kassenärztliche Honorar ist gedeckelt, sodass keine Bezahlung mehr erfolgt, wenn der Topf des Quartals geleert beziehungsweise verbraucht ist. Dieses System ist schlecht, weil derjenige gut verdient, der alles, was möglich ist, optimiert. Anders bewertet steht das Honorar für viele Kassenärzte im Vordergrund, nach dem die Leistung am Patienten durchgeführt wird und nicht der gerade nötige Aufwand.

Das ist noch unangenehmer in der privaten Gebührenordnung (GOÄ), weil es Multiplikatoren gibt, mit denen die Positionen in der Abrechnung gesteigert werden können. Üblich sind der 2,3fache aber durchaus auch der 3,5fache Satz der Gesamtsumme. Die privaten Kassen zahlen das und sind noch nicht einmal an Abrechnungsfehlern interessiert, wenn falsche Rechnungen gestellt wurden. Das haben diverse Fälle gezeigt. Im privaten Sektor gibt es keinen „gedeckelten Topf". Dennoch verführen beide Systeme zur optimierten Abrechnung im Gegensatz zu dem medizinisch Notwendigen. Am Ende ist der Privatpatient noch mehr gefährdet, durch medizinische Überdiagnostik und -therapie zu Schaden zu kommen.

Eine weitere Schwäche des Systems der schulmedizinischen Praxis in Deutschland ist die aufgehobene Konkurrenz durch Begrenzungen und Sperrungen der Niederlassung in dicht bevölkerten Regionen. Gibt es genügend niedergelassene Ärzte, dann kann kein weiterer Fachkollege hinzukommen. Dadurch erlauben sich manche Ärzte Unverschämtheiten gegenüber Patienten wie die kategorische Impfforderung. Zeigt der Patient Skepsis oder Verweigerung dieses Ansinnens, so folgt oftmals der Verweis aus der Praxis. Das müssten sie sich gut überlegen, wenn durch dieses Verhalten die Praxis schrumpfen würde. Es sollte doch prinzipiell gelten, dass der Arzt für die Patienten da ist und nicht umgekehrt. In der ärztlichen Berufsordnung steht an erster Stelle, dass der Arzt das Selbstbestimmungsrecht des Patienten zu respektieren hat. Davon kann immer weniger die Rede sein, denn der Patient hat real nur eine eingeschränkte Wahl.

2. Das Verhältnis zwischen Schulmedizin und Homöopathie

Alternative Behandlungsmöglichkeiten wie die Akupunktur, die Homöopathie, die anthroposophiesche Medizin, die Osteopathie oder andere, bei denen in der Regel „ganzheitliche Sichtweisen" im Vordergrund stehen, werden in der Öffentlichkeit und durch Medien intensiviert wirksam diskreditiert, als „unwirksam" und unwissenschaftlich bezeichnet und in der Konsequenz als nicht bezahlungswürdig aus dem Topf der Krankenkassen herausgenommen. Die Gelder der Krankenkassen können und sollen folglich allein für die entwickelten, hochpreisigen Medikamente und die Medizintechnik zur Verfügung stehen und die werden immer teurer. Die höchsten Kosten fallen in der Tumorbehandlung an. Die Entwicklung spezifischer Antikörper gegen Tumorantigene ist zwar eine wünschenswerte und hoffentlich effiziente Therapie der Zukunft, jedoch sind Preise von 1.000 bis 3.000 € pro Pille und mehr bereits üblich. Diese abenteuerlichen Kosten für die neuen Medikamente werden von den Pharmafirmen selbst erhoben, müssen hingenommen werden, solange es Patentschutz gibt und sprengen die Budgets der Kostenträger.

Homöopathie ist preiswert. Die potenzierten Arzneien fallen kostenmäßig kaum ins Gewicht und die Nutznießer sind Patienten, die den Kassen erfahrungsgemäß weniger zur Last werden. Das haben bereits manche Krankenkassen für sich entdeckt, weil dort wirtschaftlich gerechnet werden muss und haben den Versicherten zum Teil Kostenerstattung angeboten. Einige Krankenkassen werben regelrecht mit der Kostenübernahme für alternative Medizin, um damit die Patientenschicht anzusprechen, die sich aktiv und durch einen überlegten Lebensstil fit hält und somit in ihrem System auch auf längere Zeit keine hohen Kosten verursachen wird.

Für Ärzte mit der offiziellen Zusatzbezeichnung „Homöopathie“ und dem Homöopathie Diplom (nochmals freiwillige dreijährige Ergänzungsausbildung) gibt es die Möglichkeit, spezielle Verträge mit manchen Kassen abzuschließen, um für die aufwendige Gesprächsleistung ein zusätzliches Honorar zu erhalten. Das wiederum ärgert die schulmedizinischen Kollegen, weil dieser Kelch an ihnen vorbeigeht. Manche eignen sich die Berechtigung an, um ihren Verdienst mit Blick auf die Gestaltungsmöglichkeiten in der Gebührenordnung zu verbessern. Das kann wiederum zu Missbrauch führen, sodass bald wieder alles rückgängig gemacht wird.

Ohnehin wird die Schulmedizin nie nachlassen, die Homöopathie zu diskreditieren. Nach offiziellem Verständnis kann die homöopathische Arznei nicht helfen, weil zu wenig Substanz enthalten ist, die eine chemische Reaktion im Patienten in Gang setzen könne. Daraus wird der Dauervorwurf abgeleitet, dass Homöopathie eine reine Placeboleistung sei und mehr nicht. Man versteht darunter einen Scheineffekt durch die positive Zuwendung und die netten Gespräche ohne Beteiligung der arzneilichen Materie.

Man rechnet heute nach aufwendigen Studien, dass jede ärztliche Begegnung für den Patienten eine Besserung durch Placebowirkung von bis zu 50% bewirkt. Das hat Ähnlichkeit mit den Heilern und ihren Riten, wenn der Arzt mit dem Stethoskop um den Hals baumelnd erscheint, wenn Visiten mit wehenden weißen Kitteln stattfinden oder wenn andere Utensilien wie der Spiegel des HNO-Arztes aufgeklappt auf der Stirn zum Einsatz kommen, die sehr beeindrucken. Allein die sympathische und emphatische Zuwendung und Aufmerksamkeit in der Begegnung haben für den Patienten positive Wirkungen. Im Leidensprozess wirkt sich Positivismus lindernd aus im Gegensatz zum Bedauern und Negativismus.

Mit dem Placeboeffekt arbeitet jedes Therapieverfahren und natürlich auch die Schulmedizin, ohne sich dessen stets bewusst zu sein. Ein gravierendes und sehr bekanntes Beispiel für die Macht des Placeboeffektes ist folgendes: Man kann ein schmerzendes Kniegelenk durch eine Operation mit aufwendiger Gelenkbearbeitung genauso schmerzfrei bekommen wie durch einen Scheinschnitt in die Haut ohne Gelenkzugang. Warum nutzt unsere Medizin diese Heilungsoption so wenig? Auch wenn Homöopathen den Plazeboeffekt bei ihrer Arbeit von einem typischen Arzneieffekt durch die Symptomenveränderungen unterscheiden können, so müsste es doch unsere Medizin den homöopathischen Ärzten hoch anrechnen und honorieren, dass sie so preiswert und schonend Patienten in eine gesundheitliche Verbesserung führen können. Schulmediziner überschätzen häufig und viel zu sehr die Ergebnisse ihrer Anstrengungen am Patienten als Leistung ihres Könnens. Es braucht häufig so wenig, um dem Patienten die Besserung zu ermöglichen.

Medizin ist ein gesellschaftlicher Wirtschaftsfaktor. Führende Ärzte in Kooperationen mit der Pharma und Medizintechnik haben Behandlungsleitlinien für alle möglichen Krankheiten formuliert, die heute den Ärzten als stille aber juristisch verbindliche Vorschriften, wie sie zu behandeln haben, vorgesetzt werden. Da die wissenschaftliche Basis für diese Leitlinien in der Regel nicht vorhanden ist, spricht man von Studienergebnissen als „evidence-based medicine", auf Evidenz basierende Medizin. Gleichzeitig nötigt man den Praxen ein Qualitätsmanagemant für ihre Organisation auf, in das die Leitlinien passen. Ärztliche Freiheit in der Behandlung hat immer weniger Raum. Was aus Sicht der Krankenkassen sinnvoll erscheint, Geld nur für „gute" Leistungen auszugeben, hat in der Praxis erhebliche Schattenseiten. Die Kassen erstatten den Patienten nur „wirksame" Medikamente, Arzneien mit nachweisbaren chemischen Reaktionen. Schwächere aber besser verträgliche und im Behandlungsbeginn oftmals genügend helfende Arzneien wie Pflanzenextrakte oder homöopathische Arzneimittel muss das Kassenmitglied selber zahlen. Dabei macht es viel mehr Sinn, nach einem stufenweisen System zu verfahren:

- zuerst das Gespräch, um psychosomatische Zusammenhänge zu erörtern, dann
- die homöopathische Arznei, um eine Selbstregulation zu ermöglichen oder auch die
- Akupunktur, Akupressur, Osteopathie, Physiotherapie um Beschwerden zu regulieren
- dann die Teezubereitungen von Pflanzen und schließlich

- pflanzliche Konzentrate. Am Ende dieser langen therapeutischen Kette kann schließlich
- das chemische Pharmakon stehen.

Erfahrungsgemäß werden eigene Regulationen, Veränderungen von Gewohnheiten oder Stressbedingungen auf dem Behandlungsweg die letzte chemische Maßnahme häufig entbehrlich machen. Man muss es nur wollen. Einfacher ist es in der Tat, bei Schmerzen ein Schmerzmittel zu geben, bei Infektionen ein Antibiotikum oder bei allergischen Problemen ein Antihistaminikum oder Kortison. Nur hat dieses Vorgehen leider keine Nachhaltigkeit. Der Zustand des Patienten verbessert sich in der Regel nur kurz. Lässt er das Arzneimittel weg, erscheinen die Beschwerden erneut oder verlagern sich. Langfristig entstehen aus diesem Handeln eher Nachteile für den Patienten, wie ich im Kapitel IV über die chronischen Krankheiten aufgezeigt habe.

Viele homöopathische Therapeuten erleben die Geringschätzung durch konventionelle Kollegen bei ihren Patienten, die bei Überweisungsbesuchen zu hören bekommen, dass sie sich durch diese unwissenschaftliche Behandlung in Gefahr begeben würden und nur „richtige“ Medizin ihnen helfen könne. Entsprechende Rezepte werden ausgestellt und müssen mühsam im Nachgespräch geklärt und wieder beseitigt werden. Selten funktioniert die Kooperation.

Den Homöopathen wird in den medizinischen Ausbildungsstätten kaum Zugang eingeräumt. Die Homöopathie-Vorlesung im Medizinstudium wird im Curriculum verlangt und auch geprüft, aber häufig und halbherzig von Apothekern nebenbei erwähnt und gleich abgelehnt. Solchen „Unsinn“ brauche man nicht lange abhandeln. Es sind die Initiativen der homöopathischen Ärzte, wenn es zusätzliche Vorlesungen gibt, die an manchen Universitäten mit Lehraufträgen verbunden sein können und das häufig nur auf Wunsch der Studenten. Daraus rekrutieren sich durchaus die nachfolgenden Generationen homöopathischer Ärzte, was die Schulmedizin immer wieder verhindern möchte.

Es steht also nicht gut in Deutschland um die Akzeptanz der homöopathischen Heilweise, dennoch hat diese Methode schon über 200 Jahre überlebt und wird es auch weiterhin schaffen.

3. Der homöopathische Patient

Der Einstieg in die Homöopathie ist meistens die Selbsterfahrung, durch ein Homöopathikum eine Erkrankung überwunden zu haben. Für manche Patienten kann das die Verblüffung schlechthin sein. Ich erinnere mich an die Ehefrau eines schulmedizinischen Kollegen, die extreme Wechseljahresbeschwerden innerhalb eines Jahres mit einem Homöopathikum überwand. Zugleich verschwanden gravierende Beschwerden wie Schlafstörungen, hartnäckige Stuhlverstopfung und katastrophale Schweißausbrüche mit häufigem Wechseln der Wäsche, die bereits seit 20 Jahren bestanden. Daraufhin äußerte sie:

„*Nun habe ich über 20 Jahre kistenweise Tabletten geschluckt und keine Besserung erlebt. Sie geben mir hier nur wenige Globuli in größeren Abständen und alles löst sich in Wohlgefallen auf!*“

Dieser Eindruck ist natürlich überzeugend und nachhaltig sowohl für die Patientin wie auch für den behandelnden Arzt. Es kann in anderen Fällen ein akutes Erlebnis einer Blasenentzündung sein, die blutig, extrem schmerzhaft und an den Nerven zehrend mit potenziertem Cantharis in Stunden zur

Auflösung kommt ohne Schmerzmittel und ohne Antibiotikum. Die Frau mag zuvor andere Erfahrungen gemacht haben und stellt nun den gravierenden Unterschied im Erleben fest. Wenn sie dann noch registriert, dass eine Serie von zuvor wiederholten Blasenentzündungen mit vielen Krankheitstagen und teuren Medikamenten nach der Behandlung mit Cantharis zu Ende gegangen ist, dann wird sie ins Grübeln kommen.

Regelmäßig wandelt sich der homöopathische Patient durch sein Erleben von einem durch die Schulmedizin eingeschüchterten *(„…es könnte ja was Schlimmes daraus werden!“)* zu einem selbstbewussteren und mehr selbstverantwortlichen Menschen, der um seine Chancen zunehmend mehr weiß. Leben ist ein dauerdynamischer Vorgang, der stets sein dynamisches Gleichgewicht anstrebt. Krankheit ist Ungleichgewicht, Dysharmonie und zeigt sich mit Beschwerden. Dazu gehört eine Entwicklung parallel zu der biographischen vom ersten Kranksein über Anfälligkeit hin zu ernsteren Ereignissen. In jeder Lebensphase kann eine Umkehr und Normalisierung erfolgen. Genau das macht den homöopathisch therapierten Patienten sicherer, weil er die eigenen Fähigkeiten erlebt hat und trotz aller Unkenrufe eine eigene Lösung und nicht die prophezeite Komplikation erreicht hat. Diese Patienten werden kritischer und sind heute in konventionellen Praxen nicht so gern gesehen, weil man mit ihnen reden, ihnen alles genau erklären muss und dennoch haben sie eine eigene Meinung und Vorstellung von den Dingen.

Ich meine hier nicht den durch das Internet „aufgeklärten Patienten“, von dem die Schulmedizin gern spricht. Durch den Zugang zum Internet kann heute jeder Krankheitsbegriff nachgesehen werden. Man findet ein Überangebot zu Schlagwörtern. Für den medizinischen Laien ist es schwer, die Übersicht zu behalten und die Seriosität der Informationen zu beurteilen. Seiten wie die von „Wikipedia" können umfangreich aufklären. Dann liest der Betroffene das gesamte Programm einer Krankheit und konfrontiert den Arzt in der Praxis mit seinem nachgelesenen Wissen. Hier wird die Information zur Last. Der aufgeklärte Patient schwimmt im Sumpf der üppigen Informationen und ist angewiesen auf die Einordnung durch den Arzt. Das Gleiche kann passieren, wenn dann noch schnell nach den Alternativen im Internet geschaut wird. Die Überinformation und widersprüchliche Angaben lähmen, machen unsicher und schließlich abhängig.

Eine gegensätzliche Haltung entwickelt der „homöopathische Patient": Er weiß um seinen Erfolg, kann sich auf seinen Körper verlassen, weiß was ihm gut bekommt und was ihn krank macht. Aus diesem gewonnene Selbstvertrauen heraus vertraut er dem homöopathischen Therapeuten, ohne an Kritik zu sparen. Es kann sich ein konstruktives Vertrauensverhältnis entwickeln zum gesundheitlichen Vorteil des Patienten. Das kommt aber auch dem Therapeuten zu Gute, denn seine Behandlung ist offiziell - von der Schulmedizin - umstritten. Es darf also dem Patienten nichts passieren, was der homöopathische Therapeut mit der Schulmedizin hätte verhindern können und müssen. So werden es die Richter entscheiden, wenn es im Schadensfall zu einem Prozess kommen sollte: *„Sie wissen doch, dass die Homöopathie umstritten ist und nicht wirken kann, weil in dem Homöopathikum „nichts" enthalten ist, das eine Wirkung erklären könnte!"* Der homöopathische Patient achtet aber auf die Vermeidung einer Unterdrückung und hält sich an die Verabredungen mit seinem homöopathischen Vertrauensarzt. Nach der Hering-Regel (hier II.1.6) verfolgen beide die richtige nämlich biologische Auflösung der Krankheit und können jederzeit eingreifen, wenn es zur Umkehrung dieser Regel kommt. Dieses gegenseitige Vertrauen macht den Unterschied zum schulmedizinischen Patienten. Der konventionelle Therapeut muss damit leben, dass Komplikationen drohen und jederzeit der Alarmruf mit Notarztbesuch oder Krankenhauseinweisung ansteht. Das liegt in der Natur der Unterdrückungsbehandlung.

Vertrauensverhältnisse zwischen Arzt und Patient sind für den Therapieverlauf bedeutend. Man ist als Arzt zufriedener, wenn Patienten etwas an sich selber ändern, das Rauchen aufgeben, Alkohol minimieren, Gewicht abnehmen, mehr Sport ausüben und ihren Lebensstil gesünder gestalten. Es muss aber erst die Motivation für solche Schritte kommen und die Absicht, gesünder und länger leben zu wollen, gefestigt sein. Dazu bedarf es Erlebnisse innerer Harmonie, Positivismus und Selbstzufriedenheit, wie all dies bei homöopathischen Heilungen entstehen kann. Allein guter Zuspruch oder Schulungsprogramme genügen nicht und führen in den bekannten Jo-Jo-Effekt, in die Rückfälligkeit. Nur die erworbene persönliche Reife und Stärke können zu Entschlossenheit und der nötigen Konsequenz führen und den Umschwung bewirken.

Es ist eine der wesentlichen Wirkungen, die man durch homöopathische Arzneien erfahren kann, dass eine zuvor bestandene Unentschlossenheit, ein Zaudern und anschließendes Verdrängen übergeht in mehr Selbstbewusstsein und Authentizität. Der Patient weiß schließlich, was er will und was nicht. Schulmedizin behindert solche Entwicklungen und unterstützt die vordergründige Verdrängung.

4. Die gesundheitliche Perspektive

4.1. Das PNEI-System

Ganz gleich ob es um schulmedizinische Behandlungen oder um homöopathische geht, ist es gut zu wissen, wie der Mensch funktioniert. Krankheit entsteht nicht sofort im Organ, vielmehr sind die Anfänge mit Ausnahme der Unfälle und Schocksituationen psychosomatischer Natur. „*Der Mensch hat sein Gehirn, um zu überleben*", sagen Neurobiologen (wie Prof. Dr. Gerald Hüther aus Göttingen). Das sei der ursprüngliche Weg in der Evolution, dass eine Nervensystementwicklung gefördert wird, sich anpasst und verfeinert, um zu Vorteilen im Überleben zu gelangen. Nach jeder Geburt kann diese Entwicklung immer aufs Neue verfolgt werden, bis die Reifung abgeschlossen ist. Weiter wird von Neurobiologen das „*Betriebsklima*" hinzugefügt, dass zu jedem Nervenimpuls eine Empfindung, ein Gefühl gehört, welches eng mit der direkten Umgebung verknüpft ist. Das versteht man unmittelbar, wenn man an die Stillzeit denkt. In den ersten drei Lebensjahren wird das emotionale Gedächtnis, das Urvertrauen in der Hippocampus-Formation im Hirnstamm geprägt. Zusätzlich filtern die Mandelkerne (Amygdalae) die Stresserlebnisse zum Schutz der Hippocampusprägung. Die Mandelkerne arbeiten bereits in der Schwangerschaft im Ungeborenen, sodass die Geburtsereignisse nachhaltig Spuren hinterlassen. Danach beeinflussen diese Nervenkerne jede weitere Handlung und Konfrontation unbewusst. Geist und Psyche dirigieren die Lebensvorgänge und drohen unter Belastungen und Dysstress in Krankheit verwickelt zu werden. Für die Übersicht hat sich eine einfache Betrachtungsweise angeboten, wie ich sie hier nachfolgend vorstelle.

Es ist das System des PNEI, der Psycho-, Neuro- Endokrino-, -Immunologie (Abbildung 1). Im zentralen Nervensystem interagieren diese vier Bereiche. Wir wissen um diese Phänomene, die das Ergebnis einer „Verknotung" von bis zu einem Meter langen Fortsetzungen von Nervenzellen, Dentriten sind, die untereinander in Kontakt stehen. Diese Sichtweise nützt, weil die Wege zu erkranken besser verfolgt werden können.

Wer sich ärgert (Psyche), kann beispielsweise Gallenprobleme bekommen (psycho-neurovegetativ). Wer sich verliebt, verändert über die Psyche die Hormone und bei Frauen den Zyklus hin zu mehr Empfänglichkeit (psycho-endokrino). Und wer sich in tiefer Trauer befindet, gerät in Immundepressivität und wird infektanfälliger (psychoimmuno). Mit aufwendigen Studien haben Schulmediziner in der Vergangenheit nachgewiesen, wer viel lacht, verbessert seine Abwehr, wer griesgrämig ist, verschlechtert seine Abwehr. Man ist geneigt, von Trivialität und Geldverschwendung zu sprechen, dass über diesen bestens bekannten Nachweis noch Studien zur Beweisführung durchgeführt werden müssen. An sich wussten wir das schon immer. Aber nun ist es „wissenschaftlich" bewiesen!

Alle diese Beobachtungen und Erkenntnisse werden nun systematischer in einer neuen universitären Fachdisziplin, der Psychoneuroimmologie, untersucht. Da die Forschungsgelder heute zu über 75% von der Pharmaindustrie bereitgestellt werden, geht es dabei nicht einfach um Grundlagenforschung, sondern um zukunftsträchtige Geschäfte. Die Moleküle der Überträgersubstanzen (die sogenannten Neurotransmitter oder Neurotrophine) werden in den Synapsen (Nervenzwischenraum) untersucht, die zwischen den Nervenzellen mit ihren langen Fortsetzen (Dendriten) die Informationsleitung bewirken. Diese Entdeckung verspricht die Chance der Entwicklung von Förder- oder Blockierarzneien, die den ersehnten Profit einzubringen versprechen. Auf elegante Weise könnten dann die meisten Erkrankungen bereits im Zentralnervensystem gestoppt werden. Das ist zunächst die Hoffnung und der Zukunftstraum.

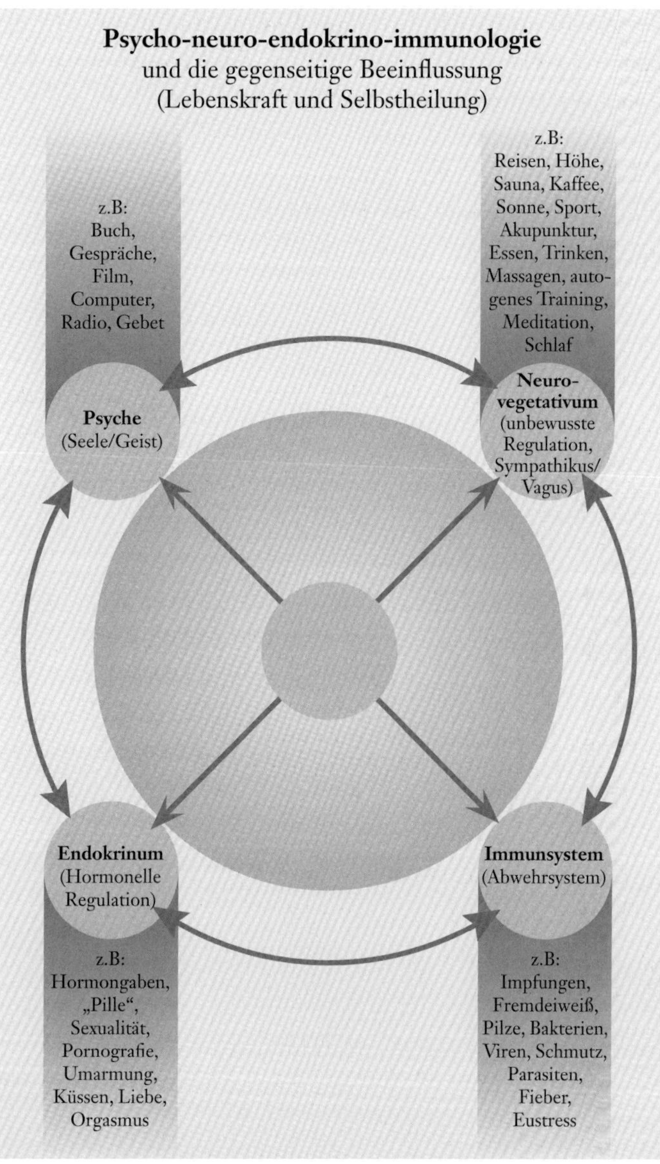

Abbildung 3: Das Zusammenwirken der vier Zentren von Psyche, Neurovegetativum, Endokrinem und Immunsystem.

Vier Zentren (PNEI) sind im Gehirn maßgeblich für die Entstehung von Krankheiten im Körper relevant, gleichfalls können wir die wirksame Selbstheilung verstehen:

- die Psyche, Geist und Gemüt,
- die neurovegetative Regulation, das unbewusste Nervensystem vom Nervus vagus und dem Nervus sympathikus mit der Steuerung von Atmung, Kreislauf, Herztätigkeit, Wärmehaushalt, Harnaufbereitung, Verdauung und Schlaf,
- das Immunsystem mit B-Zell- und T-Zellsystem, das mobile im Knochen (B= bone) geprägte und das zellgebundene System, das in der Thymusdrüse (=T) programmiert wird
- das Endokrinum, die zentrale hormonelle Steuerung über Hypothalamus und Hypophyse in die Richtungen der Schilddrüse, der Nebennierenrinden, der Nebennieren, der Eierstöcke, der Hoden, der weiblichen Brüste, des Fettgewebes und zur Bauchspeicheldrüse.

Zum Verständnis der Arbeitsweise ist es nicht nötig zu wissen, welche Gehirnstrukturen hier welche Arbeit leisten. Es reicht, sich vor Augen zu führen, dass im Nervensystem verglichen mit unseren eher „dürftigen“ Computern ein unglaublicher „Kabelsalat“ existiert: Ein System von Steuerung, dass mit der Lebensevolution gewachsen ist, sich verfeinert hat, aus Pflanzen und Tieren hervorgegangen ist und als letzte Errungenschaft die weiße Rinde des Frontalgehirnes erworben hat. Damit ist der Mensch zum denkenden Wesen gewachsen und kann seinen Willen bewusst wahrnehmen, planen und realisieren. Seine Authentizität kann er verlieren, wenn Bedrohung und Angst dazwischen kommen, indem eine Überlebenskaskade direkt zu den Stressorganen der Nebennieren aktiv wird, die das Frontalhirn als denkende Struktur umgeht und notfallmäßig handelt, um das Überleben zu sichern. Dauerhaft kann sich daraus eine Angststörung entwickeln.

Erkranken	Zentrale Interaktion	Selbstheilen
Ärger, Wut, Kränkung, Enttäuschung, Liebe, Freude	**Psyche**	Reden, Beten, Lesen, Meditation, Ästhetik
Kälte, Hitze, Sonne, Überessen, Alkohol, Nässe, Trockenheit, Schlafmangel	**Neurovegetativum**	Wellness, Schlaf, Urlaub, Biorhythmus, Licht, Sport, Massagen, Akupunktur
Fremdeiweiß (Blut, Organe, Impfungen, Nahrung) Fieberstimulation, Unterdrückung	**Immunsystem**	Vegetarismus, Umgebungs-/Fremdkontakte, Fieber, banale Infekte, Schwangerschaft
„Pille", sex. Perversion/ Überstimulation, Gewalt	**Hormonsystem**	Flirt, Umarmung, Harmonische Sexualität, Orgasmus, Schwangerschaft

Tabelle 29: Wege des Erkrankens und der Selbstheilung nach dem PNEI-System (eigene Zusammenstellung)

4.2. Psyche

Im Gespräch mit Kranken frage ich auf der Suche nach den Gründen (Kausa) der Verstimmung der Lebenskraft, warum oder wodurch sie meinen, krank geworden zu sein. Die häufigste Antwort ist, „ich habe mich beim Partner, Sohn oder Arbeitskollegen angesteckt". Provozierend antworte ich, dass ich das mindestens 40 Mal am Tag erlebe aber nicht krank werde. Es ist Kranken von heute von der Schulmedizin eingeredet worden, dass Erreger sie krank machen. Es ist kaum bewusst, dass Ärger über Personen, Streit, Kränkung, unfreundliche Behandlung, Angst, Sorgen oder auch übermäßige Freude näher liegende Gründe ihrer Entgleisung sind. Diese Erkenntnis eröffnet Selbstheilungsperspektiven: sich aussprechen, in sich gehen mit Psychotherapie, mit Gebet oder mit Meditation. Hilfreich kann auch die Umstimmung sein, die Seele mit einem ästhetischen Erleben in aktiver oder passiver Weise verwöhnen.

4.3. Neurovegetativum

Hier geht es um die unbewusste Steuerung des Nervus sympathikus und des Nervus vagus, zwei lange Nervengeflechte, die sich zu jedem Organ im Körper erstrecken. Der Sympathikus fördert den Tag, die Arbeit, die Aktivität und den Energieverbrauch. Der Vagus steuert die Nacht, den Schlaf, die Erholung, den Energieaufbau und die Verdauung.

Die Extreme der linken Spalte in der Tabelle 29 fördern die Erkrankungen und auf der rechte Spalte liste ich auf, was unser Wohlbefinden bekanntermaßen so sehr bessert und die Selbstheilung im Neurovegetativum bewirken kann: zum Beispiel das Wellnesswochenende, das Ausschlafen, der Urlaub, das Verreisen, die Muße und Entspannung und in dunklen Jahreszeiten gar die Lichttherapie.

4.4. Endokrinum

Ohne Zweifel macht „die Pille“ zur Verhütung Jugendliche und erwachsene Frauen über die Zeit der Einnahme krank. Das kann der Hormonstoffwechsel erklären, dass nach der Resorption der Pille zunächst ein großer Teil der Hormone in der Leber inaktiviert wird. Die ständige Pilleneinahme verändert erfahrungsgemäß nicht nur den Körper, sondern auch die Psyche, reduziert die sexuelle Lust. Auch der Zyklus ohne die medikamentöse Verhütung kann um den Zeitpunkt der Periode durch Abwehrschwäche auffallen.

Umgekehrt ist Liebe die stärkste Kraft. „Schmetterlinge im Bauch“ können Beschwerden überstimmen. Dafür sollte man sich viel Zeit im Leben nehmen. Bis in das hohe Alter fördert körperliche Nähe mit oder ohne Sexualität die Gesundheit.

Schwangerschaften verbessern die Gesundheit von Frauen. Das trifft insbesondere für die heutigen immunologischen Erkrankungen zu. Damit die Frucht im Leib gehalten wird, muss ein Teil der mütterlichen Abwehr (das TH1-System) heruntergefahren werden. Dadurch kann sich ein altes vormaliges Leiden, das durch Beschädigungen des TH1-Systems entstanden ist, abschwächen oder völlig verschwinden. Nach der Geburt darf aber keine weitere Impfung mehr erfolgen. Auch die Hormoneinnahmen sollten völlig eingestellt werden.

4.5. Immunologie

Bekannt sind die Häufungen von Infekten nach Stress, nach Schlafmangel und besonders in dunklen Jahreszeiten. Im Umkehrschluss kann man daran arbeiten, begünstigende Schwächungsanlässe zu vermeiden. Im Vordergrund stehen die Bewegung im Freien mit der natürlichen Belichtung durch Exposition. Durchaus kann auch im Winter durch Urlaub in der Sonne Besserung erreicht werden. Es macht keinen Sinn, sich vor Grippen mit den untauglichen Impfungen schützen zu wollen. Sinnvoller und nachhaltiger sind das Ausliegen und Durchstehen von fieberhaften Virusinfekten. Akutes Fieber ist das Fitnessprogramm für das Immunsystem.

Chronisch kranke Menschen haben erhebliche Vorteile, wenn sie ihre Ernährung weg vom tierischen Eiweiß hin zur pflanzlichen Kost verändern. *„Je kränker, desto veganer“* kann die Devise lauten, wenn Ernährung zur Therapie genutzt werden soll. Damit entlastet man das Immunsystem. Eine vegetarische Mischkost vom Lebensbeginn an hat viele immunologische Vorteile. Regelmäßige hohe Fleisch-, Wurst-, Fisch- und Kuhmilchanteile in der Nahrung machen langfristig krank. Die typischen ernährungsbedingten Spätfolgen sind dann das Übergewicht, die Zuckerkrankheit (Diabetes mellitus), der Bluthochdruck, das Rheuma und die Krebserkrankung. Dann hat der menschliche Darm mit seinen Immuneinrichtungen und dem Mikrobiom offensichtlich Probleme. Man denke stets daran, dass wir mit unserem Konsum und Essverhalten Einfluss nehmen auf den zu nährenden Bakterienkörper im Darm. Der tägliche Stuhlabgang zeigt den jeweils aktuellen Stand an: kompakt als gesundes Zeichen, matschig und übelriechend als Zeichen für die ungünstige Anwesenheit von Fäulniserregern. Das Mikrobiom gilt inzwischen als „Bauchgehirn“, das eng mit dem zentralen Nervensystem in Verbindung steht.

Die Betrachtungen der Patientenangaben nach dem PNEI-System vorzunehmen erleichtert die Suche nach der vermutlich auslösenden Ursache einer Störung. Andererseits sind die gegenseitigen Beeinflussungen der vier Zentren klare Hinweise auf Störungszusammenhänge aus einem auf die jeweils anderen Zentren. Die Störungen im Neurovegetativum wie der schwere Schlafmangel trifft die Psyche, die Hormone und schwächt die Abwehr. Wieder einsetzender erholsamer Schlaf bessert und fördert hingegen die positiven psychischen, hormonellen und immunologischen Bedingungen. Fieber klärt die Psyche, fördert Stabilität im Neurovegetativum und hat sehr positive Effekte auf allergische Erkrankungen. Umgekehrt können Impfungen als Immunbelastungen und Entzündungen das Neurovegetativum (Allergien mit mehr Vagusverlagerung), das Hormonsystem (mit dem Wachstum von Zysten, Knoten an Uterus, Brust und

Schilddrüse) und die Psyche (Depressionen durch Entzündungen im Nervensystem) in Mitleidenschaft ziehen. Das alles ist möglich, lässt sich in Anamnesen finden und bestätigen und wird kaum im „Waschzettel“ der Impfpräparate zu finden sein. Der Eingriff in das dynamische Gleichgewicht des Menschen nach dem PNEI-System wirkt sich mit Impfinjektionen als entscheidender Störfaktor neben anderen als sehr schädlich aus.

5. Kombination Schulmedizin mit Homöopathie

Ideal für die Gesundheit einer Gesellschaft wäre die stufenweise einsetzende medizinische Betreuung, die im Beginn als Priorität setzt, Krankmachendes zu vermeiden, eigene Leistungen zu fördern und so auch die Selbstheilungskraft zu stärken. Das können die Reiztherapien gut erfüllen, zu der auch die Homöopathie zählt. Ich empfinde daher den häufig gebrauchten Begriff „Komplementärmedizin“ als Unterbewertung und spreche vorzugsweise von *Primärmedizin*, der sich die *Sekundärmedizin*, die Schulmedizin, komplementär anschließt, wenn man nicht mehr weiterkommt. Die Chirurgie wäre die naheliegende Ergänzung der Homöopathie und kann bei Unfällen oder akuten Baucherkrankungen operativ helfen. Ärztlicherseits stelle ich mir bei Langzeitbetreuungen Beratungen über Ernährung, Bewegung, über seelische und soziale Konflikte, über den jeweiligen Lebensstil als zentrale die Gesundheit erhaltende Themen vor. In Krisensituationen können Kurzzeitmedikationen bei dem Versagen der Reiztherapien und der Phytotherapie unproblematisch ergänzt werden, auch ohne die Primärmedizin zu verlassen. Weiterhin sind beide Verfahren, die Reiztherapien und die Pharmakotherapie, gemeinsam wünschenswert.

Da Medizin zu einem Geschäft mutiert ist, geht es um das goldene Kalb, das jeder für sich beansprucht und das die Zusammenarbeit unter Ärzten behindert. Gesprächsleistungen werden minder bezahlt als medizintechnische Leistungen. Die Spitzenverdiener unter den Ärzten sind die Radiologen und die Laborärzte. Die konventionelle Medizin arbeitet mit Meinungsmacht, mit Arzneigewalt, mit Betäubung, mit Messer, Strahlen und Autoritäten. Das verdrängt die Reiztherapeuten klar ins Abseits und schüchtert ein. Die betroffenen Patienten sehen sich Ansprüchen und Vorschriften ausgesetzt, zu von Behörden persönlich eingeladenen Untersuchungen zu gehen, Impfungen anzunehmen, Geräte zur Diagnostik zu nutzen und Spritzen zu empfangen. Im Krankenhaus muss gar die individuelle Persönlichkeit eingetauscht werden gegen ein einheitliches Flügelhemd. Da hat keiner mehr irgendetwas zu sagen, da wird einfach entschieden. Die Gesetze unterstützen diesen Betrieb. Der Gipfel dieser systematischen Depersonalisierung ist in der Krebsmedizin erreicht: Dort entscheidet eine „Tumorkonferenz" über die Therapie, die drastischer nicht sein kann. Der betroffene Patient sitzt nicht mit am Tisch, das ist nicht vorgesehen, weil es über ihn hinweg entschieden wird. Natürlich alles in „bester Absicht".

Diesen Konfrontationen muss sich der homöopathisch betreute Patient ebenfalls stellen. Er liest von den Erfolgen der Wissenschaft, er hört von beeindruckenden Statistiken, er erlebt bei Bekannten die Früherkennung eines Tumors, er erfährt von den Behandlungen anderer, die Medikamente verschrieben bekommen haben, und muss sich ständig fragen oder rechtfertigen, ob er diesen Verzicht für sich noch verantworten und verkraften kann. Dieser soziale Druck kann ein steter Verunsicherungsfaktor sein. Das verschärft sich noch um einiges mehr, wenn ein Knoten in der Brust oder in der Schilddrüse getastet wird. *Soll ich das abklären oder besser nicht?* Von schulmedizinischen Kollegen gibt es kein Verständnis, wenn das abgelehnt wird und noch weniger, wenn alternative Therapien bevorzugt werden. Konventionelle Tumortherapie bewirkt Immunschwächung, alternative Therapie verfolgt die Stärkung der Persönlichkeit. Damit steht der Konflikt permanent im Raum. Die Krankenkassen bezahlen nur den konventionellen Weg und üben damit Druck auf die Entscheidungen der Patienten aus. Dann wird die alternative Therapie abhängig vom individuellen Vermögen. Das kann sich nicht jeder leisten.

Gerade in der Krebstherapie geraten treue Anhänger der Homöopathie ins „Schleudern". Als Bedrohung steht im Raum, was passiert, wenn nicht der konventionellen Weg beschritten wird? Verständlich ist der in gewisser Weise erzwungene Kompromiss, sich zunächst voll auf die Schulmedizin einzulassen und anschließend mit der homöopathischen Unterstützung das „Immunsystem wieder aufzubauen". Man habe sich dann nichts mehr selber vorzuwerfen, denn man habe ja alles getan. Dass die Chemotherapie und die Bestrahlung selber sekundäre Tumore auslösen können, muss dann hingenommen werden.

In der homöopathischen Praxis gibt es genügend Beispiele, die mit einer permanenten Zusammenarbeit mit der Schulmedizin stattfinden und doch anders verlaufen, als es sich konventionelle Kollegen vorstellen. Das beginnt mit dem Verzicht von Medikamenten, dann von einzelnen Impfungen, setzt sich fort in der Verhütungsfrage und in dem Abwägen zwischen Lebensstiländerungen oder konventionelle

Dauertherapien wie bei dem Bluthochdruck (Hypertonie). Die konventionellen Arzneitherapien bleiben zunächst unangetastet, wenn homöopathische Arzneien bei Beschwerden eingesetzt werden. Gynäkologische Untersuchungen verfolgen die Auswirkungen der Pille. Während dieser Zeit auftretende Vaginal- oder Blaseninfekte erhalten keine konventionelle Anti-Therapie, wenn homöopathisch ausreichend reagiert wird. Natürlich verlässt sich auch die Schulmedizin auf die Lebenskraft, betont es nur nicht und belastet mit ihren Eingriffen diese Lebensenergie gravierend.

Ein anderes Beispiel sind die Krankheiten des allergischen Formenkreises. In der Heuschnupfensaison könnte das eine oder andere Antihistaminikum wegen überwertiger Beschwerden notwendig werden und dennoch wird weiter die dauerhafte homöopathische Behandlung fortgesetzt. In den darauf folgenden Jahren kann die Besserung soweit fortschreiten, dass allein Homöopathika ausreichen.

Beim Asthma bronchiale kommt es wiederholt zu Krisen durch seelischen Stress oder auch durch klimatische Bedingungen. Hinzugezogene Pneumologen testen die Atemwege und die allergische Empfindlichkeit und verordnen in der Regel tägliche Inhalationen mit Kortison und brochienerweiternden Substanzen. Auf die Frage des Patienten, wie lange er das Mittel nehmen müsse, erfährt er häufig: für den Rest des Lebens. Damit wird sich kein Patient zufrieden geben, der alternative Therapien zu nutzen gewohnt ist. So wird das Kortison von Homöopathen bald wieder abgesetzt, denn sonst erkennen sie nicht, wie sich der Patient unter ihrer Therapie verändert. Das schließt keineswegs aus, dass eine erneute schwere Krise vorübergehend wieder mit Kortison überbrückt wird. Prompt wird sich der Lungenfacharzt beschweren, dass man seine Anordnung unterbrochen habe.

In Intervallen oder Schüben verlaufen Erkrankungen wie die Multiple Sklerose (MS) oder die Krampfanfälle (Epilepsie) und sind stets Angelegenheiten der Zusammenarbeit der Therapeuten. Im Schub wird das schulmedizinische Programm ablaufen, im Intervall wird sich die Homöopathie um Stabilisierung und Intervallverlängerung bemühen stets in der Hoffnung, dass der Patient langfristig schubfrei wird.

Ein großes Problem (nicht nur) für homöopathische Patienten ist der *Nocebo-Effekt*, der ein zu erwartendes negatives Ereignis im Gegensatz zum Placebo-Effekt mit einem zu erwartenden positiven Ergebnis beschreibt. Die Schulmedizin überblickt Krankheiten in ihrem vollen Ausmaß und arbeitet gegenüber Patienten mit den Visionen der Komplikationen. Es scheint in den Aufklärungen gar nicht vorzukommen, dass ein Patient sein Krankheitsgeschehen aus eigener Kraft bewältigen kann. Der mit der Homöopathie günstige Verlauf steht dann im Widerspruch zu den Ankündigungen der Gefahren durch konventionelle Kollegen, aber auch durch Informationen, die sich Patienten selbst aus dem Internet beschafft haben. Der Patient leidet dann unter der Bedrohung einer sich von selbst erfüllenden Prophezeiung, weil diese ja aus dem Mund eines Fachmannes oder aus dem Internet stammt.

So stehen sich im Spannungsfeld von Homöopathie zu Schulmedizin der Placeboeffekt und der Noceboeffekt gegenüber als Ausdruck einer viel zu geringen gegenseitigen Akzeptanz vorwiegend zum Nachteil für die Patienten.

6. „Vorsorgeuntersuchungen"

6.1. Allgemein

Krebserkrankungen nehmen weltweit zu. Dieser Trend hat nicht nur mit der Verlängerung der Lebenszeit oder mit der Verbesserung der Diagnostik zu tun. Vielmehr sind es die logischen Folgen von

- chronischen Vergiftungen mit chemischen Substanzen, mit Schwermetallen, mit Kunststoffen, mit Medikamenten, die als Preis für die „Moderne" bagatellisiert werden
- medizinischen Übergriffen im Sinne von Impfungen und Unterdrückungsbehandlungen,
- physikalischen energiereichen Strahlen wie Röntgenstrahlen und atomare Strahlungen sowie
- psychischen Traumata durch Krieg, Verfolgung, Gewalt und Missbrauch. Schließlich auch von dem Potenzierungseffekt, durch den zusammenkommende geringere Dosen zu relevanten Größen im Zerstörungseffekt werden.

Unter dem Aspekt einer erhöhten Überlebenschance durch Frühtherapie können Früherkennungen mit weniger Aufwand, geringeren Kosten und besseren Ergebnissen sinnvoll erscheinen.

Jedes Organ mit einer einzigen Ausnahme, das Herz, kann Krebs entwickeln. Als effektive Vorsorge empfinde und vermisse ich bei dem Umfang dieses chronischen Leidens daher eine gezielte Strategie gegen die Entstehung von Krebs überhaupt. Daran besteht offensichtlich kein offizielles Interesse. Im Geschäftsmodell „Medizin" hat sich das Thema „Früherkennung" und „Vorsorge" einen sicheren Platz erworben, weil Patienten mit einsichtigen Argumenten in die Praxis gelotst, vieles unternommen und große Gewinne erzielt werden können. Ein Krebserkrankter ist dankbar für jede Hilfe und will diese nach Möglichkeit nicht vom Geld abhängig machen. Andererseits sind Ärzte für die Vorsorgeuntersuchungen dankbar, auch wenn diese Bezeichnung unpassend ist, weil Vorsorge an sich eine Gesunderhaltungsberatung und damit auch ein Gesunderhaltungskonzept voraussetzt. Durch die von den Krankenkassen bezahlten häufig angesetzten Termine sehen Ärzte ihre Patienten regelmäßiger. Daher nenne ich diese Programme *Arbeitsbeschaffungsmaßnahmen* für Ärzte. Es gibt starke wirtschaftliche und medizinische Argumente, so etwas zu betreiben. Denn wer als Krebspatient früh entdeckt wird, verursacht weniger Kosten und benötigt weniger Therapie. Das Problem ist nur, dass der Patient früher und häufiger unberechtigt zum Krebspatienten wird, der mit diesem Stigma anschließend weiterleben muss. Das Grunddilemma, dass Krebs immer häufiger erscheint, wird dadurch nicht geändert, sondern zahlenmäßig noch gesteigert. Scheinbar profitieren alle, nur der Patient bekommt keine echte Hilfe für eine nachhaltige Gesunderhaltung, sondern muss mit dem Nocebo-Effekt zurechtkommen, denn es geht ja um das Thema Krebs, der ihn vermeintlich bedrohe. Damit verbleibt er stets schwer beeindruckt und soll die nächsten Termine unbedingt einhalten.

Echte Vorsorge gegen schwere Erkrankungen findet eigentlich nicht statt, vielmehr geht es um die Früherkennung von Tumoren und um Untersuchungen, die nur auf die häufig vorkommenden Tumore begrenzt sind. In den medizinischen Fachdisziplinen gibt es große Ambitionen, jede Menge weitere Organe prophylaktisch und regelmäßig in das Untersuchungsprogramm einzubeziehen. Letztlich ist alles eine Fragen von Kosten und Nutzen.

Für den Konsumenten kann man vereinfacht konstatieren, dass früh im Leben die Krebsidee etabliert ist, auf gute Diagnostik und in Aussicht gestellte Reparatur gesetzt wird und die Betroffenen durch die „Vorsorgeprogramme“ zu früh zu Krebspatienten werden, weil die Rate der falsch positiven Ergebnisse im Eifer der Untersuchungen viel zu hoch ist. Wer sich jedoch der Schulmedizin verschrieben hat, regelmäßig an den Impfprogrammen teilnimmt, unterdrückende Therapien zulässt, der tut gut daran, den Zeitpunkt der drohenden Krebsentwicklung früh zu erkennen. Wer auf alle diese Beschädigungen verzichtet und die umfassende Gesunderhaltung von Schwangerschaft an befolgt, hat wenig Anlass, einen Krebs zu suchen.

6.2. Für Frauen

Dass die Programme zu häufig nicht positiv zu sehen sind, liegt an den übertriebenen Aktivitäten der Fachgruppe, die nach Bezahlung für ihren Aufwand drängt. Ein geeignetes Beispiel zur Kritik sind die Früherkennungsuntersuchungen gegen Brustkrebs bei Frauen mit Mammografie, die in Deutschland mit Einladungen durch Behörden vom 51. bis 70. Lebensjahr erfolgen. Solche Behördenbriefe machen Eindruck, weil man in der Regel etwas Unangenehmes oder Vorgeschriebenes erwartet, was man schnell hinter sich bringen möchte. Selbst aufgeklärte, jahrelang homöopathisch betreute Frauen gehen manches Mal ohne zu überlegen zu dieser Mammographie, wenn zuvor keine Besprechung des Themas aus homöopathischer Perspektive stattgefunden hat.

Die Studien zum Erfolg dieses Programms sind enttäuschend, denn wenn 1.000 Frauen 10 Jahre lang alle zwei Jahre dort hingehen, wird eine Frau mehr überleben. Aber neun von zehn Frauen werden unberechtigt in Krebsangst versetzt, in Angst und Schrecken gehalten, weil sie falsch positiv beurteilt wurden (35, 36). Hier schlägt der Nocebo-Effekt brutal zu. Nur wenige Frauen wissen, dass die diagnostische Sicherheit der Mammographie für richtige Ergebnisse nur bei 36% liegt. Außerdem wird nur nach Kalk in der Brust gesucht, was den Verdacht auf abgelaufene Entzündungen und möglicherweise Brustkrebs im Frühstadium unterstützt. Dann geht die weitere Abklärung mit Ultraschall, das eine richtige Aussage nur zu 38% klären kann, weiter. Betroffene Frauen wissen nicht, dass das MRT (die Magnet-Resonanz-Tomografie) eine Aufklärungsrate von über 96% liefern könnte, leider verweigert die Krankenkasse regelmäßig die Kostenerstattung. So bleiben nur zur Klärung verletzende Verfahren der Gewebegewinnung mit Punktion und möglicherweise Operation übrig. Mammographie-Geräte quetschen die Brust, setzen diese einer (schwachen) Strahlung aus. Diese Untersuchungen weiblicher Brüste finden einfach zu häufig statt. Die bestrahlten Zellen vergessen diese Beschädigungen nicht, sie kumulieren sie. Man muss sich endlich von dem Gedanken der Unschädlichkeit von energetischen Strahlen trennen, denn es gibt keine unschädliche Schwachstrahlung.

Statistiken sollen zeigen, dass dieses Programm scheinbar erfolgreich ist und mehr Frauen vor Brustkrebs im früheren Stadium entdeckt werden. Insgesamt geht die Zahl der Mammatumore ohnehin etwas zurück. Die Schwächen liegen in der Uneinheitlichkeit statistischer Untersuchungen. Ab dem Jahr 2000 war weltweit durch Studien geklärt, dass Frauen in den Wechseljahren durch Hormoneinnahmen von Brustkrebszunahme bedroht sind. Danach gab es einen Einbruch bei den Verordnungen für klimakterische Frauen. Zweidrittel weniger Hormonverordnungen in dieser Altersgruppe reduziert allmählich das Tumorereignis, was sich langsam in den Studien zeigt. Hormone sind weiter im Verkehr und hormonähnliche Wirkungen gehen von vielen Umweltschadstoffen aus.

Frauen mit einem anderen Lebensstil, die auf Impfungen, auf Hormone zur Verhütung nach den Geburten und auf Unterdrückungen verzichten, ihre Ernährung sorgfältig gestalten gehören nicht in diese Statistiken, für diese Frauen sind alle Risikogründe reduziert. Sie können sich mit der Abtastung der Brüste begnügen und sich gegen den Nocebo-Effekt zur Wehr setzen, indem sie einfach nicht hingehen und das Behördenschreiben ignorieren.

In der Praxis führe ich die vorgesehenen „Vorsorgeuntersuchungen“ durch, da es willkommene Gelegenheiten für umfassende und zudem gut bezahlte Untersuchungen des Körpers sind in Ergänzung zu den ausführlichen Gesprächen im Rahmen der Homöopathie. Die regelmäßigen Inspektionen und Palpationen sind willkommene Anlässe, sich immer wieder mit dem Körper und den Organen ergänzend zu beschäftigen. Dabei kommen zwanglos Themen zur Sprache, die für die Gesunderhaltung bedeutsam sind, wie der Umgang mit Kosmetika, der Verzicht auf aluminiumhaltige Deodoranzien, die Gewichtsfragen und die Ernährung. Lässt man eindeutig den Nocebo-Effekt beiseite, lässt man jede Art von Drohung vor denkbaren Komplikationen unerwähnt, bekommen diese Untersuchungen einen vertraulicheren und entlastenden Aspekt und Wiederholungen werden bereitwillig verabredet. Ich suche nicht den Krebs, den Herzinfarkt oder das Melanom, sondern mache mich mit der anderen, der körperlichen Seite des Patienten vertraut und bemühe mich, alles für den Patienten zur Risikobeurteilung in Einklang zu bringen. Diese Untersuchungen werden von den Kassen besser honoriert als die Gesprächsleistungen. Das motiviert

Homöopathen zusätzlich. Bis heute gibt es keine speziellen Ziffern für die homöopathische Arbeit im Gebührenkatalog für Kassenärzte, obgleich Gerichte diese notwendige Ergänzung vor Jahren entschieden haben. Deutlicher kann von offizieller Seite die Ablehnung und Ignoranz der homöopathischen Arbeit gar nicht zum Ausdruck gebracht werden, obgleich die Mehrheit der Bevölkerung eindeutig diese humane Behandlungsmethode wünscht.

Ab dem 21. Lebensjahr bezahlen die Krankenkassen in Deutschland für das gesamte weitere Leben für Frauen die jährliche Unterleibsuntersuchung mit Abstrichen vom Muttermund und die zytologische Einordnung durch Anfärbung der Zellabstriche nach Papanicolaou (Pap-Abstriche). Ab 30 Lebensjahren wird die Untersuchung der Brüste eingeschlossen, ab 35 Lebensjahren die Betrachtung der Haut ergänzt. Ab dem Alter von 50 Lebensjahren wird diese Basisuntersuchung für Frauen erweitert um die Enddarmaustastung inklusive einer Stuhluntersuchung auf Blutbeimengung, um Darmtumore aufzuspüren. Diese Arzttermine sind zwar lästig für die Patientinnen jedoch sehr sinnvoll und insbesondere bei der Verhütung mit Hormonen. Mit einfachsten Hilfsmitteln wie Abtastung und Lichtquellen wird genügend Übersicht gewonnen.

Die Abstrichuntersuchungen vom Muttermund (die Portio) und des Gebärmuttereingangs (die Zervix) sind ein Erfolgsprogramm. Seitdem ist der weltweit häufigste Krebs von Frauen, der Gebärmutterhalskrebs, in Deutschland um 60% zurückgegangen, obgleich nur 50% aller berechtigten Frauen an den Untersuchungen teilnehmen. Die Erkenntnis, dass Papillomaviren (HPV) dabei eine Rolle spielen, hilft sehr bei der Aufdeckung von Krebsvorstufen. Die Impfung gegen HPV ist hingegen überflüssig und schädlich (siehe in

Graf, F. „Homöopathie und die Gesunderhaltung von Frauen“ sowie in der „Impfentscheidung“ und in „Nicht impfen - was dann?“). Wenn ein Abstrich auffällig wird, gibt es anschließend genügend Zeit, therapeutische Konsequenzen zu ziehen, um das Krebsereignis effektiv abzuwenden. Der Erfolg der Anschlussbehandlung kann an den fortgesetzten Abstrichen und ihrer Ergebnisse abgelesen und beobachtet werden.

Zu ergänzen sind noch die Schwangerschaftsuntersuchungen. Diese finden im Normalfall bis zur 30. Woche einmal pro Monat und bis zur Geburt alle 14 Tage statt. Eine Woche und sechs Wochen nach der Geburt sind nochmals Untersuchungen vorgesehen. Diese Termine können Schwangere durchaus allein bei Hebammen durchführen lassen. Die Besuche bei Ärzten zum Beispiel zu Ultraschalluntersuchungen, von denen drei während der gesamten Schwangerschaft in der 10., 20. und 30. Woche vorgesehen sind, können auf Wunsch reduziert werden, wenn keine Warnsignale zu erkennen sind. Schwangere entgehen so den für sie sehr negativen Wirkungen des stets ausgeübten und Angst einflößenden Nocebo-Effekts durch Ärzte. Erstgebärende stehen in der heutigen Geburtshilfe im erhöhten Risiko, durch Verunsicherungen und Angstinduktion in chronischen Dysstress zu geraten und schließlich ihr Kind per Kaiserschnitt zur Welt zu bringen, wohingegen sie sich mit Hebammenhilfe schützen können.

6.3. Für Männer

Die Untersuchungen des männlichen Genitales inklusive der Abtastung der Prostata mit dem Finger durch den After ist ab 50 Lebensjahren vorgesehen. Das hat dazu geführt, dass Männer relativ spät oder gar nicht in den Arztpraxen erscheinen. Ohnehin sind Frauen die „fleißigeren" Arztbesucher. Jeder zweite Mann entwickelt mit dem Alter einen Tumor in der Prostata. Doch inzwischen hat man begriffen, dass diese Tumore selten zur Todesursache werden, was die Erkenntnis bestätigt, dass Tumore „schlafen" beziehungsweise inaktiv sein können. Viele Jahre wurde Männern die Testung des PSA-Wertes nahegelegt, das Prostataspezifische Antigen, ein für die Aktivitätssteigerung der Prostata spezifisches Enzym. Bei Erhöhung der Werte wurde ein Tumor vermutet und gesucht, zur Tat geschritten und das Gewebe punktiert. Ähnlich wie bei den Brusttumoren der Frauen deckte man mehr irrelevante Tumore, bösartige wie gutartige, auf und steigerte als Konsequenz die Therapieraten mit ernsten und verstümmelnden Folgen für die Betroffenen. Am Ende waren keine Überlebensvorteile zu erkennen und der ganze Aktionismus wurde wieder beendet. Das Gleiche gilt für die Frauen und ihre Brusttumore.

Die Lehren aus diesen Erfahrungen sind, dass tumorspezifische Laborparameter zur Aufdeckung und Früherkennung behandlungsbedürftiger Tumore unzuverlässig sind. Ihre Bedeutung haben diese Tumorantigene allein nach Operationen, um Rezidive rechtzeitig zu entdecken.

6.4. Für Frauen und Männer

Die Gesundheitsuntersuchung wird auch als Check-up bezeichnet und erlaubt Frauen und Männern, ab dem 35. Lebensjahr alle zwei Jahre eine Ganzkörperuntersuchung mit begrenzten Blutwertbestimmungen wie der des Cholesterin-Wertes in Anspruch zu nehmen. So sehr ich mich als Homöopath über dieses Programm freue, so nutzlos bewerte ich die Effizienz insgesamt und allemal die Zweifelhaftigkeit der Cholesterinbestimmung (siehe in VIII.2.2.). Abgesehen davon, dass Männer sehr selten dieses Angebot wahrnehmen und bei Frauen ab 35 Lebensjahren diese Gesundheits- mit den gynäkologischen Untersuchungen kombiniert werden können, so verhindert das Programm keineswegs die häufigsten Todesursachen. Denn wer erscheint, trägt mehr Selbstverantwortung, ist für Kommentare während der Untersuchung zugänglich aber mit der Umsetzung eher zurückhaltend. Das Absolvieren eines Check-up hat für viele konventionell betreute Patienten eine bestätigende Bedeutung, denn wenn der Arzt sagt, es sei alles in Ordnung, dann kann ich ja so weiterleben wie bisher mit meinem Stress, meinem Alkoholkonsum et cetera und nehme gemäß den Ergebnissen den Blutdruck- und Blutfettsenker dazu ein.

Ab dem 55. Lebensjahr dürfen alle Kassenpatienten eine Darmspiegelung (Koloskopie) vornehmen lassen. Diese Untersuchung ist zwar unangenehm und belastend, kann im schlimmsten Fall durch eine Verletzung der Darmwand sehr kompliziert werden, dennoch rate ich, einmal diese Untersuchung vornehmen zu lassen. Der Darm ist ein Hohlorgan, das eine Lebensgeschichte von Darmpassagen beschreibt. Die Vorgeschichte von heute bewusst sich ernährenden und lebenden Menschen sah nicht immer günstig aus, sodass ein Blick in den Darm „Altlasten" wie Polypen entdecken kann. Ich sehen in der Praxis Menschen, die vor 1976 gegen Pocken zwangsgeimpft worden sind. Nach dieser Impfung waren Gewebewucherungen wie auch Schleimhautpolypen eine häufige Beobachtung. Bei der Koloskopie können diese „Altlasten" der Darmschleimhaut entdeckt, im Frühstadium abgetragen und entschärft werden. Bei unauffälligem Befund wird bei verändertem Lebensstil wohl keine weitere Darmspiegelung mehr nötig sein.

6.5. Für Kinder

Vergleichbar vorteilhaft stellen wir uns regelmäßige freiwillige Termine von Kindern bei Ärzten vor, weil Auffälligkeiten in der Entwicklung frühzeitig korrigiert werden könnten. Diese ehemals gute Absicht geriet in Schieflage, weil einzelne Fälle von Kindesmisshandlungen zur Rechtfertigung für die Einführung von Pflichtuntersuchungen von Kindern wurden. Wer die Termine nicht wahrnimmt, bekommt es heute mit dem Jugendamt zu tun. Das können Behördenbesuche sein, bei denen eine Verwahrlosung ausgeschlossen werden soll. So sinnvoll die Argumentation pro regelmäßiger Vorstellungstermine von kleinen und großen Bürgern des Landes bei unseren Ärzten erscheinen mag, so problematisch ist, was dabei herauskommt.

Zunächst lernen Eltern, dass ihre Kinder regelmäßig zum Arzt gebracht werden sollen. Das ist eine gewisse Entmündigung und zugleich Konditionierung, die zum „Selbstläufer" über das gesamte Leben wird und beabsichtigt ist. Jedes Kind soll einem Arzt mehrfach vorgestellt werden oder umgekehrt betrachtet möchte der Staat via Arzt die Oberaufsicht über die Kinder und für Anordnungen behalten. Für Ärzte ist es ein Beschäftigungsprogramm, das zudem gut bezahlt wird. Wer aber viel zum Arzt geht, erhält nachweislich viele Rezepte beziehungsweise Verordnungen. Und das betrifft hier kleine Kinder, die man vor Medikamenten schützen sollte. Außerdem können die Behörden über die Ärzte ihre Anliegen anbringen und verschärft kontrollieren, dass systematisch der Impfkalender eingehalten wird. Die in Deutschland gebräuchlichen gelben Untersuchungshefte für Kinder sind unübersehbar mit regelmäßigen Aufforderungen zum Impfen ausgestattet. Das kann zum Problem für Eltern werden, die das nicht möchten oder sich noch nicht entscheiden können.

Dieser soziale Druck ist bewusst erhöht worden, da es in Deutschland keine gesetzliche Impfpflicht gibt.

Eltern können auch zu Allgemeinärzten ihres Vertrauens ausweichen, die ebenfalls berechtigt sind, diese Kinderbasisuntersuchungen durchzuführen und die das „Ungeimpftsein“ tolerieren und nicht ständig Impfungen anmahnen. Mein Rat ist hier, das erste Lebensjahr ungeimpft abzuwarten und die Entwicklung des Kindes zu beobachten. Der Vergleich mit den häufig kränkelnden geimpften Kindern macht Mut, den guten Gesundheitszustand weiter impffrei fortzusetzen. Ein Einstieg in den Kindergarten oder in die Schule ist kein Grund für Impfungen, im Gegenteil können sich diese Kinder besser wehren.

Ich habe diverse Fälle von Kindern in der Praxis retrospektiv gesehen, die nach der ersten auswärtig erfolgten Impfung auffällig krankhaft reagiert haben, neurologische Symptome wie die Narkolepsie (Schlafsucht) entwickelten, bekannt als typische zerebrale Schädigung nach Totstoffimpfungen. Trotzdem wurden alle diese bereits beschädigten Kinder von Kinderfachärzten weitergeimpft, obgleich die Fachärzte die Kompetenz haben sollten, diese Störung zu erkennen, zu bewerten und unbedingt mit weiteren Impfungen vorerst aufzuhören. Mehr noch hätten Meldungen an das Paul-Ehrlich-Institut (PEI), die Behörde die die Impfpräparate überwacht, erfolgen müssen, weil durch Impfungen ein Nervenschaden beobachtet wurde. Auch der Verdacht ist meldepflichtig. In keinem Fall ist das geschehen. So macht man seine Erfahrungen, was von den impffreudigen Fachkinderärzten heute zu halten ist. Das Krankmachen der Kinder mit den Impfungen, wie es Einzelfälle immer wieder zeigen, hat offensichtlich einen höheren Stellenwert als das Beschützen der Gesundheit. Diesen Missbrauch im Rahmen der Kinderzwangsuntersuchungen empfinde ich daher als unerträglich. Gesunde Kinder regelmäßig Fachärzten für Kinder vorzustellen, ist an sich eine Geldverschwendung. Dass hinter diesen geplanten Untersuchungsterminen die Durchsetzung des Impfthemas steckt, erklärt die eigentliche medizinpolitische Absicht.

Der erste Untersuchungs-Termin (U 1) erfolgt direkt nach der Geburt. Die Hebamme oder die/der anwesende Ärztin/Arzt prüft die Vitalität des Kindes anhand eines Apgar-Score auf Hautfarbe, Atmung, Herzschlag, Muskeltonus und Reflexe. Die Bewertungen nach einer, nach fünf und nach zehn Minuten sollen die Erholungsfähigkeit des Kindes nach den Anstrengungen der Geburt aufzeigen und dienen darüber hinaus der statistischen Erfassung.

Die U 2 mit circa einer Woche Lebensalter (3.-10. Tag) ist bereits ein sehr umfassender Check. Neben der allgemeinen Inspektion, der Abtastung (Palpation) und dem Abhören (Auskultation) von Lunge und Herz werden die Hüften, die Seh- und Hörfähigkeit geprüft. Am 5. Lebenstag des Kindes wird Blut aus der Ferse abgenommen, um auf vielfältige Stoffwechselstörungen zu untersuchen. Dieser Test hat eine enorme Bedeutung, denn bei der Früherkennung einer fast immer seltenen Erkrankung können durch entsprechende Maßnahmen völlig normale Entwicklungen ermöglicht werden, die unentdeckt zu schweren Schäden und frühem Tod führen könnten. Hiermit ist im besten Sinne der Charakter der Früherkennung mit Abwehr schwerer Behinderungen gegeben.

Bei den

- U 3 zwischen 4 bis 5 Wochen Lebensalter
- U 4 im 3.-4. Lebensmonat
- U 5 im 6.-7. Monat
- U 6 im 10.-12. Monat
- U 7 im 21.-24. Monat

geht es um die Entwicklung der Motorik, der Sinne und der Einhaltung der Impftermine. Letzteres scheint geradezu das zentrale Motiv zu diesen U-Terminen aus kinderärztlicher Sicht zu sein. Aufklärung findet kaum statt oder erfolgt mit der Aushändigung von Pharmabroschüren. Die Mehrheit der Kinderärzte und ihr Berufsverband üben geradezu Druck auf die Eltern aus und drohen mit Betreuungsabbruch, wenn Eltern nicht einverstanden sind. Das können sich nur Ärzte leisten, für deren Kundschaft durch die Begrenzung von Niederlassungen garantiert ist. Eltern sollten wissen, dass jeder Allgemeinmediziner und Vertrauensarzt diese Untersuchungen auch durchführen darf und kann. Es darf einfach nicht zugelassen werden, dass Ärzte Patienten Vorschriften machen und erst recht nicht bei Themen wie Verletzungen der individuellen Integrität mit Injektionen. Ärzte sind für Patienten da und nicht Patienten für Ärzte.

Mit drei Lebensjahren gibt es die U 7a, bei der das Kind maximal fremdelt und die Untersuchung in den meisten Fällen nur mit Zwang durchgeführt werden kann, was sehr unschön ist. Die Motorik, das Sprechvermögen und die Erkrankungen kann man beobachten und besprechen, auch ohne das Kind zu belästigen.

Mit vier Lebensjahren kommt es zur U 8. Das Kind ist in der Regel in einem Kindergarten und schon eine kleine Persönlichkeit. Nun muss man sich als Untersucher beim Kind anmelden und um Erlaubnis fragen. Bei Ablehnung rate ich dringend, das zu respektieren und die Berührung zu unterlassen. Während bei der U 7a manche Untersuchung überfallartig erfolgt, ist dieses Vorgehen gegen den Willen des Kindes mit vier Lebensjahren abzuraten, weil es traumatisch und unvergessen nachwirken kann. Es lohnt sich im Verweigerungsfall neue Termine in kurzen Abständen zu vereinbaren, bis dass das Kind für die Untersuchung sein Einverständnis gibt. Es kommt in seltenen Fällen vor, dass bis zur U 9 mit fünf Lebensjahren keine Untersuchung zugelassen wird. Dann ist das eben so. Das Kind gedeiht auch ohne die U-Untersuchungen gut. In Gesprächen mit den Eltern und im Sichtkontakt zum Kind kann man sich vergewissern, dass die Entwicklung regelrecht ist. Lässt ein Kleinkind mit vier Jahre Alter die Untersuchung geschehen, wächst es sichtbar vor sich selbst.

Mit 13 Lebensjahren darf die J 1, die Jugenduntersuchung durchgeführt werden. Mädchen haben es schwerer, weil die hormonelle Entwicklung begonnen hat und jede Entkleidung und Präsentation vor Ärzten schamhaft abgewehrt wird. Der Sinn der J 1 liegt in der Beurteilung des Längenwachstums, um Wirbelsäulenverkrümmungen, die Skoliose, zu erkennen. Vergleichende Untersuchungen von geimpften zu ungeimpften Jugendlichen zeigten, dass Skoliose praktisch nur bei Geimpften vorkommt. Das ergab eine Neubewertung der KIGGS-Studie (Kindergesundheit in Deutschland 2003 -2006) des RKI durch Angelika Müller, von Beruf Informatikerin und mit Statistik vertraut, von der EFI (Eltern für Impfaufklärung (37)). Weiter konnte Frau Müller mit dem gleichen Datensatz nachweisen, dass Geimpfte kränker sind als Ungeimpfte. Wir wussten es eigentlich schon immer, nur jetzt ist es amtlich. Die Behörde RKI schweigt dazu, hat die ausführlichere Fassung der Ergebnisse in englischer Sprache veröffentlicht und verschleiert die unangenehmen und den Kinder-Untersuchungen zuwider laufenden Ergebnisse.

Neben der Ganzkörperuntersuchung sollen bei der J 1 viele Fragen zum Drogenkonsum, zur Frühsexualität und noch einige eher banale Sachverhalte geklärt werden. Man möchte wohl dafür sorgen, dass Jugendliche weiter den Ärzten vorgestellt werden sollen und ihre Impfwiederholungen erhalten, die nun um die unsinnigen HPV-Impungen ergänzt werden.

Kinderärzte haben sich noch zwei zusätzliche Untersuchungen gesichert, um sich auch für das Schulalter zuständig zu zeigen. Im Grunde geht es nur um die Absicherung des fortgesetzten Impfens und die Erhaltung eines Patientenklientels in einer Gesellschaft, die immer weniger Kinder zeugt.

Fazit: Die „Vorsorgeuntersuchungen“ sollen gesunde Menschen der Schulmedizin zuführen und für Programme wie das Impfen erreichbar machen.

In der Primärmedizin Homöopathie sind das nette Begegnungstermine, die geeignet sind, den „gesunden Lebensstil“ und den „gesunden Entwicklungsweg“ immer wieder zu bestärken. Daraus ergeben sich Niedrigrisikobedingungen, die den eigentlichen Zweck der Untersuchungen überflüssig machen.

KAPITEL VIII. DIE „KRANKE NORMALITÄT"

1. Krank durch die Umwelt

1.1. Allgemeines

Die Fortschritte in der Chemie und Technik ab dem 20. Jahrhundert haben für die Bürger der Industrienationen ihren Preis. Sie müssen die Freisetzung von unnatürlichen chemischen Substanzen in die Natur tolerieren und werden dabei im Verborgenen zu Konsumenten wider Willen. Es braucht Jahre bis Jahrzehnte, bis der Schaden an der Umwelt und an Mensch und Tier erkannt wird. Dann hat bereits eine Generation den Schaden an der Gesundheit gezeigt und erst als Folge danach werden Begrenzungen von behördlichen Stellen vorgenommen. Diese Spirale von Freisetzungen und Kumulation in biologischen Organismen dreht sich heute zunehmend schneller und intensiver, weil bereits mehrere Millionen Fremdsubstanzen über die Luft, das Wasser und die Nahrung den Mensch erreichen und durch den Potenzierungseffekt (siehe I.1.6.) zu kritischen Auswirkungen führen. Man kann davor nicht mehr die Augen verschließen und vor allem kann man sich nicht auf die staatlichen Aufsichtsorgane verlassen, die argumentieren, dass sie die Ausgewogenheit von dem Schutz der Bevölkerung gegen den Schutz der Wirtschaft und der davon abhängenden Arbeitsplätze abzuwägen haben. Dabei sind bis heute die Natur und der Mensch eindeutige Verlierer. Als Gesamturteil aus Vergangenheit und Gegenwart muss man resümieren, dass der Staat die

Gesundheit der Bürger nicht ausreichend schützt. Jeder muss sich selber um die Minimierung von Fremdbelastungen kümmern, um nicht in fortgeschrittenem Alter mit Nervenausfällen oder Krebserkrankungen „überrascht" zu werden.

Zu den Gefahren aus der Umwelt zählen auch die Aktivitäten der Medizin, die mit Strahlen arbeitet, zu viele chemische Substanzen verordnet und durch Injektionen gravierende Störungen auslöst. Entweder man verschließt davor die Augen und verlässt sich fatalistisch auf die eigene Unversehrbarkeit oder man zieht Konsequenzen und organisiert eine Minimierung der Fremdeinflüsse für sich und die Familie. In der Basismedizin Homöopathie ist letzteres vorgesehen.

1.2. Nitrate

Stickstoffhaltige Verbindungen stehen mit dem Fleischkonsum in Verbindung. Der Mensch nimmt bei Verzehr von Fleisch und Wurst Nitrate auf, die im Darm durch Bakterien in Nitrit umgewandelt werden. Daraus entstehen Verbindungen wie Nitrosamine, die das bekannteste Karzinogen für die Entstehung von Darmkrebs sind.

In der Tierzucht fallen erhebliche Mengen von Stickstoff über die Ausscheidungen, die Gülle, an, die anschließend für die Düngung der Felder neben Kalium und Phosphat ausgebracht werden. Neu sind die zusätzlichen Versprühungen von stickstoffhaltigen Überständen, das sind die Gärreste vom Mais aus den Biogasanlagen, die durch die Fördergelder der Politik wie Pilze aus dem Boden geschossen sind. Allein in dem kleinen Bundesland Schleswig-Holstein gab es im Jahr 2015 die Anzahl von 620 Biogasanlagen, deren Rückstände als Dünger auf die Felder verteilt werden. Diese Menge entspricht der Gülle von 150.000 Kühen, die die Bauern preisgünstig entsorgen. Dass hat zur Folge, dass an über 40% der Messstationen von Grundwasserbrunnen für das Leitungswasser in Schleswig-Holstein die maximalen Grenzwerte der EU von 50 mg/l. Nitrate überschritten wurden und weiter werden (38). Schwangere und Kinder bis zum 5. Lebensjahr dürfen aber nicht mehr als 20 mg/l. Nitrate aus Leitungswasser aufnehmen, denn dann blockiert Nitrat das Hämoglobin (zu Methämoglobin und „Blausucht" wegen der Zyanose), den Sauerstoffträger in den roten Blutkörperchen, was Sauerstoffmangel zur Folge hat und mit Wachstum und Entwicklung nicht vereinbar ist.

Die „Stiftung Warentest" hat gerade im Juli 2016 die Qualität von Leitungswasser im Vergleich zu dem teureren Mineralwasser getestet und veröffentlichte vollmundig die bessere Qualität des Leitungswassers. 28 Proben aus den Leitungen von Rathäusern verteilt über ganz Deutschland wurden mit 30 Mineralwässern verglichen (39). Dieses Urteil ist haarsträubend und irreführend. In erster Linie wird über die Keimbesiedlung des Wassers geurteilt. Leitungswasser muss keimfrei sein, Mineralwasser nicht, weil die Keime aus tiefen Brunnen kommen aber für den Menschen ungefährlich sind. Heute sind die Nitrate ein unheilvolles Problem des Grundwassers durch die maßlose Übersättigung der Ackerböden mit Gülle und Resten aus den Biogasanlagen. Dadurch ist das Leitungswasser in höchster Gefahr der Verunreinigung mit Nitraten. Die Wasserwerke sind aufgefordert, den Grenzwert für den Menschen von maximal 50 mg/l. Nitrat einzuhalten, was bereits zu viel für Schwangere und Kinder ist. Die anfallenden Kosten trägt nicht der Verursacher, die Landwirtschaft, sondern der Verbraucher, der nun mit ansteigenden Kosten für das Leitungswasser durch die Umverteilung rechnen muss. Das ist ein typischer Fall von Privatisierung der Gewinne und der Sozialisierung der ausgelösten Schäden. Die EU ist auf dem Weg, Deutschland Strafzahlungen aufzuerlegen, weil nichts unternommen wurde, um nach Abmahnungen die Beimengung von Nitraten im Grundwasser zu reduzieren. 50mg% ist der maximal zulässige Grenzwert für die EU-Länder, ab 40mg% spricht man vom „kritischen Wert". 43% der deutschen Grundwasserbrunnen wiesen bereits 2015 diese Größenordnung auf (39). Das ist absolut nicht mehr hinnehmbar, aber ein großes Problem der auf Fleischzucht ausgerichteten Landwirtschaft, die politisch durch Lobbyismus gefördert und als Wählerschaft bei Laune gehalten wird.

Allein in Niedersachsen zählte man 2016 mehr als 100 Millionen Hühner und Puten, 10,5 Millionen Schweine und 2,6 Millionen Rinder. 60 Kilogramm Fleisch isst jeder Deutsche im Durchschnitt, aber der größte Anteil wird exportiert. Zurück bleibt die irrsinnige Menge von 200 Milliarden Kilogramm Gülle, Jauche und Mist, die Deutschland zu Europas zweitgrößtem „Wassersünder" macht. Mit den Nitraten überwuchern die Felder mit Pflanzen, die die Hälfte aller Pflanzen der „Roten Liste" verdrängen und ihr Aussterben befördern. Dieses Umweltdesaster setzt sich fort in den Flüssen, Seen und Meeren, in die Millionen Tonnen von Nitraten gelangen, den Algenwuchs intensivieren und Muscheln, Würmer und Fische töten (40). Sind die Trinkwasserbrunnen nicht tief genug, schöpft man für die Leitungen Oberflächenwasser ab, dann drohen die Werte für die Nitrate anzusteigen und damit die Beschädigungen der Menschen. Solche Bedrohungen gab es bereits in den Achtzigerjahren in der südbadischen Rheinebene, wo Nitratwerte über 50 mg% anstiegen und Talwasser kostenaufwendig mit nitratarmem Schwarzwaldwasser gemischt werden musste, um die Werte zu senken. Ein mir bekannter sich verantwortlich fühlender Klinikchef einer Frauen- und Geburtsabteilung eines Kreiskrankenhauses riet damals öffentlich den Müttern, Leitungswasser nicht für die Herstellung von Babynahrung zu verwenden. Diese Empfehlung löste einen Skandal aus, der zur Abstrafung dieses Arztes führte. An den Quellen der Nitrateinbringung hat man auch nach 30 Jahren nach wie vor nichts geändert.

Es gibt in Deutschland die Jodkampagne, weil nach Meinung von „Fachleuten" Deutschland ein Jodmangelland sei. Das ist grober Unsinn. Real ist aber die Verschärfung von Schilddrüsenproblemen durch Nitrate, die ein Enzym in der Schilddrüse blockieren, welches Jod in das biologisch wirksame Schilddrüsenhormon einbaut. Das Argument, man wolle mit zusätzlichen Jodverbreitungen den Jodmangelkropf reduzieren, ist eher ein Hinweis auf die Kaschierung eines Nitratkropfes, der durch das Umweltnitrat die Enzymblockade und in der Folge einen Mangel an Schilddrüsenhormonen bewirkt. Durch die Steigerung des Jodangebotes erhofft man sich offensichtlich eine Abschwächung dieses Umweltproblems, an dessen grundsätzliche Lösung man aus politischen Gründen wohl nicht herangehen möchte. Dieses politische Prinzip, eine umweltbedingte Gesundheitsgefahr durch Kompensationsmaßnahmen zu kaschieren und nicht grundsätzlich zu lösen, kann in vielen Lebensbereichen beobachtet werden. Damit werden nicht nur die Landwirte verschont, sondern insgesamt die Wirtschaft und speziell die deutschen Chemiewerke zum Schaden der Bevölkerung.

Mit dem Bekanntwerden der Manipulationen von Volkswagen an den Abgasmessungen ihrer Fahrzeuge in 2015 ist allen Konsumenten deutlich geworden, dass auch Stickoxide in relevanten Größenordnungen und besonders in Städten mit dichtem Straßenverkehr in die Umwelt gelangen. Da kommt eine Quelle zur nächsten und steigert unerträglich den Potenzierungseffekt (I.1.6.), der für den resultierenden Individualschaden relevant ist.

1.3. Fluoride

Fluor ist ein Element der Halogene, das ist die Gruppe der Salzbildner im Periodensystem der Elemente. Fluor ist als Element allein nicht existent, sondern erscheint als elektronegativer Verbindungspartner (Anion) stets in Verbindung mit einem elektropositiven Partner (Kation). Fluor hat von allen Halogenen, zu denen auch Chlor, Brom und Jod zählen, das kleinste Atomgewicht mit der intensivsten Anziehungskraft für Verbindungspartner. Dieser von dem Fluorion ausgehende elektronegative Sog ist derart intensiv, dass gar das Wasserstoffion aus dem stabilen H2O-Molekül (Wasser) herausgerissen wird zur Bildung der flüchtigen Säure HF, Fluorwasserstoff, welche wiederum zu neuen schwerlöslichen Verbindungen führt. Deswegen hat die Evolution von Leben nie die Verwendung von Fluor genutzt, denn Elemente mit einer derartigen elektrochemischen Verbindungskraft lassen die Partner nicht mehr los. Leben ist aber ständiger Wandel im Stoffwechsel von Ionen im wässrigen Milieu. Elemente wie das Anion Fluorid blockieren den Ionenaustausch in den Kaskaden des Stoffwechsels und sind daher lebenstoxisch. Das Gleiche gilt für das nachfolgend angesprochene ionisierte Aluminium als Kation, für das es ebenfalls und aus dem gleichen Grund keine Verwendung in Organismen gibt. Beide Elemente, Fluor und Aluminium im ionisierten Zustand (elektrisch geladen und damit verbindungsfähig), werden im großen Umfang seit dem Ende des 19. Jahrhunderts bis heute durch die Gewinnung von Aluminium aus dem Erdreich, für das sich die moderne Wirtschaft so interessiert, als für die belebte Natur gefährliche Substanzen in die Umwelt freigesetzt. Mit extrem hohem Energieaufwand müssen die stabilen Verbindungen von Aluminiumsilikaten (bevorzugt aus Bauxit) aufgebrochen werden, wodurch viel aggressives Fluor freigesetzt wird. Zunächst interessierten sich die Chemiker für dieses Element, speziell für Fluorwasserstoff, denn mit diesem „Werkzeug" lassen sich sämtliche natürliche Verbindungen aufknacken und neue künstliche herstellen. Das sind die Kunststoffe, die allesamt heute nicht mehr wegzudenken sind. Möchte man diese nach Gebrauch entsorgen, behindern die Härte und die Intensität der Verbindung die Zersetzung. Nur durch Hocherhitzen kann Fluor wieder freigesetzt werden. Aber wohin mit diesen aggressiven Gasen? Fluoride habe einen erheblichen Anteil an der Zerstörung der lebensnotwendigen Ozonschicht.

Irgendjemand hatte wohl die „nützliche" und wirtschaftlich lukrative Idee, Fluoride zur Bekämpfung der Zahnkaries zu nutzen. In den Jahren nach dem zweiten Weltkrieg war die Karies der Zähne die häufigste Zivilisationskrankheit. Entweder gibt man heute noch Kindern Fluoride gemeinsam mit Vitamin D in den ersten beiden Lebensjahren, oder man lackiert und versiegelt Zähne mit Fluorlacken. In der heutigen Zahnpflege sind fluorhaltige Zahnpasten gängig und wer seine Zähne regelmäßig beim Zahnarzt prophylaktisch versorgen lässt, wird am Ende dieser Maßnahme am Gebiss mit Fluoriden betupft. So wird kontinuierlich dafür gesorgt, dass der Mensch von heute Fluoride in sich ablagert, die nie wieder freigesetzt werden. Die biologischen Effekte sind inzwischen gut untersucht und bereiten große Sorge.

Fluoride im Menschen

- verbinden sich bevorzugt mit Kalzium, dabei wird Phosphat aus dem zahn- und knochenbildenden Apatit (Kalziumphosphat) verdrängt. Im Ergebnis verliert der Knochen an Elastizität, wird spröde und bricht leichter. Fluoride zeigen eine 30 Mal höhere Affinität zum Knochen als in den Zahn zu gelangen. Die Knochenmasse ist 300 Mal umfangreicher als die Zahnmasse. In die Knochen gelangen Fluoride seit jeher über Wasser aus vulkanischen Quellen und reichern sich mit dem fortschreitenden Alter natürlicherweise an. Die zunehmende altersbedingte Gebrechlichkeit konnte wohl durch die von Fluoriden bedingten Verhärtungen kompensiert werden. Diese Verhärtungen werden heute bereits in den Kleinkindjahren durch den Kontakt mit synthetischen Fluoriden mit ungewissem Ausgang forciert. Synthetische Fluoride zeigen dabei eine höhere Aggressivität als die natürlich in Vulkanquellen vorkommenden Fluoride.

- haben eine weitere Verbindungsaffinität zu den Silikaten (Kieselerden), von denen der Mensch nur noch wenige aber mit erheblicher Bedeutung aufweist. In der frühen Phase der Lebensentwicklung waren Silikate der Baustoff, der schließlich gegen das geeignetere Kalzium ausgetauscht wurde. Im Embryonalstadium dominieren noch Silikate, aber nach der Geburt fängt der Kalzifizierungsvorgang (Verkalkungen) an. Die Restbedeutung von Silizium in kleinen Mengen kommt nach wie vor diversen Organen zu, um die Elastizität von Gefäßwänden, Organhüllen, Muskellogen, Haut und Sehnen zu gewährleisten. Siliziumfluorid nimmt diesen Organen wiederum die Elastizität mit den Folgen von Arterienaussackungen (Aneurysmen), Krampfadern (Varizen), Organverhärtungen (Zirrhosen), Beckenbodensenkungen der Frauen, Knotenbildungen, Hautalterung (faltig und von der Unterhaut abhebbar) und Sehnenabrissen.
- verbinden sich mit Aluminiumionen, die über Impfungen, Leitungswasser, Verpackungsmaterial und Nahrung aufgenommen werden, zu Aluminiumtrifluorid. Dieses Molekül ist 100 Mal beweglicher als andere Aluminiumverbindungen und kann problemlos alle Barrieren überwinden,

um schließlich in das Gehirn zu gelangen und dort zu schädigen.
- verdrängen Jod an der Schilddrüse, indem Fluoride wie Nitrate das Enzym blockieren, durch das Jod in das Schilddrüsenhormon eingebaut wird. So spricht man heute bereits von einem zusätzlichen „Fluoridkropf".
- können das Wasserstoffion im Magen aus der Verbindung der Salzsäure (HCl) verdrängen. Das kann passieren, wenn größere Fluoridmengen von Kindern geschluckt werden oder auch bei Erwachsenen nach einer zu intensiven Zahnprophylaxe. Dann bildet sich das aggressive Gas Fluorwasserstoff (HF), welches die Magenwand durchbricht und zu einem chirurgischen Notfall führt.
- können bei akuter Aufnahme Kalzium im Blut anbinden, einen Mangel bewirken und damit zu Herzrhythmusstörungen bis zum akuten Herzstillstand führen.

Fluoride haben eine geringe Verträglichkeit, von „therapeutischer Breite" kann man kaum sprechen, da es für keine Therapie sinnvoll ist. Säuglinge erhalten 1 mg Natriumfluorid pro Tag, ab 2 mg beginnt die „Giftigkeit" bei längerer Anwendung. Ab einer regelmäßigen täglichen Aufnahme von 5-10 mg wird es kritisch. Diese Werte sind nicht unrealistisch, denn Fluoride summieren sich im Konsum von Leitungswasser, von Gelatine (aus Knochen hergestellt), von Zahnbehandlungen, von Medikamenten und anderen Quellen.

Warum werden den Kindern so früh im Leben überhaupt diese toxischen Substanzen vorbei an der Muttermilch, die ein generell fluoridarmes Lebensmittel ist, verabreicht? Es sind die Zugeständnisse an die Süßwarenindustrie, das stille Akzeptieren von Zuckerzusätzen zur Fertigkost, zu den Limonaden und für die Naschereien, die große gesundheitliche Probleme auslösen. Mit Fluoriden soll die Zahnkaries verhindert werden für den „Konsum ohne Reue“. Zucker wird im Mundraum von Bakterien in Säure umgewandelt, die den Zahn beschädigt. Auch in dieser Ernährungsfrage werden von Politikern die Anliegen der Wirtschaft über die Beschädigungsfrage der Gesundheit der Bevölkerung gestellt. Alle Versuche, die Zahngesundheit durch eine bessere Ernährung und mit dem kompletten Verzicht auf Fluor zu lösen, wurden bis heute wirksam von der Industrie verhindert (41).

Weil der Zuckerkonsum entgleist und heute erkannt ist, dass die Zunahme von Übergewicht, Diabetes mellitus (die Zuckerkrankheit) und Folgestörungen zum großen Teil dem raffinierten Zucker zuzuschreiben ist (42), haben manche Staaten wie England und die USA begonnen, eine Zuckersteuer zu erheben. In Deutschland wird wirtschaftsfreundlicher entschieden, indem man die Industrie zu einer freiwilligen Reduzierung von Zucker ermahnt und auf Ernährungsberatung setzt.

Wie auch immer politisch entschieden wird, rate ich zur individuellen Alternative und zu einem anderen Lebensstil, eher vorsorglich den sparsamen Umgang mit Zucker zu planen und diesen zu vermeiden, wo immer es nur geht, um Schäden an der Gesundheit zu vermeiden. Diese Achtsamkeit ist ein wesentlicher Aspekt, um der „kranken Normalität“ zu entkommen.

Zahnkaries ist keine Fluormangelkrankheit, sondern das Ergebnis von schlechter Ernährung, mangelnder Kauarbeit und ungenügender Zahnpflege. Alternativ kann die Zahnpflege intensiviert, die Kauarbeit gesteigert und die Mikrobiompflege mit dem vorrangigen Verzicht der Antibiotika beachtet werden.

Nach den oben angeführten Auswirkungen von Fluoriden im chronisch Konsum und unter dem Aspekt, dass es keinerlei Notwendigkeit dieses Elementes für den Menschen gibt, rate ich zu dem völligen und peniblen Verzicht.

1.4. Aluminium

Das „Problemmetall" des 20. Jahrhunderts war Quecksilber, das wie Blei nie aufhört, den Menschen zu schädigen. Die Erkenntnisse zu diesen Giften haben sehr dazu beigetragen, eine umsichtige Vermeidung zu beachten. In der Gegenwart müssen wir uns nun vorrangig mit der Giftigkeit von Aluminium beschäftigen. Dieses Metall kommt natürlicherweise in der Erdkruste in fester Verbindung mit Silikaten vor. Die moderne Technik und speziell das Verkehrswesen verarbeitet das Leichtmetall Aluminium im großen Umfang, um Vehikel leichter zu machen und verbrauchsgünstiger zu bauen. Dazu muss das Metall aus seiner Silikatverbindung befreit werden, was einen hohen Energiebedarf nötig macht. Dabei werden umweltschädliche Fluoride freigesetzt und hochgiftige Seen von Natronlauge eingedämmt. Wo Aluminium produziert wird, ist die Umwelt schwer vergiftet. Aufklärend ist das Buch: „Die Akte Aluminium" von B. Ehgartner (43) mit umfangreichen Quellen- und Literaturangaben. Dazu gibt es eine gleichnamige Dokumentation.

Aluminium hat für das Leben auf der Erde nie Funktionen ausgeübt, weil es niemals frei verfügbar war. Das hat sich erst geändert, als der Mensch Ende des 19. Jahrhunderts mit der Freisetzung begann. Kommen Pflanzen, Tiere und Menschen mit ionisiertem Aluminium in Kontakt, ist es immer giftig und Zerstörungen beginnen. Die natürliche Neutralisierung leisten wieder Silikate im Darm, die wir mit Gemüse und Wasser zu uns nehmen.

Unter der Anwesenheit von Säure – und das bereits unter einem ph-Wert von 7,4 – kann ionisiertes, also elektrisch geladenes, organisch verbindungbereites Aluminium dem Menschen schädlich werden.

Die Quellen sind heute

- das Leitungswasser (bis zu 10.000 fache Konzentrationen oberhalb von Grenzwerten kommen vor),
- das Aluminiumgeschirr (wie Töpfe, Pfannen, Bleche oder Folien in Kontakten mit säuerlichen Substanzen),
- die Medizin (Magenarzneien gegen Sodbrennen, sämtliche Totstoff-Impfpräparate, Wundfolien, Sonnencremen),
- Verarbeitungen in der Fertigkost (wird dem Flüssigei zugesetzt)
- die Getränkedosen,
- die Heizstäbe in den Kaffeemaschinen
- die Aluminiumverpackungen (Kaffeekapseln, Joghurtdekkel und viele mehr)
- die aluminiumhaltigen Deodoranzien und
- das konventionelle Speisesalz, dem undeklariert Aluminium zugesetzt wird, damit es trocken und rieselfähig bleibt.

Aluminium-Ionen gelangen durch alle biologischen Membranen einschließlich der Blut-Hirn-Schranke, die danach durchlässiger wird, lagern sich (kumulieren) langfristig im Zentralnervensystem an und schädigen dieses nachhaltig und chronisch. Da bereits in der Säuglingszeit über die Impfungen direkter Kontakt mit diesen Ionen hergestellt wird, sind frühe Nervenschäden die Folgen. Ein amerikanischer Wissenschaftler (44) hat nachgewiesen, dass vom injizierten Impfpräparat Aluminiummengen übertragen werden, die circa 100.000-fach über der minimalen Beschädigungsmenge für die Nerven liegen. Er konnte aufzeigen, dass Nanogrammmengen (10^{-9} g) ausreichen, um die Vermehrung von

Nervenzellen durch Schäden an den Chromosomen (DNA, Aluminium bindet Phosphat) zu blockieren. In den Totimpfstoffpräparaten sind Milligrammmengen (10^{-3} g) enthalten. Nervenzellen produzieren Neurotransmitter, das sind Überträgersubstanzen an den Synapsen, den Schaltstellen der Nervenimpulsübertragung. Es überrascht daher keineswegs, dass die Schäden durch injiziertes Aluminium mit

- Aufmersamkeitsdefiziten, Konzentrationsschwächen, Vergesslichkeit, Demenz, Nervenausfällen und Krampfanfällen in Erscheinung treten. Den Beweis kann der Geschädigte (noch) nicht führen.

Weiter ergeben sich Schäden an den

- Energiemolekülen: Blockaden von ATP und NADPH durch Aluminiumphosphat-Bindungen mit den Folgen von Müdigkeit, Schlafsucht (Narkolepsie, das häufigste Imschadensergebnis bei Kindern),
- T-Lymphozyten: mit den Folgen der Beeinträchtigung des Langzeitgedächtnis unseres Abwehrsystems, Schäden an der Thymusdrüse und Beeinträchtigung der Krebsabwehr
- Knochen und Zähnen mit den Folgen von Störungen des Kalkeinbaus.
- Im Blut blockiert Aluminium das Ferritin (Eisenspeicherprotein) und den Eisentransport, die Folge ist Blutarmut (Anämie), die durch Eisengaben nicht zu beheben ist.
- Am Ende des Lebens droht die immer zahlreicher auftretende Demenz. Umsichtige Vermeidungen von Aluminium vom Schwangerschaftsbeginn an sind empfohlen.
- Mit Aluminiumionen lässt sich jede Allergie auslösen und bei fortgesetzter Anwendung die Bildung von Autoantikörpern anregen, die Folgen sind die Selbstzerstörung (Autoimmunerkrankungen)

Die Konsequenz kann nur lauten, dass man dem Aluminium strikt aus dem Weg gehen sollte. In einer Prioritätenliste der Dringlichkeit und Aufmerksamkeit kann folgende Hierarchie des Verzichtes wichtig sein:

1. Keine Totstoffimpfungen mehr akzeptieren
2. auf aluminiumhaltige Deodoranzien verzichten
3. keine aluminiumhaltigen Arzneien einnehmen
4. keine aluminiumhaltigen Sonnencremes verwenden
5. keine Alufolie, keine Alutöpfe und Alupfannen mehr verwenden
6. keine Lebensmittel mit Alu-Deckel oder Alu-Behältern konsumieren
7. kein Leitungswasser ungefiltert genießen.

Die Industrie muss und wird sich umstellen. Der erste Erfolg ist die zunehmende Befreiung der Deodoranzien von Aluminium, sodass bereits damit geworben wird, dass viele Deos garantiert frei von Aluminium sind. Bei den Impfungen ist der Verzicht zu erwarten und dringend geboten, allerdings ist es dabei schwieriger ohne Aluminium auszukommen, weil es bis heute keinen brauchbaren Ersatz gibt (siehe in VIII.2.4.).

1.5. Quecksilber

Zahnamalgame waren die bekanntesten, auf den Menschen direkt einwirkenden Quecksilberverbindungen und so gefährlich, weil sie in unserem Mund als instabiles Füllungsmaterial verwendet wurden. Der Begriff „Amalgame" beschreibt die Eigenschaft von Quecksilber, als Lösungsmittel für andere Metalle zu fungieren und diese einzubinden. Quecksilber als Metall ist bei Raumtemperatur flüssig, dehnt sich aus bei Wärme, schrumpft bei Kälte und ist daher für Thermometer genutzt worden. Inzwischen sind ungefährliche Messmethoden auf dem Markt, denn wenn ein Glasthermometer mit Quecksilber zu Boden fällt und bricht, entleeren sich viele kleine Kügelchen des Metalls und verschwinden in porösen Böden. Im Laufe der folgenden Zeit verdampfen diese Reste und schädigen die Bewohner. Auch bei dem Ausbohren von Zahnamalgamen werden hochgefährliche Quecksilberdämpfe freigesetzt, die jeden Widerstand durchwandern und Nerven beschädigen.

Zahnamalgame korrodieren und setzen täglich und kontinuierlich kleine Mengen von Quecksilber frei. Dabei kommt es zu chronischen Vergiftungen des Trägers zu Lebzeiten wie auch zu Freisetzungen nach dem Tod durch Verdampfung oder Anreicherung im Erdreich. Seit dem Jahr 2000 wurde der Streit über die Giftigkeit des Zahnamalgams beendet, indem die weitere Verwendung bei Kindern und Jugendlichen verboten wurde. Nun wächst eine Generation heran, die fortan frei von Amalgamen ist und überwiegend Kunststofffüllungen erhält. Alle anderen Amalgamträger werden allmählich ihr Gift mit ins Grab nehmen, denn offiziell verkündet das Robert-Koch-Institut (deutsches Bundesgesundheitsamt) in Berlin heute noch: *Nach wie vor ist gegen die weitere Verwendung von Quecksilberamalgamen medizinisch nichts Negatives einzuwenden.*

Es wäre auch zu kostspielig, zu Lasten der Krankenkassen für die Beseitigung aus jedem Mund zu sorgen. Man hat sich mal wieder politisch für die kranke Normalität entschieden. Ich kann nur jeden Amalgamträger warnen und raten, so schnell wie möglich verbliebene Zahnamalgame zu entfernen. Quecksilber hat im menschlichen Organismus nichts zu suchen, ist obligat giftig, krebsauslösend und darüberhinaus zuverlässig allergisierend (45). Allein der Potenzierungseffekt mahnt, sich von jeglichen Giften in unserem Körper frei zu halten.

Schon über 100 Jahre sind diese Materialien in Verwendung und stets gab es kritische Stimmen. Der Hauptträger der Amalgame ist Quecksilber in einem Anteil von 50%. Neben Quecksilber enthalten Amalgame noch Silber, Zinn, Kupfer, Palladium und andere nicht weniger bedenkliche Metalle. Nach Blei ist Quecksilber heute das bestuntersuchte Metall. Bei jedem Kauakt werden drei Formen von Quecksilber aus den Füllungen freigesetzt: metallisches Quecksilber, organisches Quecksilber und dampfförmiges. Die Mengen sind geringfügig aber beständig! Am gefährlichsten ist Quecksilberdampf, der direkt durch Zahnfleisch und Knochen in die Nervensubstanz übertritt oder über die Atmung und die Lunge aufgenommen wird. Deswegen empfehle ich für das Ausbohren durch den Zahnarzt, dass eine Assistenz anwesend sein sollte, um mit einem breiten Sauger direkt in der Nähe des Bohrkopfes die Dämpfe abzufangen. Der Schutz des Mundraumes mit „Kofferdamm", eine Art Präservativ für den Mundraum, genügt nicht, da Dämpfe ungehindert hindurchwandern.

Organisches Quecksilber wird im Darm resorbiert und sammelt sich schließlich in der Nervensubstanz an. Metallisches Quecksilber wird im Darm von Bakterien in unübersichtlichen Mengen zu organischem Quecksilber umgewandelt und zu zirka 10 bis 15% aufgenommen oder rein metallisch ausgeschieden.

Im Durchschnitt sondert eine Amalgamfüllung 15 µg Quecksilber pro Tag ab, wovon 1/8 aufgenommen wird. Das macht bei 8 Amalgamfüllungen eine Tagesmenge von 15 µg, zu der sich noch eine durchschnittliche Externaufnahme aus der Umwelt von 2 µg hinzufügt. Bei einer von der WHO als Grenzwert deklarierten Gesamttagesmenge von 50 µg für einen ausgewachsenen 70 kg schweren 40 Jahre alten Mann mag das ungefährlich klingen. Das relativiert sich sofort aufgrund der tagtäglichen Gegenwart dieser Belastung und mit dem Anteil an dem potenzierenden Schadenseffekt in Gemeinsamkeit mit anderen Fremdeinwirkungen, wie zuvor oben (I.1.6.) beschrieben. Besonders brisant werden diese Zahlen, wenn man bedenkt, dass eine Schwangere dieses Gift ihrem ungeborenen und später gestillten Kind überträgt. Für das Quecksilber im Blut der Mutter gibt es keine Blut-Plazenta- und keine Blut-Milch-Schranke. Die Schädigungen sind dann von anderer Dimension als bei ausgereiften Erwachsenen. Wenn wir einen 800 g schweren Embryo in der 28. Schwangerschaftswoche nehmen, der täglich mit der durchschnittlichen 15 plus 2 µg Quecksilbermenge belastet wird, ergibt sich eine tägliche Exposition von 13,6 µg Quecksilber pro Kilogramm Körpergewicht im Verhältnis zu dem WHO Grenzwert von 0,35 µg für den reifen Mann. Das ergibt eine tägliche 40 fache Überschreitung des Grenzwertes für das Ungeborene, das schutzlos und hochsensibel dieser Umweltgefahr ausgesetzt wird. Über diese Werte haben Mediziner hinweggeblickt. Solange es keine direkten Beweise für schwere Schäden gab, hat man abgewartet und nichts unternommen.

Nicht immer waren die Forderungen nach Standardqualitäten für dieses Zahnmaterial und für die Verarbeitung in Zähnen erfüllt. Es war zeitweilig unter manchen Zahnärzten üblich, Edelmetallkronen auf die Quecksilberamalgamfüllungen draufzusetzen. So manche Überraschung kann bei älteren Patienten zu Tage treten, wenn marode Kronen abgenommen werden. Es ist weiter zu bedenken, dass gleichzeitig anwesende Gold- und Edelmetallfüllungen über den Speichel die Korrosion der Amalgamfüllungen steigern. Die weite Verbreitung von Fluoriden in Zahnpflegemitteln sorgt für eine zusätzliche Verschärfung dieses Problems: Durch

Fluoride wird die Freisetzung der Metalle aus den bestehenden Amalgamfüllungen beschleunigt.

Von Quecksilber ist bekannt, dass es Nervenzellen zerstört, Lymph- und andere Abwehrorgane angreift, Drüsen (Gehirn, Leber, Pankreas, Keimdrüsen) schädigt, Gene verändert, Krebs auslösen kann und bei Embryonen Missbildungen auslösen kann. In die Zellen eingelagertes Quecksilber heftet sich an Eiweißmoleküle, zerstört diese oder behindert deren Funktion. Die beständige Anwesenheit des antibiotisch wirkenden Quecksilbers im Mundraum beeinträchtigt das Mund- und Magendarmmilieu (Mikrobiom). Durch Beschädigungen von Bakterien beginnen diese eine Resistenzentwicklung, die durch Informationsmoleküle (Plasmide) nach innen wie nach außen an andere Bakterien weitergegeben wird. Hieraus erklären sich viele Zunahmen von erhöhter Widerstandsfähigkeit von Erregern auch gegen gängige Antibiotika.

Ohnehin bekommt man den Eindruck, dass neben den direkten Organschäden viele Erkrankungen unserer Zeit Antworten auf diese permanenten Lebensbeeinträchtigungen durch Toxine darstellen. Dazu zählen vor allem die zeitgemäßen chronischen Infektionskrankheiten mit Pilzen, mit gefährlicheren Bakterien und mit stigmatisierenden Viren wie die Herpes-Viren.

Es darf nicht übersehen werden, dass es eine ganze Reihe anderer Quellen für Quecksilberaufnahmen gab und heute noch gibt. Besonders problematisch sind heute Fische aus dem Meer. Vor der Jahrtausendwende hat die europäische Industrie giftige Schwermetalle in großen Mengen in die Meere geschüttet. Diese Altsünden haben die Nahrungskette durchlaufen und bedrohen heute noch die Konsumenten als Endlager. Das ist derart relevant, dass Schwangere und Kleinkinder bis zum Alter von vier Jahren keinen oder sehr selten Meeresfisch konsumieren und besser Fisch aus dem Süßwasser bevorzugen sollten. Die deutsche Umweltbehörde und der BUND (Bund für Umwelt und Naturschutz Deutschland) haben diese Belastungen der Meeresfische bei verschiedenen Arten mit unterschiedlichen Werten untersucht und vor dem Verzehr gewarnt (46).

Weiterhin bedroht uns Quecksilber in Energiesparlampen, die zerbrechen können, in alten Fieberthermometern, in Kosmetika, in Medikamenten, in Desinfektionsmitteln wie Mercurochrom, als Altlasten im Grundwasser in Bergwerksgegenden und im Klärschlamm, der aus Flüssen gebaggert wird und gegen Bezahlung an Landwirte auf die Äcker und in die Nahrungskette gelangt. Zudem ist lange Zeit Saatgut mit Quecksilber konserviert („gebeizt") worden und auf diesem Weg in die Nahrung übergegangen.

Quecksilber wurde in Impfpräparaten, den Totstoffimpfungen, als „bewährtes Konservierungsmittel" bis zum Ende des 20. Jahrhunderts zugesetzt. Die Substanz hat verschiedene Bezeichnungen wie Thiomersal, Timerosal oder Merthiolat und besteht zu 50% aus Quecksilber. Die Industrie bezeichnet heute noch quecksilberhaltige Konservierungsmittel als „bewährt" und mag aus Kostengründen kaum auf diese verzichten. Ein Verbot ist nie erlassen worden, lediglich eine Empfehlung des freiwilligen Verzichts. Die Entwicklung neuer Substanzen bedeutet Zusatzkosten bei unklarem Ausgang.

Wer glaubt, dass nun Quecksilber endgültig vom Markt genommen ist, irrt leider. In der Schweinegrippen-Impfung ist Thiomersal wieder aufgetaucht, weil die Konservierung für mehrfache Impfdosen notwendig war. Nach wie vor arbeiten Impfstoffhersteller mit diesem Konservierungsmittel, „garantieren" aber dem Verbraucher keine Zusätze mehr vorzufinden. Diese Firmen versuchen, am Ende der Herstellung den Impfstoff von Quecksilber durch Filtrierung zu bereinigen. Da diese Technik niemals 100%ig ist, müssen geringfügige Reste hingenommen werden. Für den Organismus des Impflings bedeutet diese noch so kleine Restmenge ein erhöhtes Allergierisiko. Thiomersal ist wie Nickel ein hochpotentes Allergen, da ist die Menge irrelevant. Durch die Impfwiederholungen bringt man Allergien auf den Weg.

Bei den Schadenseffekten ist nun bedeutsam, wie gut die Entgiftung, die Ausscheidung der Metalle aus dem Organismus funktioniert. Ein wesentliches Entgiftungsenzym für Metalle wie Quecksilber ist Gluthation (in den Mitochondrien), das in Abhängigkeit von drei vorhandenen Schwefelwasserstoffgruppen (-SH-Gruppen) die individuell unterschiedlichen Ausscheidungsqualitäten beschreibt und damit das geringe oder große Leiden durch dieses Gift deutlich macht: Liegen alle 3 SH-Gruppen vor, ist eine optimale Ausscheidung gegeben. Liegen nur 2 SH-Gruppen vor, gibt es Beeinträchtigungen. Liegt nur 1 SH-Gruppe vor, so drohen die Schäden durch die im Organismus verbleibenden Metalle in maximaler Weise. Weiter muss nach bisherigen Erkenntnissen ergänzt werden, dass die Anzahl der Amalgamfüllungen mit der Schadenszunahme parallel einhergeht. Dieser Zusammenhang ist eindrucksvoll für die Sterilität (Kinderlosigkeit) von Frauen (47) und für das Vorkommen von Autismus bei Kindern in Abhängigkeit der Anzahl der Amalgame der Mutter während der Schwangerschaft aufgezeigt worden (48a).

In 2005 fand vor Angeordneten im Kongress in Washington (USA) eine Anhörung zu dem Thema Autismus bei Kindern (völlige Kontaktlosigkeit und soziale Isolation infolge einer Gehirnschädigung) durch Zahnamalgamfüllungen der schwangeren Mütter statt. Es konnte aufgezeigt werden, dass die ersten Haarproben von diesen geschädigten Kindern frei von Quecksilber waren. In Haaren können Metallausscheidungen nachträglich nachgewiesen werden. Normale Vergleichskinder hingegen zeigten mit der Zahl der Amalgamfüllungen ihrer Mütter ansteigende Konzentrationen von Quecksilber in den Haarproben. Die „normalen" Kinder hatten nachweislich gute Ausscheidungsqualitäten für dieses Metall (2 oder 3 SH-Gruppen im Guthation), aber die autistischen Kinder hatten nur 1 SH-Gruppe und konnten das Quecksilber offensichtlich nicht genügend ausscheiden, sodass Quecksilber im Organismus verblieb und sich der Gehirnschaden entwickeln konnte (48a).

Nun muss also besonderes Augenmerk auf die schwangeren Mütter gerichtet werden. Wünschenswert ist eine Sanierung der Zähne von Amalgamen weit vor der ersten Schwangerschaft. Gelingt dies nicht, so muss bei Auftreten von Nerven- und Immunschäden des Säuglings an diesen Zusammenhang gedacht werden.

Diese Erkenntnisse klären zwei besondere Probleme:

1. wird es deutlich, warum die Statistiken über die Schädlichkeit von Amalgamen in grossen Kollektiven so unergiebig waren, denn nur eine gewisse Gruppe für Metalle ausscheidungsschwacher Personen bekommt den schweren Schaden.
2. muss stets von einer schwangerschaftsbedingten Vorschädigung des Kindes ausgegangen werden, wenn heute noch eine Mutter Amalgame im Mundraum aufweist, und dass unter den Folgen weiterer Fremdeinwirkungen (Folsäure, Eisen, Magnesium, Multivitaminpräparate, Fluoride, Vitamin D, Vitamin K, Impfungen, chlorierte Kohlenwasserstoff in der Muttermilch, Aluminium), die kleinkindlichen Organe bereits so früh im Leben unter krankmachenden

Druck geraten und nachvollziehbar mit Schäden im verletzlichen Nerven- und Abwehrsystem auffällig werden.

Quecksilberhaltige Amalgame sind gegenwärtig als Zahnfüllungen abnehmend verbreitet. Keine moderne Gesellschaft kann die Sanierung bezahlen. Sämtliche Versorgungssysteme würden zusammenbrechen, wenn eine Sanierung zu Lasten der Gemeinschaften verlangt werden sollte. Daher sind alle Bemühungen von öffentlichen Stellen darauf ausgerichtet, dieses Thema zu bagatellisieren und ungünstige Studienergebnisse zu unterdrücken. Dass sich aber die führende Bundesbehörde, das Robert-Koch-Institut, das nach Korruption in dem alten Bundesgesundheitsamt neu gegründete Zentralamt, dazu bewegen ließ, Amalgame weiterhin für unbedenklich zu erklären und als Zahnfüllungsmaterial 2016 weiter zu empfehlen, ist ungeheuerlich. Vorsichtshalber haben die Krankenkassen empfohlen, Schwangeren und Kleinkindern keine Amalgame mehr einsetzen zu lassen. Wie ich oben bereits feststellte, der Staat schützt uns nicht vor Gesundheitsschäden.

Am Ende dieser Ausführungen kann man nur staunen, wie funktionstüchtig unsere Reparatursysteme und unsere Entgiftungseinrichtungen sind. Schließlich wächst die Einsicht, dass die Zunahme der Krebserkrankungen nicht überraschen kann. Es fehlt heute die überfällige Beschränkung der isolierten Einzelaussagen und vagen Botschaften der Naturwissenschaften. Notwendiger ist die Eingliederung der Naturwissenschaften in eine Lebenswissenschaft, die die Besonderheiten biologischer Systeme und deren Reaktionsweisen, das Dreidimensionale oder die „Ganzheit", obenan stellt und schlicht dem Potenzierungseffekt lebensnahe Realität bescheinigt. Empfehlungen zum Verzicht wären dann die logische Konsequenz.

Wer seine Amalgamfüllungen endlich entsorgt hat, sollte anschließend eine Ausleitungstherapie beginnen, die mit der dreimonatigen Einnahme von den Süßwasseralgen Chlorella oder Spirulina (3x täglich fünf Presstabletten) beginnt. Zusätzliche Ergänzungen sind Bärlauch oder andere Lauchgewächse drei Mal täglich über sechs Wochen und übergehend in drei mal fünf Tropfen Koreander von der siebten bis zum Ende der zwölften Woche. Das kann noch nach Jahren der Sanierung sinnvoll und lohnend sein.

1.6. Glyphosat

Die Europäische Union (EU) konnte sich im Juni 2016 auf Grund eines Stimmengleichstandes von pro und kontra der Länder nicht dazu durchringen, die Zulassung dieses seit 1970 verbreiteten Unkrautvernichtungsmittels für die EU zu verlängern. Widersprüchliche Ergebnisse erbrachten über 1.000 Untersuchungen, ob denn dieses Gift mit dem Anstieg von Krebserkrankungen in Verbindung steht oder nicht. Nun wurde salomonisch eine auf 18 Monate befristete Verlängerung ausgesprochen, um in dieser Zeit eine erneute Studie zur Klärung dieser wesentlichen Frage in Auftrag zu geben. Für die EU stünden hohe Entschädigungssummen an für den Fall des sofortigen Verbotes. Glyphosat ist das weltweit am häufigsten eingesetzte Unkrautgift und wurde von der Firma Monsanto/USA in den Siebzigerjahren ursprünglich als „Roundup®" hergestellt und in Umlauf gebracht. Es zerstört jede Pflanze, es sei denn es handelt sich um speziell dafür unempfindliche Sorten, die von der gleichen Firma genetisch manipuliert gezüchtet wurden wie Mais, Reis, Raps und Baumwolle, die aber in Europa nicht zugelassen sind. Inzwischen gibt es diverse Firmen, die ebenfalls Glyphosat herstellen und in verschiedenen Produkten hinzufügen. Allein in Deutschland sind es bereits 92 Produkte (48b). In der wissenschaftlichen Zeitschrift „The Lancet" begründete die EU die geteilte Haltung mit drei Studien aus Kanada, Schweden und den USA, die in Vergleichen bei Personen, die mit Glyphosat in Kontakt kamen, das erhöhte Auftreten von „Non-Hodgkin-Lymphomen" beobachteten. Das sind typische Tumore durch Krebsgifte, die das Abwehrsystem beschädigen. Auch in Tierversuchen konnte dieser Verdacht bestätigt werden. Bedeutend für die Klärung der Gefährlichkeit von Glyphosat sind nicht allein Studien zu dieser Substanz, vielmehr sind die realen Einsatzbedingungen maßgeblich, nämlich der Einsatz von dem Anwendungspräparat wie „Round-up®", in dem zusätzlich toxische „Netzmittel" (damit die Substanz auf den Blättern gut haftet) und Aktivierungssubstanzen beigemischt sind, die die Giftigkeit gegenüber der Einzelsubstanz erheblich steigern.

Pflanzengifte mit Glyphosat werden nicht nur in der Landwirtschaft eingesetzt, sondern auch über Baumärkte und Gartencenter an private Haushalte verkauft. Durch den jahrelangen breiten Einsatz sind Spuren dieses Giftes im Wasser, in der Luft, in Lebensmitteln und auch im Menschen nachgewiesen worden. Damit steigt die Bedeutung einer grundsätzlichen Klärung dieses ernsten Verdachts und eines zügigen Verbots. Schließlich hinken ein weiteres Mal und wiederholt die Erkenntnisse dem gesetzten Schaden an Menschen und Natur hinterher.

Glyphosat ist ein Molekül aus der Gruppe der Phosphonate, verhält sich wie Phosphat, behindert aber das Wachstum der Pflanze, indem es über das Blattgrün aufgenommen wird und die Blätter zerstört. Die Flüchtigkeit bzw. Verdampfung ist gering. Der Abbau erfolgt durch Mikroorganismen. Aber offensichtlich genügt diese Regulation nicht, was aber auch an den ausgebrachten Mengen liegen kann, die weltweit von den Böden aufgenommen und in Wachstumsphasen wiederholt zwischen den Kulturpflanzen versprüht werden.

Viele Landwirte außerhalb Europas haben sich in große Schulden gestürzt, um die resistenten Pflanzen und das Glyphosat der Firma Monsanto mit großem Gewinnversprechen zu nutzen. Mit den Jahren zeigten sich jedoch immer mehr Versager, indem Unkräuter resistent gegen Glyphosat wurden und zusätzliche teure selektive Herbizide hinzugekauft werden mussten. Die passenden gegen Glyphosat unempfindlichen Genpflanzen mussten jährlich neu von Monsanto gekauft werden. Auch die Ernten fielen allmählich geringer aus, sodass Armut und Verzweiflung resultierten und es speziell in Indien wegen Überschuldungen zu zahlreichen Suiziden von Landwirten kam. Dieses Desaster hält an, solange nicht die Zulassung gesperrt wird. Seit 2016 hat sich ein neuer Konzern mit der Zuständigkeit für dieses Thema gebildet, als die Firma „Bayer" Monsanto aufgekauft hat. Es ist kaum zu erwarten, dass die bisherigen Geschäftserfolge gestoppt werden.

Mit der Glyphosatdebatte schließt sich die generelle Diskussion über das Vorgehen der Agrartechnologie in dieser Welt an. Den großen Versprechungen, dass nur mit dieser Technik Hunger in der wachsenden Weltbevölkerung gestillt werden könne, stehen zahlreiche Bedenken entgegen, dass der Profit in erster Linie den Konzernen zu Gute kommt, hingegen die Landbevölkerung den Verlust der eigenen kleinen Landwirtschaft, der Selbständigkeit und die zunehmende Zerstörung und Vergiftung von Land und Menschen zu beklagen hat. Die heutigen Megacities sind das Ergebnis der Landflucht, die von den weltweit agierenden und billig produzierenden

Agrarkonzernen ausgelöst wird. Hunger und Überleben ist ein generelles Verteilungsproblem, ein grobes Unrecht in dieser Welt. Wenn die 1.200 Dollarmilliardäre der USA einer 2%igen Steuerabgabe von ihrem Vermögen zustimmen würden, könnte der Hunger beseitigt werden, von dem schließlich auch Krankheiten und die Lebensverkürzung abhängen (49). Doch dafür gibt es keine Initiativen.

Die ganze Diskussion um Glyphosat ist indessen eine Grundsatzdebatte über die konventionelle im Gegensatz zu der biologischen Landwirtschaft mit den Anforderungen von mehr Nachhaltigkeit für das Leben und die Verantwortung für die nächsten Generationen. In Deutschland zählt eine Studie von Greenpeace circa 520 zugelassene Pflanzenschutzmittel, in denen 209 Wirkstoffe für Mensch und Umwelt als besonders gefährlich und kritisch zu bewerten seien (50). Zugleich ist von Umkehr keine Rede, vielmehr nehme der Verbrauch an chemischen Pestiziden immer noch zu.

Zum Beispiel werden Apfelplantagen bis zu 22 Mal im Jahr gespritzt und das mit mehreren Giften gleichzeitig. Die Folgen können in den Tälern von Südtirol besichtigt werden, wo von der Waldgrenze auf der einen Seite bis zur anderen auf der Gegenseite nur noch Apfelanlagen zu sehen sind. Die darin wohnende Bevölkerung weist vom Kleinkind bis zu den Alten in ihrem Blut und Urin inzwischen alle diese Giftstoffe auf. Eine Diskussion um die krankmachende Dosis ist unnötig, da auch dort fleißig geimpft wird und im Zusammenspiel mit anderen Umweltgiften der Potenzierungseffekt zum Tragen kommen wird. Mehr als ein Drittel der gängigen Pestizide sollte schon heute wegen Gesundheitsgefährdung verboten werden, so kommentiert die Landwirtschaftsexpertin Christiane Huxdorff von Greenpeace die Lage (50). Gängig unter konventionellen Landwirten ist die Mischung von Pestiziden, damit die Rückstände bei Mensch und Tier nicht so deutlich einer Substanz angelastet werden kann. Es wird getrickst und gelogen, um die Geschäfte fortführen zu können.

In Erinnerung ist mir aus meiner Studienzeit in Freiburg (70er Jahre), wo es besonders viel Weinbau gibt, die ständige Neueinführung von Pflanzengiften zur Unkrautvernichtung immer mit dem Versprechen der Chemie, endlich eines gefunden zu haben, dass nicht ins Grundwasser gelangt und damit für den Menschen gefährlich werden könnte. Das gipfelte mit der Zulassung von Atrazin (eine Chlorverbindung), das wie alle anderen Gifte natürlich mit der Zeit auch im Wasser auftauchte und 1991 in Deutschland wieder verboten wurde. Dann war zwar das zeitlich begrenzte Geschäft gemacht, aber bis heute plagen sich die Wasserwerke mit dieser Substanz, für deren Beseitigung nicht tolerable Kosten anfallen würden. Also konsumieren wir diese Gifte unfreiwillig weiter.

Unabhängig von dem Ergebnis der Studien zu Glyphosat oder sonstigen Pestiziden kann die „gesunde" Lösung nur in dem völligen Verzicht liegen und indem Landwirte vom Konsumenten bevorzugt werden sollten, die nach streng kontrollierten biologischen Kriterien für die Lebensmittelproduktion sorgen.

Das Ultrapestizid Glyphosat ist indessen zum Synonym für Naturzerstörung, Reduktion der Artenvielfalt, Vergiftungen aller Organismen einschließlich dem Menschen und der Missachtung jeglicher Nachhaltigkeit geworden. Was Agrarkonzerne in der Landwirtschaft anrichten zeigt die Gleiche Skrupellosigkeit, Gewinnsucht und Zerstörung wie das Vorgehen der Pharmakonzerne in der Humanmedizin. Die Mehrheit der Politiker schauen wie unberührt zu und machen den Weg dafür frei. In Deutschland kommen auf jeden Bundestagsabgeordneten zehn Lobbyisten, die ganz gewiß mit finanziellen Mitteln für die konzernfreundlichen Lösungen sorgen.

1.7. Spezielle chemische Verbindungen

Es ist nicht nur ratsam, solange wie möglich auf Medikamente zu verzichten und alles dafür zu tun, ohne Chemie beschwerdefrei zu leben, sondern eine generelle Aufmerksamkeit für die Machenschaften der Chemie und der Lebensmittelindustrie zu schärfen. Leider müssen allerlei unfreiwillige weitere Kontakte mit der Chemie beachtet werden, um nicht zu Schaden zu kommen.

Historisch - bis zur Jahrhundertwende - bedeutsam waren die Vergiftungserscheinungen mit den Holzschutzmitteln Xylamon® und Xyladecor® mit den nervenschädlichen und krebserregenden Inhaltsstoffen Lindan (Gamma-Hexachlorcyclohexan) und PCP (Pentachlorphenol). In bester Absicht hatten Hausbauer mit ihrem Eigenarbeitsanteil Hölzer vor Schimmelpilzen und Parasitenbefall mit diesen Holzschutzmitteln konserviert. Durch die Ausdünstungen mit den Jahren kamen die Bewohner zu neurologischen Schäden oder zu Krebserkrankungen. Eine lange Periode von Beschädigungen folgte, bis dass diese Mittel vom Markt genommen wurden. Damit sind sie aber nicht bis heute aus unserem Leben verschwunden. So mancher Altbau dünstet nach wie vor diese Gifte aus, wenn diese Imprägnierung nicht aufgedeckt und saniert wird.

Eine andere Substanz hat in den Siebzigerjahren Ächtung und Verbote in Europa erfahren. Das ist DDT (Dichlorodiphenyltrichloroethan), welches als Insektizid seit 1939 in großem Umfang zum Einsatz kam. Nur zögerlich erkannte man die Giftigkeit für Mensch und Tier. Es wurden hormonähnliche Effekte (Stimulation der Östrogenrezeptoren), gentoxische und krebserregende Wirkungen festgestellt. Da DDT im Fettgewebe eingelagert wird, gelangt diese Substanz durch die Muttermilch zum Säugling mit allen Bedenken der Schädlichkeit für die Entwicklung. Es gibt einen deutlichen Zusammenhang zwischen dem Auftreten der Kinderlähmung (Poliomyelitis) und der Produktion von DDT, beziehungsweise zwischen dem Produktionsstop und dem Abklingen der Polio (51).

Nach wie vor kommt DDT in Entwicklungsländern im Kampf gegen die Malaria zum Einsatz und wird in Hausanstrichen eingebracht, damit die Mücken, die Malaria übertragen können, bei Kontakt vernichtet werden. Ausdünstungen können den Bewohnern schaden. So erscheint die Polio wieder an den Orten, an denen dieses Gift erneut zum Einsatz kommt. Diese Entwicklung gilt als klassisches Beispiel für die „Tarnung" von Umweltgiften und die Schuldzuweisung auf einen „bösartigen" Erreger wie das Virus der Polio, gegen den dann geimpft werden soll. In den USA und Europa wurde DDT 1968 beschränkt und 1972 verboten. Heutige Quellen für DDT sind Lebensmittel tierischer Herkunft aus Ländern, die nach wie vor DDT als Insektizid verwenden.

Organophosphate haben DDT abgelöst und sind gegenwärtige Problemsubstanzen, die das Nervensystem beschädigen. Kampfstoffe wie Tabun (seit 1936), Sarin (seit 1939) und andere werden aus Phosphorsäureestern und Organophosphaten hergestellt und nach wie vor eingesetzt, wie der Syrienkrieg 2017 unter Beweis stellte.

Die Chemie entwickelt immer weiter Substanzen für die Landwirtschaft und das tägliche Leben, vor denen man sich heute sehr in Acht nehmen muss. Es gibt unzählige Gefahrenquellen für die Gesundheit in diesem Bereich. Ich zähle hier lediglich einige ausgewählte Substanzen der Gegenwart auf. Die vielfältigen Schäden durch diese Gifte sind nur selten Anlass für Verbote, müssen jedoch als schwerwiegende Eingriffe in biologische Systeme verstanden werden. Die geschwächten Organismen werden anfälliger für Krankheiten, denen wiederum mehr Aufmerksamkeit zukommt als dem Gift.

Wegen der Fettlöslichkeit dieser Insektizide und Pestizide ist der weitgehende Verzicht auf tierische Lebensmittel und insbesondere bei Unübersichtlichkeit der Herkunft die beste Alternative.

1.7.1. Dioxine

Die Freisetzung dieses Ultragiftes mit garantierter Krebsfolge bei Dosen über 10^{-6} Gramm wurde mit dem Unfall 1976 im norditalienischen Seveso populär. Am 10. Juli 1976 kam es 20 Kilometer nördlich von Mailand zu diesem Chemieunfall, bei dem ein Reaktionskessel in einer Chemiefabrik explodierte und unbekannte Mengen des Ultragiftes Dioxin freigesetzt wurden. Vier Gemeindegebiete um Seveso herum wurden verseucht.

Es gibt über 200 Arten von Dioxinen, die bei Verbrennungen entstehen, wenn Chlor anwesend ist. Chlor ist das nächste Element der Halogenreihe hinter Fluor und spielt eine bedeutende Rolle bei der Herstellung von Pestiziden, Herbiziden und von Reinigungsmitteln. Dioxine reichern sich im Boden an und gelangen über Fleisch, Milch und Eier in den Menschen.

Immer wieder kommt es zu Verunreinigungen mit Dioxinen im Tierfutter. Das kann auch biologisch geführte Betriebe treffen und Hühnereier ungenießbar machen. Es kommt folglich auf notwendige Kontrollen an, um das zu verhindern. Ein Argument gegen die Nutzung von biologisch hergestellten Lebensmitteln kann es aber nicht sein, allenfalls eine Empfehlung, generell tierisches Eiweiß sparsam zu konsumieren und wiederholt zu kontrollieren.

Die Wirkungen von Dioxinen sind als Langzeitkontakte problematisch. Dioxine sammeln sich im Fettgewebe an. Stillende Frauen geben unbeachtet solche Verbindungen aus den Depots im Brustgewebe dem genährten Kind mit auf den Weg, was zu Entwicklungsstörungen beitragen kann. Das sind die krebsfördernden (mutagenen) und die hormonellen Wirkungen sowie die Beschädigungen der Nerven, die insgesamt Dioxine in kleinsten Dosen so unheimlich und bedrohlich machen.

1.7.2. Bisphenol A

Diese Substanz ist seit 1900 chemisch bekannt. Weltweit genutzt wurde Bisphenol A zur Herstellung von Polycarbonaten (Kunststoffe), Epoxidharzen (Farben, Getränkedosen-, Konservenbeschichtungen) und Thermopapier (Kassenzettel) und wurde im Jahr 2006 weltweit in einer Größenordnung von 3,5 Millionen Tonnen produziert. In Deutschland werden jährlich circa 410.000 Tonnen vermarktet (52). Durch die gigantische Verbreitung und den nachfolgenden Entsorgungsnöten ist dieser chemische Stoff im direkten Kontakt und durch Rückstände in Flüssen, Seen und im Trinkwasser Tieren und Menschen nahe gekommen und zum Gesundheitsproblem geworden. Bisphenol A besetzt in Kleinstmengen Östrogen-Hormonrezeptoren bei Tier und Mensch und wird als „Xenoöstrogen" bezeichnet. Dabei gilt nicht mehr die Regel von Paracelsus: „*Die Dosis macht es, was ein Gift ist*", vielmehr genügt seine geringfügigste Anwesenheit, um Störeffekte zu bewirken: Männer werden steril, Kinder reifen früher und bei Frauen werden Unterleibsorgane und die Brüste stimuliert. Diese Effekte sind beachtenswert, denn Frauen sollten nach den Wechseljahren nicht mehr östrogenartigen Wirkungen ausgesetzt werden und insbesondere nicht nach einer Brustkrebserkrankung und -behandlung. Bisphenol A stört Schwangere und das Ungeborene in niedrigsten Dosen im Zuckerstoffwechsel, sodass die Insulinausschüttung gesteigert wird, Übergewicht und Diabetes Typ 2 (Erschöpfungsdiabetes) langfristig begünstigt werden. Die ersten Milchzähne des Säuglings können durch Bisphenol A in ihrer Mineralisation gestört worden sein, sodass diese früh zerfallen (MIH-Syndrom= molare Inzisor-Hypomineralisation). Diese Erkenntnisse haben zum schrittweisen Verbot in verschiedenen Länder in unterschiedlichem Umfang geführt. Zumindest Schwangere und Kleinkinder sollten damit nicht mehr in Kontakt kommen. Aber zu groß sind die Begehrlichkeiten der Industrie zur weiteren Verwendung und Ersatzprodukte nach Verboten der Verwendung von Bisphenol A warten bereits in ihrer „Pipeline". Verzicht ist nur annähernd möglich, wenn man die Kunststoffe aus dem Haushalt und dem täglichen Leben verbannt.

1.7.3. Phthalate

Hier handelt es sich um eine große Gruppe von Chemikalien, die als Weichmacher in Kunststoffen (zu 30-60% Gehalt) genutzt werden, damit diese nicht hart, spröde und brüchig werden. Weitere der zahlreichen und alltäglichen Produkte mit Phthalaten sind

- Kleidung: Regenjacken, beschichtete Textilien, Schuhsohlen, Schutzhandschuhe
- Spielsachen, Beißringe
- Verpackungsmaterial
- Gartenschläuche
- Bodenbeläge, Teppichrückseiten, Tapeten
- Farben, Lacke (auch für Finger- und Fußnägel), Kosmetikas, Sprays

- Duschvorhänge
- Kabel
- Trinkflaschen aus Kunststoff (PET-Flaschen)
  und vieles mehr.
- in der Medizin: Medikamentenbeschichtungen, Blut-, Infusions-, Dialyse-, Urinbeutel, Katheder, Handschuhe, Kontaktlinsen

Phthalate können verdampfen und ausgewaschen werden. Sie werden über die Atmung, die Haut, die Nahrung und die Luft aufgenommen. Durch die Fettlöslichkeit ist ein Stillkind über die Muttermilch stärker belastet als die Mutter. Fertigkost und auch die Babynahrung kann eine zusätzliche Quelle sein. Bei der akuten Giftigkeit können Schleimhäute gereizt werden, Leber und Nieren empfindlich reagieren. Bedenklich sind wieder die Langzeiteffekte. Auch hier führen die hormonellen Effekte gegen die männliche Fortpflanzungsfähigkeit und die östrogenartige Wirkung mit den Folgen der Sterilität und der Fruchtschädigung, der Begünstigung von Diabetes Typ 2, des Übergewichts und schließlich der Förderung von Krebs. Mädchen bekommen früher ihre erste Periodenblutung und leiden vermehrt unter Zyklusstörungen.

1.7.4. Chemie in der Kleidung

Industrieprodukte eines Exportlandes wie Deutschland sind begehrt. Eine Zeitlang kauften die asiatischen Länder sämtliche Nähmaschinen auf, sodass angesichts niedriger Löhne abzusehen war, dass bald massenhaft Textilien produziert und den Weltmarkt überschwemmen würden. Heute werden diese Produkte auf dem europäischen Markt zu Niedrigpreisen angeboten. Importwaren unterliegen nicht den Gesetzen der europäischen Gemeinschaft. Lange Lager- und Transportzeiten machen es notwendig, mit chemischen Behandlungen Kleider vor Schädlingsbefall zu schützen. Dabei werden problematische Substanzen verwendet, die zum Teil in Europa verboten sind aber unbeanstandet eingeführt werden dürfen. Die Verbraucher müssen wissen, was sie sich so günstig einhandeln: Nonylphenole (NPE), perfluorierte Kohlenwasserstoffe (PFC), Trialkylphosphate, karzinogene Azofarbstoffe und Schwermetalle.

NPEs sind wieder hormonell wirksam und stören den Hormonhaushalt von Tier und Mensch. Diese Substanzen sind in allen aus Asien importierten Textilien in Verwendung. Kleider sollten folglich nach dem Kauf vor dem Tragen zunächst gründlich gewaschen werden. Das gilt für alle Konsumenten, aber in jedem Fall für Schwangere und Kinder. Man kann die chemischen Substanzen zwar mit jedem Waschgang reduzieren und beim ersten Mal bis zu 60% auswaschen. Dann entlassen wir diese Schadstoffe in die Umwelt, wo Pflanzen und Tiere beschädigt werden. NPEs sind langlebig, sehr toxisch für Wassertiere und reichern sich entlang der Nahrungskette an. Seit 2003 ist der Verbrauch innerhalb der EU stark eingeschränkt worden, doch unvermindert gelangen die NPEs über die Importe weiter in unsere unmittelbare Umwelt.

2. Krank durch die konventionelle Medizin.

2.1. Hormone

Hormone steuern Organe wie die Schilddrüse, die Genitalorgane und die Nebennieren in kleinsten Dosen. In Regelkreisen wird auf den individuellen Bedarf reagiert. Zentral im Nervensystem werden in dem Hypothalamus Botenstoffe (realeasing hormons, freisetzende Hormone) ausgeschüttet, die auf den Vorderlappen der Hypophyse einwirken, um

- TSH: Thyreoidea stimulierendes Hormon für die Schilddrüse,
- FSH: Follikel stimulierendes Hormon zur Reifung eines Eifollikels und zur Östrogenproduktion in den Eierstökken, beim Mann die Spermienproduktion
- LH: luteinisierendes Hormon, für den Eisprung und die Umwandlung am Eierstock in den Gelbkörper für die Produktion von Progesteron, beim Mann die Testosteronproduktion, sowie
- ACTH: Nebennieren stimulierendes Hormon für die Produktion von Cortisol zu sorgen.

Diese Regelkreise werden supprimiert, wenn die Freisetzung eines der Hormone im Übermaß über den Blutweg an die Steuerungsorgane gelangt. Voraussetzung für ein gesundes Leben in Wohlbefinden ist die Harmonie in diesen Regelkreisen mit der bedarfsangepassten Steigerung oder Reduktion.

Wenn Sie das Kapitel IV über die chronischen Krankheiten und Miasmen gelesen haben, wird schnell klar, dass eine von außen zugeführte Hormonzufuhr geeignet ist Störungen auszulösen, solange nicht ein Organausfall die vollständige Substitution erfordert. Wenn Frauen in den Jahren ihrer Empfänglichkeit die „Pille" einnehmen, dann ist das so ein Fall. Durch die regelmäßige Einnahme von Sexualhormonen wie mit den synthetischen Östrogenen (Ethinylestradiol) und Gestagenen (Levonorgestrel und einige andere) kommt der verhütende Effekt zustande, weil wie in der Schwangerschaft ein erneuter Eisprung unterdrückt werden kann. Dazu sind regelmäßige Dosen notwendig, die in den Mikropillen soeben noch für diesen Effekt ausreichen. Der Dauerzustand der so verhütenden Frauen entspricht einer frühen Schwangerschaft mit den „Nebenwirkungen" von Wassereinlagerungen, Gewichtszunahmen, Brustanschwellungen und der Ausbildung rundlicherer femininer Formen. Das nennen Homöopathen eine Sykotisierung, die dazu neigt, vermehrt Entzündungen wie der Scheide, der Blase, des Darmes oder anderer Körperorgane zu begünstigen. Längerfristig sind chronische Krankheiten wie Leberschwellung, Fettstoffwechselstörungen, Bluthochdruck und Herzprobleme vorprogrammiert und je länger eine Frau diese Form der Verhütung anwendet. Eine erhebliche Leberbelastung muss bei der oralen Anwendung in Rechnung gestellt werden, weil an die 90% der eingenommenen Hormone in der Leber inaktiviert werden. Nur die relative Jugendlichkeit und das spätere Vorkommen von Schwangerschaften können diese Gesundheitsrisiken zunächst unsichtbar erscheinen lassen. *Natürlich wird der Potenzierungseffekt erheblich verschärft, was Komplikationen begünstigt.*

Die typischen katastrophalen Komplikationen der Hormonanwendung zur Verhütung sind die Thrombosen und Embolien, die syphilitischer Natur sind und zum frühen Tod führen können.

Umso deutlicher ist einzusehen, dass Frauen im höheren Alter mit zugeführten Sexualhormonen erhebliche Lebensrisiken eingehen. Das wurde von der konventionellen Medizin lange Zeit mit der Hormontherapie für Frauen (werbewirksam als Hormonersatztherapie, HET bezeichnet, als ob es einen notwendigen Ersatz geben müsse) in den Wechseljahren ignoriert. Man muss sich vor Augen führen, dass in den Neunzigerjahren des 20sten Jahrhunderts Hormone für die Frauen in den Wechseljahren die am häufigsten verkauften Medikamente in den Apotheken der USA waren. Es konnten gigantische Umsätze und Gewinne mit diesen Präparaten erzielt werden. Man versprach den Frauen, dass die klimakterischen Beschwerden behoben und die weibliche Attraktivität verbessert oder zumindest erhalten werden könnte. Zusätzlich würden mit Hormonen behandelte Frauen weniger Herzinfarkte, weniger Schlaganfälle, weniger Osteoporose (Knochenschwund, besonders Hüftfrakturen) und weniger Brustkrebs erleiden. Der biologische Hormonrückgang sollte mit einer „Hormonsubstitution“ korrigiert werden wohl in der stillen Hoffnung verjüngender Effekte - natürlich von Männern erdacht.

Mit dem Miasmen-Verständnis kann man nachvollziehen, dass sich diese Empfehlungen kontraproduktiv, schwer sykotisierend und tendenziell im Übergang sich syphilitisch auswirken müssen. Gerade weil die Schulmedizin sich keine Mühe macht, biologische Vorgänge zu bewerten und zu respektieren, können solche katastrophalen Massenempfehlungen geschehen. Im Geiste einer sich selbst überschätzenden Naturwissenschaft folgten Ärzte der Vorstellung, dass man den Frauen helfen müsse, indem man die „Baufehler“ der Natur korrigiere. Man müsse diesen Frauen die zurückgehenden Hormone „substituieren“. Noch im Jahr 2000 verkündeten gynäkologische Fachverbände in Deutschland in einer gemeinsamen Stellungnahme, dass man laut großen prospektiven Studien mit der Hormonersatztherapie die Sterblichkeit dieser Frauen um 50% senken könne und das hauptsächlich durch den günstigen Effekt auf das Herzkreislaufsystem (53). Der Tenor war vor 2000 einhellig, *„wer Frauen in den Wechseljahren Hormone vorenthält, handelt ärztlich fahrlässig und begeht einen Kunstfehler!“* Die Pharmaindustrie erkannte früh und schnell das Potenzial dieser Absichten und sorgte für die Hormontabletten, -cremes und -pflaster.

Zum Glück gibt es noch Studien, die zwar schleppend hinterherhinken aber die Wahrheit an den Tag bringen konnten (54). In einer prospektiven Studie an 5.520 (50-59 jährigen) Frauen in USA (WHI, Women health initiative) konnte überzeugend demonstriert werden, dass das Gegenteil der verkündeten Vorteile eintritt, wenn man über längere Zeit Frauen Hormone verabreicht: Die Herzinfarkt- und die Apoplexraten (Hirnschlag) nehmen zu wie auch das Embolierisiko. Der Knochenschwund wird nicht reduziert und die Krebsrate steigt gar an. In kürzester Zeit gingen diese Botschaften um die ganze Welt mit dem Ergebnis, dass der Konsum an Hormonen um 80% zurückging. Interessant war die Beobachtung, dass gerade nach dem Absetzen der Hormone die Rate der Brusttumore bis heute anhaltend rückläufig wurde. Noch heute 2016 sehen Krebsspezialisten eine Verursachung von invasivem Brustkrebs zu 20% durch die postmenopausale Hormontherapie bedingt (55).

Als einziger Vorteil dieser Therapie verblieb der gute Effekt auf die vegetativen Beschwerden nach dem Aufhören der Periodenblutungen. Dafür gibt es jedoch zahlreiche harmlosere und hormonfreie Alternativen, um die sich Ärzte kümmern müssen (siehe in Graf, F.: Homöopathie und die Gesunderhaltung von Frauen).

15 Jahre nach diesem medizinischen Fiasko wollen die Verantwortlichen zusammen mit den Pharmafirmen retten, was noch zu retten ist. Dafür werden die WHI-Studienergebnisse überkritisch kommentiert, Nachteile statisch eliminiert und Anwendungsbegrenzungen auf einen Zeitraum von fünf Jahren proklamiert. Man habe den Frauen durch die Wegnahme der Hormone „großes Leid" zugefügt, so die Darstellung, und die Studie „falsch interpretiert" (55).

Abschließend kann dieser Vorgang als Lehrbeispiel überzogener schulmedizinischer Ambitionen angesehen werden. Man trachtet danach potenziell gesunden Frauen in einer psychisch und physisch schwierigen Umstellungszeit Krankhaftes anzudichten und bietet sogleich eine risikobehaftete

Therapie an. Das steigerte sich noch mit der Formulierung von Wechseljahren des Mannes, dem man mit Testosteronen helfen könne. Aus biologischen und miasmatischen Erwägungen ist der Schaden voraussagbar wie er letztlich auch bestätigt wurde. In diesem Lichte muss man auch die jahrelange Hormonanwendung zur Verhütung kritischer betrachten und zeitlich begrenzen als risikobehafteten Kompromiss. Meine Empfehlung für Frauen in dieser Lage:

Wenn Sie jemals ein Kind gebären oder das 25. Lebensjahr überschreiten, nehmen Sie für den Rest Ihres Lebens keine Hormone mehr und auch keine Impfungen an.

In viele Anamnesen von älteren Frauen konnte der unheilvolle Potenzierungseffekt von Hormongaben mit zwischenzeitlich vorgenommenen Impfungen verfolgt werden, dass kurz darauf eine Aktivitätssteigerung von Krebs an hormonabhängigen Organen entdeckt wurde. Die exemplarisch beobachteten und gefährdeten Frauen waren jeweils die Mütter, deren Kinder das Haus verließen und die nun wieder in den Beruf einsteigen wollten. Obligat wurde und wird heute bei Eintritt in den medizinischen Arbeitsbereich die Hepatitis B-Impfserie verlangt, die Impfung mit der höchsten Melderate von Schäden durch die intensive Sykotisierung. Aber auch eine einzige Tetanus-Impfung kann schon genügen.

Dieses Lehrbeispiel für schulmedizinische Verfehlungen leitete trotz aller Bedenken weitere Medikamentierungen von Gesunden mit Befindensstörungen ein, die weder krank noch arzneibedürftig sind. Umsätze werden heute mit Erektionshilfen für Männer, Psychopharmaka für gestresste Menschen und für sexunwillige Frauen gemacht.

Durch die miasmatischen Beurteilungen aller dieser scheinbaren Bedürftigkeiten fällt der Verzicht leicht und ist die Konzentration auf unschädliche Methoden ratsamer. Um Abwanderungen von der Pharmatreue zu verhindern, werden eben diese alternativen Methoden öffentlich verurteilt. Die Politiker als Lobbyisten schützten auch hier nicht die Gesundheit der Bürger, sondern unterstützen die Wirtschaft mit ihren Interessen.

Bereits in den Neunzigerjahren habe ich in meinem ersten Buch (siehe Graf, F.:„Ganzheitliches Wohlbefinden - Homöopathie für Frauen, Herder-Verlag, Freiburg, nicht mehr im Verkauf) vor der Hormonannahme in den Wechseljahren gewarnt. Man muss sich nicht alles in seiner Schädlichkeit von Statistiken beweisen lassen. Es genügt in der Regel der „gesunde Menschenverstand" und die Miasmensicht. Alltägliche Homöopathie leistet hierzu einen wertvollen Beitrag, aber genau deswegen wird sie auch bekämpft.

2.2. Cholesterin

Das nächste und bereits wesentlich länger andauende umsatzstarke schulmedizinische „Märchen" ist das des Cholesterins. Mit den Nachkriegsjahren und dem aufkommenden Wohlstand nahmen die Verfügbarkeit und der Konsum von tierischem Eiweiß wieder überproportional zu. Das wurde in den letzten Jahren noch erheblich gesteigert durch die Massentierhaltung und Massenfleischproduktion mit sinkenden Preisen. Jeder kann sich heute in Deutschland Fleisch leisten. Dass der Umwelt- und Tierschutz sowie die Qualität auf der Strecke bleiben, wird zu häufig übersehen oder verdrängt. Solche Kosten gehen nicht in den Fleischpreis ein. Abgesehen von der niedrigen Qualität dieser Produkte und der Verunreinigung durch den beteiligten Einsatz von Medikamenten hat der Mensch aus der Fleischlastigkeit seiner Ernährung seine „Zivilisationskrankheiten" Arteriosklerose, Bluthochdruck, Herzinfarkt und den Apoplex, den Hirnschlag, hervorgebracht sowie den Anstieg der Blutfette und des Cholesterins.

Tiereiweißarme Ernährung ist hingegen seltener mit diesen Erkrankungen verbunden. In den Hungerjahren am Ende des zweiten Weltkriegs wurde dieser Zusammenhang in Studien aus Norwegen bekannt. Die Nationalsozialisten hatten die norwegische Nation nach dem Überfall und der Besetzung des Landes auf Vegetarismus gesetzt und dem Besatzungspersonal das tierische Eiweiß vorbehalten. Daraufhin sanken die Herzinfarktraten in der Bevölkerung drastisch. Nach dem Krieg nahmen beide Anteile wieder zu: Der Fleischkonsum und die Herzinfarktrate (56).

In China wurde die Campbell-Studie 2004 als Vergleichsstudie zwischen einer veganen und anderen Ernährungsformen durchgeführt. Mit der Gewöhnung an eine vegane Kost nehmen die Blutfettwerte, das Cholesterin, der Diabetes mellitus Typ 2 und das Übergewicht ab. Der Profit liegt in mehr Gesundheit und mehr Abstand von Zivilisationskrankheiten. Hierzu sind der Film „Mit Gabel statt Skalpell" und die Campbell-, China-Studie beachtenswert (56). Ernährungsumstellungen in Richtung weniger tierisches Eiweiß und mehr pflanzliche Kost gehen mit einem Rückgang von Blutfett- und Cholesterinwerten einher. Diese Erkenntnis steht über den Kritiken zu den jeweiligen Studien. Wer bereits einen Herzschaden durch Arteriosklerose erlitten hat, kann seine Lebensqualität und Lebenszeit mit einer rein veganen Ernährung derartig verbessern, dass schließlich Medikamente reduziert und zum Teil abgesetzt werden können. So manche Herzchirurgen haben das Messer aus der

Hand gelegt und sich zu Ernährungsberatern gewandelt, um mit der „Gabel" die zugeführte Nahrung zu verändern.

Für viele Menschen geht das Älterwerden mit sykotischen Veränderungen einher, dass das Gewicht zunimmt, der Blutdruck ansteigt und die Cholesterinwerte im Blut erhöht sind. Unterschieden wird in LDL- und HDL-Lipoproteine, in niedrige (low density) und hoch verdichtete (high density) Fett bzw. Cholesterin transportierende Eiweißmoleküle. Die HDL-Cholesterine gelten als unbedenklich, günstig und dürfen hohe Werte aufweisen. Die LDL-Lipoproteine sind die negativen, schädlichen, bösen Lipoproteine, weil diese durch Oxidation über „freie Radikale", durch Sauerstoffradikale, LDL in das schädliche Oxycholesterin umwandeln, das sich in Arterien, im Blut und in der Leber wieder findet. Reines Cholesterin und das HDL-Cholesterin richten keine Schäden an, was hingegen durch die oxidierte Form geschieht. Zudem begünstigt Oxycholesterin die Ablagerung von Kalzium in den Arterien.

Dann kommt der warnende Kommentar des untersuchenden Arztes, dass jetzt Kreislaufrisiken durch Gefäßverkalkungen mit Lebensverkürzung drohen und sowohl therapeutisch als auch lebenslang prophylaktisch gehandelt werden müsse. Der Patient fühlt sich wohl und spürt gar nichts. Zugegeben er bewegt sich weniger, isst unverändert und seinem Bedürfnis folgend „gut", hat mehr Stress denn je und der Bauchumfang nimmt kontinuierlich zu. Die Sykosis beschreibt diesen Weg in die krankhafte Überlastung des Stoffwechsels, an dessen Ende die Verkalkungen der Arterien, Versorgungsstörungen von Nerven, Rhythmusstörungen im Herzen und die Bildung von Blutgerinnsel stehen. Schließlich verstopfen die Herzkranzarterien oder Gehirngefässe mit den bedrohlichen Folgen des Herz- oder Hirninfarktes. Wesentlichen Anteil hat der ansteigende Blutdruck, der das Herz und andere Organe überlastet. Insbesondere leiden die Herzklappen unter den hohen Druckverhältnissen, Herzrhythmusstörungen kommen hinzu und Gerinnsel vor der Herzklappe können urplötzlich in das Gehirn gelangen und Verstopfungen bewirken (Hirninfarkt). Das hat die Verordnung von Marcumar®, ein Vitamin K-Hemmer, um das Blut dünnflüssiger zu halten, zur Folge. Mit der lebenslangen Einnahme werden sporadische unstillbare Blutungen bei Verletzungen und operativen Eingriffen als ungünstige situative Notlage zur Dauerbegleitung.

Aber bei diesen Tabletten allein bleibt es nicht, denn das Gesamtszenario ist realistisch bedrohend. Ein erhöhter Blutdruck wird zum größten Tabletten- und Lebens-Risiko. Der erste gemessene Wert ist der systolische, der den Auswurfdruck an Herz und Gefäßen bei der Kontraktion des Herzmuskels beschreibt. Kardiologen streiten regelmäßig um diesen Grenzwert, der den Anforderungen des Patienten geschuldet ist, sehr schwankt und dann eher harmlos ist. Problematisch sind systolische Spitzenwerte und Dauererhöhungen, die mit Beschwerden wie Kopf- und Herzschmerzen einhergehen. Bedenklicher wird die anhaltende Erhöhung des diastolischen Drucks. Das ist der zweite tiefere Messwert, wenn sich das Herz in der Erschlaffung befindet. Wenn dieser Wert dauerhaft ansteigt und über 95 mm Hg.-Säule bleibt, dann befindet sich das Herz in einem Dauerbasisdruck und belastet andere Organe (die Nieren, Gefäße), die sich langfristig ungünstig und lebensverkürzend verändern. Spätestens jetzt müssen Konsequenzen gezogen werden und entweder stehen die ersten Blutdrucksenker (Diuretika, Betablocker, ACE-Hemmer, Sartane, Kalziumantagonisten) an oder man beginnt an dieser Entscheidungsstelle, den Lebensstil zu überdenken und entschlossen zu verändern. Es handelt sich dabei um größere Zeiträume von Jahren und Jahrzehnten, die noch für Veränderungen genutzt werden können.

Wer nichts ändern möchte, handelt fatalistisch und entschließt für sich den schulmedizinischen Weg zum „Wohlgefallen der Pharmaindustrie und Ärzte“, dann mit Tabletten weiterleben zu wollen, die nun in Dreier- und Viererkombinationen ausufern: Blutfettsenker, Blutdrucksenker in Kombinationen mit Entwässerungsmittel (Diuretika), künstliche „Stressbremser“ (Beta-Blocker), Acetylsalicylsäure (antientzündlich) und Statine zur Cholesterinsenkung. Diese Patienten füllen heute die Praxen und nehmen die Krankenkassen kostenmäßig in die Pflicht. Es sind die statistischen 20% der Kassenpatienten, die als chronisch Kranke regelmäßig bei Ärzten sind und die höchsten Kosten auslösen. Durch partielle Gefäßverschlüsse am Herzen mit entsprechenden Schmerzen (Angina pectoris, die Brustenge) landen sie als akute Notfälle in der Herzchirurgie, müssen mit Stents (Gefäßstützen) versorgt werden, die in die Arterien eingeführt werden, um den völligen Verschluss zu verhindern oder werden gar am offenen Herzen operiert, um mit Venenbypässen (aus dem Oberschenkel) künstliche Umgehungskreisläufe zur Überbrückung verschlossener Konronargefäße zu erhalten.

Für die Patienten ist die Einschätzung der Bedeutung erhöhter Cholesterinwerte schwierig. Von ärztlicher Seite werden die erhöhten Blutcholesterinwerte und speziell das LDL-Cholesterin als Bedrohung dargestellt und mit dem Fortschreiten der Gefäßverkalkungen in Verbindung gebracht. Noch heute beharren Kardiologen bei dieser oben beschriebenen Konstellation sykotischer Erkrankungen auf eine zusätzliche Senkung von Blutfetten als Prophylaxe, obgleich die Datenlage von Untersuchungen schon lange den Unsinn dieser Maßnahmen belegt hat (57a und b). Cholesterin soll durch Statine gesenkt werden, weil damit angeblich ein Komplikationsrisiko um 20-30% für die oben beschriebenen Herz-Kreislauferkrankungen verringert werden kann. Real wird eher ein Anteil von unter 10% des erhöhten Cholesterins für das Risiko eines Herzinfarktes eingeschätzt und zu über 70% ist Dysstress der entscheidende Auslöser (57a und b). Dafür hat sich die Industrie die Betablocker als Substanzgruppe ausgedacht, sogenannte Stressbremsen.

Seit über 30 Jahren sind die Statine der absolute Renner im Pharmageschäft. Weltweit nehmen circa 25 Millionen Menschen Statine ein und bescheren den Herstellerfirmen einen bisher geschätzten weltweiten Umsatz von über 200 Milliarden US-Dollar, weshalb es wenig Interesse gibt, hier etwas zu ändern. Die Pharmafirmen strengen sich mit Zuwendungen für Ärzte an, dass das solange wie möglich so bleibt.

Cholesterin gilt nach der Meinung vieler Mediziner als „Gefahrenmolekül", das im Körper sein Unwesen treibt. Dabei ist es eine natürliche und im Körper unverzichtbare Substanz, die in allen biologischen Organismen vorkommt. Cholesterin zählt zu der Gruppe der Sterine, die mehr als 200 Mitglieder umfasst. Wir benötigen Cholesterin

- für die Membranbildung von Zellen,
- zur Herstellung von Gallensäuren, die uns bei der Fettverdauung helfen,
- für die Synthese der Hormone Östradiol, Progesteron, Testosteron, Cortisol, Aldosteron,
- für die Bildung von „Vitamin D", das ein Hormon darstellt, weil wir es zu 90% aus Cholesterin bilden können sowie

- im Immunsystem insbesondere für den Mechanismus der Phagozytose.

Der tägliche Bedarf von circa 2 Gramm wird von der Leber, vom Dünndarm und dem Gehirn gebildet. Cholesterin aus der Nahrung führt nur zu einer vorübergehenden Erhöhung im Blut, die sich bald wieder zurückreguliert auf ein stabiles Niveau, das dauerhaft gehalten wird. Versuche mit Studenten, die täglich extrem viele Eier konsumierten, ergaben keinerlei Veränderungen des Blutcholesterinspiegels.

Das Cholesterin ist extrem lebenswichtig und der Blutspiegel steigt kontinuierlich mit dem Alter an, weil es offensichtlich erforderlich ist. In großen Studien konnte wiederholt demonstriert werden, dass die medikamentöse Senkung ungünstige Folgen für die Probanden hatte und die Verkürzung der Lebenszeit bewirkte (57, 58, 59).

Die Muttermilch enthält doppelt so viel Cholesterin wie die Kuhmilch, weil das Neugeborene für sein Wachstum, für die Gehirnentwicklung und für sein Immunsystem diesen hohen Bedarf hat. Immerhin macht der Cholesterinanteil in der Muttermilch 10% der Gesamtmasse aus. Ein niedriger Cholesterin-Blutspiegel in der Schwangerschaft kann gar als Risikofaktor angesehen werden. Ein genetischer Mangel an Cholesterin ist mit schweren geistigen und psychischen Behinderungen verbunden.

Mit dem reinen Cholesterin kann man keine Arteriosklerose auslösen, lediglich mit der oxidierten Form, das Oxycholesterin. Zu der Oxidation kommt es durch Entzündungen, durch beteiligte Bakterien, die das Enzym Cholesterinoxidase für die Sauerstoffreaktion einsetzen, durch freie Sauerstoffradikale und bei der industriellen Verarbeitung von fetten tierischen Lebensmitteln wie die Luft-

Sprühtrocknung von Milch und Eiern. Durch eine stickstoffhaltige Luft bei der Verarbeitung geht man heute diesem letzteren Problem aus dem Weg.

Das Ansteigen von Oxycholesterin im Blut geht nach Studien einher mit der Zunahme der Bildung der arteriosklerotischen Plaques in den Gefäßen, mit der Rate an Herzinfarkten und mit der Entwicklung von Morbus Alzheimer und Altersdemenz. Diese Besonderheit der Beschädigungen wurde pauschal und unberechtigt dem Gesamtcholesterin übergestülpt mit der Folge der Verbraucherverwirrung. Cholesterin hilft gar bei der Beseitigung der von Oxycholesterin gebildeten Gefäßplaques. Dieser Oxidationsprozess des LDL-Cholesterin zum Oxycholesterin ist das Ergebnis von zu vieler tiereiweißreicher Ernährung, von gesättigten Fettsäuren, von Transfettsäuren (Fritteusefette), von chronischen Entzündungen, von Bewegungsmangel und von krankmachendem Stress.

Wer sich nicht darum kümmert, geht die Risiken ein, die die Mediziner, die Lebensmittelindustrie, die verantwortlichen Politiker und zuletzt die Medien verantwortungslos begünstigen und die Oxycholesterin-Anreicherung fördern. Man muss festhalten, wir haben keine Gesundheits-, sondern Krankenkassen, kein Gesundheits-, sondern ein Krankmachungssystem, eine Industrie und Medizin, die die Kassen finanziell ausquetschen und Patienten leichtfertig zu Tablettenkonsum verführen, ohne über kostenneutrale Alternativen nachzudenken. Die Cholesterin-Hypothese wird als „Konsens der Mediziner" (die wohl eher die Nähe zur Pharma pflegen) verkauft und ist doch durch die medizinische Wissenschaft klar widerlegt. Die Verbraucher können ihre Schlüsse ziehen, auf welcher schwachen Basis ihnen Medikamente angeraten werden und das häufig allein zur Vorsorge, die völlig anders gestaltet werden kann. Das entscheidende Stichwort ist „Entzündung", was miasmatisch mit sykotisch gleichgesetzt werden kann, die es langfristig zu verhindern gilt. Doch dazu folgen hier später Hinweise.

Die Wirkstoffgruppe der Cholesterinsenker, die Statine, haben sich als eine antibiotisch, antiviral und antiparasitär effektive Wirkstoffgruppe erwiesen. Statine können gegen Keime, die gegen Antibiotika resistent sind, eingesetzt werden, weiter gegen das Zytomegalievirus (Klasse 5 der Herpesviren), welches zu einem „modernen" Schwangerschaftsproblem mit Schäden beim Ungeborenen geworden ist, und helfen gegen Pilze (antimykotisch) und gegen Parasiten. Die Statine werden von Schimmelpilzen gewonnen, die wie Penicillin ein Mykotoxin, ein Pilzgift, darstellen. Die Pharmaindustrie vermeidet das Bekanntwerden dieses heute immer interessanter werdenden Wirkstoffspektrums der Statine, solange das Geschäft mit der Cholesterintäuschung noch so überragend gut läuft. Dieser andere Wirkungsbereich kann aber erklären, warum Statine für viele sykotische Patienten hilfreich sein kann, die häufig chronische Entzündungen mit Mikrobeninfektionen wie mit Chlamydien, mit Borrelien, mit dem Magenkeim Helicobacter pylori, mit Candidapilzen oder mit Toxoplasmose und anderen Parasiten erleiden, die alle das Herz beschädigen können und mit Statinen eingedämmt werden.

Allerdings sind diese noch derzeitig „unerwünschten" aber interessanten Wirkungen der Statine für die Patienten wenig tolerabel, weil man gegen das Cholesterin den Langzeitgebrauch vorsieht und gegen Mikrobeninfektionen nur Kurzzeitbehandlungen erforderlich wären. Bei den Statinen-Präparaten können Verunreinigungen mit weiteren Mykotoxinen relevant werden, sodass im Katalog der Nebenwirkungen

- mit potenziellen Leberschäden,

- mit Nierenschäden,
- mit dem Diabetes mellitus Typ 2, die Alterszuckerkrankheit,
- mit gravierenden Muskelerkrankungen,
- mit Schwächeanfällen und Sturzgefahren,
- mit dem „Grünen Star", die Erhöhung des Augeninnendrucks mit Gefahr der Erblindung,

die bedenklichen Wirkungen von Pilzgiften generell bestätigt werden. Pilzgifte gehören zu den für den Menschen wirksamsten natürlichen Giften überhaupt.

Nun muss man sich die Dreistigkeit der Pharma und abhängiger oder kooperierender Mediziner vorstellen, die allen Ernstes öffentlich eine Polypill proklamieren, die von Geburt an täglich verabreicht werden soll, um eine wirksame Prophylaxe gegen die Krankheiten im späteren Leben an Gefäßen, Herz und Gehirn zu leisten (60, 61, 62). Diese Pille besteht aus

- Acetylsalicylsäure (Blutverdünner und antientzündlich)
- Betablocker (Stressbremse, blutdrucksenkend) und dem
- Statin als Blutfettsenker.

Es ist dringend geboten, derartige Entgleisungen und Gesundheitsbelastungen entschieden vom Lebensbeginn an durch konsequenten Impfverzicht, konsequentes Stillen, gut überlegte gesunde Ernährung, Bewegung, Belichtung und Erziehung zu Medizinkritik zu ersetzen. Dann kann man sich diesen Unsinn mit der Polypill ersparen!

Ärzte in Deutschland und in anderen Wohlstandsländern sehen es heute noch als ihre Aufgabe an, frühzeitig den Blut-Cholesterinwert zu bestimmen und bei Überschreitungen zu therapieren. Bei den „Vorsorgeuntersuchungen" wie der Jugenduntersuchung (J 1) mit 13 Lebensjahren taucht dieses Thema immer wieder auf. Der „Vater dieses Ansinnens" ist der schulmedizinische Reflex, auf die aktuellen chronischen Krankheiten zu reagieren und nicht die Änderung des Lebens- und Ernährungsstils ins Zentrum zu stellen, sondern nur die Medikamentierung gesunder Individuen in einer schrägen Abwägung von Risiken und Nutzen zu verfolgen. Der versprochene langfristige „Vorteil" durch eine „Polypill" hat rein gar nichts mit Nachhaltigkeit zu tun, sondern mit der Bewahrung des Status-quo und dem zusätzlichen Nachteil unerwünschter Arzneiwirkungen durch Langzeiteinnahme.

Arteriosklerose in seiner chronisch sykotisierenden Form ist ein Entzündungsprozess, der bereits früh in der Kindheit beginnt, mit Impfungen befeuert wird, sich durch Unterdrückungsbehandlungen, Bewegungsmangel und eine tierproteinreiche Ernährung schleichend etablieren kann. Dabei verkalken Arterien in ihrer Mittelschicht (die Media), erstarren, verengen und verschließen sich. Hier kommt als wesentliche Alternative wiederum die gesündere basische Ernährung, die aus viel Gemüse und Getreide aus kontrolliert biologischem Anbau - also pestizidfrei oder -arm - besteht, und der weitgehende (aber nicht vollständige) Verzicht auf tierisches Eiweiß in der vegetarischen Ernährung in die Betrachtung. Der zu hohe Fleisch- und Milchkonsum ist ein Politikum ersten Ranges, denn mit dieser Ernährung steht die Massentierhaltung, die Umweltzerstörung und der Klimawandel durch die Agrartechnik in Verbindung. Für die Herstellung von einem Kilogramm Rindfleisch benötigt man 15.000 Liter Süßwasser, welches ein knappes Gut geworden ist. Der Verzicht auf Fleisch und Milch fördert nicht nur die Gesundheit der Bürger, reduziert das Arterioskleroserisiko und den Medikamentenkonsum, sondern nützt auch den nächsten Generationen auf dieser Erde zu leben.

Eine große Bedeutung für die Gesunderhaltung (nicht nur) der Gefäße haben die B-Vitamine, speziell die Folsäure, die Vitamine B 6 und B 12, die mit dem zunehmenden Alter und der Qualitätsminderung der Ernährung (Fertiggerichte, Großküchen, Fastfood-Restaurants) in Defizite geraten können. Ab dem 60. Lebensjahr weisen zwei Drittel und ab dem 80. Lebensjahr mehr als 90% der Senioren einen Mangel auf (62, 63). Ein Mangel kann hier allerdings nicht aus dem Blutserum direkt erkannt werden, was aber immer wieder suggeriert wird, vielmehr muss man sich mit dem sekundären Ansteigen von Stoffwechselmetaboliten beschäftigen, wenn man die Versorgungslage durch das Labor beurteilen möchte. Für die

- Folsäure können Rückschlüsse aus der Bestimmung des Homocysteins im Serum gezogen werden. Der Mangel an Folsäure geht mit dem Anstieg von Homocystein einher. Bei dem
- Vitamin B 6-Mangel steigt die Ausscheidung von Cystathionin im Urin und bei
- Vitamin B 12-Defiziten erscheint Methylmalonsäure erhöht im Urin (63).

Wer sich qualitätsbewusst und vielseitig ernährt, braucht sich nicht um derlei Bestimmungen kümmern, da kein Mangel an diesen Vitaminen droht. Die komplexen Folgen dieser Defizite für die Betroffenen umgehe ich hier, weil diese biochemische Betrachtung viel Vorwissen erfordert und die Erkenntnisse hier nicht gesteigert werden können.

Erwähnen muss man aber die generellen Folgen von erhöhtem krankmachenden Stress, der Dysstress, auf den Gesamtorganismus und seine von Arteriosklerose bedrohten Gefäße und Organe. Psychostress, Lärm- und chemischer

Stress sind die entscheidenden Faktoren, geschätzte 70% der Ursachen, für den akuten Herztod.
Chronischer Stress geht
- mit einer erhöhten Sympathikusaktivität (der unbewusste Tagesnerv) einher mit den Folgen, dass
- vermehrt Cholesterin für die Stresshormonbildung notwendig wird,
- der Ruhepuls und
- der Blutdruck ansteigen und es im Stoffwechsel
- zu oxidativem Stress kommt,
- zu chronischem Energiebedarf mit ATP-Verlusten (das Energiemolekül für die Zellarbeit Adenosintriphosphat, das im Zitronensäurezyklus in den Mitochondrien gebildet wird) und
- Magnesiumverbrauch, was wiederum
- mit Verlusten an intrazellulärem Kalium einhergeht.

Dadurch
- übersäuern die Zellen und der Gesamtorganismus, was
- im metabolischen Syndrom (Blutdruckanstieg, ansteigender Insulinbedarf mit Diabetistendenz Typ 2, Blutfetteerhöhung, Gewichtszunahme (da jede Kalorie durch Insulin in Fett umgewandelt wird)) seinen Ausdruck findet (63).

<u>Alternativen</u> zur Vermeidung von Medikamenten wie den Blutdruck- und -fettsenkern liegen in der Beruhigung der Sykosis und damit der Entzündungen und im Verzicht auf deren Förderer. Hier hat wieder jeder Einzelne den Schlüssel in der Hand, Entscheidendes gegen das Risiko durch Entzündungen in seinem Körper zu unternehmen. Vereinfacht geht es um die Vermeidung und Beruhigung der Sykosis, der chronischen Entzündungssituation:
- auf Impfungen konsequent zu verzichten
- Unterdrückungsbehandlungen zu vermeiden

- für mehr Schlaf und für
- mehr Tagesbewegungen zu sorgen, zumindest
- vegetarisch und kontrolliert biologisch zu leben,
- Zucker, Weißmehl, Kaffee und Drogen einzuschränken und
- für den Abbau von Dysstress zu sorgen, soweit es in der Macht jedes Einzelnen steht.

Die bloße medikamentöse Behandlung durch die konventionelle Medizin erscheint hier als phantasieloses Armutszeugnis, das Dauerpatienten mit Abhängigkeit von Ärzten erzeugt, das zwar zu Umsatzsteigerungen der Pharmaindustrie beiträgt aber basale vorausschauende natürliche Volksgesundheit eklatant ignoriert. Alle diese komplexen Bedingungen von chronischen Erkrankungen infolge der Zunahme der Arteriosklerose finden ihren gebündelten Ausdruck in der offiziellen aber irrtümlichen Reduktion auf den Begriff „Cholesterin" als krankmachendes Agens (Auslöser). Schließlich bleibt die Erkenntnis haften, dass es sich um einen Entzündungsprozess handelt, der bewusst von unserer Medizin durch die Impfpraxis früh induziert und durch falsche Ernährungsempfehlungen dauerhaft unterhalten wird. So werden Statine zum Symbol einer ignoranten Ärzteschaft, die sich wenig Mühe macht, ihre Patienten mit Entschiedenheit auf einen gesünderen Weg zu führen, um Tablettenverzicht als Maxime hoch zu halten. Das Cholesterin-Märchen hält den heutigen Medizinbetrieb in einer absurden Weise am Laufen.

2.3. Antibiotika

Antibiotika waren und sind erfolgreiche Medikamente gegen bakterielle Infektionen. Die Euphorie in der Medizin war unermesslich, als nach Jahrhunderten der Erfolglosigkeit um 1942 endlich eine Wirksubstanz gefunden und in großen

Mengen hergestellt werden konnte, die den Bakterien Vernichtung bescherte, ohne dass der Patient ernste Schäden davon trug. Rein zufällig stieß der irische Arzt Ian Flemming (1908-1964) 1932 auf Schimmelpilze, die in vergessenen Bakterienkulturen die Grenze des bakteriellen Wachstums aufzeigten. Es brauchte zehn weitere Jahre, bis die Herstellung der Pilzgifte als Arzneien gelang. Strepromycin war das erste verfügbare Antibiotikum.

Ich habe genügend Fälle von schweren Infektionen erlebt und die überzeugende Wirkung der Antibiotika schätzen gelernt. Natürlich ist es erfreulich, diese Möglichkeit der Überwindung nutzen zu können. Aber ist das Ergebnis eine Heilung? Ich habe mir angewöhnt, dabei stets die Hintergründe für die Schwere der Erkrankung und die Notwendigkeit gerade für diese Arzneigruppe zu suchen. Der Blick geht aber nicht nur zurück, sondern auch nach vorn in die Zukunft, um Wiederholungen zu verhindern. Was muss man ändern, was gilt es zu berücksichtigen, damit der Patient frei wird von diesen Einbrüchen seiner Gesundheit?

Eindrucksvoll nach dem Beginn eines Antibiotikums ist jedes Mal das Erleben der Wende im Krankheitsverlauf hin zur Besserung, zur Entfieberung und das Wiederkehren der Lebensgeister. Es fällt schon auf, dass der Kranke noch eine geraume Zeit von ein bis zwei Wochen benötigt, um aus seiner Blässe und Schwäche herauszukommen und in seine Vitalität zurück zu gelangen. Weiter kann beobachtet werden, dass es häufig und zeitnah zu Rückfällen kommt und wieder die Frage gestellt werden muss, sollte das Mittel wiederholt werden oder lieber nicht? Wo führt das hin?

Vordergründig fühlt sich ein Arzt als rechter Heiler, wenn das Antibiotikum passt und seine Verordnung wirkt. Was danach kommt, ist selten Gegenstand von Überlegungen zum Zeitpunkt der Anwendung. Daraus hat sich der Missbrauch der Antibiotika entwickelt und der Einsatz wurde großzügig auf viele Krankheitsanlässe ausgeweitet. Zu den Lebzeiten meines Vaters (Allgemeinarzt) in den Jahren nach dem Krieg bis zu den Neunzigern war die Antibiotikaeuphorie derart extrem, dass man speziellen Präparaten gar eine Wirkung bei Virusinfekten zuschrieb. Man sprach von Breitbandantibiotika, die intensiver wirken sollten. Mir ist Chloramphenicol in Erinnerung, das man bei banaler Grippe, einer Virusinfektion, einsetzte, obgleich jedem Mediziner klar sein musste, dass die Antibiotika nur gegen Bakterien wirken. Es war die stille Hoffnung, dass es doch etwas bringen könnte. Speziell Chloramphenicol wurde wegen schwerer Komplikationen wie der aplastischen Anämie, einer Schädigung des die Abwehr- und Blutzellen bildenden Knochenmarks, bald vom Markt genommen. Man versuchte mit Kanonen auf Spatzen zu schießen vergleichbar mit der Röntgenbestrahlung von Warzen. Harmlose Anlässe führten zu überzogenen Maßnahmen. Man muss sich diese Mentalität vergegenwärtigen, die zeitgleich mit der Verklappung von Industrieabfällen in das Meer und mit der hohen Popularität für die Kernkraftwerke und mit vielen anderen Umweltsünden einherging, die heute gänzlich anders beurteilt werden, um zu verstehen, wie hier auch die Medizin gearbeitet hat. „Nicht kleckern, sondern klotzen", sagt der Norddeutsche, das war die Devise.

Ab dem Beginn des 21. Jahrhunderts und in manchen Bereichen auch schon früher kam das Umdenken, dass der Mensch sich um seine Umwelt und Innenwelt kümmern und Nachhaltigkeit bedenken muss. Das Weltbild eines Robert Koch (1843-1910), der bei jeder Krankheit einen Erreger vermutete, begann zu bröckeln. Auch wenn es so bequem war und für viele noch heute zu lieb gewordener Gewohnheit gewachsen ist, stets den Erreger als Auslöser von Krankheit und Epidemie zu sehen, zu suchen und therapeutisch zu fokussieren um diesen zu vernichten, versagt dieses Verständnis völlig bei der Behandlung vieler Krankheiten in der Gegenwart. Im Gegenteil wird immer klarer, welche verheerenden Spuren das Antibiotikum im belebten Menschen hinterlässt. Welche Schäden allein im Mikrobiom des Magen-Darmtraktes angerichtet werden, die Monate bis zur Restitution benötigen.

Mit der Zunahme der Allergiekrankheiten, die völlig erregerunabhängig sind, wurde zwar noch versucht, den Pollen oder anderen Allergenen den Makel des schuldigen Auslösers getreu der „Erregertheorie" zuzuschreiben, konnte trotzdem nichts Heilendes mehr unternehmen. Eine Ambrosia mit Ultrapollen für Allergiker auszurotten bleibt ein dürftiges Scheingefecht ohne Auswirkungen auf die Allergiekrankheiten. Diese Irrtümer werden aber heute immer noch begangen. Es fällt unserer gegenwärtigen Schulmedizin schwer, dieses Erregerparadigma endlich zu verlassen und der stets verantwortlichen Ganzheitlichkeit den gebührenden Raum zu geben. Der Erreger ist nicht die primäre Ursachse der Krankheit, sondern als ihre Folge zu verstehen. Der Erreger besetzt den „Raum", der ihm zur Verfügung gestellt sprich zur Vermehrung geboten wird und verlässt diesen, wenn das Milieu sich wieder ändert. Das zeigen die Erfolge mit homöopathischen Arzneien bei bakteriellen Erkrankungen.

Mit der permanenten Erregerfixierung verlässt uns allmählich die Wirksamkeit der Antibiotika, diese Waffen werden unscharf, weil die Bakterien sich zu wehren wissen und resistent werden. Dabei helfen ihnen Bakteriophagen, Viren die Bakterien befallen, die nicht von den Antibiotika berührt werden, aber den Bakterien anschließend Vorteile verschaffen. Der euphorische Krieg gegen Erreger kann nicht gewonnen werden, sondern fällt wie ein Bumerang zurück auf den Anwender mit gravierenden Gefährdungen durch resistent gewordene Keime. Ehemals besiegt geglaubte Infektionskrankheiten können in Zukunft unbehandelbar sein.

Mit der Industrialisierung der Medizin und der Nahrungsgewinnung sind die Antibiotika schon lange auch im Tierstall in Verwendung. Zweidrittel sämtlicher Antibiotika in unserem Land werden in der Veterinärmedizin eingesetzt. So lässt sich eine zeitlang die Massentierzucht erhalten, selbstredend konsumiert der Verbraucher am Ende unkontrolliert Metaboliten der Antibiotika, die zudem noch mit der Gülle auf das Feld gebracht werden und auch Vegetarier erreichen. Bakterien haben genügend Gelegenheit, sich mit diesen Antibiotika auseinanderzusetzen und entwickeln Resistenzen, sodass dem Patienten bei eigener Erkrankung nicht geholfen werden kann.

Das Umdenken der Mediziner und auch der politischen Entscheider wird immer notwendiger. Wir sind Teil einer belebten Umwelt. Die Tatsache, dass wir das letzte Glied der Evolution sind berechtigt niemals über die anderen Lebensformen selbstgefällig zu verfügen, denn alles fällt schließlich auf uns zurück, weil wir den Ast ansägen, auf dem wir sitzen. Von der Entwicklung immer neuer Antibiotika, von Impfungen oder anderen die Bakterien beschädigenden Arzneien ist keine langfristig stabile Lösung zu erwarten, allenfalls ein vorübergehendes „gutes" Geschäft. In 20 Jahren vermutet die WHO wieder als die häufigste Todesursache Infektionen mit multiresistenten Bakterien.

Jedes Antibiotikum beschädigt neben den krankmachenden Bakterien unerwünscht in uns lebende nützliche Keime. Im menschlichen Darm befindet sich eine Bakterien- und Virenvielfalt, die heute als eigenständiges Organ mit „Mikrobiom" bezeichnet wird. Die Bakterienvielfalt in unserem Magen-Darmtrakt ist so individuell wie der Fingerabdruck und die Summe aller Bakterien darin ist um eine Zehnerpotenz höher als die Summe aller unserer Körperzellen. Beim erwachsenen Menschen soll dieses Mikrobiom ein Gewicht von 3,5 kg des Gesamtkörpergewichts ausmachen und das entspricht dem Gewicht des Gehirns. Man spricht bereits von unserem „Bauchgehirn", weil es eine enge Verflechtung zu den Nervenzellen im Kopf gibt. Manche Gehirnschäden wie der Autismus gehen mit Darmstörungen einher und umgekehrt. Nur langsam wachsen die Kenntnisse, welche Bakterien sich dort tummeln und welche Bedeutung sie haben.

In der Schwangerschaft trinkt der Fötus zwar Fruchtwasser, sein Darm ist jedoch steril. Erst mit der Geburt und dem Durchtreten durch den Geburtskanal nimmt das Kind die ersten Keime von der Mutter auf und beginnt eine frische Darmbesiedelung mit den Scheidenbakterien der Mutter und mit dem Trinken an der Mutterbrust. Da das Kind den Schutz der Mutter genießt, hat es auch Unterstützung durch ihre Keime. Die Gesundheit der Mutter vor und in der Schwangerschaft, der natürliche Geburtsweg und das Saugen an der Brust etablieren beim Kind ein effektives Mikrobiom. Mit der „oralen" Phase des Säuglings, alles Fremde in den Mund zu stecken und die Keime der Wohnung aufzunehmen, entwickelt das Mikrobiom zunehmend spezifische Qualitäten. Im Vordergrund stehen die Schutzfunktionen gegen fremde Keime, die Abwehrleistung gegen Infektionen. Da ist gar die Erkenntnis gewachsen, dass die Anwesenheit von Haustieren bei dieser Mikrobiomreifung sinnvoll ist und positive Langzeitwirkungen hat. Im Gegenzug ist deutlich geworden, dass übertriebene Hygiene und das Verwenden von Desinfektionsmitteln eher Schaden anrichtet.

Europaweit wird heute jedes dritte Kind per Kaiserschnitt geboren, nimmt als erstes keine Keime der Mutter, sondern des Personals und der Klinik auf, wird nicht unbedingt gestillt, wird früh in die Kindertagesstätte oder bei der Pflegemutter abgegeben und mit acht Lebenswochen geimpft. Danach häufen sich Infekte und die Gaben von Antibiotika.

Oder man findet in der Scheide der Mutter B-Streptokokken, die bei 2 von 1.000 Kindern als gefährliche Sepsiskeime erscheinen, und gibt der Gebärenden unter der Geburt routinemäßig und prophylaktisch ein Antibiotikum in die Vene. Schon lange gibt es Statistiken die belegen, dass solche Kinder dieses Vorgehen mit einer erhöhten Rate von Allergien, Asthma bronchiale, Neurodermitis und Autismus bezahlen müssen. Es genügt noch nicht, um eine Wende einzuleiten. Antibiotika im Lebensbeginn schmälern den Nutzen der Muttermilch für das Kindes. Statt eine gesunde Bifidus-Keim-Kultur aufzubauen wird früh das Milieu deformiert. Ärzte müssen sich umgewöhnen und in den Universitäten lernen, dass den natürlichen Geburts- und Stillphasen absoluter Vorrang eingeräumt werden muss. Zur Würdigung dieser engen gesunden Mutter-Kind-Bindung darf von mir aus gern von einer „heiligen Lebensphase" gesprochen werden, von der man strikt die Finger lässt und jedes Antibiotikum kritisch hinterfragt. Das sollte sich im gesamten ersten Lebensjahr fortsetzen und nach Möglichkeit ein Leben lang.

Allgemeine Empfehlungen der WHO besagen, dass nicht mehr als 10-15% an Kaiserschnitten notwendig sind. In Deutschland sollte folglich das Krankenhaus nur für diese 10% bis maximal 30% aller Schwangeren der geeignete Raum für die Geburt sein. Die große gesunde Mehrheit der Schwangeren könnte allein von Hebammen betreut werden, im Geburtshaus, zu Hause oder im von Hebammen geleiteten Kreissaal und hätte die Vorteile eines natürlichen Lebensstarts mit einer nachhaltigeren Gesundererhaltung.

Aber Ärzte spielen in Deutschland zur Zeit ihre Macht aus und verdrängen die Hebammen ins Abseits, damit sie die Geburt nur noch unter ärztlicher Leitung begleiten. Das hat unangenehme Folgen für die Zukunft von Mutter und Kind.

Antibiotika und Impfungen sind in diesem Licht historische Errungenschaften, die man schleunigst wieder beenden und gegen eine Pflege unserer symbiontischen Mitbewohner auf allen Haut- und Schleimhäuten eintauschen sollte. Der Fluch in dem unreflektierten Einsatz der Antibiotika liegt in der schweren Beeinträchtigung des Mikrobioms, dass die erworbene und sehr individuelle Zusammensetzung der Bakterien im Darm verändert wird. Es kommen resistente Keime zu Vorteilen, die sie sonst nicht hätten, Nützlinge sterben ab und Pilze vermehren sich. Viele Frauen kennen nach der Behandlung mit Antibiotika die Erfahrung von hartnäckigen und wiederkehrenden Pilzinfektionen der Scheide. Mit Antibiotika verändert sich der Stuhl, wird dünner, übelriechend und macht den After schneller wund. Es braucht mindestens sechs Monate, bis sich das Mikrobiom einigermaßen regeneriert, in manchen Fällen Jahre oder es verbleibt eine krankhafte Zusammensetzung. Natürlich leidet die Abwehrfähigkeit. Der mit Antibiotika behandelte Patient konnte keine Überwindung und vollständige Immunität erlangen, sodass die Rückfälle in erneutes Erkranken vorprogrammiert sind. Es gibt heute zahlreiche Fälle, dass besonders Kinder bis zur Einschulung diverse „Antibiotikakuren" hinter sich haben. Es ist eine „kranke Normalität", dass sich Eltern daran gewöhnt haben, dass ihr Kind in den ersten Lebensjahren nicht ohne Antibiotika auskommen kann. Die häufigsten

Gründe sind fieberhafte Infekte, die Eltern bei ihrem Kind schwer ertragen können, die Mittelohrentzündungen, die mit den Zahnungskrisen einhergehen, die Atemwegsinfekte, die fast durchweg Virusinfekte sind. Bei allen diesen Gründen kann auf Antibiotika verzichtet werden.

Ich mache den Eltern Mut, das erste Lebensjahr von Impfungen frei zu halten. Wie anders ist das Erleben des Kindes in seiner unbeeinträchtigten Entwicklung. Danach haben viele Eltern mehr Mut, so arznei- und impffrei fortzufahren. Dass hier die Homöopathie allein ausreicht, Infekte zu bewältigen, sichert dem Kind und seinem Mikrobiom eine bessere Zukunft mit weniger Allergien und mehr Gesundheit. Diese Freiheit kann sich jeder nehmen und leisten. Die daraus resultierenden Vorteile bleiben bis in das Erwachsenenalter und länger erhalten, was erstaunlich ist, sich aber konsequent in meinem Praxisalltag bestätigt.

Es sind die einfachen Konsequenzen durch den Verzicht auf schulmedizinische Routine aus einer ganzheitlichen Verantwortung für unsere Umwelt wie auch für unsere Innenwelt. Hier geht es weniger darum, ob die Homöopathie funktioniert, sondern vielmehr um eine Optimierung unserer eigenen Fähigkeiten. Ein mit diesen Vorgängen vertrauter und verantwortungsvoller Arzt wird strenger abwägen, ob im Verlauf einer Krankheit noch ein Antibiotikum zum Einsatz kommen muss oder nicht. Trotz des kritisch zu bewertenden Einsatzes dieser Wirkstoffgruppe, ist es auch heutzutage wichtig, dass wir in „Grenzfällen" diese Behandlungsoption besitzen, um Leben zu retten. In diesen Ausnahmefällen kann die Basismedizin Homöopathie effektiv von der komplementären Schulmedizin profitieren, um anschließend umfangreiche Hilfestellungen zur Regeneration des Mikrobioms und zur Verhinderung des Rückfalls zu leisten.

2.4. Impfungen.

(Details siehe in Graf, F.: „Die Impfentscheidung" und „Nicht impfen - was dann?")

An dieser Stelle ist es mir ein Anliegen, einige impfkritische Zusammenhänge zu erläutern, die sich mir in 34 Jahren Praxiserfahrung erschlossen haben. In dieser Zeit bin ich zu der Erkenntnis gekommen, dass dieses Injektionsgeschehen als gesamtgesellschaftliches Programm die wesentliche Last und Einschränkung von Gesundheit und längerem Leben bedeutet. Geimpfte bilden regelmäßig Sekundärschäden aus, die keine Beachtung finden. Ich habe daher seit nunmehr 25 Jahren aus persönlichen ethischen Bedenken diese Injektionen komplett eingestellt. Seither sehe ich umgeimpfte Menschen in einer wenig oder völlig ungestörten Entwicklung ohne die Art der Sekundärschäden in erschreckendem Kontrast zu den Geimpften. Dieser Unterschied ist mittlerweile mein Hauptmotiv, weiter jegliche Impfung abzulehnen und zweifelnden oder verunsicherten Patienten Mut zum Verzicht zu machen. Wer für die Impfungen argumentiert und den Status der völlig Umgeimpften nicht kennt, verhält sich wie ein Autofahrer, der nachts ohne Licht unterwegs ist.

Impfungen richten sich gegen Erreger, um spezielle Erkrankungen mit diesen Keimen zu verhindern. Sie bieten keinen vollständigen Schutz, bieten keine anhaltende Sicherheit, sind immer negativ in Bezug auf die Bewältigung der übrigen Herausforderungen, die das Leben stellt, und haben daher gesamtgesundheitlich gesehen keine nachhaltige Wirkung.

1976 ist die Pockenimpfung abgeschafft worden, 1998 wurde die BCG-Impfung mit dem lebenden Bazillus Calmette-Guérin gegen die Tuberkulose beendet. Diese beiden Impfungen waren offensichtlich zu reich an unerwünschten

Nebenwirkungen oder wie die BCG wirkungslos und lediglich schädlich. Es schien zunächst so, als ob das Impfen als Programm mit der Verbesserung der Lebensbedingungen ausläuft. Aber da entdeckte in den 80er Jahren die Pharmaindustrie die Gewinnaussichten des Impfprogramms und begann eine Impfung nach der anderen zu entwickeln bis zu dem heutigen Stand (2017) mit Impfungen gegen

- T. = Tetanus
- D. = Diphtherie
- Pert. = Pertussis (gegen Keuchhusten),
z. = zellulär; az.= azellulär
- HiB. = Hämophilus influenzae Typ B
(ein Erreger der bakteriellen Meningitis)
- PnK. = Pneumokokken und
- MnK. = Meningokokken
(ebenfalls Erreger der Meningitis)
- Hep. B = Hepatitis B (ein Virus der Leberentzündung)
- Rota. = Rotaviren (gegen Durchfallerkrankung)
- RSV. = Respiratory syncytial-Virus (ein Virus gegen eine Bronchien- und Lungenerkrankung als Impfung speziell für Frühgeborene)
- Pol. = Poliomyelitis; OPV= oral= lebend;
IPV= Injektions-Polio Vaccine= Totstoff
- M. = Masern,
- Mu. = Mumps,
- R. = Röteln,
- W. = Windpocken
(Viren typischer Kinderkrankheiten)
- In MMRV. kombiniert mit Antibiotika
- FSME = Frühsommermeningoenzephalitis,
durch Zecken übertragene Viren

- HPV = humane Papillomaviren (warzenbildende Viren in Epithelzellen)
- Grippe = gegen ausgewählte Influenzaviren.

Dieses Angebot ist noch lange nicht abgeschlossen. Bei jeder Erkrankungswelle wird stets nach einem Erreger gesucht und sofort die Impffrage gestellt. Es ist folglich damit zu rechnen, dass das Thema Impfen ausgebaut wird, sodass eine Grundsatzentscheidung notwendig ist:

Will ich daran teilnehmen und auch meine Kinder diesen Injektionen aussetzen oder soll ich davon Abstand halten?

Nun wird den Betroffenen immer weniger diese Wahl überlassen, denn das Impfthema wird als längst beschlossene Entscheidung präsentiert, dass daran teilgenommen werden soll. In einigen europäischen Ländern müssen sich die Bürger gar vorgeschriebene Impfungen gefallen lassen (Impfpflicht). In Deutschland gibt es noch keine Impfpflicht, stattdessen wird der moralische Druck erhöht, sich diese Injektionen vor Eintritt in Gemeinschaftseinrichtungen oder in das Berufsleben gefallen zu lassen.

Allgemeines zum Impfthema

Die Auflistungen in der Tabelle 30 zeigen, dass alle gegenwärtigen Impfungen ganze oder Teile von Erregern gegen bakterielle oder virale Erkrankungen lebend oder abgetötet enthalten. Diese Fremdstoffe nennt man Antigene, gegen die der Körper Antikörper entwickeln soll, um bei späterem Kontakt mit der Krankheit vorinformiert zu sein. Unsere Gegenwartserkrankungen sind jedoch überwiegend Erkrankungen ohne Erreger wie

- der Heuschnupfen,
- die Ekzeme,

- die Neurodermitis,
- das Asthma bronchiale,
- Autoimmunerkrankungen,
- Bluthochdruck,
- der Herz- oder Hirninfarkt,
- die Arteriosklerose,
- psychische Erkrankungen und
- das Krebsleiden.

Welche Vorteile haben denn Impfungen gegen diese modernen Erkrankungen? Keine! Im Gegenteil müssen wir heute davon ausgehen, dass über die Zeitspanne des massiven Impfens ganze Gesellschaften allergiekrank geworden sind. Mit der Pockenimpfpflicht, 1876 von Bismarck eingeführt und 1976 beendet, begannen diese neumodischen Allergiekrankheiten in ungewohnt großer Zahl aufzutreten und das stets mit etwas Verzögerung nach dem wiederholten Impfen. 1812 wurde die erste Pockenimpfpflicht in London-Stadt eingeführt und 1819 erschien die erste epidemieartige Heuschnupfenwelle in London-Stadt und eben nicht in London-Land, wo nicht geimpft wurde. Die ersten Allergieerkrankheiten erfassten viele Soldaten, die drei Mal gegen Pocken geimpft wurden. Nach dem zweiten Weltkrieg breitete sich diese neue Art der Erkrankung bei Kindern durch die zusätzlichen Impfungen gegen Tetanus, Diphtherie und Polio aus.

Inzwischen ist trotz aller Widerstände gegen das vergleichen von geimpften und ungeimpften Personen die dramatische Allergieauslösung bestätigt worden in einer Studie bei „homeschool" Kindern in USA. Die geimpften Kinder schnitten katastrophal schlecht ab (64a)

Impfantigene		
	Viren	**Bakterien**
Lebend „attenuiert" *	Pol oral, MMRV Gelbfieber, Rotaviren oral	BCG, Typh
Vollantigen **Totimpfstoff**	Pol IPV, Tollwut Hep A, FSME	Pert-Z, Chol
Isolierte Antigene	Hep B (genman.) Influenza, HPV	Pert-Az, HiB Meningo- Pneumokokken
„Toxoide"		D, T

*Tabelle 30: Antigene der Impfungen unterschieden nach lebend, Ganzkeim und isolierten Antigenen; *attenuiert heißt abgeschwächt,: genman.= genmanipuliert entwickelt.*

In meiner Praxis als praktischer Arzt und Geburtshelfer (seit 1983) begriff ich bald, dass mit der Abschaffung der Pockenimpfung (1976) einige zuvor häufige Erkrankungen schwächer und immer seltener wurden. Akute Blinddarmentzündungen ließen nach und sind heute Raritäten und ebenso die Mandelentfernungen bei Mädchen, die früher zwischen 12 bis 14 Lebensjahren regelmäßig erforderlich wurden. Die gängigen Kinderkrankheiten wie Masern, Mumps und Röteln verliefen seither immer milder und hören in der Gegenwart nahezu auf. Man sieht in der Praxis keine Röteln mehr, seit dem Jahr 2000 habe ich keine Mumpserkrankung mehr erlebt. Die Masern sind selten geworden und verlaufen in der Regel schwach, ganz gleich bei Geimpften wie Umgeimpften. Sie werden nur gezielt für „böse" erklärt und für Angstkampagnen genutzt. Dass diese Entwicklung offiziell dem „Impferfolg" der MMR zugeschrieben wird, ist nachvollziehbar und Wunschdenken der Impfprotagonisten, wurde aber bereits von dem Impfkritiker G. Buchwald eindeutig widerlegt (64b). Die Impfungen wurden erst eingeführt, als durch die Besserung der Lebensbedingungen in Europa nach dem 2. Weltkrieg die Kurve der Todesraten und der schweren Komplikationen bereits nahezu gegen Null angelangt war. Heute in 2017 liegt die Todesrate (Mortalität), in Deutschland an Masern zu versterben, niedriger als die Sterberate nach der Impfung mit MMRV. Dieses Missverhältnis geht aus den Daten des RKI (Robert-Koch-Institut) und der Internetseite des PEI (Paul-Ehrlich-Institut, der Aufsichts- und Meldebehörde für Impfschäden) hervor, das stets nur von „unbewiesenen Verdachtsfällen" berichtet und dabei noch eine niedrige Meldequote von 5-10% zugeben muss. Daher gehört diese Lebendimpfung und damit echte Anstekkung mit ein Leben lang verweilenden Impfviren abgeschafft.

Scharlach (hämolysierende Streptokokken des Typ A) war vor dem zweiten Weltkrieg noch eine gefürchtete, häufig kompliziert und bisweilen tödlich verlaufende Erkrankung. Seit den 80er-Jahren wird diese mit Antibiotika behandelbare Erkrankung immer schwächer und gutartiger, sodass auch die konventionelle Medizin nicht mehr auf die Regelmäßigkeit einer antibiotischen Behandlung besteht. Die gefürchteten Komplikationen an Herz und Nieren sind extrem selten geworden.

Tuberkulose ist in Wohlstandsstaaten kontinuierlich rückläufig bis kaum mehr vorkommend, obgleich diese infektiöse Erkrankung die häufigste aller chronischen Krankheiten weltweit ist, mit Immunschwäche einhergeht und der „günstige" Boden für schwerer verlaufende Akutkrankheiten darstellt. Warum ist das alles so verlaufen und müssen wir nicht nach diesen historischen Erfahrungen heute umdenken?

Erreger wie Bakterien oder Viren sind an sich nicht die Auslöser von Erkrankungen. Vielmehr ist unsere äußere Umwelt ebenso wie unsere Innenwelt (Mund, Magen, Darm, auch Mikrobiom genannt) belebt und ohne „Erreger" nicht vorstellbar. Unsere Gesundheit steht und fällt mit der Intaktheit oder den Störungen unseres Mikrobioms. Dieses ist natürlich auch abhängig von unserer Ernährung (siehe Graf, F.: „Nicht impfen - was dann?"). Dort im Mikrobiom gibt es Symbionten (nützliche Bakterien), fakultativ pathogene (krankmachende Bakterien) und in der Mehrheit Opportunisten (Keime, die sich der einen positiven oder der anderen negativen Seite zuschlagen), die darüber entscheiden, ob wir gesund bleiben oder krank werden. Geben wir den krankmachenden Erregern den notwendigen Raum, dann verbreiten sich diese Keime und bilden eine Infektionskrankheit. Nun richten sich alle Impfungen der Gegenwart gegen Erreger und keine einzige gegen erregerlose Krankheiten. Mit dem Wandel unseres modernen Krankheitsspektrums werden daher *alle heutigen Impfungen ohne Ausnahme überflüssig und entbehrlich!* Die Gesunderhaltung kann effektiver von Schwangerschaft an ohne Impfungen gestaltet werden (siehe Graf, F.: „Nicht impfen - was dann?"). Insbesondere Schwangere dürfen nicht geimpft werden, weil die Intaktheit der Abwehr hier fundamental bedeutend ist.

Solche Absichten gefallen der Pharmawirtschaft nicht, noch der Politik, die mit Lobbyismus mit der Pharma verbunden ist, noch der Ärzteschaft, die sich das Impfen zum Programm gemacht hat und finanziell davon profitiert. So geht es auch den Apotheken und den Medien mit dem Impfthema gut. Interesse an Widersprüchen, Ungereimtheiten und Schäden haben nur die Betroffenen. Die STIKO (ständige Impfkommission im Robert-Koch-Institut, Berlin) gibt die Impfempfehlungen heraus, die Krankenkassen müssen diese Impfungen bezahlen und die Schäden soll der Steuerzahler tragen. Die Meldungen von Störungen nach Impfungen gehen an das PEI (Paul-Ehrlich-Institut in Langen, Hessen). Ärzte müssen Schäden melden. Das Problem beginnt bei den Ärzten, die keine Schäden sehen können oder wollen und dementsprechend keine Meldung machen. Es können aber auch andere Personen aus dem Gesundheitswesen Meldungen an das PEI machen. Hier zeigt sich die nächste Hürde, die Geschädigten das Weiterleben nach Impfungen so schwer macht. Das PEI nimmt Meldungen nur als Verdachtsfälle auf. Solange es keinen Beweis gibt - und der ist bis heute nicht möglich -, erscheinen diese Verdachtsfälle in keiner Schadensstatistik. Daher ist der öffentliche Tenor: „Es gibt so gut wie keine Schäden nach Impfungen" und daher gibt es auch keinen Anspruch auf Entschädigungen. Dieses Argument nützt wiederum dem Impfgeschäft, verunsicherte Bürger vermehrt zu Impfungen zu motivieren, weil diese Injektionen „so harmlos" seien und nur „Vorteile verschaffen" würden. Wenn das nichts nützt, wird das Angstszenario über die Gefährlichkeit impfpräventabler Krankheiten entfacht! Dann sind freie Entscheidungen schwer möglich, denn mit der Angst kommt die Schuldfrage: „*Was ist, wenn…?*"

Mit Impfungen werden keine aufklärenden Studien unternommen. Aussagen zu der Gefährlichkeit einzelner Impfungen erhielte man, wenn man Umgeimpfte gegen Geimpfte untersuchen würde. Diese Studien werden absichtlich *nicht* unternommen. Es ist auch zu erwarten, dass die Impfungen mehr Schäden nach sich ziehen und Umgeimpfte verschont bleiben. Denn Impfungen machen immer krank! Daher war die jüngste Studie von Mawson 2017 eine unerwartete Überraschung und hat das negative Ergebnis für die geimpften Kinder bestätigt (64a). Das ist auch beabsichtigt, weil man den Organismus über eine zu erwartende Krankheit vorinformieren möchte. Die Impfhersteller benötigen für eine Zulassung nur den Nachweis, dass Impflinge nach der Injektion Antikörper entwickeln, die man als Schutzeffekt ansieht. Mehrfach ist erwiesen, dass allein der Antikörpernachweis keinen Schutz garantiert. Man setzt sich stillschweigend darüber hinweg.

In einer zweiten Studie müssen die Firmen zusätzlich die Verträglichkeit des Impfstoffs nachweisen, was streng genommen eine neutrale Instanz prüfen müsste. Das geschieht mit einem zweiten Kollektiv, dass gegen Hepatitis A oder gegen ein anderes Impfspektrum geimpft ist. Man vergleicht folglich Geimpfte gegen anders Geimpfte. Das ist letztlich Betrug am Konsumenten. So lässt sich das Impfgeschäft erfolgreich verbreiten und die staatlichen Organe helfen mit laxen Vorschriften munter bei den Umsatzsteigerungen. Dabei werden weltweit Milliardenbeträge umgesetzt.

Das Impfpräparat enthält nicht nur Antigene (die Substanzen der Krankheit, auf die das Abwehrsystem reagiert), sondern eine Vielzahl weiterer Inhaltsstoffe, über die bei der Impfdiskussion kaum gesprochen wird, die aber für weitere Schäden verantwortlich sind. Dazu zählen

- Antibiotika (in den Lebendimpstoffen MMRV, Gelbfieber)
- Aluminium-Ionen (in den Totimpfstoffen)
- Spuren von Quecksilber
- Formaldehyd (zur Konservierung)
- Phenol (zur Konservierung)
- Emulgatoren (zur Anbindung)
- Nano-Bodies (virusgroße Partikel als Vehikel für den Transport in die Zellen)
- und weitere Fremdstoffe.

Werden nun Impfpräparate wiederholt, möchte man die Schutzwirkung intensivieren, gleichzeitig allergisiert man den Organismus, wenn die Inhaltsstoffe dazu fähig sind. Das können die Antibiotika, Aluminium-Ionen, Quecksilberreste, Formaldehyd und manche anderen Substanzen bewirken. Damit ist plausibel, dass es Allergien nach Impfungen gibt, auch wenn Studien angestrengt werden, die das Gegenteil beweisen sollen. Ich wundere mich nur, dass Kollegen, die es wissen müssten, wider aller biochemischen Kenntnisse dieses Faktum anzuerkennen verweigern. Diese Ignoranz reicht hoch bis zu den Verantwortlichen des Impfgeschäfts. Was nicht sein darf, wird wegdiskutiert oder mit fingierten Studien abgetan.

Besonders kritisch ist die Verwendung von Aluminiumionen in Impfstoffen zu beurteilen. Niemals hat das Leben für Aluminium Verwendung gefunden. Das Element ist für den Menschen im ionisierten Zustand toxisch und in Impfstoffen höchst bedenklich. Die Impfindustrie kann in Totimpfstoffen nicht auf Aluminium-Ionen verzichten, weil nur mit diesen Ionen im Labor (in vitro) ein deutlicher Antikörper-Nachweis möglich wird, ohne den es keine Zulassung gibt. Daher nennt man Aluminium einen „Impfverstärker", was grober Unfug und Täuschung ist, denn Aluminium steigert die krankhafte entzündliche Erregung, die eine lange andauernde Immunirritation auslöst. So entsteht die skurrile Situation, dass energisch mit „Toxoiden" (offiziell als „entgiftetes Gift" bezeichnet) gegen Tetanus und Diphtherie geimpft wird und diese aktiven wie auch passiven Impfungen in vivo völlig nutzlos sind. Diese beiden Erkrankungen kommen durch Gifte (Toxine) zustande, die von den jeweiligen Erregern abgesondert werden. Gegen Toxine kann man nicht impfen, benötigt man Antitoxin, das aber nicht in den Impfinjektionen vorhanden ist. Außerdem schützen die Krankheiten nicht, denn wer diese durchgestanden hat, kann sie jederzeit wieder bekommen. Ohne Aluminium-Zusatz gibt es auch keine Antikörperbildung. Aber mit Aluminium lässt sich diese im Labor nachweisen, die in der Realität gar nicht vorliegt. Mit diesem Betrug wurden und werden Generationen geschädigt.

Zudem sind Aluminiumionen im Menschen hoch gefährlich. Was in der Erde als Oberflächengestein Aluminium mit Silikaten stabil verbindet, ist ionisiert (elektrisch geladen) in Organismen zu gravierenden Stoffwechselblockaden fähig. Vorrangig werden die Nerven und die Immunorgane getroffen, der genetische Code (die Chromosomen) wird ebenfalls beeinträchtigt und die Energiegewinnung in den Mitochondrien blockiert, weil Aluminium eine bevorzugte Affinität zu Phosphat-Verbindungen zeigt. Es genügt bereits eine Menge Aluminiumionen von Nanogramm (1/1.000.000.000), um Gene in Nervenzellen wirksam zu blockieren (44). In Totimpfstoffspritzen werden 0,5 bis 1 Milligramm injiziert, das sind bis zu 100.000 fach mehr Aluminiumionen in einer Spritze!

Aluminium ist populärer geworden, weil die Verwendung in Deodoranzien mit der Begünstigung von Brustkrebs nachweislich in Verbindung steht (43). Hier hat sich die Industrie schnell dem Verbraucherwunsch gefügt und aluminiumfreie Deos angeboten. Das gelingt noch nicht in Impfungen, obwohl es aufgrund der Einspritzung erheblich notwendiger wäre. Noch können die Impfhersteller nicht auf Aluminium verzichten, obwohl sie es lieber heute als morgen täten. Sie versuchen zwar Alternativen wie Squalen zu verwenden (im Schweinegrippe-Impfstoff), was leider misslang. Nun werden Epidemien mit Viren genutzt, um neue Impfstoffe mit Genmanipulation zu gewinnen. Das gelang bereits mit der Hepatitis B-Impfung. Zum Verdruss der Impfindustrie ist diese

Impfung als diejenige mit den zahlenmäßig häufigsten Meldungen von Schäden bekannt geworden.

Das erklärt, warum immer wieder die Masern als Argument für Impfungen generell bevorzugt werden, weil mit ehrgeizigen Eliminierungsplänen der Nutzen für alle deutlich gegenüber klein geredeten Risiken erscheinen soll. Zusätzlich lassen sich Impfverweigerer diskriminieren.

Schäden durch Impfungen

Primärschäden:

Der generelle Effekt aller Impfungen ist die Provokation der Abwehrzellen, die reagieren sollen. Dieser Prozess läuft als Entzündung ab. Akut sind die Entzündungen an den schmerzenden Eintrittsstellen der Injektion zu erkennen, was ein reiner toxischer Aluminiumeffekt ist. Fieber kann auftreten und allgemeine Unruhe. In der ersten Nacht schreien viele erstgeimpfte Säuglinge schrill und intensiv schmerzgequält auf. Jetzt ist die Entzündung im Gehirn angekommen, geht mit Ödemen einher, sodass der Druck im Kopf zunimmt. Todesfälle in der ersten Woche nach der Impfung kommen vor. Nachfolgende Untersuchungen des toten Säuglings zeigten stets ausgeprägte entzündliche Gehirnödeme.

Andere Säuglinge fallen durch Schlappheit, Schläfrigkeit (Narkolepsie, Schlafsucht) und motorische Schwäche auf, manche stellen die Entwicklung ein. Bei Erwachsenen ist das Guillain-Barre´-Syndrom häufig, eine akute und dann chronische entzündliche Antikörperreaktion gegen eigenes Nervengewebe im Bereich des Rückenmarks.

Sekundärschäden des Impfens:

Deutlich und bereits als Sekundäreffekt können die allgemeinen Folgen in den erhöhten Entzündungs- und Infekterscheinungen bei Kindern im Haut- und Schleimhautbereich beobachtet werden, was sich rasch chronisch etablieren kann. Dann schwellen Lymphknoten, Schleimhäute und auch Organe. In Verbindung mit Entwicklungsschritten wie Zahnung, Kindergarten und Schule häufen sich die Erkrankungen und immer wieder die notwendigen Medikamentengaben. Mit Verzögerungen erscheinen Allergien in Variationen, zuerst gegen Nahrungsmittel und später gegen Umweltsubstanzen wie Hausstaub oder Pollen. Längerfristig häufen sich die *„Immunirritationen"* mit den wiederholten Angriffen auf das Abwehrsystem und richten sich gegen die eigene Körpersubstanz, was man Autoimmunkrankheit nennt. Diese Entwicklung ist sehr bedenklich und nimmt erschreckend deutlich zu: Wiederholte Impfungen steigern die Systemfehlerrrate im Abwehrsystem. Junge Frauen erleiden Angriffe auf die eigene Schilddrüse, manche entwickeln Multiple Sklerose oder chronisch entzündliche Darmerkrankungen. Frauen zeigen häufiger Impfschäden als Männer, was vermutlich mit Östrogenwirkungen zusammenhängt. Im Tierversuch können durch Fütterung mit Aluminiumionen Allergien gegen sämtliche Nahrungsmittel ausgelöst werden.

Allgemein führt das Impfen zu einer generellen Verschlechterung der individuellen Abwehrlage. Wenn es darauf ankommt, mit saisonalen oder sozialen Herausforderungen fertig zu werden, erkennt man diese Handicaps deutlicher und nicht unbedingt direkt nach der Impfinjektion. Die „kranke Normalität" von heute sind Infektserien bei Kindern mit hohem Medikamentenkonsum. Dauerhafte Anschwellungen von Schleimhaut und Lymphknoten führen im Rachenbereich zu Tubenkatarrhen. Dann hört das Kind schlecht, lernt spät und schwer sprechen und ist in der sozialen Integration beeinträchtigt. Der Lösungsweg geht zu der heute häufigsten Operation bei Kindern, bei der die Rachendachmandel („Polypen" volkstümlich) entfernt, manches Mal die oberen Mandelpole gekappt und die Trommelfelle perforiert werden, um beidseits Röhrchen einzulegen, damit der Schleim in Zukunft abfließen kann.

Chronische Entzündungen können auch als wiederkehrende Blasen-, Bronchien- oder Darmentzündungen ablaufen oder als rheumatoide Gelenkentzündungen. An die kausale Beziehung zu vorausgegangenen Impfungen denkt nun kaum einer mehr. Diesen Verdacht kann nur die Korrelation zwischen den Impfdaten und dem Erkrankungsbeginn bestätigen.

Die Angriffe auf das Nervensystem kommen viel später im Leben zur Geltung, wenn Teilschäden durch Narben sichtbar werden. Das können Unruhezustände, Konzentrationsschwächen, Krampfanfälle aber auch intellektuelle oder psychische Defekte sein. Diese Beobachtungen sind wohlgemerkt stets im Kontrast zu völlig umgeimpften Personen deutlich zu beurteilen, die ich seit über 25 Jahren in meiner Praxis verfolge. Beweisbarkeit gibt es nicht! Dahinter verstecken sich die Verantwortlichen.

Überzeugend ist stets der Status des völligen Ungeimpftseins. Mit den günstigen Zeitbedingungen der Vollernährung, mit Hygienevorstellungen und Informationen über Internet ist der komplette Impfverzicht heute kein Problem, sondern vielmehr eine Versicherung für ein schadenarmes Leben. Bedeutender ist eher die Abwehr unlauterer Angstpädagogik und ärztlicher Übergriffe. Alternativen effektiv zu nutzen garantiert den Fortbestand einer guten Gesundheit, die es ebenso erlaubt, umgeimpft in die Tropen zu fahren oder in gesellschaftlich schwierigere Zeiten zu gelangen.

Spezielles zu den Impfungen:
Die Impfungen gegen den Tetanus und gegen die Diphtherie können Sie bedenkenlos wegen Unwirksamkeit unterlassen. Um Wunden muss man sich gut kümmern.

Die **Poliomyelitis** (Kinderlähmung) ist in erster Linie eine Durchfallerkrankung. Die Vergangenheit hat gezeigt, dass Nervengifte wie DDT (gegen Moskitos) oder chemische Gifte von Kampfstoffen zu Nervenschäden führen, die man mit der Deklaration der Poliomyelitis unberechtigt den Viren angelastet hat. Durch Verbote der Gifte sind keine Fälle mehr aufgetreten und nur noch dort, wo diese Substanzen erneut eingesetzt werden. Diese Impfung ist völlig entbehrlich.

Keuchhusten ist im ersten Lebensjahr gefährlich, danach darf er stattfinden und schützt in der Regel ein Leben lang. Die Impfung ist sinnlos, wenn man achtsam durch das erste Lebensjahr begleitet.

Wer nicht DTPert/Pol impft, braucht auch keine Impfung gegen HiB, PnK. und MnK. Denn Aluminium schädigt die Blut-Hirn-Schranke, die unberührt diese Gefahr praktisch ausschließt. Außerdem ist es absurd, gegen einzelne Erreger der bakteriellen Hirnhautentzündung zu impfen, da es genügend weitere in der Warteschleife gibt, die diese Erkrankung „übernehmen" können. Man nennt diese Sisyphoskette „Replacement", dass für jeden eliminierten Erreger stets ein Nachfolger zur Stelle ist.

Rotaviren gehören zu den Erregern von Durchfällen wie die Noroviren. Säuglinge sind besser geschützt, wenn sie gestillt werden. Außerdem gilt es, den Einsatz von Antibiotika von

Schwangerschaft an zu vermeiden, was erfolgreicher bei Umgeimpften durchgehalten werden kann. Der Verzicht ist zu bevorzugen, weil die Krankheit allenfalls Infusionen erfordert und mehr nicht.

Die Impfung gegen **Hepatitis B** ist die nebenwirkungsreichste. Das reale Risiko dieser Krankheit ist gering, weil es um eine Übertragung durch Blut von Erkrankten zu Blut von Kontaktpersonen geht. Der menschliche „Saft" ist grundsätzlich gefährlich, sodass Hygiene wichtiger ist als das Impfen. Schwieriger ist es, den auf Impfungen bestehenden Amtsärzten klar zu machen, dass man das persönliche Risiko aus guten Gründen selber tragen möchte. Das berührt nicht die Berufshaftpflicht. Für die Folgen des Impfens treten die Veranlasser niemals ein! Das bleibt stets der persönliche Schaden.

Impfungen gegen **Masern, Mumps, Röteln und Windpocken** sind nicht mehr zeitgemäß, da die Krankheiten keine ernste Herausforderung für nichtgeimpfte Personen sind. Zweifach MMRV-Geimpfte nehmen bei begrenzten Epidemien an den Krankheiten teil. Der Schutz ist folglich unsicher und unzuverlässig. Es geht um Lebendimpfstoffe, die Kontaktpersonen anstecken können. Erwachsene, deren Kinder gegen Windpocken geimpft sind, können die Gürtelrose (Herpes zoster, eine Spätvariante der Windpocken) bekommen. Die Impfviren verbleiben „schlafend" ein Leben lang in den Genen der Nervenzellen des Impflings. Keiner kann das Verhalten dieser Viren kontrollieren, weitere Impfungen können sie „wecken" und zu Gehirnerkrankungen führen, da sie dort bevorzugt eingelagert sind. Das ist unzumutbar! Spontanmutationen im Erbmaterial können zudem genetische Störungen und Krebs hervorbringen.

Die **Grippe**-Impfung ist die unsinnigste Impfentwicklung unserer Zeit. Eine Wildvirusinfektion hat unglaubliche Vorteile für chronisch kranke Personen, kann als Fitnesstraining für das Immunsystem angesehen werden und schützt besser gegen andere Influenzaviren. Die „Grippe" ist eine der wenigen Gelegenheiten von Erwachsenen, nochmals in ihrem Leben zu Fieber zu kommen. Wir benötigen diese Qualität gegen Allergien, gegen Autoimmunkrankheiten und gegen Krebs. Der „Schutzeffekt" der Impfung ist lächerlich, liegt regelmäßig unter 40% und richtet sich nur gegen ein kleines Spektrum von Influenzaviren.

Wer komplett auf Impfungen verzichtet, hat die besten Aussichten, gesund zu bleiben und mit den Herausforderungen der Gegenwart zurechtzukommen. Wer bereits vorgeimpft ist, versäumt gar nichts, wenn er sofort das Impfen beendet. Jede Wiederholung kann das Ende der Fahnenstange, der Verträglichkeit, bedeuten. In biologischen Systemen ist die Wirkung von Fremdeinflüssen nicht additiv, 1+1 ist nicht zwei sondern real 100 und mehr. Das ist der bereits beschriebene Potenzierungs- oder Cocktail-Effekt (siehe I.1.6.). Es gibt viele Umweltschadstoffe, die der Mensch heute ertragen muss. Was uns am nächsten kommt, steigert am intensivsten diesen kritischen Effekt: Das sind die Injektionen!

Aus meiner Praxis ist mir kein Patient bekannt, der den Impfverzicht bereut hat. Ich kenne jedoch eine Vielzahl von Patienten, die das Impfen und seine Folgen bitter beklagen. Anerkennung als Impfschaden ist nicht zu erwarten, denn offiziell gibt es den gar nicht. Alles stagniert im Verdacht und endet nicht im Beweis.

Bis zum 15. Lebensjahr wird in der Thymusdrüse hinter dem Brustbein das Langzeitgedächtnis des Abwehrsystems für das gesamte Leben angelegt. Bis dahin sollte der Mensch völlig frei bleiben von jeglichen Fremdinjektionen. Impfungen beschädigen die Thymusdrüse, sodass es keine Kompromisse geben sollte. Nach meiner Vorstellung gibt es keinen plausiblen Grund, irgendeine Impfung danach noch zuzulassen.

3. Krank durch ungesunde Ernährung

Die wohlhabenden Länder dieser Erde erleben ein Nahrungsüberangebot bei gleichzeitigem Hunger oder Mangel an vitalen Stoffen in Armutsländern. Eine Milliarde Menschen von aktuell (2017) sieben Milliarden Erdbewohnern sind von Hunger bedroht. Diese „Schere" zwischen Sattwerden und Hungern beleuchtet das zutiefst ungerechte Verteilungsproblem von notwendigen Nahrungsmitteln. Hunger ist mit Krankheiten und frühem Tod verbunden, Wohlstand heutzutage mit Übergewicht und Medikamentenkonsum. Schließlich können sich nur wohlhabende Menschen pharmazeutische Produkte leisten.

Mit dem Argument, die wachsende Weltbevölkerung satt bekommen zu müssen, werben die großen Agrarfirmen, setzen auf Saatzüchtungen, Genmanipulationen, großflächigen Dünger- und Pestizideinsatz und Massentierhaltungen. Daraus entstehen einerseits absurde Reichtümer in Wohlstandsstaaten, andererseits verarmen Drittweltländer, weil sie von den Waren der Reichen überschwemmt werden, die Preise nicht mehr unterbieten können mit den katastrophalen Folgen, dass die traditionell ortsansässigen Bauern ihre herkömmlichen Anbau- und Zuchtmethoden vernachlässigen, ihre kleine dezentrale und selbstversorgende Landwirtschaft aufgeben, in die Städte ziehen, die Slums besiedeln und zum modernen „Sklaventum" und Elend in den Megacities beitragen (49). Die politische Brisanz dieser Entwicklung findet ihren aktuellen Ausdruck in den Fluchtbewegungen von den Armuts- in die Wohlstandsländer. Damit einher geht nicht nur die Rückentwicklung in Europa in den Nationalismus mit seinen verheerenden Folgen (Francois Mitterand (1916-1996), französischer Staatspräsident von 1981-1995: *„le Nationalisme - c´est la guerre"*, *der Nationalismus - das ist der Krieg)*, sondern die weltweite Gewöhnung an eine dekadente Nahrungsindustrie, die mit hohem Dünger- und Pestizideinsatz (siehe die Glyphosat-Diskussion 2016 in der EU) minderwertige und an Vitalstoffen verarmte Lebensmittel produziert. Mit Geschmacksverstärkern, Aromastoffen und Zucker werden Fertigprodukte und ganze Fertiggerichte kreiert, die das Kochen in den Wohlstandsländern ersparen und zur Fehlernährung mit eklatanten Folgen führen. Jede Imbissbude kann mit einer Mikrowelle ausgerüstet eine Speisekarte anbieten, die sich aus diesem Angebot fertiger Gerichte aus der Tiefkühltruhe bedienen kann. Die Hauptprobleme solcher Ernährung für die Menschen sind

- die Verarmung an Vitalstoffen durch das Defizit an Frischkost und Obst
- der Konsum zu fetter, zu süßer und zu eiweißreicher Kost
- die krankmachenden Fritteusefette speziell die Transfettsäuren und Acrylamide
- die Phosphate überwiegen die Kalziumanteile
- der zu hohe Salzkonsum
- der zu hohe Tiereiweißkonsum (Fleisch, Fisch, Milch, Ei, Käse, Wurst)
- der zu hohe Konsum von Kuhmilch
- die Beteiligung von chemischen Zusätzen zur Konservierung und für das Aroma

- die ergänzten Zuckeranteile, die Fertiggetränke (Softdrinks)
- und das problematische Trinkwasser (aus der Leitung, aus der PET-Flasche)

Allein aus dieser Zusammenstellung resultieren langfristige Gesundheitsprobleme wie Übergewicht, Diabetes mellitus (die Zuckerkrankheit) vom Typ 2, Bluthochdruck, Arteriosklerose und ihre Folgen, Osteoporose und Krebserkrankungen.

Bei Obst und Gemüse stehen heute die Menge und das perfekte Aussehen im Vordergrund, was durch entsprechende Züchtungen und perfektionierte Anbaumethoden erreicht wird. Der Geschmack und „Lebensgehalt" bleiben dabei auf der Strecke, der Schadstoffgehalt muss in Rechnung gestellt werden.

Die großen weltumspannenden Herstellerketten von Fertigmahlzeiten, von Hamburgern, Hotdogs, Pizza oder anderen Varianten der schnellen Mahlzeit sorgen für die Sättigung in den Städten. Die Produkte sind dem Konsumentengeschmack perfekt angepasst, damit der Umsatz und der Verdienst stimmen.

Auf der Strecke bleiben die gemeinsamen Mahlzeiten, das Selber-Kochen und die sorgfältige Auswahl, Beschaffung und Verarbeitung der Grundlebensmittel. Durch die Erhitzung in Fritteusen kommt es zur Bildung hochgesättigter Fettsäuren,

- die Transfettsäuren. Diese entstehen ab 160 Grad und sind durchaus von den Nahrungsherstellern gewünscht, weil Konsistenz und Haltbarkeit verbessert werden. Der Schaden bei zu häufigem Konsum liegt in der Hemmung der Bildung von Membranen und Nervenschutzhüllen. Damit hemmen Transfettsäuren das Wachstum und die

Gehirnentwicklung von Kindern, schädigen Schwangere, steigern die Blutfette, die Arteriosklerose und fördern Allergien.

- Die Acrylamide stehen im Verdacht der Krebsinduktion. Fertignahrung und Fastfood sind in der Regel
- zu phosphatreich. Der Mensch benötigt Kalzium und Phosphat für die Zahn- und Knochenbildung in einem Verhältnis von 2:1. Im Fleisch sind Kalzium zu Phosphat im Verhältnis von 1: 35 und in der Kuhmilch von 1: 1. Jede das Kalzium übersteigende Phosphatzufuhr schwächt Knochen und Zähne. Kalzium ist das überragende Element im Menschen. Um eine ausreichende Versorgung brauchen wir uns in der Regel keinerlei Gedanken machen, wenn wir auf gehaltvolle „vollwertige" Grundnahrungsmittel wie Getreide, Reis oder Kartoffeln achten.
- Mit dem Kuhmilchkonsum wird diese Bilanz gestört. Kuhmilch als Getränk macht krank, weil es die Stillnahrung für Kälber ist, die sofort nach der Geburt mit der Herde mitlaufen müssen und einen mehr als drei Mal so hohen Eiweißbedarf für ihre Muskelentwicklung benötigen als der Säugling. Die Muttermilch ist die eiweißärmste aller Säugetiermilchen. An den Eiweißgehalt ist die Wachstumsgeschwindigkeit gebunden. Der Mensch benötigt anfangs mehr Kohlenhydrate für seine Gehirnentwicklung und hat mit dem zunehmenden Alter immer weniger Bedarf an Eiweiß, das schließlich ausreichend aus dem Gemüsekonsum gedeckt werden kann. Milchprodukte wie Butter, Sahne, Quark und Käse ergänzen diese empfehlenswerte vegetarische Basisernährung. Als Grundregel für den Menschen sollte gelten, dass Milch nur gekaut und nicht getrunken wird. Außerdem hat uns die Vakzination (Vacca= die Kuh), die Verwendung von Impfstoffen von der Kuh wie 100 Jahre mit der Pockenimpfung geschehen,

gegen die Kuhmich allergisch werden lassen. Kuhmilch ist heute das häufigste Nahrungsallergen.

Bei dem Thema der Allergien entstehen Gefahren durch die chemischen Zusätze in der Nahrungsindustrie. Jede Geschmacksrichtung kann heute künstlich nachgeahmt werden und potenziell Allergiker gefährden. Heute wird es immer wichtiger, Kindern die originären Geschmäcker von Gemüse, Früchten und Kräutern beizubringen und damit langfristig die elementaren Lebensmittel anzugewöhnen mit Schutzeffekt vor den synthetischen. Empfehlenswert sind die Erkenntnisse des Biochemikers und Krebsforschers Prof. Beliveau zu der Qualität von Lebensmitteln (65).

Auch die Getränke müssen kritisch ausgewählt werden. Der Zuckerreichtum der Softdrinks ist eklatant und hoch verantwortlich mitbeteiligt an der Entstehung von Übergewicht, Diabetes Typ 2 (Erschöpfungsdiabetes) und Zahnkaries.

Das wichtigste Getränk ist einfaches Wasser. Das kommt heute überwiegend aus den Leitungen, die von den Wasserwerken gefüllt werden. Dieses Lebensmittel ist zwar das nach Behördenmeinung „bestuntersuchteste", aber aus Kostengründen bezieht sich das hauptsächlich auf die Keimfreiheit und der groben Prüfung auf giftige Substanzen. Die Hauptprobleme des Leitungswassers rühren einmal aus der Landwirtschaft, die mit Tierausscheidungen für Nitratanreicherung in den Böden sowie in den Wasserbrunnen sorgt. Das Leitungswasser ist weiter angereichert mit Substanzen aus den Folgen des modernen Lebens, wenn Ausscheidungen über Kläranlagen mit dem aufbereiteten Leitungswasser rückgeführt werden. Dieses Problem bescheren uns Metaboliten von konsumierten Medikamenten wie den Blutdrucksenkern, den Hormonen der Verhütung, von Fettsenkern, den Statinen und vielen mehr. In den Großstädten finden sich extreme Jodmengen im Leitungswasser, die von Untersuchungen mit Jod-Kontrastmitteln in Röntgenpraxen stammen.

Nitrate im Leitungswasser dürfen für Schwangere und Säuglinge Werte über 20 mg% nicht überschreiten. Nitrate besetzen Hämoglobin, stören die Sauerstoffversorgung und das Wachstum. Die EU und der Deutsche Staat tolerieren pragmatisch und zum Schutz der Landwirte Grenzwerte von 50mg%. Das ist eindeutig zu viel und wird vielerorts gar noch überschritten. Konstant zu hohe Werte über 50 mg% sind in Grundwasserbrunnen in intensiv bewirtschafteten Regionen gemessen worden. Nitrate behindern auch den Jodeinbau in das Schilddrüsenhormon, was zu Kropf und Unterfunktion führen kann. Die Jodkampagne in Deutschland soll das offensichtlich kaschieren bzw. abmildern. Nitrate werden durch Darmbakterien in Nitrit umgewandelt, das zur Bildung von Nitrosaminen führt, welches ein gefürchtetes Karzinogen ist (siehe in VIII.1.2.).

Die „Stiftung Warentest" kam 7/2016 zu dem Ergebnis, Leitungswasser sei ebenso gut wie Mineralwasser und preiswerter. Belegt wurde das mit einer Untersuchung von bundesweit 28 Leitungswasserproben aus verschiedenen Rathäusern und von 30 Mineralwässern. Solche Untersuchungen haben Verwandtschaft zu den substanziellen Vergleichen von konventioneller zu Biokost, wenn man lediglich Inhaltsstoffe testet. Aspekte der „Lebendigkeit" und der natürlichen Beschaffenheit des Lebensmittels oder Wassers fallen völlig unter den Tisch. Dazu müssten Tests an lebenden Pflanzen, Tieren oder Menschen unternommen werden. Das ist aufwendig und nützt der Wirtschaft keineswegs. Der Verbraucher hat hier jedoch sein vitalstes Interesse. So räumt auch die „Stiftung Warentest" ein, im Leitungswasser Rückstände von Chemikalien, Arzneimitteln, Pestiziden oder auch von Kontrastmittel aus Röntgenuntersuchungen gefunden zu haben. Was haben alle diese Substanzen im so sehr empfohlenen Leitungswasser zu suchen? Verniedlichend wird von „Spuren" als Mengenangaben geschrieben, die den Konsumenten keinen Schaden zufügen würden. Mit diesen Beimengen ist aber die Unnatürlichkeit und die eingeschränkte Genießbarkeit eingeräumt. Der Potenzierungseffekt macht aus einer kleinen Einzeldosis ein extrem gesteigertes Summationsereignis, aus einer „Spur" einen Baustein zum Schadensereignis. Von Leitungswasser als alleiniges Getränk kann nur abgeraten werden. Man halte sich besser für das Trinken an Mineralwasser aus Glasflaschen (und nicht aus Plastikflaschen) und reduziere somit ausreichend den Konsum von Leitungswasser und den Plastikmüll. Völliger Verzicht ist noch nicht notwendig, aber Minimierung allemal besser. Reinigungsverfahren von Leitungswasser mit Filtersystemen stellen keine echte Alternative dar, denn „Lebendigkeit" kann man kaum künstlich erzeugen.

Nicht vergessen sind die Versuche, über Leitungswasser „Medikamente" unter das Volk zu bringen. Das klingt zwar nach einer Verschwörungstheorie, ist aber nach realen Begebenheiten als Restrisiko dieses Konsums nicht von der Hand zu weisen. In Basel-Land kam man einst auf die Idee, Karies durch Fluoridbeimengungen im Leitungswasser prophylaktisch anzugehen, um Zahnbehandlungskosten einzusparen. Die Kampagnen gegen diese Fremdbestimmung liefen jahrelang ins Leere, wurden einfach ignoriert. Bis man eines Tages herausfand, dass die Qualität des Wassers der von Mineralwässern gleichkommt. Fortan eliminierte man Fluorid, um das Wasser in Flaschen abzufüllen und Geschäfte mit Mineralwasser aus Basel-Land zu machen. *Wenn es um Geld-*

gewinne geht, sind Politiker schnell zu motivieren, geht es um die Grundgesundheit, lässt das Interesse schnell nach.
Die Schlussfolgerung ist immer wieder, dass der Staat oder die jeweilige Regierung Gesundheit nicht sonderlich beschützt, vielmehr kann dieses Anliegen nur individuell wahrgenommen werden.

4. Krank durch die modernen digitalen Geräte

4.1. Allgemeines

Das Internet ist faszinierend, weil man von jedem Ort in die ganze Welt surfen kann. Man hat eine Frage, wie man den Sonntagskuchen macht, wo man eine besondere Schraube erhält, wohin man in den Urlaub fahren kann oder wie man dieses Wort schreibt oder jenes übersetzen kann. Für alles gibt es Antworten und das in großer Auswahl. Symbolisch kann man die Wortneuschöpfungen verstehen, dass man „googelt", weil man die größte und bekannteste „Suchmaschine" der Firma Google benutzt. Mit der erfreulichen Nutzung geht man aber auch Risiken ein, ausgespäht oder missbraucht zu werden. Persönliche Daten landen auch bei Geheimdiensten, benutzte Suchbegriffe werden mit den e-mail-Adressen verknüpft und zu Werbungszwecken an interessierte Firmen verkauft. Damit müssen wir leben und immer wachsam bleiben. Jugendliche verhalten sich hier eher naiv und geben zu viel von sich preis. Damit muss die kritische Sicht auch auf den Aspekt der gesundheitlichen Schädigung gerichtet werden.

4.2. Handynutzung

Die handlichen Telefone sind inzwischen Kleincomputer, mit denen mehr als nur das Telefonieren möglich ist. Man kann mit Freunden e-mail-Kontakte austauschen, umsonst Bilder verschicken und in sozialen Medien Kommentare eingeben und empfangen. Diese Faszination wird gesteigert durch Spiele, die von der Realität ablenken. Sämtliche Nutzer sind durch die Ablenkung in ihrer Aufmerksamkeit im Straßenverkehr als Autofahrer, Radfahrer oder Fußgänger unfallgefährdet. Besonders gravierend sind die Kopf- oder Ohrhörer, die bevorzugt von Jugendlichen benutzt werden und ihre Wahrnehmungen um sich herum einschränken. Einerseits drücken sie damit der Umgebung eine Ablehnung für jegliche Kommunikation aus, andererseits können sie sich in der Öffentlichkeit völlig isolieren. Der soziale Rückzug und das Verstecken sind an sich normale typische Anteile der Pubertätsentwicklung, die sich mit den digitalen Geraten zu einer Art von modernem sozialen Autismus steigern.

Ohne W-Lan und ohne elektromagnetische Felder funktioniert kein Handy. Diese wenn auch schwachen Energien stören die Gesundheit im Sinne einer neurovegetativen Gleichgewichtsstörung und das stets vor dem Hintergrund des potenzierenden Effektes sämtlicher weiterer Einflüsse auf das Kind und dem Erwachsenen. Das Anhalten des Handys an das Ohr beim Telefonieren intensiviert darüber hinaus die Beschädigung von Hirnstrukturen. Es kommt zu Erwärmungen an der Gehirnseite und längerfristig steigt die Zahl der Glioblastome bei Jugendlichen. Das sind Hirntumore, die von den Gliazellen ausgehen, die Versorgungszellen der Nerven. Kinder und auch Erwachsene sollten darauf aufmerksam gemacht werden, dass mit dem Abstand des Handy vom Ohr die Energie um das Quadrat der Entfernung abnimmt. Man telefoniert besser mit dem Lautsprecher oder mit Bluetooth-Verbindung. Eltern sollten sich gut überlegen, wann sie ihrem Kind das erste stets sehr begehrte Handy beschaffen. Nach meiner Meinung nicht vor dem 13. Lebensjahr.

Wer sich aufmerksam in Gaststätten, in Bahnhöfen, im Zug oder Bus umschaut, sieht in Handys versunkene Menschen jeden Alters. Erschreckend sind diese Phänomene in Gemeinschaften, wenn das Zusammensein durch individuelles Isolieren zur Farce wird. Man kann diese modernen Erscheinungen durchwegs dem autistischen Formenkreis zuzählen.

4.3. PC-Sucht

Nicht anders verhält sich der Mensch mit den größeren Bildschirmen, dass er sich von Gemeinschaften absetzt und virtuelle Kommunikation bevorzugt. Allergikern kann der Blick auf eine blühende Wiese im Bildschirm weniger Probleme bereiten als der Aufenthalt im Freien. Aber damit sind bereits die gesundheitlichen Folgen umschrieben. Der PC-Freund bewegt sich immer weniger, ernährt sich gedankenloser und häufig mit zu vielen Süßigkeiten, weil das Gehirn für seine Arbeit Zucker braucht. Die Augen werden überstrapaziert, der Kopf mit den vielen Eindrücken überlastet, was immer wieder zu Konzentrations- und zu Schlafstörungen führt. Defizite von Schlaf schleichen sich ein, weil es sich im Dunkel der Nacht am ruhigsten, ungestört und kontrastreicher surfen lässt. Den Anwendern läuft dabei unbemerkt die Zeit davon.

Die höchste Risikozeit für gesundheitliche Störungen durch die digitalen Geräte liegt nach meinen Erfahrungen in der Pubertät, dass diese bunte Kunstwelt falsche Vorbilder prägt, durch deren Faszination andere bisherige Gewohnheiten langweilig werden, sodass Musikinstrumente beiseite gelegt und das Üben eingestellt werden. Motivation für die Inhalte der Schule geht verloren und damit wird das Lernen blockiert. Der Sinn für den Aufwand für Übungen ist immer weniger vorhanden, wodurch die Schulleistungen abfallen. Hinzu kommen der Bewegungsmangel und die resultierenden Konzentrationsschwächen durch die Müdigkeit am Tag und durch eine zu einseitige ungesunde Ernährung. Wer den Geist in dieser Lebensphase zu sehr fordert, entwickelt Verlangen nach Süßigkeiten und Weißmehl.

Das kann sich zu einer Suchtkrankheit auswachsen, wenn sämtliche bis dahin ausgeübten Hobbys abgebrochen und reale Gemeinschaften zunehmend gemieden werden. Das Alleinsein im eigenen Zimmer und Beisammensein in der scheinbaren Geselligkeit in den Foren und social-media-communities genügen. Eltern sind lange untätig, weil sie „keine Probleme" mit ihrem Kind haben, da es Zuhause ist, vordergründig sich allein beschäftigt und nicht zur Last fällt. Schwere Konflikte ziehen auf, wenn erste Briefe und Mahnungen von der Schule kommen, Pflichten vernachlässigt werden oder Eltern die Teilnahme am Familienleben einfordern. Danach bewegt sich die Krise zwischen Aggressivität gegen die Versuche der Eltern, die PC-Sucht zu beenden und Depressivität, weil in der Realität nichts Positives mehr gefunden werden kann.

Rechtzeitig müssen Strategien überlegt werden, wie man einerseits PC-Zeiten in Absprachen und Kontrollen begrenzt und andererseits attraktivere reale Angebote macht, die helfen können, der Sucht zu entgehen. Das können Abenteuerfahrten in den Ferien sein oder auch gemeinsame Unternehmungen im Alltag. Man kann das PC-Problem bei Jugendlichen auch als Antwort auf das zu viele Alleingelassensein in der Vorgeschichte verstehen. Gerade in Städten sind häufig beide Eltern berufstätig und das Kind hat eine

Karriere von Fremdbetreuung mit Tagesmutter, Krippe, Kindergarten und Ganztagsschule durchlaufen. Was erwarten wir eigentlich von unserem Kind, wenn wir es die ganze Zeit sich selbst und anderen Betreuern überlassen haben?

Suchtleiden sind vielfältig und die modernen Konsumangebote klassische Ersatzbefriedigungen. Das können auch Drogen-, Alkohol-, Kaufsucht, Sexsucht und auch PC-Sucht sein. Wenn das originäre Bedürfnis nach Liebe und Nähe ausgehend von Schwangerschaft und Stillzeit weitgehend unbefriedigt bleibt, sucht der Mensch Ersatzbefriedigungen. Das Problem ist nur, dass diese bald nicht mehr genügen und ständig gesteigert werden müssen, um noch zufrieden zu stellen, bis dass der totale Konsum den ganzen Menschen erobert hat.

Diese Erlebniswelt setzt sich in das Erwachsensein fort, hört nicht auf, wird intensiviert bei jeder Unzufriedenheit und verselbständigt sich. Je nach der Ausrichtung und Dysstresserleben drohen Depressionen, Organschäden, Diabetes mellitus Typ 2 und der Herzinfarkt. Das sinnvolle moderne Medium wieder auf ein verträgliches Maß zurückzuführen scheint sehr schwer, bis dass nur der völlige Verzicht wie beim Alkoholismus auf jeden Tropfen helfen kann.

4.4. Bildschirmarbeit

Viele Berufe der Gegenwart sind ohne die Verwendung von Computern mit Bildschirmen kaum mehr denkbar. Die großen Reichtümer werden heute mit diesen Geräten erzielt, legal wie auch illegal. Für den Bildschirmarbeiter von heute sind Ausgleichsaktivitäten wichtiger denn je. Das ist zunächst die Einhaltung von Pausen jede Stunde, um den Kopf und die Augen zu entlasten. Nach der Arbeit schließt sich das Sportprogramm an, am besten mit dem Fahrrad nach Hause fahren oder anschließend mindestens eine Stunde im Freien bewegen. Die Ernährung sollte überdacht sein, dass keine schweren Mahlzeiten den Tag beenden und dann den Schlaf stören. Der Morgen vor der Arbeit sollte mehr für eine gehaltvolle Speise genutzt werden, um tagsüber allein mit Wasser den Flüssigkeitsverlust auszugleichen.

Bildschirme brauchen abgedunkelte Räume. Häufig sind diese fensterlos und mit Deckenlampen ausgerüstet, die das Tageslicht imitieren. Personen, die sich in solchen Räumen aufhalten, werden unbewusst gestresst und brauchen mehr Ausgleich, um zwischendurch reales Licht zu erleben, indem sie zeitweise vor die Tür zu gehen.

4.5. Medien

Unsere Welt ist durch die Berichterstattung rund um die Uhr „geschrumpft". Wir können jederzeit Informationen aus den entlegensten Winkeln der Erde erhalten. Natürlich wissen die konkurrierenden Medien Zeitung, Radio, Fernsehen und Bildschirme, was den Konsumenten anspricht und sein Interesse sichert. Medien leben von der Auflagenstärke und den Einschaltquoten, die durch Gewalt, Naturgewalt, Unfälle, Kriege und Sex die größte Steigerung erfahren. Wenn andere Menschen oder Gruppen die Kontrolle verlieren und ohne Hemmungen Triebe austoben, hat das Wirkung auf die große Masse der „Gehemmten und Unterdrückten", die aus purer Neugier zu „Gaffern" und „Zaungästen" werden. Häufen sich unmoralische, kriminelle, kriegerische oder sexuell missbrauchende Anlässe, so reagieren viele Menschen mit Abscheu und schließlich mit Angst. Kommen die in Medien berichteten Gewaltereignisse immer näher, so lässt die Bequemlichkeit im Sessel vor dem Fernseher merklich nach. Die Selbstmordattentate finden nun auch in europäischen Staaten statt. Was nach Jahren durch unzählige Bombenexplosionen,

Kriege und Katastrophen weit weg in der Welt passiert ist, frei Haus durch das Fernsehen in das gemütliche Wohnzimmer geliefert wurde und zur Abstumpfung gut situierter Europäer geführt hat, ist plötzlich bei uns Realität geworden. Durch die detaillierte Berichterstattung kann sich kaum jemand diesen Emotionen entziehen. Die vielen Blumen an den Plätzen der Zerstörung demonstrieren diese breite Betroffenheit. Hier schüren die Medien die Angst in vielen Menschen, die die reale Unverhältnismäßigkeit der wie auch immer schlimmen Einzelereignisse außer Acht lässt, und stimulieren ein Massenphänomen, durch das viele ihr Verhalten, ihre Einstellungen und ihre Toleranz zu ändern beginnen. Es sind die Populisten, die diese Stimmungsänderungen und Ängste ausnutzen, um liberale und demokratische Systeme umzuwälzen in Autokratien und scheinbar mehr Sicherheit bietende Diktaturen. Die Geschichte des 20sten Jahrhunderts hat diese Illusion und die schlimmen Folgen solcher Veränderungen überdeutlich gezeigt. Derartige Machtverschiebungen begünstigen die Medien gewollt oder ungewollt. Viel schlimmer noch: Die Presse verbreitet und begünstigt Meinungen, die Gegenwehr, Aufrüstung und Krieg als Abwehr wieder salonfähig machen.

Es ist der gleiche Mechanismus, den die Medien hier bedienen, den wir bereits von den Ausrufungen der Epidemien kennen. Es wird große Angst geschürt, wenn die Presseorgane das Vordringen von bösartigen Erregern proklamieren, die in unsere „heile" Welt eindringen möchten. Dann steigt die Akzeptanz einer angebotenen Impfung dagegen wie andererseits die Einengung der Persönlichkeitsrechte nach einzelnen Zwischenfällen hingenommen wird. Die Diktatur des Impfzwangs mit dem Verbot individueller Freiheit in der

Wahl des selbstbestimmten Lebensstils ist das schlimme Ergebnis.

KAPITEL IX: ALTERNATIVEN

1. Allgemeines

In diesem Abschnitt möchte ich skizzieren, wie ich mir die Lebensentwicklung von der Empfängnis bis zum Lebensende vorstelle und wie ich mit diesem Idealbild den Praxisalltag zu gestalten suche. Es braucht dazu Vorstellungen zur Orientierung. Als Grundlage dienen langjährige Beobachtungen und Nachforschungen, wie eigentlich der Mensch funktioniert, wozu er fähig ist, wo seine Grenzen liegen, was er für sein Gedeihen benötigt, wie sich eine ganzheitliche Gesundheit mit umfassendem Wohlbefinden herstellen lässt und was mit der inneren und äußeren auch sozialen Harmonie des Menschen von Natur aus dazugehört. Dabei hilft mir Hahnemanns Konzept der chronischen Krankheiten, wie in Kapitel IV. skizziert. Der Vorteil dieser Orientierung liegt in der Risikoabschätzung im Erkrankungsfall: Wie weit kann ich den Verlauf dem Patienten zumuten und überlassen? Wie lange läuft alles regelgerecht nach der Hering-Regel (siehe II.1.6.)? Wann muss ich das homöopathische Mittel wechseln und wann mit konventionellen Arzneien komplementär intervenieren? Mit jeder eigenen Lösung durch den Patienten verbessern sich seine Fähigkeiten und seine Gesundheit. Das hat Gültigkeit bis in das höchste Alter und ist die Basis für Wohlbefinden und Arzneifreiheit. Homöopathen und die vormaligen Ärzte haben über Jahrhunderte gelernt, dass die Unterdrückung von Symptomen unheilvolle Krisen nach sich ziehen kann. Was den Patienten harmlos zu einer Zeit belästigt und missachtet wird, beziehungsweise chirurgisch oder medikamentös abgestellt wird, kann zu späterer Lebenszeit der Grund für eine überraschende Heftigkeit erneuter Erkrankungen sein, ohne dass sich heutige Schulmediziner oder gar der Patient darüber bewusst sind. Zum Beispiel kann die „erfolgreiche" Beseitigung von Warzen der „Motor" für die Vergrößerung eines Organes werden, sei es die Schilddrüse, die Gebärmutter oder die Prostata. Es gilt gar nach Erfahrung, je intensiver die Zahl der Warzen, ihre Hartnäkkigkeit oder ihre Symptome, umso gefährlicher für den Patienten die Unterdrückungsbehandlung. Dieser Zusammenhang sollte für jede noch so harmlose periphere Erscheinung Beachtung finden. Man kann in der Praxis feststellen, dass bei konventionell behandelten Patienten im Laufe des Lebens und des Älterwerdens die Grenzen der Kompensation krank machender Kräfte bald erreicht sind und nur durch wirksame chemische Medikamente in Schach gehalten werden können. Daraus erklären sich nicht nur die zunehmende Multimorbidität, sondern auch die Zunahmen von Dauermedikationen. In dieser Unterdrückungslogik liegt weiter der Grund für unvermittelte lebensbedrohliche Notfälle. Insofern handelt die abwartende Homöopathie nachhaltiger als die ungeduldige und in diesen Fragen ignorante Schulmedizin. Homöopathen brauchen selten zu Hausbesuchen aufbrechen und sind extrem selten in plötzlichen Notfällen gefordert. Ihre Praxen werden mit der Zeit des konsequenten Umsetzens dieses Konzeptes immer ruhiger. Die Patienten werden zufriedener und verursachen kaum mehr Kosten für das allgemeine Sozialwesen. Daraus erklärt sich der Anspruch der Homöopathie als Basismedizin mit Weitblick und dem Anliegen, die Schulmedizin zu vermeiden oder sie lediglich in komplementärer Verwendung hier und dort zu nutzen. Das ist zugleich ein wesentlicher Grund für den öffentlichen Kampf gegen die Homöopathie.

Der Mensch im 18. Jahrhundert zu Samuel Hahnemanns Lebzeiten unterschied sich nicht sonderlich vom heutigen. Geändert haben sich die Lebensbedingungen, denen wir heute ausgesetzt sind gegenüber denen von damals. Kriege werden weiter geführt und unvermindert brutal, verbrannte Erde ist in vergiftete Erde übergegangen. Armut und Mangelernährung gibt es weiterhin und sollten uns angehen, werden aber verdrängt und übersehen, weil diese Lebensverhältnisse weit von uns entfernt bestehen.

Unsere Gegenwart ist charakterisiert durch Informationsüberflutung, Medienvielfalt, Materialismus, Egozentrik, rückläufige Geburtenzahlen, Kinderfremdbetreuungen, Technisierung und Industrialisierung aller Lebensbereiche. Die Schere zwischen arm und reich lag zu Hahnemanns Lebzeiten zwischen dem Hofadel und der niederen landwirtschaftlichen und zum Teil auch der städtischen Gesellschaft. Heute liegt dieser klaffende Gegensatz zwischen den absurd reichen Menschen aus Wirtschaft und Politik (, die ihr Geld in Offshore-Scheinfirmen verstecken, um es vor der Besteuerung zu schützen) und der gemeinen Bevölkerung. Globale Konzerne bestimmen die Gesellschaften. Das Individuelle gerät ebenso ins Hintertreffen wie die Artenvielfalt generell. Der Mensch braucht die Erde, aber die Erde nicht den Menschen. Dieser Satz umschreibt die Hybris des Menschen von heute, sich möglichst durch die Ausbeutung der Erde zu bereichern und andere von sich abhängig zu machen.

Die Homöopathie legt den größten Wert auf die Individualität, auf das individuelle Erleben und möchte erreichen, dass über die Krankheit, die es zu behandeln gilt, ein Zuwachs an Abwehrfähigkeit und zugleich ein Mehr an Selbstbestimmung und an persönlicher Freiheit resultieren. Dieses Anliegen steht bereits diametral im Gegensatz zum Anliegen der Schulmedizin, die abhängig machen möchte: Bei 38 Grad Fieber ihres Kindes mögen Sie bitte sofort den Kinderarzt verständigen, der dann nichts Besseres entscheidet, als Ihnen zu einem Fieberzäpfchen zu raten. Damit verlängern Sie den Verlauf der Krankheit und behindern das Kind.

Homöopathie soll helfen, von Empfängnis an gesund zu bleiben, unabhängig von Arzt und Arznei zu leben und immuner gegen die Verführungen unserer Zeit zu werden: Im so nützlichen Akutfieber sollten Sie lernen, die Ruhe zu bewahren, Ihr Kind umsichtig Zuhause zu versorgen und bei auffälligen Symptomen das selbst gewählte Homöopathikum zu beginnen, und notfalls die homöopathische Arzneiwahl in Rücksprache mit dem Homöopathen dem Verlauf anzupassen. Wer zu sich kommt und bei sich ist, wer über sich selbst entscheidet, wer um die Gefahren der Gegenwart Bescheid weiß, dem kann ich mit meinen Ausführungen Mut machen, diesen selbstbestimmten Weg fortsetzen. Wer sich bisher wenig Gedanken über gesund und krank gemacht hat, der kann sein Leben neu ordnen, seine Lebenseinstellung und sein Verhalten ändern, um ein böses Erwachen zu vermeiden.

2. Empfängnis

Das Zusammenkommen von Frau und Mann ist von Natur aus emotional geregelt und entfaltet eine orgastische Dynamik, die mit dem Zauber der Verschmelzung von Eizelle und Samen seinen gelungenen Höhepunkt erfährt. Rückblickend in Anamnesen sind für das Kind, das hieraus entsteht, bereits Prägungen zu erkennen. Unter welchen Vorraussetzungen ist es zur Vereinigung gekommen? War es rückhaltlose gegenseitige liebevolle Hingabe als Idealbedingung, oder gab es einseitige Anliegen, technische Optimierungen bei längerer Unfruchtbarkeit oder Gewaltaspekte? Ein posttraumatisches Belastungssyndrom kann lebenslang und ab Empfängnis drohen und belasten.

Bevor Eltern Nachwuchs planen, können Sie einiges Sinnvolles für die Zukunft tun. Unser tägliches Leben ist von Giften bedroht, die der Empfängnisabsicht und der geplanten Schwangerschaft zuwiderlaufen. Männer sind heute in ihrer Fruchtbarkeit durch Nikotin, Alkohol, Drogen und Alltagsgifte geschädigt. Viele chemische Substanzen entfalten Fähigkeiten, Östrogenrezeptoren in Kleinstdosen zu besetzen (Xenoöstrogene), die den Spermien in Zahl und Beweglichkeit zu schaffen machen. Vereinfacht sind es überwiegend die Kunststoffe mit ihren Weichmachern und viele konventionelle Pestizide. Die Konsequenz kann nur lauten, Vorsorge zu treffen, den Giften zu entsagen, auf Kunststoffe zu verzichten und Kosmetikas auf diese östrogene Wirkung zu prüfen. Es gibt diverse Apps, die hier durch Scannen der Strichcodes Auskunft geben, beispielsweise „toxfox" vom BUND. Östrogene kommen weiter in der Milch und im Joghurt vor, welche nur selten konsumiert werden sollten.

Auch die empfangsbereite Frau kann einiges vorbereitend unternehmen, um ihrem Kind eine gesündere Zukunft zu ermöglichen. Risiken drohen in der Stillzeit, dass festgebundene Schadstoffe im Fettgewebe der Brust über die Muttermilch auf den Säugling übergehen. Sie möge frühzeitig ihre Ernährung und Körperpflege überdenken, vegetarischer leben und ökologische Orientierung beginnen. Beide zukünftige Elternteile könnten des Weiteren eine 7 tägige Fastenkur (1 Obsttag, 7 Tage Saft- und Wasserfasten, 1 Obsttag und danach neue Orientierung vegetarisch und kontrolliert biologisch) vor einer geplanten Schwangerschaft unternehmen und mit **Sulf.** D 12/C 6-Potenzen (2 mal 3 Globuli pro Tag) begleiten.

Haben die zukünftigen Eltern und insbesondere die Mutter noch Amalgamfüllungen im Mund, sollten sie diese schleunigst entfernen lassen (und mit einer 3-Monate andauernden nachfolgenden Ausleitungstherapie abschließen (siehe VIII.1.5.)). In dieser Zeit ist auf eine sichere natürliche Verhütung zu achten. Die täglichen Absonderungen von Quecksilber aus den Zahnfüllungen der Schwangeren können Schäden beim Ungeborenen auslösen und den Verlauf der Schwangerschaft beeinträchtigen.

Sollte Sterilität anhalten, sich keine Schwangerschaft einstellen, ist zunächst zu klären, ob es an der Frau oder am Mann liegt. Heutzutage sind es meistens die Männer, weil ihre Spermien beeinträchtigt sind. Ich empfehle neben den Enthaltsamkeitsvorschlägen die Stressreduktion, für ausreichend Schlaf zu sorgen, eine harmonische Sexualität zu pflegen und ein ausgewogenes Verhältnis zwischen biologisch vegetarischer Ernährung und körperlicher Bewegung an frischer Luft anzustreben. Arzneilich können Potenzen von **Zincum metallicum** (z.B. **Zinc.** in D 6-Potenz, 3x3 Globuli über eine Woche und nach einer Pause wiederholen) für den Mann ergänzt werden.

Die Fertilitätsmedizin ist zu einem neuen Geschäftszweig gewachsen, denn der Bedarf steigt kontinuierlich. Das liegt nicht nur am hohen Durchschnittsalter von 31 Lebensjahren (2014) der Mütter für das erste Kind, sondern auch an Beschädigungen individueller Immunsysteme durch Impfungen und Toxine des Alltags. Schwanger werden und schwanger bleiben sind abhängig von der Gesundheit des Immunsystems. Die Frau hat nicht nur die Empfängnis des „fremden" Mannes toleriert (wenn die „Chemie" zwischen den Beiden gestimmt hat und die Spermien den Gebärmutterhals ungehindert passieren durften), sondern unterdrückt dann ihr Immunsystem in Teilen (das TH 1 System), um das Kind volle neun Monate in sich zu tragen. Folglich spielen individuelle Abwehrsysteme von Lebensbeginn an eine entscheidende Rolle für die Empfängnis und für die Erhaltung der Schwangerschaft über volle neun Monate und müssen entsprechend geschont werden. Störungen des Immunsystems, die allgemein als „Immunirritationen" bezeichnet werden und offen lassen, welche Auslöser hier die unheilvolle Rolle gespielt haben, können sich auswirken im Sinne von Antikörper der Frau gegen Spermien oder die notwendige Immunsuppression behindern, dass es zu einer Fehl- oder Frühgeburt kommt.

Es gibt mehrere Verfahren der assistierten Hilfe für das Schwangerwerden:
- die Eisprunginduktion mit Clomiphen®, die das Risiko der Überstimulation birgt und dadurch das Krebsrisiko des Eierstocks erhöht
- die Fremdinsemination (der fremde Ersatzerzeuger, Übertragung fremder Spermien)
- die In-vitro-Fertilisation (IVF), dass Eizelle und viele Spermien in einem externen Medium zusammengebracht werden. Anschließend wird ein frühes embryonales Mehrzellstadium in die Gebärmutter eingebracht
- die intrazytoplasmatische Spermieninjektion (ICSI), bei der ein Spermium in eine Eizelle injiziert wird. Das ist heute die häufigste und teuerste Methode, die bei relativ unfruchtbaren Männern eingesetzt wird. Kombiniert wird diese Methode mit der genetischen Voruntersuchung auf die Intaktheit der Chromosomen.

In Deutschland gibt es das Embryonenschutzgesetz, das regelt und vorschreibt, was erlaubt und was verboten ist. Andere Länder erlauben mehr Methoden wie die

- Leihmuttermutterschaft: Ein extern befruchtetes Ei wird einer zweiten Frau in die hormonell vorbereitete Gebärmutter eingebracht. Sie trägt die Schwangerschaft aus und die leiblichen Eltern adoptieren nach der Geburt das Kind.

Inzwischen liegen Studien zu IVF und ICSI vor, die auf Gefahren für das spätere Leben des daraus hervorgegangenen Kindes hinweisen. Eindeutig früher nimmt die Gefäßverkalkung der Arterien zu mit den Folgen für Bluthochdruck, Herzprobleme und möglicherweise verkürztem Leben. In der Betreuung solcher Kinder in meiner Praxis kann ich noch nichts Derartiges erkennen. Sicher profitieren auch diese Kinder wie alle anderen von der Impffreiheit und der umsichtigen Betreuung mit der Basismedizin Homöopathie.

Gefahren durch ICSI/IVF
(G. Viot, Maternity Port Royal Klinikum Paris, 2016)

- 15.162 Fälle aus 33 Kinderwunsch-Kliniken in Frankreich:
- Höhere Fehlbildungsrate von 4,24% (ICSI>IVF)
  - besonders Herzerkrankungen
  - in Harn- und Geschlechtsorganen
  - Angiome 5x häufiger
  - Beckwith-Wiedemann-Syndrom 6x häufiger (abnormal große Babys, große Zunge, Hypoglykämie, höheres Krebsrisiko u.a. Krankheiten)
  - Retinoblastome 4,5x häufiger
- bei Jungs erhöhte Rate niedriger Spermienzahl (ICSI)
- signifikant höheres Gesundheitsrisiko (ICSI>IVF)

Tabelle 31: Übersicht aus Studien in Frankreich zu den Folgen durch IVF und ICSI (66). Angiome sind Gefäßknäuel in der Haut, die häufigsten Missbildungen. Hypoglykämie sind Unterzuckerungen. Retinoblastome sind Tumore der Augennetzhaut

Frauen, denen Clomiphen® gespritzt wurde, haben ein erhöhtes späteres Risiko für Eierstockkrebs.

3. Schwangerschaft

Ich glaube, dass jeder Frau klar sein wird, dass die Verträglichkeit von Arzneien und anderen Giften für Schwangere und Kleinkinder als brisant zu bewerten ist. Sobald eine Frau von ihrer ersten Schwangerschaft erfährt, sollten die Vorsichtsmaßnahmen in Rücksicht auf das sich entwickelnde Kind beginnen. Gutgläubig vertrauen die meisten Schwangeren ihren Ärzten, die mit dem ersten Kontakt Medikamente zur Prophylaxe verordnen, ohne die Notwendigkeit im Einzelfall zu prüfen. Das beginnt mit Kombipräparaten von Folsäure und Jod. Über den Sinn und Unsinn dieser Empfehlungen habe ich mich an anderer Stelle ausführlich geäußert (Graf, F.: Kritik der Arzneiroutine bei Schwangeren und Kindern) und rate dringend werdenden Eltern, diese Kritik ernst zu nehmen und möglichst den Verzicht vorzuziehen. Man kann sagen, dass sich die Politik nicht ernsthaft um die Giftreduzierung in unserer Nahrung und Umwelt kümmert, weil Industrieinteressen oder landwirtschaftliche Verdienstmethoden unterstützt werden. Das führt zu Unbehagen der Schwangeren, die etwas gegen die Gefährdung durch Umweltgifte tun möchte, daher selbsttätig Vitaminpräparate einzunehmen beginnt und den ärztlichen Anweisungen ohne Aufklärung folgt. Die Folsäureprophylaxe soll die einseitige Ernährung und Fastfood-Küche ausgleichen. Wer genügend Gemüse und Obst isst, benötigt dieses Medikament nicht. Jod soll den Angriff auf die Schilddrüse kompensieren, die an Größe zunimmt, weil Nitrate aus der Gülle und der Luft den

Jodeinbau in das Schilddrüsenhormon behindern. Das geschieht auch durch Fluoride, chlorierte Kohlenwasserstoffe, durch Nikotin und viele weitere moderne Gifte. Die Konsequenz für die Schwangere heißt, wachsam gegenüber so vielen Fremdkontakten zu werden, Katzenkot wegen der Toxoplasmose meiden, Käserinden wegen Pilzen und chemischen Vorbehandlungen sorgfältig entfernen, auf Weichkäse aus Rohmilch wegen Listerien verzichten, kein Leitungswasser wegen Rückständen trinken, keine Meeresfische wegen deren Quecksilbergehalt essen und bevorzugt auf kontrolliert biologische Lebensmittel achten.

Bezüglich der wichtigen Folsäure, die bei jeder Zellteilung relevant ist, sollten Schwangere akribisch den versehentlichen Konsum von Schimmelpilzen vermeiden: keine Nüsse in der Schale konsumieren, kein Brot essen das länger als drei Tage lagert, keine Maisprodukte (u.a. keine Tacos, keine Cornflakes, weil Pilzgifte durch Hitzebehandlung nicht inaktiviert werden), keine angeschimmelte Marmelade und kein Schweinefleisch (weil Schweine Allesfresser sind und Pilzgifte im Muskelfleisch ablagern).

Magnesium in der Schwangerschaft einzunehmen ist der Reflex von vielen Menschen, die bei Muskelkrämpfen die Vorstellung pflegen, dass ursächlich ein Mangel vorliege. 60% der Deutschen allgemein konsumieren diese Substanz in Tabletten, der Spitzenreiter der Nahrungsergänzungsmittel. In der Schwangerschaft haben Muskelkrämpfe eine spezifische Bedeutung für die Unzufriedenheit der Frau mit ihrem Partner, denn die Krämpfe beginnen sich um die 20. Woche einzustellen, wenn die Frau deutlich schwanger ist, mehr Zuwendung wünscht und der Mann nicht reagiert. Ihre empfundenen Liebesdefizite verkrampfen sie generell und dann helfen ihr **Cupr.**-Potenzen (in der D 12 Potenzen für drei Tage und Nächte). So umgeht man diesen Magnesium-Konsum.

Ärgerlich ist das Missverständnis um die Eisenversorgung: Durch die zunehmende schwangerschaftsbedingte Blutverdünnung im 2. und 3. Schwangerschaftsdrittel sinken die Eisenwerte scheinbar, weil ein Konzentrationswert bei ansteigendem Volumen natürlich immer dünner wird. Man bedenke, dass eine Schwangere in der 36. Schwangerschaftswoche in der Lage ist, aus der Nahrung bis zu 65% Eisen im Darm aufzunehmen. Außerhalb der Schwangerschaft sind es maximal 10%. Folglich rückt wieder die Ernährungsberatung in den Fokus, um eisenreiche Lebensmittel wie rotes und grünes Gemüse vermehrt zu beachten.

Wer den Zauber der Frühschwangerschaft begriffen hat, wer weiß, dass die Schwangerschaft nur hält und nicht in eine Fehlgeburt übergeht, weil die werdende Mutter einen Teil ihrer Abwehr unterdrückt (die zelluläre Abwehr, das TH 1-System) und die Geburt einen Durchbruch der Immunsuppression darstellt mit dem Ergebnis der Abstoßung, kann unmöglich nachvollziehen und zulassen, dass man Schwangere mit Totstoffimpfungen gefährdet. Genau das verlangen heute das Robert-Koch-Institut und viele Schulmediziner mit fadenscheinigen Begründungen. Abgesehen von den hochproblematischen Giften in der Impfung (Aluminium, Formaldehyd, Phenol, Nanobodies u.a.) ist diese Absicht ethisch verwerflich. Denkbar ist, dass Schwangere hier eher als Werbebotschafter missbraucht werden nach der Devise: „Seht her, Impfungen sind so ungefährlich, dass sogar Schwangere diese erhalten können“. Das Gleiche gilt für die nutzlosen Multivitamintabletten. Die werdenden Eltern sollten auf beides verzichten und sich unbedingt in der ersten

Schwangerschaftshälfte eine Entscheidung überlegen, wie sie mit dem Impfthema bei ihrem erwarteten Kind umgehen wollen. Später nach der Geburt kommen die Befangenheit und die leichte Verunsicherbarkeit, die Ärzte ausnutzen, damit Impfungen geschehen.

Schwangerschaft ist für ein Kind eine intensiv prägende Zeit, bedeutsamer in der Auswirkung von Vorkommnissen wie Stressereignissen als das, was im ersten Lebensjahr geschieht (67). Überraschend sind die neueren Erkenntnisse, dass Traumata intensivere Folgen für das Kind und seine Zukunft haben, wenn diese sich im ersten Drittel ereignen. Offensichtlich gibt es ein zelluläres Gedächtnis, dass sich im weiteren Leben bemerkbar machen kann oder anders interpretiert zeigt sich der Embryo im ersten Schwangerschaftsdrittel besonders stressanfällig mit Konservierung der Ereignisse relevant für die Persönlichkeitsentwicklung im späteren Leben (68). Von dieser Qualität muss der Verlust eines Geschwisters sein, wenn bei einer Zwillingsanlage einer von Zweien verstirbt. Man spricht heute vom Vanished Twin Syndrom (VTS), das Syndrom des verloren gegangenen Zwillings (69, 70). Da die meisten Zwillingsabgänge zwischen der 6. bis 8. Schwangerschaftswoche geschehen, sich allenfalls als Blutung äußern können, was in der Frühschwangerschaft häufiger vorkommt, kann dieser Verlust unbemerkt geschehen. Schätzungen über die Häufigkeit dieses Ereignisses liegen zwischen 20-80% aller Schwangerschaften. Da heute so viele Ultraschalluntersuchung stattfinden, kann solch ein Vorgang aber durchaus auffallen. Der Regeltermin für die erste Ultraschalluntersuchung liegt allerdings erst in der 10. Woche.

Später kann bei dem Kind und auch im Erwachsenenalter eine Symptomatik erscheinen, die an diese frühe Traumatisierung denken lässt. Das sind Kummeranfälle bei jeder Verabschiedung, Bindungsprobleme aus Angst vor Trennungen, Perfektionismus und übersteigerte Selbstbestimmung. Man kennt heute einen ganzen Katalog von Entwicklungsstörungen, die mit dem VTS-Syndrom zusammenhängen. Damit bestätigt sich die sensible Zeit der ersten 12 Wochen einer Schwangerschaft für die emotionale Ausstattung, der in späteren Psychotherapien Bedeutung zukommt (71).

Schulmedizinisch pflegt man heute den Begriff der „fetalen Programmierung“ und meint, dass Kinder im Mutterleib für spätere Krankheiten programmiert werden. Darin begründen sich Thesen, dass die Zunahme von Fettsucht und Zukkerkrankheit (Diabetes mellitus) in unserer Gesellschaft hier ihre Wurzeln haben könnte. Immer wenn es schulmedizinisch unerklärbare Störungen gibt, wird auf die Gene, die Vererbung, verwiesen. In diesem Fall geht es um die Epigenetik, um sämtliche Einflüsse auf die Gene mit Beteiligung der Umweltbedingungen, die Gene aktivieren („zünden“) können. Wenn Schwangere in den Schwangerschaftsdiabetes geraten, prägen Sie ihr Kind für den späteren Diabetes und die übermäßige Gewichtszunahme. Die Konsequenz kann nur lauten, frühzeitig auf die Gesunderhaltung und Diabetesvermeidung zu achten:

Schwangere sind primär gesund, dürfen Sport betreiben nach Lust und Laune, Sexualität wie immer ausüben, solange keine Probleme auftreten. Wichtig ist die Ernährungsberatung, die sich allerdings im ersten Drittel von selbst ergibt wegen Übelkeit und Brechneigung mit selbstgewählter Abstinenz. Aber mit dem Beginn des zweiten Drittels sollten Schwangere darauf achten, wenig Süßes, wenig Weißmehl, wenig Milch, wenig Joghurt, kein Schweinefleisch, keine Wurst, keine frittierten Speisen zu konsumieren. Im Vordergrund stehen kontrollierte biologische Lebensmittel wie Gemüse und Obst, Vollgetreide und Milchprodukte wie Butter, Käse und Sahne. Nichtvegetarierinnen dürfen Fleisch und Süßwasserfisch möglichst aus zuverlässigen Quellen oder Biokulturen verzehren. Mit Leitungswasser sollte eher sparsam umgegangen werden und Mineralwasser aus tiefen Quellen in Glasflaschen bevorzugt werden. Diese Ernährung kann in der Still- und Kleinkindzeit beibehalten werden und es wird bei aller Berücksichtigung meiner Empfehlungen keinen Diabetes und kein Übergewicht in der Zukunft geben.

Schwangere können sich rechtzeitig auf ihre Geburt vorbereiten, indem sie sich die Unterstützung einer für sie sympathischen und engagierten Hebamme sichern. Das Verhältnis beginnt mit Kursen, mit Gesprächen und Untersuchungen. Hebammen in Deutschland dürfen gesunde Schwangere betreuen und dazu ermutige ich sie auch. Schwangere können sich diesen Frauen als Verbündete anvertrauen und gezielt zu Fachärzten für Spezialuntersuchungen wie Ultraschall überweisen lassen. Wir leisten uns in Deutschland den Luxus, gesunde Schwangerschaften, das sind 70 bis 80% aller Schwangeren, von „Fachärzten" betreuen zu lassen. Das ist nicht nur eine Vergeudung von Ressourcen, sondern gefährdet gesunde Schwangere, weil diese zu schnell in Dysstress gesetzt werden. Von vielen konventionellen Ärzten geht der unheilvolle „Nozebo-Effekt" aus, mit dem Komplikationen diskutiert werden, die real gar nicht anwesend sind, aber als von Angst begleitete Bedrohung im Raum stehen bleiben. Die permanente Sorge, für die Schwangere stets sehr empfindlich sind, bleibt die sich selbst erfüllende unheilvolle Prophezeiung.

Mit den heutigen technischen Möglichkeiten werden zu viele belanglose Details bei Schwangeren und ihrem Kind gefunden, die man besser nicht entdecken sollte, weil die Folgen und die Ungewissheiten für die Schwangeren gravierend sein können. Sehr schnell gerät die werdende Mutter verständlich in Ängste und Stress. Dabei kommt es zu Kortisolausschüttungen, die nicht nur die Mutter, sondern auch das Kind über die Plazenta in Unruhe versetzt. Dieser Mechanismus steigert den Zucker-(Glukose-)bedarf im Nervensystem von beiden, das Hormon Insulin muss nachlegen, um den Blutzuckerspiegel angemessen niedrig zu halten. Damit einhergehend wächst das Risiko des Gestationsdiabetes und der Gewichtszunahme. Auch dieser Mechanismus, Müttern in der Schwangerschaft Angst, Unruhe, Schuldgefühle oder lieblose Betreuung zuzumuten, ist Teil der fetalen Pogrammierung, das heißt langfristig die Gesundheit beeinträchtigend. Welche Schuld sich hier Schulmediziner aufladen, wird kategorisch ignoriert. Es gibt weder Supervisionskurse für alle Ärzte, die Schwangere und Gebärende begleiten, obwohl die Erkennung der eigenen Anteile für die Beeinträchtigung des Wohlergehens von Mutter und Kind so dringend nötig sind, noch die Bereitschaft für rücksichtsvolles oder gar emphatisches Verhalten, wo es angebracht ist. Schwangerenbetreuung findet in der Arztpraxis, die Geburt in der Klinik statt. Hier dominieren Hierarchie, Ärztemacht, strenge Kontrollen, Vorschriften, „Passwesen" und Medikamentierung.

Ideal für jede gesunde Schwangere wäre eine Hebamme von starker und empathischer Persönlichkeit, quasi die „Ersatzmutter", die in der Schwangerschaft, vor, während und nach der Geburt an der Seite der Frau steht. Das sind bevorzugt die selbstständigen Hebammen und ihre Praxen, auch wenn es den Schulmedizinern nicht gefällt. Nur so gelingt die selbstbestimmte Schwangerschaft und hat eine Chance zur natürlichen Geburt und Stillzeit zu führen. Als Vorbild können die Hebammen in Schweden dienen, die für alle Belange der Frau eingesetzt werden einschließlich der Versorgung mit der Verhütung und den Ultraschalluntersuchungen.

4. Die Geburt

Geburtshilfe in Deutschland ist heute ein Desaster: Über 30% der Schwangeren werden operativ entbunden, erleben Fremdbestimmung in großen Kliniken und eine schematische Geburtsmedizin mit Ungeduld, aktivem Eingreifen und Medikamenten. Überall dort, wo man den Hebammen mehr Raum für die Geburtsbegleitung einräumt, sinken die operativen Geburtenzahlen und steigt die Zufriedenheit der Frauen in dieser wichtigen Lebensphase. Hebammen haben keine Lobby, werden gegängelt und von Ärzten diszipliniert. Unsere verantwortlichen Politiker schauen nur zu, verfolgen die Wirtschaftlichkeit der Geburtsstation und ändern nichts oder schließen die defizitäre Abteilung wie zuletzt auf den Nordseeinseln Sylt und Föhr.

Ich rate dringend und aus Erfahrung zu einem früh gewählten mit der Hebamme verabredeten Geburtsort. Dieser kann Zuhause, in der Hebammenpraxis oder im von Hebammen geleiteten Kreissaal der Klinik sein. Ärztliche Begleitung ist selten notwendig, wenn normale Verhältnisse vorliegen, was die Hebamme allein gut beurteilen kann. Hier ist wieder ärgerlich die neueste Vorschrift für Hebammen und von Ärzten durchgesetzt, dass die Hebammen keine Geburt leiten dürfen, die weiter als drei Tage den errechneten Geburtstermin überschritten hat. Dazu muss ausdrücklich ein geburtshilflich betreuender Arzt die Erlaubnis erteilen. Man kann bei der schulmedizinischen Haltung voraussagen, dass diese Erlaubnis wohl eher nicht gegeben wird. Wer sich mit Geburtsterminen auskennt, weiß wie unsicher diese sind. Jeder Geburtshelfer kennt die häufigen Überraschungen nach der Geburt, wie sehr man sich verschätzen kann. Termin- und Größenabschätzungen im Ultraschall liegen regelmäßig falsch, können aber zum Nachteil für Mutter und Kind ausgelegt werden, weil man zum fixierten Termin die Geburt einleiten möchte, das Kind vorzeitig mit Wehenmittel zur Welt holen will, was dann meistens wegen Erschöpfung von Mutter und Kind durch den zu langen Verlauf im Kaiserschnitt endet. Es gibt Statistiken, die gezeigt haben, dass Frauen über dem Geburtstermin infolge von Übertragung mehr Komplikationen entwickeln. Die Gründe hierfür können jedoch sehr vielfältig sein und echte Übertragungen sind relativ selten. Individuell kann anders entschieden werden. In Konsequenz und zum Schutz vieler gesunder Schwangeren werden Hebammen und empathische Ärzte in Zukunft mit größerer Sorgfalt spätere Geburtstermine festlegen, die der Frau mehr Spielraum ermöglichen.

Aus allen diesen Erwägungen ist den Schwangeren dringend angeraten, nicht zu früh in einer Klinik zu erscheinen. Sie sollte organisieren, dass in den ersten Stunden der Wehen bei sich zu Hause eine Hebamme anwesend oder beratend ist, die darüber entscheidet, wann sie gemeinsam oder die Frau allein (wenn es Konkurrenzprobleme mit den Klinikhebammen gibt) in die Klinik gehen. Jede Schwangere, die zu früh erscheint, macht das Team vor Ort ungeduldig und drängt unbeabsichtigt zu Eingriffen und Maßnahmen. Es ist völlig normal, dass das Betreten einer Klinik, das fremde Personal, die Gerüche, die Atmosphäre und die Ärzte Stressreaktionen bei der Schwangeren auslösen, die mit einem Wehenstop einhergehen. Den größten zeitliche Anteil der Geburt nimmt die Eröffnung des Muttermundes ein. Diese Phase ähnelt dem Schlaf, ist eine vagotone Phase. *Emphatische Geburtsbegleitung bedeutet im Kern sich so zu verhalten, dass man eine Schlafende nicht wecken darf.* Jede rationale Ansprache, Lärm, Kälte, Diskussionen, grelles Licht und angstauslösende Bemerkungen sind Weckaktionen, kontraproduktiv, verlängern die Geburt und hintertreiben das Anliegen der Gebärenden, die davor geschützt werden muss. Wehenschmerzen sind für die Kreissende solange zu ertragen, wie sie ungestört ihre Endorphine, die inneren Opiate, bilden kann und wenn es mit dem Eröffnen und dem Tiefertreten des Kindes vorangeht. Es gibt genügend Unterstützung bei Schmerzen und Wehen durch die Homöopathie (siehe Graf, F.: „Homöopathie unter der Geburt").

Ob eine Betäubung erforderlich ist, kann nur der Verlauf entscheiden und in manchen Fällen auch sinnvoll, segensreich und erleichternd sein. Das kann nur im Einzelfall beurteilt werden. Es geht eher um die Bereitschaft einer ganzen Abteilung, individuellen Wünschen entsprechen zu wollen. Es ist so Vieles an Problemen in der Geburtshilfe „hausgemacht" aus Mangel an Empathie sei es aus der Angst vor juristisch relevanten Komplikationen oder schlicht aus einer hierarchischen Machtposition heraus. Geburtshilfe in Deutschland leidet unter der Privatisierung der Kliniken. Natürliche Geburten rechnen sich nicht, Kaiserschnitte zahlen sich hingegen aus. Der teuerste Posten für die Klinikverwaltung sind die Arbeitslöhne. So wird an Personal eingespart, wo es nur geht. Das hat heute bittere Konsequenzen für Gebärende, dass in der entscheidenden Phase durch Stellenunterbesetzung keine 1:1-Betreuung möglich ist, die als Mindestforderung Bestand hat.

In Zukunft wird man die Geburtshilfe wieder anders organisieren müssen, wenn man den Frauen gerecht werden will. Geburten sind ein grundsätzliches menschliches Bedürfnis und benötigen einen beschützten Raum. Allein das Problem der in Kliniken produzierten multiresistenten Erreger, was auch als Hospitalismus bezeichnet wird, macht es erforderlich, den Gebärraum bald wieder auszulagern, wie es historisch immer wieder geschehen ist.

Wenn man die Kreissende nicht stört, gerät sie in einen anderen Zustand, schaltet das Frontalhirn ab und gelangt in ihren Hirnstamm. Dort im „Unbewussten" könnte sie mit älteren emotionalen Traumata konfrontiert werden, was den Verlauf der Eröffnung des Muttermundes verzögern kann. Wünschenswert ist die Erhaltung der Fruchtblase, dass man ihr diese Zeit einräumen kann. So benötigt individuell jede Gebärende ihre Zeit!

Unter jeder Geburt gibt es eine kritische Phase der Frau, in der sie zum inneren Loslassen aufgefordert ist. Es spielen unbewusste emotionale Erlebnisse aus ihrer Vorgeschichte eine bedeutende Rolle, die in ihren Hirnnervenkernen gespeichert sind. Mit dem sich im Geburtsverlauf verändernden Bewusstseinszustand gelangt sie an diese tiefe alte „Erinnerung". Nach meiner Erfahrung gibt es vier wesentliche Inhaltsbereiche, die sich häufig auf den Geburtsprozess auswirken können können:

- Erlebnisse von sexuellem Missbrauch
- Forcierte Selbstkontrolle als erlerntes Verhalten aus Kindertagen

- bewusste Leistungsbereitschaft mit der Angst zu versagen als Lebenserfahrung. Das hat zur Folge, dass sich die Gebärende selbst unter Druck setzt.
- Folgen von Gewalterfahrung und grobem Verhalten, weil sie sich wie in der Kindheit als „unartiges" Kind gegenüber Erziehenden erlebt. Diese Not droht beständig im Kreissaal aufzubrechen gegenüber hierarchisch und autoritär auftretenden Ärzten.

Dann macht die Frau „Pausen", der Wehenverlauf stagniert, die Frau wehrt sich innerlich, verlangt häufig den Kaiserschnitt, weil sie „es nicht aushält", das Loslassen. Diese Phase ist immens wichtig und fordert die Hebamme sehr heraus, hier die Geduld und Übersicht zu behalten. Der Schrei und die Verzweiflung der Wehenden machen es nicht einfach, aber für die werdenden Mütter ist es der entscheidende Beginn, endlich ihr Kind los- und zuzulassen. Diese Phase entfällt, wenn die Frau dann betäubt wird, weil das Begleitpersonal mit ihrem „Schmerz" nicht umgehen kann und dahinter keinen Sinn erkennt. Ich möchte diese Ignoranz in ihren Folgen noch intensiver herausstellen: Man beschneidet ihr nicht nur das Geburtserlebnis, man raubt ihr auch die Chance der Überwindung dieser alten Traumata, die sehr aussichtsreiche Selbsttherapie durch die Geburt. Häufig sind traumatisierte Frauen danach mit sich selbst versöhnt. Umgekehrt kann die diktatorische Geburtsleitung und das Übergehen dieses Bedürfnisses ein neues Trauma auslösen, das im schlimmsten Fall mit dem Kaiserschnitt endet.

Wie geht die klinische Geburtshilfe heute damit um? Sie beginnt zu betäuben, steigert die Zufuhr von Wehenmittel und bremst den „Turning point" der Frau mit Opiaten. Das Ergebnis sind Vitalitätskrisen von Mutter und Kind mit der zu häufigen Folge der operativen Geburtsbeendigung.

Die Geburt wird sinnvoll in aufrechter Position erfolgen, am Seil, auf dem Gebärhocker oder aufgerichtet in den Armen des Partners. Auch die Geburt im Vierfüsslerstand ist günstig für die Vermeidung von Verletzungen des Beckenbodens. Ungünstig ist die liegende Position in Rückenlage. Hilfreich kann die Geburt in der Badewanne sein, weil hier die Schwerkraft reduziert werden kann. Die Badende kann auch besser für sich sein und die Wärme verstärkt die Wehen.

Mit dem Hervorbringen des Kindes aus eigener Kraft - die Hebamme hält und führt nur den Kopf und bremst ab - schlägt die Dysphorie bei der Mutter in Euphorie um, in pures Glücksgefühl. Der wichtigste Moment ist nun, der Mutter Zeit zu lassen, dass sie von sich aus Kontakt zum Kind aufnehmen kann. Dem Kind geht es nicht anders. Nach „ewigen" Sekunden treffen sich beide im Blick und die Mutter nimmt ihr Kind in den Arm. Es ist der natürliche Beginn der lebenslangen Mutterschaft, ein ergreifender Moment für alle Anwesenden.

Der wichtigste Ort für das Kind ist nun am warmen Körper der Mutter zu verbleiben, alles andere kann warten. Das Kind sucht bald die Brustwarze, um die erste Milch, die Vormilch oder auch Kolostrum genannt, zu trinken. Diese ist reich an Vitamin K, das Koagulationsvitamin, was biologisch sehr sinnvoll ist, da es um die Begrenzung von Blutungsgefahren beim Kind geht. Das Neugeborene entwickelt eine Saugkraft, die erst nach 10 Tagen diese Intensität wieder erreicht. Der Mutter hilft es, durch einhergehende Kontraktionen die Plazenta auszustoßen. Die Nabelschnur kann auspulsieren, bevor man diese abklemmt und durchtrennt.

Nach einer Beobachtungszeit von vier Stunden sollte die Mutter mit ihrem Kind die Klinik verlassen, wenn es vertretbar ist auch gegen die Absicht der Klinik. Enge Beobachtungen des Kindes kann die Mutter in den ersten 24 Stunden genauso gut Zuhause leisten, weil sie das Kind bei sich hat. Die besseren Gründe für das Zuhause liegen nicht nur in der Hygienefrage, den Klinikkeimen aus dem Weg zu gehen, sondern auch in der ungestörten Symbiose Mutter-Kind, die in der Klinik schnell gestört wird, wenn dem Kind an der Mutter vorbei Flüssigkeit in Form von Zuckerlösungen verabreicht wird. Eine Hebamme, die bereits bekannt ist, wird zur Nachsorge erscheinen und der Mutter helfen, die ersten Probleme in ihrer gewohnten Umgebung zu bewältigen.

Dieses ausführliche Kapitel der Geburt kann in seinem Umfang die Bedeutung widerspiegeln, welch wesentlicher Schlüssel für einen zukünftig gesunden Lebensweg hier vorliegt. Schwangerschaft und Geburt entscheiden über die Primärgesundheit. Eine weitere „gesunde Rebellion" sollte heute von allen Frauen ausgehen, um wieder humane Geburtsbedingungen einzufordern, die eine 1:1-Betreuung der Gebärenden in geschützten Räumen garantiert. In der Gegenwart leiden vor allem die Erstgebärenden, die alles richtig machen möchten und sich vertrauensvoll an die Planungen der Schulmedizin halten, um schließlich aus Unkenntnis in einer auffällig hohen Kaiserschnittrate von über 30% zu enden. Erst nach solchen traumatischen Erfahrungen werden alle weiteren Schwangerschaften anders geplant und bekommen die Chance für eine Spontangeburt.

Sicherlich ist der berechtigte Kaiserschnitt, der aus einer Not heraus geschieht, eine segensreiche Lösung, die aber in nicht häufiger als bei maximal 10% aller Geburten notwendig wird. Dass hier etwas krankhaft entgleist, ist Teil der gegenwärtigen und danach fortgesetzen Beschädigung von Menschen.

5. Das Neugeborene

Wichtig bleibt zunächst die Konstanz der Wärme, die am besten am Körper und in der Nähe der Mutter gegeben ist. Direkt nach der Geburt kann das Neugeborene bei Bedarf homöopathische Unterstützung bekommen. Die Mutter nimmt selbst die Globuli und löst für das Kind einige in etwas Wasser auf, von dem sie etwas dem Kind in den Mund eingibt. Wenn Quetschungen und Blutergüsse (Kephalhämatom) nach einem anstrengenden Geburtsverlauf resultieren, ist **Arn.** C 30 über drei Tage angezeigt.

Atmungsstörungen können bei APGAR (Bewertungssystem für die Vitalität des Kindes, am besten 10 Punkte) -Werten von

- 7-10 mit **Acon.** C 30,
- 4-6 mit **Laurocerasus, Laur.** C 30 und
- 0-3 mit **Camphora, Camph.** C 30 behandelt werden.

Atmungsunregelmäßigkeiten in der ersten Lebenswoche mit Aussetzern benötigen **Cuprum metallicum, Cupr.** C 30.

Am 2. und 3. Lebenstag schläft das Kind viel und zeigt wenig Interesse zu trinken. Das kann mit einer Gelbsucht zusammenkommen, die durch die Veränderung des Blutes ausgehend vom Leben in der Gebärmutter hin zum Atmen von Luftsauerstoff nach der Geburt zusammenhängt. Fetale rote Blutkörperchen werden abgebaut, dabei wird Bilirubin frei, das von der Leber umgewandelt werden muss in eine über die Nieren ausscheidbare Form. Abhängig von anderen Leberaufgaben, wie Medikamente auszuscheiden oder mit Energieverlust durch vorausgegangenen Stress fertig zu werden, staut sich Bilirubin, lagert sich in Haut und Augenbindehaut (Konjunktiven) ab und färbt diese gelb. Man achte darauf, dass diese Gelbfärbung (Ikterus neonatorum) erst nach dem dritten Tag beginnt, weil dann die Blut-Hirn-

Schranke geschlossen ist und keine Ablagerungen in das Gehirn drohen. Neugeborene mit einem zu frühen und intensivem Ikterus vor dem 3. Lebenstag gehören in die klinische Überwachung.

Da ab dem 4. Tag der Milchfluss zunimmt, belasten von da an Östrogene aus der Muttermilch diese Leberfunktion zusätzlich und lassen das Kind noch länger gelb bleiben (verlängerter Neugeborenenikterus, Ikterus prolongatus). Entscheidend wird die Vitalität des Kindes sein, dass es wieder gut an der Brust saugt, die Verdauung funktioniert, die Muskeln einen guten Tonus zeigen und ein ausgewogener Schlaf-Wachrhythmus erkennbar ist, dann ist der Neugeborenenikterus harmlos und unbedenklich. Anders verhält es sich mit den ersten drei Tagen, wenn das Kind schlecht trinkt und mit dem frühen Ikterus apathisch erscheint. Dann kann eine (Blau-)Lichttherapie in der Klinik helfen, die Werte von Bilirubin zu senken, damit das Gehirn verschont bleibt. Homöopathisch hilft **Phos**. C 30 über diese ersten Tage zur Vitalisierung. Der spätere verlängerte Ikterus kann als Hinweis (bzw. Symptom) für die Erforderlichkeit von **Lyc**. C 30 und in seltenen Fällen von **Sep**. C 30 genutzt werden, wenn andere klinische Auffälligkeiten eine Therapie verlangen.

Bleibt eine Mutter mit ihrem Kind länger als 4 Stunden nach der Geburt in der Klinik, drohen Blutzuckermessungen beim Kind. Natürlich sinken diese Werte, da das Kind nach dem ersten Trinken nach der Geburt über 24 Stunden nichts mehr zu sich nimmt, und in diesem Verständnis bekommt das Kind in der Klinik zur Überbrückung gezuckerte Flüssigkeit zugeführt (Glukose-Lösungen). Das ist immer wieder ärgerlich bei Neugeborenen mit normalem Geburtsverlauf, da mit der Zufütterung das Trinkbedürfnis an der Mutterbrust noch länger niedrig bleibt. Die Milchproduktion der Mutter hängt aber entscheidend von der Nachfrage, von dem Interesse des Kindes zu saugen ab. Gesunde Neugeborene können unproblematisch diese Durststrecke überstehen und gar davon profitieren. Mit Messungen von niedrigen Blutzuckerwerten bringen sich Ärzte in die Not, Laborkosmetik zum Nachteil der Mutter-Kind-Beziehung zu betreiben.

Manche Neugeborene schreien wiederholt nach dem ersten Saugversuch, weil sie Schmerzen beim Schlucken haben. Es könnte ein sogenanntes KISS vorliegen, ein **k**opf**i**nduziertes **S**ymmetrie**s**yndrom. Beim Drehen des Kopfes im Geburtskanal und durch geringen Zug von außen, kann diese Verrenkung zwischen Kopf und Halswirbelsäule entstehen. Homöopathisch geben wir Rhus-t. C 30 und wenn das nicht hilft, kann die Osteopathie in eleganter und sanfter Weise helfen und die Verrenkung beheben.

Ein Neugeborenes muss sich an die Raumtemperatur anpassen und benötigt dafür zirka 10 Tage. In dieser Zeit sollte das Kind im gewärmten Zimmer verbleiben. Die Mutter kann bereits wieder ihre ersten Spaziergänge im Freien beginnen. Am Ende der zweiten Lebenswoche empfehle ich, das Kind ausschließlich am Leib von Mutter oder Vater ins Freie zu tragen

6. Stillzeit

Der Milchfluss ist wieder ein vagotones Geschehen und verlangt schlafähnliche Bedingungen. Der Hauptgrund für Stillstörungen, seien es Entzündungen, Milchmangel oder Symbiosestörungen, ist der Dysstress der Mutter, den ihr die

Umgebung und sie sich selbst (Angst eine schlechte Mutter zu sein, Versagensängste) bereiten. Ungewollte Erregung macht trocken und stört die Stillzeit. Die Homöopathie braucht den genauen Grund für den Dysstress der Mutter. Da es sich bei der Brust um ein paariges Organ handelt, ist es bedeutend zwischen Störungen der rechten oder linken Brust zu unterscheiden. Rechts ist die Leber, die keine Trockenheit verträgt und durch Ärger und Störungen der Ratio leidet. Da bieten sich in Krisen **Bell.**, **Cham.**, **Bry.**, **Lyc**. oder **Ars** an. Auf der linken Seite liegt das Herz, welches auf Störungen der Emotionalität reagiert. Bei linksseitigen Brustproblemen kann man an **Rhus-t.**, **Dulc.**, **Staph**. oder **Lach**. denken.

Symbiosestörungen haben sehr viel mit der persönlichen Einstellung und Empfindlichkeiten der Mutter zu tun, wenn sie sich nicht gewürdigt und nicht respektiert fühlt. Das kann still oder lautstark geäußert werden und lässt an viele homöopathische Optionen denken, die helfen können, den Grundkonflikt aufzulösen wie **Sil.**, **Calc-p.**, **Nat-m.**, **Nat-c.**, **Mag-c.**, **Valer.**, **Staph.**, **Borx**. und andere Mittel.

Ein Hauptproblem der stillenden Mutter ist die Schlafstörung, da das Kind auch nachts gewickelt und gestillt werden möchte. Schlafmangel ist ein wesentlicher Aspekt der Erschöpfung der Mutter und eine häufige Ursache für Erkrankungen. Emotional ist sie ganz beim Kind und achtet weniger auf sich selbst. Wichtige Hilfen können **Coff**. oder **Cimic**. sein. Bei **Coff**. Ist das Hellwachsein führend, bei **Cimic**. das Nicht-mehr-einschlafen-können nach jedem Stillen.

Eine Stillende neigt zur Vernachlässigung ihrer eigenen Versorgung und Ernährung. Die Angehörigen können ihr hier unter die Arme greifen und für regelmäßiges gehaltvolles Essen und für Entlastung sorgen. Immerhin verbraucht die Stillende ohne sich zu bewegen ebenso viele Kalorien (über 3.000 pro Tag) wie ein körperlich schwer arbeitender Mann. Im Vordergrund steht natürlich Ihre Flüssigkeitsaufnahme. Sie sollte sich angewöhnen, nach jedem Stillen ein bereitgestelltes Glas eines Getränks ihrer Wahl zu leeren und dieses nicht zu vergessen.

Sollten Stillstörungen auftreten, hängt der weitere Verlauf des Milchflusses sehr davon ab, wen die Mutter zuerst befragt oder aufsucht: Geht sie zu einem Schulmediziner, erhält sie zu häufig und unbegründet früh Abstillmittel und Antibiotika. Befragt sie die Hebamme, werden aktive manuelle Unterstützungen wie Ausstreichen oder Abpumpen der Brust, Massagen, Akupunktur oder Homöopathie angewendet, damit das Stillen fortgesetzt werden kann. Es gibt auch spezielle Laktations-, Stillberaterinnen, die als Fachfrauen befragt werden können. Adressen sind im Internet unter den Suchbegriffen Stillberatung, Laktationshilfen oder La leche ligue zu finden.

7. Der Säugling

Außer im Mutterleib wächst ein Kind im ersten Lebensjahr so intensiv wie nie wieder im Leben: Es verdreifacht sein Geburtsgewicht von circa 3.000-3.500 g. nach 12 Monaten auf 10 kg mit individuellen Abweichungen. Voll gestillte Kinder haben ein halbes Jahr ausschließlich Muttermilch erhalten. Wünschenswert ist das über ein Jahr hinaus andauernde Stillen, damit die Mutter nicht nur die körperliche Nähe erhält, sondern auch auf jegliche Kuhmilch in der Zufütterung verzichten kann. Die Löffelnahrung beginnt im siebten Monat (und nicht früher, wie es sich die Kinderärzte heute wünschen!) zunächst mit Obst (eiweißfrei!), wird dann mit Gemüse angereichert (weil beides sich gut ergänzt), schließlich werden Kohlenhydrate wie Reis oder Kartoffel hinzugefügt. Nach 9. Monaten Lebensalter folgen Nudeln, Käse und Ei. Mit einem Jahr isst das Kind am Elterntisch mit. Man kann das Essen buffetartig gestalten und in der Konsistenz von der Zahnung und Beißfähigkeit des Kindes abhängig machen. Das Kind kann und sollte sich danach wie die Eltern ernähren. Diese sollten sich als Vorbilder grundlegend Gedanken über die eigene Ernährung machen: am besten zuckerarm, weißmehlarm, vegetarisch (selten Fleisch oder Fisch), kaum Milch und Joghurt, bevorzugt Mineralwasser aus tiefen Brunnen, vollwertiges Getreide, Gemüse und Obst aus kontrolliert biologischem Anbau.

Abweichungen von dieser Hinführung eines Säuglings zu unserer Ernährung werden von Schulmedizinern und der deutschen Gesellschaft für Ernährung (DGE) erdacht, um der Zunahme der Nahrungsallergien entgegen zu wirken. So soll bereits mit vier Monaten das Stillen enden und Kuhmilch eingeführt werden. Das ist unnatürlich und absurd, weil vordergründig nur an die Allergisierung der Kinder gedacht wird, die so aktiv und konsequent mit dem Impfkalender ab der 8. Lebenswoche beginnt.

Das erste Lebensjahr sollte komplett impffrei bleiben, dann werden die Eltern von dieser Qualität guter Gesunderhaltung überzeugt und das Impfen zusehends komplett und weiterhin zurückstellen. Dieser Mut muss wachsen und das Kind ist der beste Beweis der Vorteile. Dann bleibt das erste halbe Jahr frei von Krankheiten und das zweite Halbjahr häufig auch, wenn nicht das Kind in Kitas oder an Pflegeeltern abgegeben wird. Besser bleibt die Versorgung des Kindes in den Händen der Familie einschließlich der Großeltern. Die Eltern sollten im Winter mindestens eine Stunde täglich mit dem Kind ins Freie und das Kind sollte sich nach Herzenslust bewegen. Medikamente werden in der Regel nicht notwendig, allenfalls Homöopathika, die der Selbstheilung sehr dienlich sind.

Dann wird das Kind bestens gedeihen. Variationen der Entwicklung und Betreuung entnehmen Sie meinem Buch: „Homöopathie und die Gesunderhaltung von Kindern", das sich mit der Lebenszeit von Geburt bis 18 Jahre Alter beschäftigt.

Eltern können beruhigt das erste Lebensjahr impffrei halten und werden mit jedem weiteren Lebensjahr des Kindes von der unbeeinträchtigten Gesundheit im Vergleich zu anderen Gleichaltrigen überzeugt. Auch auf Tabletten wie Vitamin D (Kap. I.1.4.) und Fluoride (Kap. VIII. 1.3.) kann verzichtet werden. An diesen Abstand zur Schulmedizin kann man sich gewöhnen und zum Vorteil der gesamten Familie weiterhin nutzen.

8. Kleinkindjahre bis zur Einschulung

Wann braucht ein Kind Sozialkontakte? Sprechen in Sätzen lernt es im dritten Lebensjahr, manche auch später. In den ersten drei Lebensjahren wird das emotionale Gedächtnis geprägt. Wesentliche Pfeiler dieser Gehirnprogrammierung, die für das Unterbewusstsein ein Leben lang Bedeutung hat, sind die Nähe zu den emotionalen Bezugspersonen wie Mutter, Vater, Geschwister, Oma und Opa, aber nicht Tagesmutter oder Kindergärtnerin. Ein Kleinkind denkt in den ersten Lebensjahren, dass sich die Welt nur um es selbst herum dreht. Dieses Bewusstsein braucht Unterstützung und Stabilität, weil es entscheidend für die Reifung von Persönlichkeit und Selbstbewusstsein ist. Im vierten und bei manchen im fünften Lebensjahr darf die Konkurrenz anderer Kinder mit dem gleichen ursprünglichen Bewusstsein diese Idylle stören. Dann lernt das Kind sich auseinander zu setzen, seine Stellung in der Gruppe zu erfahren, sich zu wehren und entwickelt allmählich soziale Kompetenz. Eine derartig behütete Kindheit spielt eine große Rolle für die Gesunderhaltung. Kinder werden in der Gemeinschaft krank, nicht weil Bakterien und Viren verteilt werden, sondern weil sie diesen Abwehrstress nicht immer auf Anhieb bewältigen können und in Überforderung gelangen. Durch den zeitweisen Rückzug mit einer „Kinderkrankheit" oder einfach mit Fieber bessern sie ihre Abwehr und wachsen in die Gesellschaft hinein.

Im vierten Lebensjahr werden Eltern mit einer Renitenz ihres Kindes überrascht, die als Trotzphase bezeichnet wird. Hier probt das Kind den Aufstand gegen die liebenden Eltern und seine Abwehrchancen gegen die Menschen, die es versorgen, die es unbedingt braucht und auf die es sich auch verlassen kann. Es deutet sich ein Verlangen nach anderen Spielkameraden an, die für die Meinungsbildung und Erziehung an Bedeutung gewinnen. Probeweise können andere Gleichaltrige versuchsweise eingeladen werden. Man kann die gesamte Kindheit mit dem Höhepunkt der Pubertät als einen beständigen Prozess der Ablösung verstehen und immer vor dem Hintergrund des intrinsischen Verlangens des Kindes nach Verselbstständigung.

Die Realität in Europa liegt heute in der viel zu frühen Abgabe des Kindes, weil beide Eltern berufstätig sein wollen oder müssen. Alleinerziehende haben hier besondere Nöte bezüglich Betreuung ihres Kindes, weil sie sich zu der zeitweisen Fremdversorgung ihres Kindes gezwungen sehen ohne Rücksicht auf Alter oder Befähigung dazu. Wer kann, sollte die Großeltern des Kindes einspannen oder eine Tagesmutter organisieren, die beständig ist, engagiert und liebevoll mit dem Kind umgeht. Die optimalen Vorteile haben die Kinder, die aus freien Stücken den Kindergarten besuchen wollen und können, was im vierten Lebensjahr beginnt und früher möglich wird, wenn ältere Geschwister vorhanden sind.

Die Prägung des emotionalen Gedächtnis geschieht in der Hirnregion des Hippokampus. Mit jeder Umarmung wird dieser Nervenkern stimuliert und programmiert. Wer diese Zeit nicht nutzt und in andere Hände abgibt, dessen Kind wird zeitlebens gewisse Defizite in Bindungsfähigkeit, in der emotionaler Zufriedenheit erleiden und anfällig für Ersatzbefriedigungen werden. Die gravierenden Probleme tauchen erst nach dem 10. Lebensjahr auf, wenn die digitalen Medien entdeckt werden und die Erziehung durch die Freunde und nicht mehr durch die Eltern geschieht. Vorher sind es die Zuckersucht und die geringe Frustrationstoleranz. Hier kann Fieber eine wertvolle Erziehungsunterstützung sein, weil es die Chance eröffnet, Frustrationstoleranz zu erfahren und auszuhalten lernen.

Ein interessanter Versuch von Kinderpsychologen wurde zwischen 1968 und 1974 in USA zur Prüfung der Frustrationstoleranz und der Ausdauer mit vierjährigen Kindern vorgenommen. Man bot Ihnen Süßigkeiten, Marshmellows, an und stellte sie vor die Wahl, sofort zugreifen zu können oder später eine zweite zu bekommen, wenn sie der Versuchung widerstehen können und auf den sofortigen Genuss verzichten. Es gelang einigen Kindern zu warten. 13 Jahre später verfolgte man die weitere Entwicklung und stellte fest, dass diejenigen Kinder, die Geduld und Vertrauen gezeigt hatten, zielstrebiger und erfolgreicher waren. Weiter konnten sie besser mit Enttäuschungen umgehen, wurden als sozial kompetenter beurteilt und waren seltener mit Drogen in Konflikt geraten als jene Kinder, die sich als ungeduldig zeigten (72).

8.1. Die ersten drei Lebensjahre

Das ist der Zeitraum der emotionalen Prägung, die nach meinen Vorstellungen und Empfehlungen durch die Eltern geschehen soll. Es sind die drei Erziehungsfaktoren, die die Persönlichkeit für das Leben stark und tolerant werden lassen:

- Liebe , Umarmung, Nähe und liebevolle Zuwendung. Das Kind wird sicher, dass es geliebt wird.
- Positive Bestärkung bei den Lernfortschritten von der Art: „Das hast Du gut gemacht!“ Das Kind wird motiviert weiter fortzufahren, nicht nachzulassen in seinen Erkundungen und Nachahmungen. Ich nenne es den „Rückenwind für das Selbstvertrauen“.
- Ein „Nein“ bleibt ein Nein! Das ist sicher der schwerste Schritt für Eltern, die ihrem Kind das Paradies auf Erden bereiten möchten. Es ist aber ein sehr wichtiger Akt, einem Kind auch Frustration zuzumuten. Es ist für jeden ersichtlich, dass das rigorose Nein im Straßenverkehr, im Umgang mit Messern und Feuer völlig berechtigt ist. Eltern, die ihr Kind lieben und positiv motivieren für eigene Schritte, dürfen dem Kind von Anfang an Grenzen setzen. Natürlich darf ein Kind auch einmal „gewinnen“ und muss nicht bei geringfügigen Anlässen die Rigorosität und Unumstösslichkeit eines Nein zu hören bekommen. Aber ein einfaches Beispiel macht deutlich, warum in manchen Fragen Klarheit und Konsequenz gegenüber dem Kind sinnvoll und notwendig ist.

Die Mutter stillt ihr Kind länger als sechs Monate. Eigentlich hat das Kind alles, was es braucht und könnte auf die Brust verzichten. Viele Mütter genießen die enge Nähe weiterhin, was natürlich auch dem Kind gut bekommt. Wie lange die Mutter stillen möchte, sollte sie selbst entscheiden, aus meiner Perspektive bis zu vier Jahre. Manche Kinder nutzen besonders die Stille der Nacht, um Nähe und Brustmilch zu bekommen. Über die Zeit erschöpft die Mutter. Zunehmend will das Kind die Stillfrequenz bestimmen. Dann ist folgende Szene charakteristisch:

Die Mutter gähnt und ist müde, das Kind greift nach der Brust, aber die Mutter möchte nicht. Das Kind beginnt zu quengeln, die Mutter schaut und redet mit dem Kind. Das Kind beginnt zu schreien, um seiner Forderung Nachdruck zu verleihen. Die Mutter zeigt sich betroffen und sagt ein stilles „Jein". Das Kind legt sich voll ins Zeug und schreit nach Leibeskräften. Die Mutter gibt der Ruhe wegen nach und lässt das Kind an die Brust.

Hier hat das Kind eine Botschaft gelernt: Wenn ich mich voll ins Zeug lege, bekomme ich alles, was ich will!

Diese Erfahrungen können schon früh im ersten Lebensjahr gemacht werden und wiederholen sich. Eltern geraten mit ihrer totalen Gutmütigkeit in eine Falle, aus der sie schwer wieder herauskommen. Die Erpressungen durch das Kind können nämlich zunehmen, sich steigern und zu handfesten Erziehungsproblemen führen. Dann sind die Eltern die Enttäuschten und Frustrierten. Diese Beobachtungen macht man besonders beim ersten und Einzelkind. Geschwister korrigieren hier, weil es der Mutter immer unmöglicher wird, allen gerecht zu werden, und das ist dann auch gut so.

Ein anderer biologischer Mechanismus im Verhalten der Kinder sollte Eltern früh bekannt sein, das ist das **Verweigern**: Wenn Kinder etwas nicht möchten, wenn ihnen etwas nicht zusagt, wenn sie ihre Position zu den Eltern behaupten möchten, dann verweigern sie, was von Ihnen erwartet wird.

Ein beliebter „Spielplatz" für diese Verweigerungen ist das Essen. Nicht einmal probieren wollen Sie, was in Güte ihnen angeboten wird. Diese Machtspiele können sich ein Leben lang durchziehen. Das größere Kind will nicht trocken werden, der Jugendliche will nicht das Gesunde übernehmen, will alles nicht, was die Eltern möchten und beim Erwachsenen nennen wir Sturheit und Trotz ein kindliches Verhalten, weil es nach dem alten gleichen Muster abläuft.

Ob und wann ein Kind in den Kindergarten geht, entscheiden heute die Eltern aus ihrer beruflichen Erforderlichkeit und denken weniger an das Kind, gleichwohl leiden sie darunter, nicht länger beim Kind sein zu können. Das heimliche Schuldgefühl besonders häufig der Mutter wird aber bald zur Seite gewischt, denn - so erfahre ich es immer wieder in der Praxis - dem Kind „bekomme der Kindergarten ja so gut", weil es auffällige Fortschritte macht, Dinge erlernt, die es wohl zu Hause nicht erlebt hätte und so fort. Diese Rechtfertigungen sind verständlich, sind nach meiner Ansicht jedoch oberflächliche Betrachtungen. Es gibt Erlebnisse in der frühen Sozialisation, einzelne Momente, wo die Mutter schmerzlich vermisst wird. Dann schlägt die Härte des Allein- und Verlassenseins in einem kurzen Erlebnis durch. Das ist einem Kind mit vier Lebensjahren zuzumuten, weil es die Sicherheit und Gewissheit der Eltern in der Prägungsphase voll und ganz erlebt hat, aber bis zum Alter von drei Jahren bleibt das meines Erachtens nicht ohne Spätfolgen. Wenn eine Mutter ihr Kind aus der Kita abholt, ist von diesen Episoden nichts mehr zu spüren, weil die Wiedersehensfreude überwiegt und die typische Verschwiegenheit von Kindern, die für ihre frühen Erfahrungen noch keine Worte haben, nicht verstanden wird. Eltern haben ihre jeweiligen Gründe, ihr Kind abzugeben, aber aus der Sicht des Kindes sind diese frühen Fremdbetreuungen bedrohlich.

8.2. Kindergartenkinder

Die Besonderheiten dieser zwei bis drei Jahre bis zur Einschulung liegen in der sozialen Auseinandersetzung, in den Abwehrprüfungen mit den Gleichaltrigen, in den „Kinderkrankheiten" und in dem Eingehen von Freundschaften, die zunehmend mit dem älter Werden mehr Erziehung übernehmen als die Eltern. Gerade wegen dem letzten Aspekt sollten die Jahre davor fest in der Elternhand sein.

Die Wahl des Kindergartens sollte gut überlegt sein. Es nützt wenig und spricht wenig für Rücksichtnahme auf Elternwünsche, wenn die Eintrittsforderung sogleich der Nachweis des ausgefüllten Impfpasses darstellt. Wenn die nicht geimpften Kinder als Gefahr für die Geimpften diskriminiert werden, dann sollten die Eltern eine andere Einrichtung suchen. Toleranter sind die Waldorfkindergärten und schließlich kann auch der private Kindergarten oder die selbst gegründete Kindergruppe unter Gleichgesinnten eine bessere Alternative sein. **In der Impffrage sollte sich niemand erpressen lassen!**

Real sind eher die geimpften Kinder eine Gefahr für die ungeimpften, da beobachtet wurde, dass Impfungen mit lebenden Impfviren wie von Masern, Mumps, Röteln und Windpocken zur Ansteckung kommen können. Andererseits sollten doch geimpfte Kinder theoretisch geschützt sein, was real nicht der Fall ist. Auch zweifach gegen Mumps oder Masern geimpfte Kinder können die Krankheit bekommen, gegen die geimpft wurde.

Und um es hier nochmals klar zu stellen, es gibt keinen Schutz durch Impfungen gegen Diphtherie, gegen Tetanus, einen sehr ungenügenden und nur kurz anhaltenden Schutz gegen Keuchhusten. Es gibt keine Notwendigkeit gegen HiB, Pneumokokken, Meningokokken, Polio oder gegen Hepatitis B zu impfen. Keine einzige Impfung ist sinnvoll, die allgemeine Gesundheitspflege ist das Wichtigste. Komplett ungeimpft zu sein bedeutet heute, mit den Kinderkrankheiten problemlos fertig zu werden und außer Homöopathika so gut wie nichts Weiteres an Medikamenten zu benötigen.

Weiter sollte man einsehen, dass wir die Kinder in die Kindergärten stecken, gerade damit sie krank werden und Abwehrfähigkeit entwickeln. Alles andere wäre Illusion! Mit der Einschulung ist dann das ruhig Sitzen und sich Konzentrieren gefragt.

In diesen Kleinkindjahren häufen sich Infekte, Mittelohrentzündungen und immer wieder Husten. Auch unbestimmte Bauchbeschwerden signalisieren eher, dass das Kind mit Konflikten im Kindergarten Probleme hat, die es nicht benennen kann. Ernsthafte Baucherkrankungen wie die Blinddarmentzündung sind eher nicht zu befürchten. Dafür gibt das Kind klare und bedenkliche Beschwerden an. 80% unserer Abwehr liegt in Form von Lymphgewebe und Lymphknoten in und um den Darm herum. Dann lassen die Beschwerden an heikle Konflikte denken, die das Kind irgendwo erfährt und nicht klären kann.

Es gibt einige neue und man könnte meinen Ersatzkrankheiten für die bisherigen Kinderkrankheiten. Das sind die Ringelröteln, die nicht mit den echten Röteln verwandt sind, aber ebenso für Schwangere gefährlich werden können, sowie die Hand-Mund-Fußkrankheit (HMF). Beide Virus-Erkrankungen sind für die Kinder harmlos. Bei der Ersteren zeigen sich rote Girlanden auf den Armen und sehr rote

Wangen, bei der Zweiten bilden sich Blasen im Mund, an den Händen- und Fußflächen. Begleitend ist mildes Fieber zu beobachten, aber eine Behandlung außer eine Kindergartenpause ist selten notwendig. Ringelröteln könnte homöopathisch zu **Bell.** und die HMF-Krankheit zu **Rhus-t.** führen.

Offensichtlich benötigen Kinder im Kindergartenalter spezifische Krankheiten und eine längere Ruhepause und Rekonvaleszenz, um ihre Abwehr umfassender zu aktivieren und auf Vordermann zu bringen. Die Idee der Ausrottung von Krankheiten ist aus dieser Sicht absurd, da wir uns die genetischen Vorteile nehmen, die wir bisher für eine gute Bewältigung genießen konnten. Die nächsten Generationen müssen erst langsam wieder gegen die neuen Krankheiten Abwehrfähigkeiten aufbauen.

9. Schulkinder

Die Wahl der Schule berücksichtigt die gleichen Fragen, wie die Wahl des Kindergartens. Nur selten wird eine staatliche Schule individuelle Wünsche der Eltern berücksichtigen. Auch hier werden wieder Alternativen wichtig. Häufig höre ich vom Vorteil des kurzen Schulweges und Eltern denken an die bisherigen Freunde ihres Kindes im Umkreis des Kindergartens. Wer möchte schon zulassen, dass Kinder des Dorfes oder Stadtteils das eigene Kind ausschließen, weil es zu sehr isoliert ist. Spätestens der unterschiedliche Umgang mit den Medien lässt die Eltern stutzen, dass sie sich das wohl doch zu einfach vorgestellt hatten. Der Konsum vieler Familien von Fernsehen, digitalen Medien und Smartphone erreicht die Kinder immer früher. Für manche Eltern ist die Ruhe vor den Kindern wichtig, die diese Medien ermöglichen, wenn man sie vor die Bildschirme lässt. Die Schule ist später gefordert, den „vernünftigen" Umgang mit den Medien einzuüben, darf aber nicht als bequeme Erziehungsinstanz missverstanden werden.

Eltern, die ihren Kindern aus Eigenverantwortung und weil sie um die Gesundheitsgefahren durch das Handy wissen und daher den Zugang vor dem 13. Lebensjahr verwehren, sehen sich heute auf Elternabenden mit den unterschiedlichsten Standpunkten anderer Eltern konfrontiert. Das Meinungsspektrum reicht von völliger Freiheit und Zulassen zu allen Geräten, zum reglementierten Gebrauch bis hin zur Strenge und zur völligen Ablehnung. Spätestens dann sollte der sinnvolle Schulwechsel geschehen, wo sich die Haltung der Eltern mit der der Lehrer verbinden lässt. In dieser Hinsicht werden die Elternabenden in freien Schulen auch für die Eltern spannend und in dem Handling mit digitalen Geräten hilfreich.

Nach meiner Meinung sollten digitale Geräte bis zur Einschulung außen vor bleiben. Die Schule kann mit der Medienerziehung zeitig beginnen, aber das muss nicht die Selbstbedienung an den heimischen Geräten einbeziehen. Ab dem 13. Lebensjahr kann der Einstieg in den PC Zuhause anfangen oder das erste Handy zur Verfügung gestellt werden. Kinder holen sehr schnell auf, was andere bereits eingeübt haben, da kann man ganz unbesorgt ein.

Natürlich geht an die Eltern die permanente Aufforderung, den Kindern attraktiveren Ersatz anzubieten, der mehr Zufriedenheit bei den Jugendlichen hinterlässt als die Internetspiele als moderne Ersatzbefriedigung. Die Bildmedien sind Ruhigsteller, fördern beim Kind autistische Züge und lassen die Eltern in Ruhe mit ihren Gästen reden oder im Restaurant speisen. Diese Bequemlichkeit leitet eine Distanz des Kindes zu den Eltern in diesen Fragen ein, die sich Jahre später bitter rächen kann.

Alternativen sind musische Aktivitäten, ein Instrument zu erlernen oder Sport in der Gruppe. Ich rate den Eltern dringend, früh genug mit diesen außerschulischen Lernprogrammen zu beginnen, damit ihr Kind in den „Null-Bock-Phasen" der frühen Pubertät diese Fähigkeiten nutzen und ausbauen kann. Wenn das Kind etwas gelernt hat, das Zufriedenheit vermittelt, wird es einfacher dranzubleiben. Es droht die Gefahr, dass mit der beginnenden Pubertät alle diese Aktivitäten beendet werden. Jugendgruppen und Vereine können motivieren helfen. Ausserdem kommen neue soziale Bindungen zustande.

Bis zum Alter der Pubertät zwischen 13 und 17 Jahren fahren die Kinder mit den Eltern in den Urlaub, danach eher nicht mehr. Diese intensive gemeinsame Zeit kann für spannende Unternehmungen und echte Zufriedenheit als Alternativprogramm zu den öden „Computer- und Medienfaszinationen" genutzt werden. Es werden bleibende Prägungen und Erinnerungen sein. Väter haben hier Gelegenheit, etwas mit einem ihrer Kinder allein zu unternehmen. Das wird beiden gut bekommen. Das kann das Wandern, das einfache Leben in der Wildnis mit den dazu gehörenden Entbehrungen und Frustrationen sein, das können Bootswandertouren, Skitouren oder auch ausgefallene Reisen sein. Das wird allen Teilnehmern in nachhaltig positiver Erinnerung bleiben.

Je älter der Jugendliche wird, umso weniger Gemeinsamkeiten sind noch notwendig, aber punktuelle Aufmerksamkeit, Auseinandersetzungen und gemeinsame Erlebnisse bleiben wichtig und fördern immer wieder die positive Motivation des eigenen Kindes in einer Zeit, die mit zu vielen Negativberichten, Umweltzerstörungen und Wohlstandsschäden den Idealismus von Jugendlichen beschädigt.

Mich persönlich beeindruckten die Ratschläge, die Rudolf Steiner den Pädagogen gab, um den Kindern in der jeweiligen Altersphase gerecht zu werden. Er teilte die Kindheit (und das gesamte Leben) in Jahrsiebte ein:

- Im ersten Jahrsiebt soll den Kindern vermittelt werden, dass die Welt gut ist.
- Im zweiten Jahrsiebt, dass die Welt schön ist und
- im dritten Jahrsiebt, dass die Welt gerecht ist.

Wenn Eltern sich daran halten können und die Kinder in diesen Qualitäten nicht enttäuschen, dann haben sie viel für ihre Kinder getan. Dann sind Phasen wie der „Rubikon" (9.-10. Lebensjahr) und die Pubertät gut zu händeln. Den häufig schwer zu verstehenden Ideen und Handlungen der Heranreifenden in dieser Zeit können Eltern dann am besten mit einer liebevollen Ironie begegnen, deren tieferer Sinn ist, den Kindern ihren Weg zu lassen auch wenn der abwegig erscheint und zugleich zu vermitteln, wie sehr man sie noch gern hat und jederzeit bereit steht.

Mir ist völlig klar, dass die Realität etwas Anderes bietet, als diese für manche etwas angestaubten pädagogischen Vorstellungen von Rudolf Steiner. Dennoch liegt ein tieferer Sinn in dieser Haltung von Pädagogen, nämlich Kinder zu beschützen vor den destruktiven Kräften und den häßlichen Bildern unserer Zeit, um Kinder stark und hoffnungsfroh zu machen, damit die Sinnfrage und die Motivation für Veränderungen wachsen können.

Der „Rubikon" ist die Lebenszeit zwischen 9. und 11. Lebensjahr. Der Glauben an die Märchen oder an den Weihnachtsmann hört auf. Die Realität wird langsam wahrgenommen, wirkt bedrohlich und wird nicht verstanden. Die frühen

Jugendlichen machen in dieser Zeit häufig unsinnige Dinge, die keiner und auch nicht sie selbst verstehen. Hier helfen die Tagesroutine und die fortgesetzte Zuwendung bei der sinnvollen Bewältigung.

Medizinisch stehen Homöopathika für Verletzungen im Vordergrund. Selten wird mehr benötigt.

10. Pubertät und Jugend

In den Jahren zwischen 12 und 18 kommt es zur geschlechtsspezifischen Reifung zuerst der Mädchen und dann der Jungen einhergehend mit einem Wachstumsschub und einem Umbauprozess im zentralen Nervensystem. Wenig wird so bleiben wie vorher. Das eigene Kind wird schwierig. Das kann in eine „Null-Bock-Haltung" mit Abbruch aller bisherigen Aktivitäten übergehen, mit Schläfrigkeit und Lahmheit, womit der oder die Pubertierende in der Schule und Zuhause auf die Nerven der Lehrer und der Familie geht. Alle Überredungskünste fruchten wenig. „Chillen" wird heute zum Begriff für das Durchhängen gebraucht, das genauso gut mit Tagträumen übersetzt werden kann. Natürlich gibt es hier immer mehr Reibungsflächen für Streit, was den Pubertierenden auf die Nerven geht und die Lage verschlimmert. Eltern sollten zur Kenntnis nehmen, dass Erziehung beendet ist und sich für Einsichten an die eigene Pubertät erinnern. Ein großer Fehler den Eltern hier oft machen ist, zu meinen, dass ihre Abgrenzung von den eigenen Eltern ja viel notwendiger war, als die Abgrenzung ihrer eigenen Kinder von ihnen. Diese Vorstellung nützt nicht für die Verständigung.

Es geht es um die Erhaltung des Vertrauens und des Zugangs über Gespräche. Strafen sind nicht das geeignete Mittel, das Kind von seinem Anliegen abzubringen. Verbote spornen nur an, die Auseinandersetzungen intensiver zu führen oder heimlich Erfahrungen zu machen.

In Erwartung dieser Lebensphase ist es sehr ratsam, bereits vor dem 10. Lebensjahr dem eigenen Kind Fertigkeiten und Interessen zu vermitteln, die in den schwierigen Jahren nutzbar sind und nicht mehr mühselig erlernt werden müssen. Denn der Abbruch von Übungen ist wegen der geringen Frustrationstoleranz zu erwarten.

Die Jugendlichen suchen in diesen Jahren Ihresgleichen, pflegen die Treffen außer Haus und könnten in den Gruppendruck des Drogenkonsums oder gar krimineller Handlungen geraten. Dadurch kann die ungewöhnliche Zeit noch problematischer, geradezu deprimierend werden. Eltern müssen von da an ihr Kind noch mehr beschützen und verhindern, dass die Medizin hier im Alter von 12-18 Jahren Psychopharmaka einsetzt. Diese Präparate haben nicht tolerable Nebenwirkungen wie die Steigerung der Suizidalität.

Jugendliche können ermuntert werden, ihre steigenden Kräfte in Sport oder Abenteuerfahrten zu investieren. Die Nähe zu der Natur und die Selbsterfahrung im Umgang mit den Kräften der Natur haben eine sehr heilsame und balancierende Wirkung.

Man kann die schwierigen Jahre der Pubertät auch als naturgegebene Notwendigkeit verstehen, dass das Kind die Liebe seiner Eltern abzuschütteln versucht, um schließlich die Familie verlassen zu können. Immer wieder zeigt sich später, dass die Pubertät wichtige Jahre der Aggressions- und außerfamiliären Liebesfähigkeit sind. Einerseits können Jugendliche damit rechnen, dass der angezettelte Streit mit den Eltern nicht zum Verlassen oder Herauswurf aus dem

Elternhaus führt und daher gut geprobt werden kann, andererseits stellen diese Jahre die Basis für die verbale Streitfähigkeit und Selbstbehauptung für das weitere Leben dar. Die Liebe der Eltern transformieren Jugendliche in eigene Liebesversuche mit oder ohne Sexualität mit ihren neuen Partnern.

Durch Friedenszeit, Vollernährung und freie Verfügbarkeit von Zucker und proteinreicher wachstumsstimulierender Nahrung wie von Kuhmilch- und Fleischprodukten reifen Jugendliche immer früher, was als Akzeleration bezeichnet wird. Mädchen könnten schon ab 10 Lebensjahren ihre Periode bekommen und in die Gefahr einer viel zu frühen Schwangerschaft geraten. Mädchen reifen früher als die Jungs. Hier ist die zeitige Sexualaufklärung notwendig, um Mittel und Wege der zur Verfügung stehenden Verhütung kennenzulernen. Die „Pille danach" gibt es in Deutschland inzwischen rezeptfrei in der Apotheke, damit nach einem frühen Sexualverkehr rasch die drohende Schwangerschaft noch verhindert werden kann. Die Sicherheit dieser Einmaldosis (PiDaNa®, „Pille danach") ist in den ersten 24 Stunden am höchsten, kann aber bis zu maximal 5 Tagen danach noch genutzt werden.

Besonderes Augenmerk gilt den Hormonen allgemein, die junge Frauen vor dem Alter von 20 Jahren zur Verhütung kostenfrei von der Krankenkasse bezahlt bekommen. Schwangerschaft ist in diesen Lebensjahren keine Alternative. Meine Empfehlungen an die Mädchen gehen in die Richtung, mit dem Sexualverkehr bis zum 17. Lebensjahr zu warten, in jedem Fall Präservative für den Mann benutzen und das Blut nach der APC-Resistenz (zum Ausschluss eines erhöhten Gerinnungsrisikos) untersuchen lassen, bevor sie die Pille verwenden. Spiralen oder die Kupferkette (Gynefix®) sind keine Alternativen, weil das Entzündungsrisiko zu hoch ist, dass Verklebungen entstehen und später das Schwangerwerden erschwert wird. Wenn denn die Pille wegen zu häufiger Frequenz des Koitus gewünscht wird, dann möglichst nur die Mikropille der ersten drei Generationen mit den Wirkstoffen Ethynylestradiol 0,02 mg und Levonorgestrel 0,15 mg oder mit Norethistosteron. Andere Gestagene der neueren Generationen zeigen eine erhöhte Rate an gefährlichen Blutgerinnungsstörungen, die in seltenen Fällen tödlich sein können, und sind daher abzulehnen. Ohnehin rate ich jungen Frauen, planen Sie die Pille nur für die erste Zeit, beenden Sie diese bis spätestens zum 25. Lebensjahr. Schwangerschaften helfen später, diese arzneilichen „Jugendsünden" zu neutralisieren. Wenn Sie jemals eine Schwangerschaft ausgetragen haben, lassen Sie sich nie wieder impfen (und vor allem nicht während der Schwangerschaft) und nehmen Sie nie wieder Hormone. Danach kann die Spirale (Flexi-T(R) ist die einzige, die ich noch empfehle) verwendet werden.

Einen besonderen Hinweis benötigt noch das Alter zwischen 18 und 19 Lebensjahren, in dem eine Phase gefährlicher Gemütsinstabilität entstehen kann. Jugendliche unterdrükken viel, teilen sich wenig mit, verschweigen unangenehme Erlebnisse wie erste Liebesenttäuschungen und fühlen sich noch so ungefestigt in diesem Alter. Sie erleben noch keine richtige Selbständigkeit, haben noch nicht genug Verdienst und weiterhin zu viel Fremdbestimmung. In diesem Vakuum kann eine kleine Enttäuschung unvermittelt plötzlich das ganze Leben in Frage stellen und zu Suizidgedanken oder gar -impulsen führen. Eltern können dieser Krisenzeit einiges entgegen stellen, indem sie den Kontakt erhalten, sich als Vertrauensperson anbieten, das Erziehen frühzeitig beenden und positive Unterstützung geben. Eine Serie von Unterdrückungen kann vorausgegangen sein, Pickel die nicht toleriert werden, die Warzen die entfernt werden müssen, das Fieber, das nicht mehr sein soll oder die Wünsche, die nicht gelebt werden. Patentrezepte gibt es keine, aber alle hier erwähnten Umgangsweisen mit dem Kind sind letztlich auch Prophylaxen gegen Drogenkonsum, gegen Kriminalität und gegen Selbstdestruktion. Wenn es spät zu solchen Problemen des Kindes kommt, dann ist vieles zuvor schlicht versäumt worden.

Am Ende der Zeit bis zum 20. Lebensjahr bekomme ich in der Praxis zahlreiche erwachsene junge Leute beiderlei Geschlechts zu sehen, die noch nie eine Tablette geschweige denn ein Antibiotikum oder andere Pillen (außer zur Verhütung bei Mädchen) genommen haben, vor Gesundheit strotzen und voller Tatendrang sind. Ausnahmen gibt es schon, im Vergleich aber zu den konventionell geimpften und therapierten jungen Menschen sind gravierende Probleme ausgeblieben, alle Krankheiten zumutbar abgelaufen und selten geworden. Ich muss immer wieder betonen, dass diese Beobachtung mein Hauptmotiv für den entschiedenen Impfverzicht darstellt.

11. Erwachsene

In Partnerschaften und im Berufsleben zeigen sich die Persönlichkeitsdefizite, die Selbstwertprobleme und die Konfliktfähigkeit und gehen mit körperlichen Beschwerden einher. „*Was die Seele nicht heilen kann, muss der Körper austragen*“ sagte sehr zutreffend Jan Scholten, ein niederländischer Homöopath. Wie in der Jugendzeit beginne man gar nicht erst mit Unterdrückungen, wenn ein körperliches Leiden Beschwerden bereitet. Geduld ist angebracht, man schaut sich erst einmal an, ob es nachvollziehbare Gründe für das körperliche Erkranken gibt. Die rechte Seite des Körpers hat mit der Ratio, mit Ärger und unterdrückter Wut zu tun, die linke Seite mit emotionalen Nöten, mit Missbrauch, mit Enttäuschungen und mit Kränkungen. Je hartnäckiger ein körperliches Leiden ist, umso bedenklicher wird es für den Patienten zu unterdrücken. Hier muss sich die große Anamnese anschließen, um zu individuellen homöopathischen Lösungen zu gelangen. Bei Bagatellbeschwerden können bewährte Mittel genommen werden, jedoch bei chronisch anhaltenden Beschwerden brauchen wir die Anamnese.

Fremdeinflüsse sollten minimiert werden, wo man nur kann. Ich verweise nochmals auf den oben beschriebenen Potenzierungseffekt (Kap.I.1.6.) und dass es sich lohnt, kleine Gefahren ernst zu nehmen und diesen aus dem Weg zu gehen. Die Ernährung ist ein chronisches Thema, dass Wachsamkeit verlangt: man bevorzuge vegetarische Kost mit kontrolliert biologischen Produkten, meide Zucker, Weißmehl, Fleisch, Fisch und Frittiertes und bevorzuge Rohlinge und Vollwertgetreide. Nichts braucht verboten werden. Man kann alles sporadisch genießen, was auf Einladungen vorgesetzt wird, was im Urlaub oder aus aktuellem Mangel erreichbar ist. Nichts soll 100%ig gemeint sein oder gar zum Stressfaktor werden, aber es soll Orientierung geben.

Man meide weiterhin jegliche Impfung in aller Konsequenz. Nichts ist notwendig und für jedes Thema gibt es bessere Alternativen, vor allem sind diese gesünder.

Neben der Ernährung ist Bewegung in frischer Luft unverzichtbar, täglich mindestens eine Stunde. Ob man Treppen benutzt und den Fahrstuhl meidet, mit dem Fahrrad zur Arbeitsstelle radelt oder ausgedehnte Spaziergänge unternimmt, ist sekundär. Entscheidend ist die Freude an der Bewegung und das aktiv Bleiben. Dazu muss man kein Fitnesscenter oder Marathonlauf planen. Aber im Urlaub sollte Aktivität ganz oben auf der Liste stehen: Wandern, Bootfahrten, Fahrradausflüge, Schwimmen oder andere Sportarten. Dem Stress von heute begegnet man am besten mit freudvollem Sport.

So bedeutsam der berufliche Einsatz und Aufstieg uns erscheint, so wichtig bleibt die Erhaltung der Balance, die man mit Bewegung, Belichtung und Seelenpflege erreicht. Letzteres meint die Kontakte zu Freunden erhalten, sich Zeit für Hobbys nehmen, Musik und Kunst zu genießen und digitale Medien zu begrenzen.

12. Familie

Noch ist die Familie, im klassischen Sinn die Kleinfamilie, das zahlenmäßig führende gesellschaftliche Lebensmodell in Deutschland. Ob verheiratet oder unehelich in Gemeinschaft lebend wird heute nicht mehr so sehr unterschieden. Partnerschaften sollten mit gegenseitiger Akzeptanz und auf Augenhöhe erlebt werden, wenn sie intakt bleiben und halten sollen. Uneheliche Verhältnisse stehen eher in der ständigen Herausforderung der Beziehungsprüfung. Daher warne ich vor zu frühem Eheschluss, der zu jeder Zeit später nachgeholt werden kann. Es geht um das Aufbrechen von altem überliefertem und anerzogenem Rollenverhalten, das schnell zu einer Asymmetrie in der Beziehung führen und unzufrieden bis krank machen kann.

Die Geburt von Kindern verleiht der Lebensform Ehe einen tieferen Sinn. Man wünscht den Kindern und sich selbst, dass ein Ehemodell allen Beteiligten Sicherheit und Vertrauen geben kann. Statistisch funktioniert das sieben Jahre, dann steigt das Trennungsrisiko. Kinder - so möchte man in idealer Weise verstehen - sind aus der Mitte der Eltern entstanden. Danach müssen die Eltern und ihre Beziehung aushalten, dass sich Kinder ihren Raum nehmen und durch ihre Ansprüche zu einer erheblichen Stressbelastung der Eltern werden. Hinzu kommen lange Stillzeiten und wenn mehrere Geburten stattfinden, lässt das sexuelle Interesse der Mutter wegen Schwäche und den Hormoneffekten für einige Jahre nach. Auch das belastet eine Beziehung erheblich und verlangt Geduld vom Partner.

Die klassische Aufteilung in der Partnerschaft ist die Kinder- und Haushaltversorgung durch die Frau und der Mann verdient das Geld. Dann gilt häufig das geflügelte Wort: „*Pro Kind arbeitet der Mann eine Stunde länger.*" Mutter macht den „Kinderkram" und Vater geht in die Karriere und in die große weite Welt. Das löst mit Recht Unbehagen aus und gefährdet früher oder später die Beziehung, weil häufig die Frau sich nicht gesehen, in ihrer Leistung nicht respektiert und eher diskriminiert fühlt. Das kann auf längere Sicht nicht mehr allein die Liebe tragen, die häufig abgeklungen bis verloren ist.

Aus dem Blickwinkel der Kinder und der Mutter kann genauso gut der Vater versorgen und die Mutter geht in den Beruf. Aber das ist im Prinzip das gleiche Modell mit umgekehrten Vorzeichen. Häufig belastet diese Aufteilung die Mutter emotional mehr als umgekehrt. Dass beide Elternteile zurück in den Beruf gehen und die Kinder fremdversorgt werden, ist die aktuelle gesellschaftliche Absicht. Dann wird bereits der Säugling in die Kindertagesstätte (KITA) oder zu einer Tagesmutter gebracht, die mehrere Säuglinge betreut. Im Kleinkindalter dauert das Verweilen im Kindergarten häufig so lang wie die Arbeitszeiten der Eltern. Die emotionale Prägung eines Kindes in den ersten drei Lebensjahren leidet und beeinträchtigt das Eltern-Kind-Verhältnis. Das kann zu Schuldgefühlen der Eltern führen.

Wie soll dieses Dilemma gelöst werden? Natürlich gibt es kein Patentrezept, aber entscheidend sind die Beziehung der Eltern, ihre emotionalen Verbindung und ihre faire Verständigung. Wenn es im Wesentlichen für die Kinder um die Konstanz der Betreuung durch einen Elternteil in den ersten drei Lebensjahren geht, sollte dieser Zeitraum organisiert werden. Das kann wechselseitig geschehen oder auch durch Einbindung der Großeltern organisiert werden. Für die Kinder ist und bleibt die Zuverlässigkeit einer konstanten emotionalen Bezugsperson bedeutend.

Für die Kinder einer Ehe oder eheähnlichen Wohngemeinschaft sind Trennungen der Eltern das Drama des Lebens. Das zeigen immer wieder die retrospektiven Berichte in den Anamnesen. Eltern zeigen sich enttäuscht voneinander, haben sich in gegenseitige Schuldzuweisungen verstrickt und tun sich mit Absprachen schwer. Kinder leiden durch den Verlust eines Elternteils und tragen unberechtigt und unbewusst einen Anteil an eigenem Verschulden für das Scheitern der Elternehe. Es bricht einfach über sie hinein und belastet ihr weiteres Leben schwer. Kinder bis zur Pubertät introvertieren oder zeigen ungewöhnliche Aggressionen. Besonders problematisch sind Trennungen, wenn einzelne Kinder bereits in der Pubertät sind. Biologisch steht die Abgrenzung gegen die Eltern an, was in solchen Situationen häufig unterbleibt, weil es in vielen Fällen aus Kindersicht die stille und unbewusste Hoffnung gibt, dass die Eltern wieder zusammenkommen werden und das nur, wenn ich ihnen nicht zur Last werde. Ersatzbefriedigungen wie der Rückzug des

Jugendlichen in digitale Medien oder frühe Beziehungen zu einem eigenen Partner sind dann häufig die Pseudolösungen.

Neue Partnerschaften nach getrennten Ehen mit eingebrachten eigenen Kindern werden zu Patchwork-Familien mit Konflikten zu den außen vor stehenden Elternteilen. Alle diese veränderten und erneuerten Konstellationen haben ein großes Potenzial, die Gesundheit der Teilnehmer zu belasten. Natürlich verbünden sich Jugendliche mit dem verbleibenden Elternteil und lassen keine engere Beziehung zum „Eindringling", dem neuen Partner, zu. Das kann in Einzelfällen so weit gehen, dass kein Zusammenleben unter einem Dach ohne Streit mehr möglich ist und neue Beziehungen schwere Prüfungen durchstehen müssen. Eine Ersatzmutter oder ein Ersatzvater werden in der Regel nicht akzeptiert, sondern nur ein neutraler neuer Freund der Familie, wenn er sich denn positiv zugewandt zeigt und nicht zu erziehen versucht.

Die Zukunft gehört der Großfamilie und nicht dem Dasein im Singleleben in der Großstadt. Eltern mit Kindern brauchen Entlastung, die sie am besten in erfahrenen Erwachsenen finden, die bereits Kinder großgezogen haben. Die Gemeinschaften von mehreren Generationen können viel mehr Wünsche abdecken, als es die Kleinfamilie kann. Finanziell ist mehr möglich, bessere Großhäuser können finanzierbarer sein, gegenseitige Betreuungen vom Kleinkind bis in das hohe Alter sind möglich und die Kommunikation wird bereichert. Das kann nur funktionieren, wenn es um Personen geht, die möglichst authentisch leben und Toleranz für soziale Lebensformen mitbringen. Von diesen Mehrgenerationen-Modellen können alle profitieren.

13. Wechseljahre

Beide, Frau und Mann, durchleben Wechseljahre. Offensichtlicher sind diese Jahre für Frauen schwerer, weil die Periode aufhört, Hormonschwankungen erscheinen, die Tage und das Seelenleben instabiler werden und familiäre Veränderungen zu verkraften sind. Es ist der zweite „Blasensprung" nach der Geburt, dass die Kinder flügge sind und das Zuhause verlassen. Nun beginnt wieder die Partnerschaft einzig und allein in den Vordergrund zurückzukehren, muss neu bewertet und aufgefrischt werden, wenn sie weiter halten soll. Diese Probleme erfassen auch den Mann, der dann um die 50 bis 60 Jahre alt ist, ein Gefühl von Alterung bekommt, beruflich auf dem Höhepunkt steht und die Veränderungen zu Hause mitbekommt. Mit dem Auszug der Kinder entsteht eine „Leere", der Essenstisch ist geschrumpft, eine neue Lebensphase beginnt und neue Aktivitäten sind gefragt. Jetzt kann die „Weißheit des Alterns" zum Zuge kommen, dass man die Zeit für den Beruf kürzt, sich wieder Zeit nimmt für die Ehe- oder Beziehungspartner, schöne Unternehmungen plant, Freunde besucht und neue Bekanntschaften erkundet.

Viele Ehen gehen in diesen unruhigen Wechseljahren auseinander, weil Defizite wieder offensichtlich werden, die schon früher bestanden haben, lange überdeckt oder geschönt waren, oder weil das Feuer der Liebe erloschen ist und der Reiz und die Verführung durch jüngere Partner zu kräftig wird. Die Ehepartner müssen sich nun kritisch fragen, ob sie weiter ein Zusammenleben wünschen, auch wenn einer nachts schnarcht, manche Zähne und Haare verloren sind, Hörgeräte, Brille oder sonstige Ersatzteile zur Normalität hinzugekommen sind. Die Liebe entschuldigt so vieles, aber man darf sie nicht überfordern. Suchen Sie wieder das Gespräch miteinander, es lohnt sich nach so vielen gemeinsamen Jahren. Beziehungen sind schneller getrennt als neue dauerhaft angenommen werden. Durch unglückliche Ehen getrennte Personen fühlen sich verletzt und enttäuscht. Dadurch fällt es schwer, die bedingungslose Liebe in diesem Alter nochmals einem neuen Partner zu gewähren. Die alten Wunden heilen kaum.

Homöopathie will jedem helfen, im Erkrankungsfalle seine Mitte zu finden, in eine Entscheidungsfähigkeit zu gelangen und für sich selbst weiter verantwortlich zu sein angesichts veränderter Bedingungen in der Partnerschaft, vielleicht auch im Beruf und im weiteren Leben. Gerade die späten Partnerkrisen einer „alten" Ehe können eine Chance sein, neues Bewusstsein und Authentizität zu gewinnen, um das weitere Leben wieder inniger und auf Augenhöhe zu gestalten.

In neuen Partnerschaften gibt es keine Vergangenheit, keine gemeinsame Geschichte. Wenn das vorherige Leben unglücklich und depressiv machte, ergeben Veränderungen Sinn, um nicht in vorzeitige „Totenstarre" zu fallen. Bei allen Veränderungen ist auch hier immer die Authentizität gefragt. Nur wer richtig loslassen kann, hat eine neue echte Chance zur zufriedenen Bindung. Schließlich nimmt man sich selbst überall mit hin, man wird sonst beständig mit den alten bekannten Schwächen wieder konfrontiert. Dann kann bald das nächste Scheitern folgen.

Die Zeiten sind noch nicht so lange vorbei, dass die Trennung einer Frau vom Mann allein aus wirtschaftlichen Gründen so gut wie unmöglich war. Zur Rechtfertigung höre ich heute noch in Anamnesen den bekannten Satz: "*Man kann nicht sein neues Glück auf dem Unglück der vormaligen Beziehung aufbauen.*" In den Gesellschaften Europas ist dieser indirekte Zwang mit der Resignation der Frau glücklicherweise unbedeutender geworden, was in anderen Teilen dieser Welt mit der Unterdrückung von Ehefrauen noch mittelalterlich anmutet und weiter existiert.

Frauen erleiden Wechseljahre intensiver. Das Ventil Periode schließt sich, nachdem es zuletzt häufig übertriebene Blutungen gegeben hatte. Trockenheit der Haut und Schleimhäute kann lästig werden. Sexuelle Bedürfnisse könnten seltener werden und Geschlechtsverkehr an der schmerzhaften Trokkenheit und Verletzbarkeit der Scheide scheitern. Schweißausbrüche und Hitzewallungen stören die Nacht und den Tag. Das Gewicht gerät aus den Fugen, weil das Fettgewebe den hormonellen Übergang lindern soll, indem männliche Hormone (Androgene wie Testosteron) der Frau in Östrogene umgewandelt werden (durch das Enzym Aromatase) und dadurch der Entzug leichter verkraftet wird. Was an sich sehr sinnvoll ist, entspricht mit dem ansteigenden Gewicht leider nicht mehr dem allgemeinen Schönheitsideal. Wie wichtig wird hier die neue Authentizität, dazu stehen zu lernen. „*Schönheit kommt von innen*" kann hier helfen, Selbstzweifel zu lindern.

All das sollte niemals verleiten, mit Hormonen gegenzusteuern. Es gibt keinen Bedarf für Hormonersatz, sondern es steht eine neue Lebensphase an, die es zu gestalten gilt. Zwar wirken Hormongaben überraschend gut, sind aber wegen fehlender Nachhaltigkeit in Verruf geraten, weil sie langfristig das Leben erschweren, gefährden und verkürzen. Daher kann nur vor diesen Präparaten gewarnt werden. Es drohen durch regelmäßige Hormoneinnahmen ein Anstieg des Blutdrucks, Herzprobleme, der Knochenabbau, Leber- und Galleerkrankungen und Tumore bevorzugt der geschlechtshormonabhängigen Organe wie die Brust (54). Das haben Studien eindeutig erwiesen und ebenso den Rückgang von

Tumoren der weiblichen Brust nach Jahren der Beendigung der Hormoneinnahmen (55)

Es gibt heute genügend ungefährliche Alternativen, dass Frauen diese Krisenzeit unbeschadet überstehen (siehe F. Graf: „Homöopathie und die Gesunderhaltung von Frauen"). Neben pflanzlichen Arzneien bessern Homöopathika und ein gesunder Lebensstil. Je mehr Beschwerden vorliegen, umso intensiver sind die Alternativen zu befolgen. Für Frauen gilt insbesondere, dass jeder Schluck Alkohol in dieser Übergangszeit in die Gewichtssteigerung geht. Vermeiden Sie den regelmäßigen tagtäglichen Konsum, erlauben Sie sich hingegen den situativen Genuss.

Geschlechtsverkehr ist für Frauen und Männer bis in das hohe Alter möglich. Frauen dürfen bei Trockenheit der Scheide und schmerzhaften Einrissen lokal eine östrogenhaltige Salbe ein bis zwei Mal in der Woche neben Gleitmitteln (z.B. Granatapfelöl) benutzen und lassen es weg, wenn es wieder ohne Salbe möglich ist. Die jüngst auf den Markt gebrachte Tablette zur Steigerung der sexuellen Lust bei Frauen ist ein Psychopharmakon und ist rundum abzulehnen. Die Tablette für den Mann zur Verbesserung der Gliedsteifigkeit hat wenig mit einer Verbesserung der sexuellen Lust gemein. Vielmehr geht es um die Eitelkeit von Männern, noch Erektionen zustande zu bringen und die Angst, zum Verkehr unfähig zu sein. Der Motor der Sexualität ist nicht die Mechanik, sondern die sinnliche gegenseitige Wahrnehmung. Die muss wieder entdeckt und gelebt werden.

In dieser Altersphase beginnt häufig der Blutdruck zu steigen. Dieses sykotische Ereignis (siehe Kapitel IV) geht mit einigen Veränderungen einher, dass das Körpergewicht steigt, dass Bewegungsmangel besteht, dass zu tiereiweißreich gegessen wird, dass Unterdrückungen vorausgegangen sind, Schlafmangel sich häuft und Dysstress seinen Tribut fordert. Entweder verändert man den Lebensstil, steigert die körperliche Aktivität, reduziert das Gewicht und wendet sich der gesunden biologisch kontrollierten vegetarischen Kost zu oder man muss mit Tabletten den Blutdruck senken. Ich würde in jedem Fall die erste Variante als die gesündere und nachhaltigere empfehlen, was dem Titel „gesunde Rebellion - Homöopathie als Basistherapie" inhaltlich entspricht und hier vorteilhafter erscheint.

Ich muss hier nochmals betonen, dass meine Sichtweise mit der Lebensentstehung und der nachfolgenden konsequenten Gesunderhaltung beginnt und Idealbedingungen für die Entwicklung beschreibt. Wer als Quereinsteiger spät in diese Umorientierung findet, plagt sich mit Altlasten, die sich im hohen Blutdruck auswirken können. Das schließt keinesfalls aus, dass man sich nach diesen Empfehlungen richten und die vorausgegangenen Beschädigen beruhigen kann, läuft jedoch mit zunehmenden Alter auf einen möglicherweise notwendigen Kompromiss mit komplementärer Schulmedizin hinaus.

Auch hier möchte ich aus positiven Erfahrungen heraus anraten, der Homöopathie mit dem dazugehörigen Lebensstil als Basismedizin stets den Vorzug zu geben. In jedem noch so hohen Lebensalter können Homöopathika erfolgreich sein, wenn diese gut gewählt und passend sind. Der Gewinn liegt wieder auf der Hand: Einsparungen von Medikamenten, Aktivierungen durch Motivation des alten Menschen für sein eingeschränktes Leben, geistige Wachheit und Selbständigkeit.

Natürlich werden die Erfolge schwächer, wenn dieser Senior bereits in Pflegebedürftigkeit steht und von anderen schulmedizinisch denkendem Personal und Beratern umgeben wird. Davon sollen sich homöopathische Therapeuten jedoch nicht beeindrucken lassen.

In dieser Lebensphase während und nach den Wechseljahren beginnen für viele Menschen Dauermedikationen, weil schulmedizinisch nicht nur therapiert sondern auch Risiken abgedeckt werden sollen. Begonnen wird häufig mit Blutdrucksenkern, die bald nicht mehr genügen und gesteigert werden müssen. Viele werden zu Opfern der Lipidhypothese und der irrtümlichen Schuldzuweisung zum erhöhten Cholesterin (siehe VIII.2.2.) und erhalten unberechtigt Blutfettsenker. Mit den regelmäßigen Arztbesuchen werden die Organe und das Labor technisch gescheckt, bis man zu hohe Harnsäurewerte entdeckt und ein weiteres Medikament gegen die Gicht erhält. Selbstredend soll aus schulmedizinischer Perspektive jeder ältere Patient Vitamin D nehmen und gegen das Gespenst Osteoporose Calcium ergänzen. „Vorsorgeuntersuchungen“ sind heute gefährlich, weil diese Termine missbraucht werden.

Wer abseits der Schulmedizin gut und umsichtig lebt, kann Vorsorgeuntersuchungen als Arbeitsbeschaffungsmaßnahmen für Ärzte und Risikoanlässe für Patienten an sich vorbeigehen lassen. Das Abtasten der Brüste der Frau jenseits des 50. Lebensjahres genügt, wenn die Gesunderhaltung und der Impfverzicht seit der letzten Schwangerschaft ernst genommen wurden. Der Darm kann nach dem 50. Lebensjahr ein einziges Mal mit der Spiegelung (Coloskopie) untersucht werden. Sind keine Auffälligkeiten festgestellt worden, kann man sehr gelassen unter Beibehaltung des Lebensstils dieses Organ solange in Ruhe lassen, wie keine Blutspuren oder Stuhlveränderungen erscheinen.

Bei Frauen wird der Abstrich vom Gebärmutterhals alle drei Jahre ergänzt, wenn es bis zum 50. Lebensjahr keine

Auffälligkeiten gab. Ich betone nochmals, dass keine Geschlechtshormone eingenommen werden sollten. Je nach Hauttypus können Untersuchungen auf Vorstufen zum Hautkrebs sinnvoll sein, wenn ein bekannter Pigmentfleck zu wachsen beginnt, juckt oder blutet. Ich empfehle die moderate Sonnenexposition ohne Cremes. Die Hysterie um den Hautkrebs ist absolut übertrieben. Problematisch sind eher die Sonnencremes mit ihren Lichtfiltern und die Nachlässigkeiten bei der immunologischen Gesundheit. Mehr wird nicht nötig sein.

Der bessere Weg ist, die Ernährung konsequenter vegetarisch zu gestalten, nur noch kontrolliert biologische Lebensmittel (Gemüse, Obst) zu genießen, keine Fertiggerichte und wenig tierisches Eiweiß zu tolerieren. Über Calcium und Vitamin D braucht man sich keine Gedanken machen, beides ist bei ausgewogener Ernährung und regelmäßiger Bewegung im Freien nicht notwendig. Das muss kein Joggen sein, weil die Verletzlichkeit von Bändern und Sehnen im Alter zunimmt. Spazieren und Walken genügen völlig. Mit Gewichtsreduzierungen kann man den Blutdruck und die chemischen Blutparameter verbessern. Am Ende wird keine konventionelle Arznei mehr benötigt.

14. Das Senium

Alter ist für die konventionelle Medizin eine Lebenszeit mit Tabletten, zumindest verhalten sich heute viele Internisten und Algemeinmediziner demgemäß. Es werden auf jede Beschwerde neue Tabletten verordnet, bis dass sich der alternde Mensch einer Schachtel anvertraut, in die mindestens fünf und vielfach mehr verschiedene Tabletten geordnet nach morgens, mittags, abends und nachts einsortiert sind. Welch einen Irrtum müssen wir hier beklagen! Allein der Potenzierungseffekt der Tabletten untereinander ist komplett unübersichtlich, kein Mediziner blickt mehr durch. Es ist leider so. Die dritthäufigste Todesursache in den Wohlstandsstaaten ist heute nach Herzinfarkt und Krebs die moderne Medizin!

Die Lebenserwartung nach der Statistik von Geburt an besagt zwar, dass in Europa die 80 Lebensjahre erreicht werden und manche gar das Alter von 100 Jahren erreichen, aber sicherlich nicht mit großen Mengen verschiedener Medikamente. Es gibt so viele Missverständnisse über das, was alte Menschen brauchen.

Aus meiner Sicht ist wieder der absolute Impfverzicht wichtig. Saisonale Infekte werden seltener, weil die Abwehr umfassend gelernt hatte, aber die wenigen noch vorkommenden Virusinfekte sollten geduldig und homöopathisch unterstützt ablaufen können.

Im Alter ist Bewegung besonders wichtig. Alte Menschen sollen zu Fuß in meine Praxis kommen, solange sie das können. Erst danach stehen Hausbesuche an. Wer sich bewegt, stärkt die Knochen. Frischluft und indirekte Bestrahlung bleiben bedeutsam zu jeder Jahreszeit.

Im Alter werden Arthrosen beklagt und als Verschleiß betrachtet. Natürlich spielt Verschleiß immer eine Rolle. Entscheidend sind jedoch zwei Aspekte: Übermäßige Belastungen wie intensiver Sport oder Zustand nach Knochenbrüchen können die Gelenke zu Schäden und schmerzhaften Arthrosen führen. Der andere Aspekt ist der Stoffwechsel, dass fleischreiche Ernährung und Konsum von entzündungsfördernden Nahrungsmitteln die Arthritis und am Ende die Arthrose beschleunigen.

In der Behandlung geht es um die Schmerzlinderung und den Erhalt der Beweglichkeit. Hier helfen zunächst physikalische Verfahren, Bewegung im Wasser, Wärmeanwendungen, dann Akupunktur und als Ultimo Ratio Schmerzmittel. Homöopathie erfüllt hier den Zweck, dass innere Haltungen geklärt und verbessert werden können, sprich Lebenseinstellungen, Lebenskonflikte, innerer Gram, die zu muskulären Verspannungen führen, die wiederum in Überbeanspruchungen von gewissen Gelenken resultieren. Schmerz ist ein Nerven- und Alarmsignal und noch gut lösbar bis in das hohe Alter. Der vollständige Ersatz von Gelenken bleibt eine absolute Ausnahme, nicht nur wegen den Kosten, mehr noch wegen der energetischen Belastung durch die Operation und die Probleme der Folgezeit.

Altern und schwachsinnig werden, ob Alzheimer Krankheit, Demenz, Parkinsonsche Krankheit oder sonstige Degenerationen des Nervensystems, scheint nach der Häufigkeit und dem Pflegebedarf zu urteilen die kranke Normalität von heutigen Senioren zu sein. Am Ende des Lebens erntet man die Folgen einer Medizinhörigkeit, die Folgen der Gleichgültigkeit gegenüber Schadstoffen, Umwelt- und Ernährungsangelegenheiten, die zuletzt die Zentrale, das Nervensystem dauerhaft beschädigt hat und ausfallen lässt. Dann wird der Mensch wieder zum Kind, verliert Position und Würde, wird immer weniger von der Familie getragen und landet im Altenheim, das moderne Siechenhaus, bis dass der Tod erlöst.

Vorbei sind die Zeiten, dass alte Menschen als ein Hort der Weißheit angesehen waren, höchste Anerkennung genossen und respektvoll behandelt wurden. Man kann also nicht früh genug vor toxischen Einflüssen und Gleichgültigkeit in der Ernährung und im Lebensstil warnen, damit das Degenerative nicht im Alter dominiert.

Wir dürfen uns nicht wundern, dass toxisches Aluminium bereits bei Säuglingen gespritzt und lebenslang wiederholt injiziert und oral konsumiert regelmäßig Nervenschäden bei Kindern, Erwachsenen und kumulativ im Alter auslöst. Allein für Aluminium ist die chronische Nervenbeschädigung und Demenz als Vergiftungsfolge gesichert. Aber was ist mit Quecksilber, das bis zum Jahr 2000 zugelassen war, mit Blei, das erst 1976 reduziert wurde und nie aus der Umwelt verschwindet? Auch diese Metalle haben diese zerstörerische Macht in Organismen. Die Politik bewahrt uns nicht vor diesen Schäden, da muss sich jeder selbst kümmern.

Altern ist absolut nicht zwingend mit Demenz verbunden, aber ohne die vorsorgliche Verzichtplanung und Achtsamkeit vor Fremdeinflüssen sind die Schäden vorprogrammiert. Die „Pille gegen Verblödung“ wird es niemals geben.

Auf dem vergleichbaren Niveau müssen wir die Krebserkrankung sehen. Bei ungeimpften Personen ist Krebs eine absolute Rarität, real gesellschaftlich aber bereits eine Krankheit vom Ausmaß früherer Seuchen. Im Alter haben wir es mit einem verlangsamtem Stoffwechsel bei einer „hocherfahrenen“ Abwehr zu tun. Dann geht es um den „Alterskrebs“ oder auch Haustierkrebs: Man hat ihn, aber er tut uns nichts. Wir dürfen ihn nur nicht wecken, am häufigsten bei Frauen in der Brust, bei Männern in der Prostata. Jeder Krebs, der vor den Wechseljahren aufritt, zeigt eine entschieden höhere Bösartigkeit. Grob wird in gutartig bösartig und ganz bösartig entdifferenzierte Tumore unterschieden. Jeder Krebs ist im Beginn abwartend, ein Carcinoma-in-situ, kann durch Unachtsamkeit stimuliert und zu jeder Zeit und nicht nur im Alter wie aus einem Dornröschenschlaf geweckt werden. Weckaktionen sind Impfungen, massive Unterdrückungen, seelische Trauma, extreme Lebenssituationen, schwerer

Kummer, alles was die Lebenskraft extrem belastet. Es geht im Alter sehr darum, diese Lebenskrisen zu vermeiden oder zumindest abzuschwächen und homöopathisch zu überwinden helfen.

Als Faustregel kann gelten, je kränker der alternde Mensch umso veganer sollte das Essen ausgerichtet sein. Wer bereits einen Herzinfarkt, Hirnschlag oder Krebs hinter sich hat, ist gut beraten, mit sich und der Ernährung strenger umzugehen. Es geht um die Verhinderung und Beruhigung anhaltender Entzündungen.

Chronische und krankheitstreibende entzündliche Gefahren (oxidativer Stress) gehen auch von allen avitalen, wurzelbehandelten (toten) Zähnen aus. Kein noch so fähiger Kieferchirurg kann sämtliche Wurzelkanäle bei avitalen Zähnen füllen. Das gelingt mit bester Technik maximal zu 60%. Der Rest des feinen Wurzelwerks gammelt über die Jahre dahin und schädigt subtil den Organismus. Man sollte das beachten und sich bei den geringsten Schmerzen durch akute Entzündungen im Wurzelbereich, die als Abstoßungsversuch des Körpers verstanden werden können und alarmierende Reaktivierungen von chronischen Entzündungsherden sind, von einzelnen problematischen Zähnen verabschieden.

Chronische Entzündungen sind oxidativer Stress und nicht nur ein Risikofaktor für Krebsneubildungen, sondern auch für die Altersosteoporose, dass der Knochenabbau den - aufbau überflügelt. Kalzium und Vitamin D sind keine geeigneten Maßnahmen dagegen, sind stets genügend vorhanden, wenn die Bewegung und die Belichtung ernst genommen und gesteigert werden kann. Jede zusätzliche mineralische Kalzium-Ergänzung neben einer vielseitigen Ernährung kann das Leben eher verkürzen, weil wir genügend aus der täglichen Nahrung aufnehmen (73). Bessere Alternativen sind der Verzicht von Tiereiweiß, die regelmäßige körperliche Bewegung täglich mindestens eine Stunde im Freien und die seelische Zufriedenheit. Hypertoniker achten auf den Verzicht von Kalzium-Antagonisten, da hierunter verstärkter Knochenabbau mit Verkrümmungen der Wirbelsäule beobachtet wurden. Schulmediziner nehmen diese Patientenerfahrung nicht ernst und lachen darüber, wie ich mehrfach erleben konnte. Solch ein Verhalten, individuelle Beschwerden und Krisen nicht ernst zu nehmen, ist ein Armutszeugnis für den Beruf Arzt.

Im hohen Alter zeigen einzelne Organe und am häufigsten das Herz Schwächen und können homöopathisch, phytotherapeutisch und schließlich komplementär konventionell gestützt werden. Man wird also im Alter zweckmäßig viel eher Kompromisse zwischen der Naturheilkunde und der Schulmedizin eingehen. Der vollständige Ausfall eines Organs muss gar substituiert werden. Das kann die Zuckerkrankheit, der Diabetes mellitus, sein, bei dem die Bauchspeicheldrüse (Pankreas) schwach geworden ist und Insulin notwendig wird oder häufig die schwächelnde Schilddrüse, die mit Thyroxin gestützt wird.

Allmählich lässt die Beweglichkeit nach, Arthrosen erschweren das Gehen und schmerzhafte Gelenkschwellungen werden Anlässe für Arztbesuche. Häufig stellt sich die Frage, ob ein Gelenk ersetzt werden sollte, um die Schmerzen zu beheben und die Beweglichkeit zu erhalten. Aber das Elend kann im Alter gerade durch Operationen und die Not, anschließend wieder mobil zu werden, beginnen. Nach einer Untersuchung von Chirurgen an 5.000 Patienten waren Zweidrittel der Patienten anschließend dauerhaft beeinträchtigt und bleibend hilfebedürftig. Die Hälfte aller operierten Patienten im Alter zwischen 65 und 74 Lebensjahren zeigten diesen negativen Wandel, 67% zwischen 75 und 84 Lebensjahren und gar 84% aller Senioren über 85 Jahren Alter (74). Der Verlust der Selbständigkeit und die Pflegenotwendigkeit sind eine schwere Lebensverschlechterung und muss in der Abwägung vor operativen Eingriffen zum möglichen Nutzen streng beurteilt werden.

Am Ende des Lebens sollte das Sterben human sein. Die Familie organisiert das Zusammenkommen und alles sollte im häuslichen bekannten Rahmen stattfinden. Wer das Leben loslässt, soll nochmals wissen, für wen er das tut und letzte Botschaften geben können. Auch im bewusstlosen Zustand gibt es Phasen von kurzer Wachheit, die für den Abschied geeignet sind. Sterbende sollten nicht allein gelassen werden und Angehörige können mit ihrer Trauer besser umgehen, wenn sie in der letzten Stunde die Gelegenheit zum Abschied bekommen haben.

Die Homöopathie kann letzte Hilfestellungen anbieten:
Ars.C 200: die Todesangst mit nächtlicher Unruhe, Trokkenheit, Durst auf kleine Trinkmengen mit dem Verlangen nach Nähe zur engsten Bezugsperson
Tarent. C 200: für den Todeskampf mit Schreien, Zerren und Schlagen
Carb.-v. C 200: für den Dämmerzustand wie in Narkose mit Zentralisation (Peripherie kalt und blau).

Der Kreis des Lebens schließt sich und die Nachkommen müssen ihrer Verantwortung gerecht werden.

KAPITEL X. DIE ZUKUNFT DER HOMÖOPATHIE

1. Aktuelle Perspektiven

Innerhalb von 100 Jahren hat sich die Menschheit auf der Erde ausgebreitet wie keine andere Spezies. Die Weltbevölkerung hat im Jahr 2016 die Grenze von sieben Milliarden überschritten. Das Wachstum der Weltbevölkerung hat in immer kürzeren Abständen um eine Milliarde zugelegt. Es ist nicht absehbar, wie das in Zukunft weitergehen soll, denn schließlich brauchen alle Menschen genug zu essen, ein Dach über dem Kopf und medizinische Basisversorgung. Der Trend geht unverkennbar in das Wachstum von Megacities mit Armutsbehausungen und einer Mobilitätsdichte, die zu permanenten Verkehrsverstopfungen und gravierenden Umweltverschmutzungen führt. Andererseits nimmt die einseitige Verteilung des Wohlstands und Vermögens einzelner Menschen immer dramatischere Ausmaße an. Die Schere zwischen arm und reich öffnet sich ungebremst und immer extremer. 2015 waren mindestens 80 Milliarden Dollar notwendig, um Hunger weltweit mit Basisleistungen abzumildern. Das steigt von Jahr zu Jahr exponenziell an. Ghandi stellte mit Recht fest: „*Die Welt hat genug für jedermanns Bedürfnisse, aber nicht für jedermanns Gier*“ (75).

Im Gegenteil wird immer extremer an der Vermehrung des Reichtums gearbeitet, indem Landdiebstahl („land grabbing“) in Armutsgegenden wie in Afrika begangen wird, um dort landwirtschaftliche Produktion mit Gentechnik und

Chemie für den Export zu unternehmen und nicht für die hungernden Menschen vor Ort (49).

Das Gift „Neoliberalismus“ ist von westlichen Wohlstandsstaaten armen Drittländern aufgezwungen worden, indem mit Massenproduktionen preiswerte Erzeugnisse Armutsländer überschwemmt haben, bis dass die vorzugsweise ländliche Bevölkerung konkurrenzunfähig wurde, die Selbstversorgung aufgeben und in die Slums der Großstädte abwandern musste. Die Kosten für diese ausgelösten Zerstörungen von Lebensbedingungen sowie die Umweltschäden, die die gleichen Konzerne in der Landschaft ihrer Produktionsstätten verursacht haben, sind in den Preisen ihrer Produkte niemals enthalten.

Das Lebenselixier sauberes Wasser wird zunehmend privatisiert und verknappt. Man befürchtet in Zukunft mehr Kriege um das wenige Süßwasser. Auf dem medizinischen Sektor beherrschen wenige große Konzerne mit immensem Einfluss auf politische Organe wie das CDC (Center of disease control, im Pentagon in Washington) und die WHO (Word Health Organisation) quasi im Einklang mit der Politik den Pharmakonsum und pflegen die geschäftsfördernde aber überholte Sichtweise von den bösen Krankheitserregern. In Konsequenz steuern sie das weltweite Massenimpfprogramm, das als Gesundheitsbeschädigungsaktion zunehmend kritisch gesehen werden muss. Daraus resultieren neue Krankheiten von seuchenartigem Ausmaß wie Allergien, Autoimmunerkrankungen und unübersehbar im Zusammenwirken mit den katastrophalen Umweltschäden das Wuchern von Krebs als Massenereignis.

Zwar wachsen in der Bevölkerung der Wohlstandsländer die Skepsis gegenüber den Massenimpfungen und der Wunsch nach besseren Lösungen mit nachhaltigeren Gesunderhaltungskonzepten, jedoch wirbt die Propaganda mit

Angstargumenten für die Impfungen und auch für die Agrartechnik mit Genmanipulation und Chemieeinsatz, um angeblich nur hiermit die Menschen in Zukunft gesund und satt zu bekommen. Diese Argumentation ist zwar längst widerlegt, in der Politik aber nach wie vor populistisch vertreten.

Auf diese Gemengelage und Widerstände muss sich die Homöopathie wie auch jede andere alternative Medizin heute und in Zukunft einstellen. Schulmedizin soll im täglichen Leben die erste Geige spielen und von den Kassen bezahlt werden und mit mäßigem Wohlwollen können sich Patienten auf eigene Kosten komplementär von den alternativen Methoden versorgen lassen. Hier setzt die „gesunde Rebellion" an, dass jeder gesundheitsbewusste Mensch zuerst den die Selbstheilung unterstützenden Methoden wie der Basismedizin Homöopathie folgt und Schulmedizin meidet, solange es keinen Bedarf gibt.

So haben wir es heute und in Zukunft mit Patienten zu tun, die erst über die eigene oder die ihrer Familienmitglieder erlebten Gesundheitsbeschädigungen wach und kritischer werden und umzudenken lernen. Dem folgt der Wunsch nach einer persönlichen Idylle ohne Chemie wie in einem Kleingarten oder in einem Wohnhaus mit umgebendem Garten für die Selbstversorgung auf dem Land, heraus aus der Stadt, aus den konzentrierten Umweltproblemen und der Hektik einer Großstadt, hinein in das ländliche Leben, um dort den nächsten Schock zu konfrontieren mit der umgebenden konventionellen zerstörenden Landwirtschaft.

So ähnlich agiert die Homöopathie in unserer medizinischen „Landschaft" als Insel der Alternativen inmitten einer selbstherrlichen vergiftenden pharmazeutischen und chemischen Welt und Politik, die am Geldtropf hängt und Ökonomie über menschliches Wohl stellt.

2. Jan Scholten

Konkret bedeutet diese Entwicklung, dass wir uns nach neuen Arzneien in der Homöopathie umschauen müssen, die den zukünftigen Herausforderungen gerecht werden können. Wir haben in unserem kurzen Leben als Homöopathen von maximal 50 Jahren Berufstätigkeit nicht die Zeit, eine neue Arznei nach der anderen zu prüfen. Vielmehr benötigen wir umfassende Systeme, um auch ungeprüft potenzierte Arzneien erfolgreich einsetzen zu können. Anschließend können die Kasuistiken ausgewertet und mit nachträglichen Prüfungen ergänzt werden. Aus diesem Bedarf heraus war es nur eine Frage der Zeit, wann die ersten klassischen Homöopathen mit neuen Konzepten für den Zugang zu großen Arzneigruppen als Antworten auf die Gegenwartsprobleme hervorkamen. Hier erwähne ich die Arbeiten des niederländischen Homöopathen Jan Scholten aus Utrecht, der diesen modernen Ansprüchen heute und in Zukunft gerechter wird. Die Impulse für seine homöopathische Arbeit erhielt er bei dem griechischen Homöopathen Georgios Vithoulkas, Alonissos/Griechenland, den ich ebenfalls in den 1980er Jahren als große Bereicherung erleben durfte.

Zunächst geht es um das Verständnis der bekannten und gut geprüften Arzneien unserer Materia medica, wie sie kaum treffender und einprägsamer von Vithoulkas dargestellt wurden. Hinter den bekannten Symptomen lassen sich zentrale Besonderheiten formulieren, die „Idee“ eines Mittels, das Wesentliche, um noch enger und zielgenauer die Verordnung für die jeweilige Persönlichkeit vornehmen zu können. Klassische Homöopathen werden stets die Symptome eines Patienten im Focus behalten, um der Ähnlichkeit zum passenden Mittel möglichst genau entsprechen zu können.

Der Blick geht aber auch darüber hinaus, um bei Erfolglosigkeit der besonderen Not des Patienten gerecht zu werden. Da stellt sich als erstes die Frage, ob der Patient

- eine Pflanze,
- eine Tierarznei,
- ein Salz,
- ein Metall oder
- eine Nosode

in genauerer Ähnlichkeit benötigt. Im nächsten Schritt wird die erreichte Lebensstufe beurteilt, die mit der bewussten oder meistens unbewussten Behinderung und schließlich Krankheit in Verbindung steht. Hier kommen die Arbeiten von Jan Scholten hilfreich und erweiternd zum Zuge. Er nahm sich das Periodensystem der Elemente vor und verglich die Zunahme der Elektronen von Element zu Element mit der Lebensentwicklung des Menschen beginnend mit dem Hydrogenium (Ordnungszahl 1, das führende Element des Weltalls) für die Entstehung und endend in den radioaktiv zerfallenden Elementen ab der Ordnungszahl 87 für Tod und Auflösung. Mit diesem System lassen sich alle Lebensstadien unserer Patienten erfassen und auch auf die Arzneigruppen der Pflanzen und Tiere ausdehnen. Das System der Elemente ist das beherrschende Ganze unseres weltlichen Lebens und von einer realistischen Dimension für gesund und krank.

3. Die Salze

Jan Scholten begann seine Überlegungen mit den Salzen, von denen uns einige seit Hahnemann bestens bekannt sind. Es entstanden die ersten Fragen, warum wir nur so wenige

Verbindungen als geprüfte Arzneien zur Verfügung haben. Jeder Homöopath kennt Arzneien wie Calcium carbonicum, Magnesium carbonicum, Kalium carbonicum und andere so genannte Polychreste (häufig gewählte Homöopathika). Aber es gibt viel mehr chemische Verbindungen zwischen dem Kation, dem positiv geladenen ersten Partner, und dem Anion, dem negativ geladenen zweiten Partner. Was ist mit allen Halogen-Verbindungen, ausgesprochene Salzbildner, und den elektronegativ geladenen Verbindungspartnern, Anionen, wie Fluor, Chlor, Brom und Jod? Leben wir doch in einer Welt, die Fluoride in relevanten Mengen unter das Volk gebracht hat, mit Chlor Wasser desinfiziert, das wir trinken oder in Schwimmbädern kontaktieren. Mit Chlor ist eine gewaltige Hygiene-, Pestizid- und Insektizidindustrie entstanden, die uns belastet. Brom ist vor Valium(R) als Psychopharmakon verwendet worden und erscheint als Begasungselement in Gewächshäusern und im Tränengas (Bromacetat) auf Demonstrationen. In Wohlstandsstaaten wird Jodmangel postuliert und in Kampagnen wie mit der Salzjodierung unter die Menschheit gebracht. Mit allen diesen „modernen“ Kontakten müssen Pflanzen, Tiere und der Mensch umgehen lernen. Also müssen wir heute und in Zukunft statt an Calcium carbonicum auch an Verbindungen wir Calcium fluoricum, - bromatum, - chloratum und - jodatum denken. Weiter gibt es Anionen wie -nitricum, die durch die Verseuchung der Landwirtschaft mit der Gülle aus der Tierzucht, dem hohen Fleischkonsum oder dem Gebrauch von stickstoffhaltigen Nahrungsmitteln und Medikamenten und schließlich der Anreicherung des Leitungswassers mit Nitraten im täglichen Konsum beachtet werden müssen. Stickoxide sind mit dem Volkswagen-Abgas-Betrug bekannt geworden, dass die Dieselfahrzeuge in unseren Städten trotz aller Beteuerungen dieses schädliche Abgas in mehrfachen

Überschreitungen von Grenzwerten ausstoßen. Zu Hahnemanns Zeiten gab es derartige Verseuchungen noch nicht und damit auch nicht so sehr die Notwendigkeit der Anpassung geeigneter Salzverbindungen in der Homöopathie. Weiterhin denken wir an

- **selenicum** bei den Folgen von toxischen Überlastungen, Organschwächen und Störungen der Schilddrüse,
- **arsenicum** bei lebensbedrohlichen Vergiftungen, Lebensängsten und Todesnähezuständen
- **silicicum** bei Wundheilungsstörungen, Immunschwäche, Impfschäden und zu hohen Aluminiumbeschädigungen
- **tartaricum** bei Atemstörungen, Herzschwäche und Verdauungsstörungen
- **oxydatum** bei chronischen Entzündungen, Eiterungen und den Folgen von ekelhaften Angelegenheiten wie dem sexuellen Missbrauch
- **aceticum** bei Herzschwäche, völliger Entkräftung und Sepsisgefahren.
- **carbonicum**, - **phosphoricum** und - **sulfuricum** sind hingegen gut bekannte Anionen und müssen nur zu anderen Kationen gewählt werden.

Jedes unedle Element im Periodensystem geht viele dieser Verbindungen ein und wir kennen viele von diesen nicht aus Prüfungen, obwohl der Gebrauch so naheliegend geworden ist. Edle Metalle wie Gold oder Platin können wenige Salzverbindungen wie mit Chlor oder mit Sulfur eingehen und auch diese Verbindungen sind nicht so bekannt geworden (75, 76).

4. Das Periodensystem

Scholten begann mit der Betrachtung des Periodensystems der Elemente und verfolgte konsequent die Idee, dass dieses System, das ab dem Element Hydrogenium mit der Ordnungszahl 1 stetig um ein Elektron mehr um den Atomkern wächst, die Entwicklung der Erde und das auf ihr entstehende Leben widerspiegeln muss (76). Das ist zunächst eine Arbeitshypothese, die sich in der Praxis bewähren muss.

Mit Blick auf dieses System (77) fällt die Ordnung auf, die in Vertikalen Säulen und in horizontalen Reihen gelesen werden kann. Scholten benennt die Vertikale „Stadien“ und die Horizontale „Serien“ oder „Reihen“(78).
Die Serien bezeichnet er als Erweiterungsphasen des Lebensumfeldes. Mit der

- I. **Hydrogenserie** verbinden sich nur 2 Elemente wie Hydrogen und das Edelgas Helium. Diese Elemente geben den ungeborenen unbewussten Zustand des Lebens wider.
- II. **Carbonserie** entsteht die Kinderstube, das Elternhaus, das Großwerden und Wachsen zur Persönlichkeit und Leistungsfähigkeit in einer engen beschützten Umgebung der Familie oder der Bezugspersonen allgemein
- III. **Silicaserie** öffnet sich die Welt der Heranwachsenden in Kontakte mit Freunden, in ersten Liebschaften, in Beziehungen außerhalb des Zuhauses.
- IV. **Eisenserie** wird aufgebaut, eine Existenz gegründet, das Leben in einer größeren Gemeinschaft gelebt mit Vereinen, Feuerwehr, Arbeitsplatz und Kollegenschaft quasi wie in einem Dorf mit Übersichtlichkeit der Umgebung, wo jeder jeden kennt und man unter Beobachtung steht.
- V. **Silberserie** werden die silbergrauen Lebensjahre mit Erfahrung, Wissen und Können verbunden, städtische

Qualitäten werden gelebt wie in Universitäten, in Hochschulen für Kunst, Musik und Kreativität mit Vortrag und Vorspiel. Es werden Wissensfortschritte erlernt, die Weisheiten des Lebens kommuniziert und vorgetragen vor Publikum.

- VI. **Goldserie** wird der Machtanspruch verfolgt, anführen zu wollen, dominieren zu müssen aber auch Verantwortung für andere übernehmen zu wollen und immer mit dem Risiko, gestürzt zu werden oder sich schuldig zu machen. Cäsium und Barium mit den Atomgewichten (AG) 55 und 56 leiten diese Reihe ein, die unterbrochen wird von den Lanthaniden und mit Hafnium Atomgewicht (AG) 72 fortgesetzt wird.
- **Lanthanidserie**, die mit Lanthanum AG 57 beginnt und mit Lutetium AG 71 endet. Diese 15 Elemente füllen die Lücke bis Hafnium und gelten nach Scholten als Extraserie. Es handelt sich um die „seltenen Erden“, die gar nicht selten sind, vielmehr sehr verbreitet und vor 1900 nicht beachtet wurden. Heute hingegen sind diese 15 Elemente extrem begehrt. Mit der Digitalisierung unserer Welt wuchs der Bedarf nach Handys, I-Pads, Laptops, Bildschirmen und anderen Kleinstgeräten, die immer leistungsfähiger werden aber an Größe abnehmen. Dafür eigen sich die Elemente der Lanthanidreihe, weil sie eine hohe magnetischer Kraft besitzen, die für die Entwicklung von Kleinstmotoren genutzt werden kann. Die rasante weltweite Verbreitung der modernen Kommunikationsmittel macht die Lanthanide heute so begehrt und stellt auch die Homöopathie vor die Herausforderung, hier arzneilich Anschluss zu halten.

Mit der Lanthanidserie erhalten wir Metalle und Salze, die für Individualisten geeignet sind, die den modernen Fortschritt kritisch sehen, die nach Alternativen ausschauen, den Massenansturm nicht mitmachen wollen, die sich von der Schulmedizin abwenden und Therapien wie die Homöopathie bevorzugen. Selbstbestimmung hat Priorität, die sie demokratisch auch anderen Menschen gewähren möchten. Jede Fremdbestimmung ist ihnen suspekt. Sie sorgen sich um die urmenschlichen Bedürfnisse, bekämpfen die Gleichgültigkeit, sorgen sich um die Umwelt und um die kontrolliert biologische Ernährung. Sie sind die Kritiker des Systems, der Politik, der Konzernmachenschaften und der Beschädigung der Menschen durch Impfungen und Medikamente. Endlich haben wir spezifische Arzneiangebote für die treuen homöopathischen Patienten, die trotz vieler Fehlverordnungen Geduld zeigen und auf das zu Ihnen passende Mittel warten.

- VII. **Aktinidserie** haben wir eine gleich große Summe an Elementen wie bei den Lanthaniden, die in der siebten Reihe hinter Radium (AG 88) mit Actinum (AG 89) beginnt und mit dem 15. Element Lawrencium endet. Diese Elemente sind ansteigend radioaktiv und zerfallen nach Plutonium (AG 94). Die kurze Zeit der Existenz dieser Elemente nach Plutonium von Sekunden und weniger erlaubt keine Arzneiverreibungen mehr. Bekannte Homöopathika, die hier Verwendung finden, sind nach Radium bromatum Uranum nitricum und Plutonium. Ihre Bedeutung liegt in der körperlichen Auflösung, im Geistigen oder im Spirituellen des Lebens, was zum hohen Alter gehört, bevor wir eingeäschert werden. Homöopathisch nutzen wir diese Elemente für Menschen, die Bestrahlung gegen lebensbedrohende Erkrankungen erlebt haben, die mit todesnahen Ereignissen bei sich oder in der Familie konfrontiert waren und eigene schwere Pathologien entwickelt haben.
- Mit den vertikalen Säulen, den „Stadien“ folgt Scholten der Idee, dass in diesen die individuelle Entwicklung und

Reifung hin zur selbstbewussten Persönlichkeit (Stadien 1 bis 10 und 11) zu finden sind, die ab Stadium 12 bis 18 wieder verloren geht. Es handelt sich hier um die Entwicklungsstufen

- von der Planung einer Idee (Stadien 1-3),
- hin zur Ausführung, anfangs mit Hemmungen (Stadium 4, 5),
- dann mit dem Mut der Verzweiflung (Stadium 6) und
- schließlich mit erster Routine (Stadium 7)
- bis zur heillosen Selbstüberforderung (Stadium 8).
- Im Stadium 9 kann noch alles schief gehen wie in einer Prüfung oder Generalprobe, was natürlich sehr anstrengend ist.
- Im Stadium 10 ist das Selbstbewusstsein perfekt, aber labil und erst
- im Stadium 11 ist die natürliche Autorität vorhanden. Danach geht es bergab.
- Im Stadium 12 wird der Verlust nicht akzeptiert, vielmehr um jede Kleinigkeit gestritten.
- Ab Stadium 13 ist klar, dass das vormalige Niveau nicht mehr gehalten werden kann, die Einbußen werden akzeptiert, die Erfahrung wird noch erhöht, aber mehr im Sinne der Nostalgie und Resthoffnung, den Anschluss wieder herstellen zu können.
- Im Stadium 14 wird nach außen die Fassade noch gewahrt aber nach innen eingestanden, dass man nicht mehr mithalten kann und der vorzeitige Ruhestand akzeptiert ist
- Im Stadium 15 ist der Verlust der Fähigkeiten nicht mehr zu leugnen, die äußere Haltung ist der Opferzustand oder die Märtyrereinstellung. Eine restliche Hoffnung erscheint wie das Anklammern an den letzten Strohhalm
- im Stadium 16 ist nichts mehr zu retten, alles ist vorbei. Lediglich Reste, Verdorbenes und Ekelerregendes kommt

noch in den Kontakt oder in die Erinnerung. Das kann lange zurückliegender sexueller Missbrauch sein.

- Im Stadium 17 ist nichts mehr da. Man braucht auch auf Niemanden Rücksicht nehmen. Das ist einerseits Freiheit und Unabhängigkeit, andererseits auch die Lebenserfahrung, nicht gewollt oder früher ausgestoßen worden zu sein. Schließlich nimmt man sich, was man benötigt ohne Hemmungen und ohne Skrupel notfalls mit krimineller Energie.
- Im Stadium 18 finden wir die Edelgase, die wieder in den Gaszustand des Unterbewussten führen mit dem Übergang nach der Geburt wieder
- in das Stadium 1, in dem es um das Sein oder Nichtsein geht, um ja oder nein zum Leben zu sagen.

Der Vereinfachung im Verständnis und bei der Anwendung am Patienten dient die Unterteilung in gerade und ungerade Stadien. Die geraden Stadien zeigen Verschlossenheit, innere Spannungen, weil sie sich zu viel in der Auseinandersetzung mit sich selbst bewegen und nach außen einen anderer Eindruck von mehr Können und Perfektion vortäuschen.

In den ungeraden Stadien wird der nächste Schritt, die Weiterentwicklung versucht, offener gezeigt und kommuniziert. Damit wird auch Hilfe von außen möglich, gesucht und eher angenommen. Ein Erfolg und ein Weiterkommen sind damit allerdings nicht garantiert.

Man erfährt in den Anamnesen, speziell in der Erhebung der Biografie, dass Lebensmuster in diesen Stadien entstanden sind, die früh in der Kindheit geprägt wurden. Diese Lebensmuster behindern langfristig und stellen als ungelöste Konditionen wiederholte Herausforderungen dar, die mit Krankheit oder Vertiefung körperlicher Nöte einhergehen. Scholten äussert dazu: „*Was die Seele nicht heilt, muss der Körper austragen!*" In diesem Verständnis betrachten wir in der Praxis lange Krankengeschichten, die mit den bisherigen homöopathischen Verordnungen keinen Durchbruch erlebt haben. Dann vermute ich das Vorliegen alter Lebensmuster, die das Handeln und das Fortschreiten nach wie vor behindern. Die Richtigkeit dieser Annahme hat sich in meiner Praxis bereits derart häufig bestätigt, dass ich hier - etwas euphorisch wegen dieser Bereicherung - von diesen neuen Wegen schreiben möchte.

Die Auswahl der passenden Arznei ist am Ende der Überlegungen gar nicht schwierig: Zunächst muss ich entscheiden, ob dieser Patient ein Salz, ein Metall, eine tierische oder pflanzliche Arznei benötigt, was ich unten nochmals diskutiere. Entscheide ich mich für ein Salz, dann suche ich zuerst das Kation. Dabei prüfe ich, in welcher Serie sich mein Patient in seinem Lebensumfeld bewegt. Danach erfrage ich die Selbsteinschätzung des inneren und nicht des nach außen präsentierten Selbstwertgefühles oder Selbstbewusstseins auf einer Skala von 1-10. Vorher muss ich geklärt haben, ob sich der Patient links oder rechts von Stadium 10-11 befindet. Häufig werden klare Angaben zur Selbsteinschätzung gemacht, die mit dem Stadium im Schnittpunkt mit den Elementen in der entsprechenden Serie eine klare Entscheidung ergeben.

Wenn ein Salz statt ein Metall bevorzugt werden soll, erfolgt nun die Anionsuche. Dabei kommt uns das übliche homöopathische Repertorisationsverfahren nach Auswahl der führenden individuellen Symptome zur Hilfe. Ergänzend werden die Persönlichkeiten in Übereinstimmung mit dem Anion überlegt, in Beispielen ob es sich eher um eine materialistische carbonische, um eine emphatische phosphorische, um eine lebenssüchtige nitrogene oder gar um eine selbstsüchtige sulfurische Persönlichkeit handelt.

Steht das Ergebnis fest, muss über die Potenz entschieden werden. Verträgt der Patient in seiner gegenwärtigen Situation Hochpotenzgaben? Begonnen werden kann mit einer C 200 (zunächst alle 14 Tage einmal gegeben) oder C 1.000 (alle 4 Wochen eine Gabe von 2 Globuli). Oder sollte eine LM- oder Q- Potenz bevorzugt werden? Alles hängt von der Lebenskraft und deren Stabilität ab. Mit der LM/Q-Potenz kann regelmäßig täglich und nach Ansprechen immer seltener die Einnahme erfolgen. Erfahrungsgemäß wird die richtige Wahl der Arznei keine heftige Erstverschlimmerung auslösen. Das geschieht eher bei einer Arzneiwahl, die knapp daneben liegt und korrigiert werden muss.

Die Arzneien sind sämtlich bei der Firma Remedia (Eisenstadt, Österreich) über Internet erhältlich. Manche seltene Verbindungen können auch bei der Firma Helios in London (ebenfalls über Internet) nachgefragt werden.

Was geschieht anschließend im Patienten? Erfreulich ist die Beobachtung, dass Bewegung in die alten Lebensmuster kommt. Was zuvor unbewusst gewirkt hat und behinderte, wird nun klarer, bewusster und mit einem anderen Verhalten beantwortet. Patienten sind danach häufig selber verblüfft, wieso sie über so viele Lebensjahre immer wieder an den alten Konditionierungen aus der frühkindlichen Prägungszeit gescheitert sind und dass sie keine Einsicht hatten, warum das ihnen fortwährend geschah. Eine Besprechung allein reicht erfahrungsgemäß nicht aus. Der Patient muss es in sich erleben, was das Homöopathikum in ihm verschärft hat, um zu erwachen. Danach verändert sich das Handeln: Entscheidungen werden endlich getroffen, wie es dem Patienten entspricht. Er spürt jetzt, was er eigentlich möchte und setzt es nun um. Daraus resultieren neue Erlebnisse wie unerwarteter und zuvor unbekannter Respekt vor seiner Person, Intensivierungen seiner Lebenswünsche und das Beenden der inneren Infragestellungen. Im Ergebnis erfreuen die Rückläufigkeit der Krankheit, neue Energiegewinne, neue Handlungsfähigkeit und eine bisher nicht gekannte Zufriedenheit. Erst jetzt werden die entscheidenden Weichen gestellt und eventuell nun mit der Unterstützung einer Psychotherapie erfolgreicher durchgehalten. Die Seele heilt allmählich, alte Lebensmuster lösen sich auf und das Kranke klingt ab. Das können schwerwiegende Krankheiten wie Ängste, Panik, Depressionen, Autoimmunerkrankungen oder Krebs, der schulmedizinisch behandelt worden ist, sein. Der mit dieser Arzneiwahl erfolgreiche Therapeut erlebt eine außerordentliche Zufriedenheit in seiner Arbeit, weil er seinen Patienten endlich entschieden hat helfen können.

5. Die homöopathische Arzneivielfalt

Am Ende der Anamnese, die unbedingt in den drei Abschnitten

- Krankheitsermittlung,
- homöopathische Symptomensuche und
- Biografie

erfolgen soll, wird die traditionelle klassisch homöopathische Suche nach dem Simillimum betrieben (vgl. Kap. II.2.5.). Dazu werden alle aufgefallenen sonderbaren Symptome aufgelistet und hieraus eine begrenzte Symptomenauswahl zusammengestellt, mit der eine Repertorisation durchgeführt wird. Das Ergebnis ist eine Empfehlung, an diese oder jene Arznei zu denken. Für den Fall der Entscheidung für Salze kann die Arzneiverbindung nun nach Scholten flexibler gestaltet werden kann.

Aber zunächst steht die Frage im Raum, ob man für den Patienten eher ein Pflanze, eine tierische Arznei, ein Salz, ein Metall oder eine Nosode vorrangig suchen sollen.

5.1. potenzierte Pflanzen

Diese Patienten zeigen sich als betont emotionale Personen, die sehr lebendig ihre Sprache zur Darstellung nutzen und bisweilen unzusammenhängende Geschichten erzählen. Das liegt an ihrem Mitgefühl, andere Menschen in ihrem Handeln verstehen zu meinen. Ihre Reaktionen sind eher intuitiv und wechselhaft, häufig unsicher und getragen von dem Wunsch, stark sein zu wollen. Sie passen oder bieten sich eher an wie Pflanzen, die das Handicap haben, ihren festen Standort nicht verlassen zu können. Dafür bieten sie viele Reize und emotionale Hinweise zur Bereicherung der Kommunikation an, so wie Pflanzen chemische Botschaften aussenden, um zu bekommen, was sie benötigen. Sie lieben es, dass man Gefallen an ihnen findet. Pflanzen locken die Bienen, auf die sie angewiesen sind, für die Bestäubung an. Pflanzen-Patienten senden Botschaften aus, die bei anderen positive Veränderungen oder allgemeine Reaktionen bewirken können. Ob das dann geschieht, kann nicht erzwungen werden und ist daher nicht verlässlich. So findet man häufig eine grundlegende allgemeine Unsicherheit.

5.2. potenzierte tierische Substanzen

Im Tierreich ist die Konkurrenz übermächtig und mit dem Überleben verbunden, fressen oder gefressen werden ist nur noch die Wahl. Daher sind die Emotionen entschiedener, intensiver, geradezu überlebensnotwendig in der Schwäche wie auch in der Stärke. Das Handeln erfolgt häufig aus dem Instinkt heraus. Tiere können sich bewegen, können angreifen oder flüchten, cool und angstfrei oder voller Angst sein.

Abhängigkeiten und ein Verlassenheitstrauma wie bei den Milcharzneien der Säugetiere entstanden in den ersten Lebensjahren, können deutlich nachvollzogen werden. Häufig geben die Patienten klare Hinweise, wie sehr sie sich zu diesem oder jenem Tier hingezogen fühlen, welche Bedeutung das Tier für sie hat oder auch wie sehr sie sich gerade vor einem speziellen Tier ängstigen.

5.3. potenzierte Salze

Mineralien sind der Boden, auf dem alles gedeiht, sich bewegt und entsteht. Hier können Systemfehler oder Systemschwächen, Mangel, Verlust oder Überschuss erkannt werden, die organisiert und strukturiert im Verhalten kontrolliert und verdeckt werden. Die Darstellung der Lebensgeschichte ist eher klarer, strukturierter, sachlich, folgt häufig nur der eigenen Sichtweise und zeigt wenig Ansätze einer Außenbetrachtung ihrer selbst. Die Defizite mögen erkannt sein, können aber kaum überwunden werden. Bei Problemen anderer Menschen ist die Sichtweise klarer, kann analytisch und von durchschauender Qualität sein, was wenig bis keine Vorteile für die eigenen Nöte einbringt. Unterscheiden kann man noch in die Salze des Lebens, aus denen wir bestehen und in die Salze der Erde, die zwar existieren, aber mit dem Leben unvereinbar bis toxisch sind.

5.4. potenzierte Metalle

Metalle sind allesamt Arzneien mit destruktiven Symptomen und eignen sich für zerstörerische Krankheiten oder Defektzustände. Es geht um das Ganze, um die Totalität, um Härte und Kompromisslosigkeit. Am Ende sind Taubheiten, Lähmungen und Krebs oder enthemmte Aggressivität und Vernichtung nach Außen und nach Innen als Autoaggressivität die Folgen.

5.5. potenzierte Nosoden

Nosoden sind Substanzen spezifischer Krankheiten, Medikamente, Organe oder Impfstoffe. Ihre Anwendungen folgen den durchgemachten und unvollständig überwundenen Krankheiten und Behandlungen, die als Behinderung anhaltend wirken und in potenzierter Form helfen, immunologische Unzulänglichkeiten zu überwinden. Erbnosoden eignen sich für die miasmatische Stigmatisierung aus genetischer Übersicht, dass die Familie durch etwas belastet war, was den Nachkommen noch zu schaffen macht. Impfnosoden können bei einem Schaden, der einer bestimmten Impfung angelastet werden kann, in potenzierter Form als Isopathikum einige Wochen eingesetzt werden. Dann müssen sich die Schäden lockern und leichter werden. Für die vollständige Überwindung werden wieder ähnliche Mittel notwendig, die man häufig in der Lanthanid-Reihe findet.

6. Arzneien des Pflanzenreichs

6.1. Das Pflanzenreich

Jan Scholten hat sich indessen ein weiteres Denkmal geschaffen mit dem erfolgreichen Bemühen, die umfassendste Arzneigruppe, das riesige Pflanzenreich, der Homöopathie zugriffsfähig zu bereiten. Er hat sich basierend auf das Periodensystem eine Methode ausgedacht, wie man sich heute erfolgreich bei bis jetzt in der Homöopathie unbekannten, dennoch bereits lange existierenden Pflanzen homöopathisch bedienen kann. Diese Methode wende ich erst seit 2013 an und bin wiederum sehr beeindruckt, wie gut Patienten, zu denen die Pflanzen passend ausgewählt sind, geholfen werden kann. Entscheidend bleibt in der Homöopathie stets die intensivste Ähnlichkeit einer Arznei zum Symptomenbild des Patienten. Mit den erfolgreichen Fallverläufen wächst die Verpflichtung, anschließend Arzneiprüfungen zu beginnen.

Das System der gezielten Pflanzenwahl ist komplizierter, was an der Größe des Pflanzenreichs liegt. Es erfordert eine Zugriffsmöglichkeit, die Scholten mit seiner Fleißarbeit, dem Buch „Wunderbare Pflanzen“ (79), geschaffen hat, wo man mit einem Code aus der Persönlichkeit zu einer Pflanzenauswahl und einer konkreten Verordnung gelangen kann. Die Arzneien sind mit Einschränkungen wiederum über die Firma Remedia (Österreich), Helios (London) oder die Leonardo-Apotheke (Hamburg) zu beziehen. Das Werk ist wegen der Fülle der Exemplare im Pflanzenreich unvollständig, wird vermutlich niemals vollständig werden. Die Zuordnungen der vielfältigen Pflanzen sind nicht immer sicher. Mit diesen Einschränkungen müssen wir (noch) leben. Aber es können trotz aller noch bestehender Defizite heute bereits viele passgenaue Pflanzen ausgewählt werden, soweit ich meine bisherigen Fallverläufe überblicke.

6.2. Der Pflanzencode

Wiederum bedient sich Scholten in Analogie zum Periodensystem und definiert Einordnungen gemäß den Serien und Stadien. Das Prinzip dieses Codes lässt sich an einem Baum anschaulich darstellen: Der Pflanzentyp (Phyllum) ist das Wurzelwerk, der Stamm und die Rinde sind die „Klasse“ und die „Subklasse“, die groben und die feinen Äste die „Phase“ und die „Subphase“ und die Blätter, die Blüten und die Früchte das Stadium.

6.2.1. Phyllum

Das Pflanzenreich hat Entwicklungen mit der Lebensevolution durchlaufen, die mit den Primitivpflanzen, den Uralgen begann, die zur Serie 1 gerechnet werden. Die Serie 2 führt zu den Grünpflanzen, die bereits Chlorophyll besitzen aber noch unter Wasser leben. In der Serie 3 sind die ersten primitiven Landpflanzen, zu denen Moose zählen, zu finden. Mit der Serie 4 erfolgt die Spezialisierung mit Gefäßen, die zu Farne und Bäume mit Verästelungen geführt haben. In Serie 5 handelt es sich um Nacktsamer (Gymnospermae) mit dem Gewinn von Farben und Blüten. In der Serie 6 findet man die Bedecktsamer (Angiospermae) mit Unterscheidungen von weiblich und männlich und als Blühpflanzen in höchster Entwicklung. Aus diesem Reich wählen wir überwiegend für den heutigen „modern belasteten" Menschen als erste Zahl des Codes die 6 des Phyllums. Damit ist die Nähe von der höchsten Entwicklungsstufe im Pflanzenreich, den Blühpflanzen, zu der höchsten Stufe der Evolution, der Mensch, analog gegeben.

6.2.2. Klasse und Subklasse

sind die nächsten beiden Zahlen des Codes. Hier begrenzt Scholten die Serien von 1 bis 6 und endet mit den Lanthanidqualitäten.

Der intime Bezug zu dem Patienten kommt in der Wahl der Klasse zum Ausdruck, was er am liebsten für diese Welt tun würde, welcher Beruf seinen stillen Wünschen entspricht, was sein Lebensziel, sein Streben und damit sein Wunsch wie auch sein ewiger unbewusster Konflikt ist, wenn das alles nicht gelebt worden ist.

Mit der Subklasse bewerten wir, was er real gewählt hat, womit er sich tagtäglich beschäftigt, eben mit seiner Realität, die gleich oder im Widerspruch zur Klasse stehen kann. Die

Aktivitäten für diese Welt in der Klasse wie auch in der Subklasse, im Traum wie auch in der Wirklichkeit, entsprechen den Qualitäten in den Serien des Periodensystems von 1 bis 6, die Lanthanidqualität.

6.2.3. Phase und Subphase
sind am schwersten zu bestimmen, denn hier geht es um die Prägung der Persönlichkeit, die wir aus der Biografie entnehmen können. Als Grundlage werden die Carbonreihe (2. Reihe) und die Silicareihe (Reihe 3) des Periodensystems gewählt, in denen es in der Reihe 2 um die Beziehung zu den Eltern und in der Reihe 3 um die Außenkontakte oder die Bildung der eigenen Familie geht. Wesentlich sind die Aspekte der Akzeptanz und die Position in den Beziehungen, wie man sich jeweils gesehen, gewürdigt und zugehörig fühlt. Da beide Reihen nur acht Elemente aufweisen im Gegensatz zu den 18 Elementen der nachfolgenden Reihen, und am Ende die Edelgase stehen, die keinerlei Verbindungen eingehen, bleiben sieben unterscheidbare Stadien übrig, die nun für die Pflanzenwahl als Phasen und Subphasen bezeichnet werden, um Verwechslungen mit den Stadien zu vermeiden. In sieben Phasen und Subphasen wird nun die Art der Zugehörigkeit zu einer Gruppe qualifiziert, die für die Entwicklung Sicherheit, Selbstvertrauen und Schutz geben soll. Die Phase beschreibt die Situation, in der sich der Patient real befindet und die Subphase, wie sich das für den Patienten anfühlt und empfunden wird. Man schaut sich an, wie die Entwicklung vom Kind zum Erwachsenen verlaufen ist und wie diese Grundbedürfnisse befriedigt wurden oder unbefriedigt blieben.

Mit „1“ wird das Außenvorsein, der Außenseiter bewertet, der keine Kontakte zu den jeweiligen Elternteilen oder der

Gruppe allgemein hatte und naiv, impulsiv und extrem agierte. Der Patient fühlt sich fremd und nicht verbunden, zieht das Single-Leben aus unterschiedlichen Gründen vor.

Mit „2“ wird ein halb außen, halb innen Sein bewertet, was mit dem Gefühl des permanenten Nichtgenügens einherging und zu Schwäche, Schüchternheit, mangelnder Förderung und steter Zurückhaltung führte. In Beziehungen erleben sie sich als der schwächere Teil, als unzulänglich und schutzbedürftig. Das kann auch zu Wutanfällen durch die empfundene Unterdrückung führen.

Mit „3“ erlebte sich der Patient seiner Familie zugehörig, allerdings nicht gesehen, nicht gehört, nicht anerkannt, nicht gewertschätzt und nicht ernst genommen. Die Eltern hatten keine Zeit, kein Verlangen und keine Nähe zum Kind. Man fühlt sich schon der Gruppe zugehörig, aber meint aus dem Hintergrund durch ein gefälliges Erscheinungsbild eine Verbesserung erreichen zu können. Im Ergebnis erfolgte Anpassung aus Unsicherheit mit Instabilität und unausgesprochenen Schuldgefühlen. Hier kann häufiger das klinische Problem Schwindel als Bestätigung dienen.

Mit „4“ wird die bedingungslose Liebe bewertet, die Eltern ihren Kindern geben können. Man hatte alles, was man sich als Kind wünschte. In der Regel ging das nur von einem Elternteil aus und seltener von beiden. Man kann über alles reden und im Ergebnis resultieren Stärke und Verlässlichkeit.

Mit „5“ wird Druck bewertet, der von einem Elternteil ausging. Das Kind sollte etwas erfüllen, was sich ein Elternteil oder beide Eltern vorstellten und wünschten. Erfolg wurde verlangt und führte zu Bedingungen der Liebe. Der Patient stand permanent unter Leistungsdruck und nahm die positiven Zuwendungen dahinter nicht mehr wahr. Im Ergebnis besteht ein wettbewerbsorientiertes Verhalten mit der Fähigkeit, sich zu begeistern und leidenschaftlich zu handeln allein aus dem Empfinden heraus, stets mehr als andere leisten zu müssen.

Mit „6“ wird wieder halb drinnen und halb draußen bewertet. Ein Elternteil hat vernachlässigt, missbraucht oder das Kind ausgezehrt, das sich abgestellt oder ausgeschlossen fühlt. Das führt zu lange bestehenden Schuldgefühlen, Bitterkeit und gar Ekelempfinden in der Erinnerung. Oder die Beziehung ist schon halb zu Ende, weil ein Ungleichgewicht von Nehmen und Geben entstanden ist. Man fühlt sich ausgenutzt, abgestellt, manipuliert und missbraucht. Statt Liebe ist nur noch Langeweile in der Beziehung und der Gedanke einer Trennung präsent. Die Empfindung ist Verbitterung und Groll.

Mit „7“ ist wieder das völlige Außen-vor-Sein beschrieben. Das Kind wurde zurückgewiesen, ausgeschlossen, geschlagen, hat sich als unerwünscht und als familiärer Außenseiter erlebt. Das können auch Kriegsfolgen und Zerstörungsereignisse bewirkt haben. Oder man hat sich getrennt, fühlt sich allein und hegt Wut zu anderen Personen. Man kapselt sich ab, verhärtet und verliert das Gefühl dafür, was man selbst anderen Personen antut. Das kann ein Scheidungskrieg sein, in dem viel Hass zum Ausdruck kommt.

6.2.4. Stadium

Die letzte Zahl dieses Codes erfasst den aktuellen Stand der Entwicklung des Selbstwertes (bis 11) oder des Verlustes (nach 11) wie bei der Salzsuche mit dem Periodensystem nach den Stadien von 1-17 ohne das Edelgas im Stadium 18.

6.2.5. Ein Code-Beispiel

Im Ergebnis wird der Patient nach sechs Kriterien bewertet. Als Beispiel wähle ich den Code 6.63.41.05

Dieser Code bedeutet, dass man zu der höchsten Pflanzenstufe, zu den Blühpflanzen **Phyllum 6**, geht, daß stille Wünsche des Patienten in Richtung Selbständigkeit, Unabhängigkeit und Lanthanidqualität geäußert wurden (**Klasse 6**), in der Realität aber mit der Betreuung anderer Menschen wie Kinderheim, Altenheim oder Behindertenwerkstatt die Existenz gesichert wird (**Subklasse 3**). Vater hatte in bedingungsloser Liebe sein Kind erzogen (**Phase 4**), allerdings war die emotionale Bindung zur Mutter schwach und belanglos, die Mutter war berufstätig und „nie“ da, konnte dem Kind keine Sicherheit geben oder war durch Trennung der Eltern aus dem Umfeld verschwunden, kümmerte sich nicht mehr um ihr Kind, sodass sich das Kind seinen eigenen Impulsen hingab (**Subphase 1**). Der Selbstwert war und ist im täglichen Handeln eingeschränkt, mit Versagensängsten unterlegt, und der Alltag kann durch diese Einschränkungen kaum bewältigt werden. Es besteht der Eindruck, dass die Kraft niemals reicht, alle Anforderungen zu erfüllen (wie ein riesiger Berg, der nicht zu schaffen ist). Daher werden die Aktivitäten fortlaufend aufgeschoben und nur auf den letzten Drücker begonnen, und dennoch gibt der Patient sein Bestes. Das entspricht dem **Stadium 5**.

6.63.41.05 führt im Buch von Scholten zu **Saponaria officinalis**, welche in LM/Q-Potenzen oder in einer C 200 oder C 1.000 verordnet werden kann. Der Patient wird bei richtiger Wahl darauf mit Begrenzungen seiner Anforderungen reagieren, das Versagensgefühl kaum mehr wahrnehmen und an Persönlichkeit gewinnen. Es wird dann mehr Kraft zur Verfügung stehen, die für andere persönliche Wünsche eingesetzt werden kann, was zu mehr innerer Zufriedenheit führt. Man verfolgt den typischen Zuwachs an Authentizität.

Der eigentliche Anlass, das Kranke, wird abklingen und kaum mehr Thema in den Folgekonsultationen sein.

KAPITEL XI. DIE ZUKUNFT MIT DER SCHULMEDIZIN

1. Autoimmunkrankheiten (AIK)

1.1. Allgemeines

Wenn man sich über Jahre kritisch mit den Impfprogrammen beschäftigt und den Inhalt dieser Injektionspräparate analysiert, werden Beschädigungen für das Immunsystem plausibel und zur beständigen Sorge. Allein Aluminium, welches in ionisierter, das heisst in stoffwechselrelevanter reaktiver Form vorliegt und eingespritzt wird, gelangt ohne Weiteres in Verbindungen im Organismus, hält den elektronegativen Partner fest, der für das Leben Mobilität benötigt, und behindert ab sofort den Stoffwechselweg. Das löst üble Befürchtungen für die Zukunft aus. Typische Verbindungspartner von Aluminium sind Phosphate, womit die Energiebildung (in Molekülen der Mitochondrien, den Energieorganellen, in ATP, NADPH) behindert wird. Es werden die Phosphate in den Chromosomen gebunden und damit die Gene beeinträchtigt, weiter werden die Zellkommunikation und viele essenzielle Bereiche mehr gestört. Bereits die 100.000fach geringere Menge als in den Impfinjektionen (z.B. in einer 6-fach- plus einer Pneumokokken-Impfung) vorhanden ist, behindert die Genreplikation (Vorstufe der Zellteilung) in den Nervenzellen des Gehirns effektiv. Um wie viel mehr Schädliches muss passieren, wenn man ständig diese überhöhte Menge und wiederholt einspritzt? Anschließend zirkuliert Aluminium in den Makrophagen (Fresszellen) über acht bis zehn Jahre im Organismus und stört den „Betrieb“ (80). Die schädlichen Auswirkungen von Aluminium auf das Abwehr- (Immun-) System sind bereits gut bekannt: Infekthäufungen, T-Immunzell- und Thymusdrüsenschäden, Allergie- und Autoimmunbegünstigungen und Krebsförderungen. Allein mit einer Dosis oral aufgenommenem Aluminium kann im Tierversuch eine Allergie gegen jedes anschließend zugeführte Lebensmittel ausgelöst werden. Diese Schädlichkeit von Aluminium wird in der Wissenschaft genutzt, wenn man Experimente mit Tieren (bevorzugt mit Ratten und Mäusen) über Nahrungsallergien durchführen möchte (vgl. Kap. VIII.1.4.).

Dann bekommen die Anwesenheit von Aluminium-Ionen im Leitungswasser (bisweilen hoch über willkürlich festgesetzten Grenzwerten vorkommend, weil man Aluminium als ungefährliche natürliche Substanz und nicht als Risiko sehen will), in Lebensmitteln (über Kontakte mit Aluminium-Verpackungen), in Medikamenten (insbesondere zur Neutralisierung von Magenübersäuerung) und in Kosmetika (in Deodoranzien, in Sonnencreme) einen negativen Stellenwert. Merkwürdigerweise lassen sich kaum wissenschaftliche Studien über den Einfluss von Aluminium und Impfungen auf Tier und Mensch finden. Zu groß ist das wirtschaftliche, politische und medizinische Interesse an dem Impfgeschäft und die Sorge vor der Impfablehnung wegen ungünstiger Studienergebnisse. Wenn ein Angestellter in einer Pharmafirma eigenmächtig über die Auswirkungen von Aluminium forscht, wird er sofort entlassen.

Aluminum ist in seiner krebsfördernden Wirkung durch Literatur und Filme („Die Akte Aluminum“, B. Ehgartner) im Internet bekanntgeworden, sodass es sich keine Kosmetikfirma mehr leisten kann, Deos mit Aluminium ohne Alternativen anzubieten. Die Verbraucher tolerieren noch den viel übleren Effekt des mit Impfungen gespritzten Aluminiums, weil sie sich noch durch die Angstkampagnen beeinflussen lassen. Das beruht auf der angstauslösenden Impfdiskussion, dass vermeintlich der Schaden durch Aluminium niedriger zu bewerten sei als der Vorteil des Impfens an sich. Die Folgen sind die ungebremst gesteigerten Aktivitäten der Industrie, noch mehr Gewinne mit noch mehr Impfungen zu erzielen, denn das Image der Impfungen konnte bis heute hochgehalten werden. Es fragt sich nur, wie lange noch?

Die fatalen Auswirkungen sind die Zunahmen der Immunbeschädigungen. Hier kommen natürlich weitere verantwortliche Substanzen aus der Umwelt und der Medizin in Betracht, die beteiligt sind. Die Erfahrungen in der Praxis zeigen jedoch, dass bei gegebenen Umweltproblemen es schwer genug für die Organismen ist, das schadensarme Überleben mit den zusätzlichen Impfungen zu erreichen. Es sind die Auswirkungen stets negativ potenzierend, wenn ergänzend mit elektromagnetischen Geräten, mit ionisierenden Strahlen, mit Chemikalien, mit Medikamenten und besonders mit Injektionen gearbeitet wird.

Den ersten epidemieartigen Allergieausbruch gab es 1817 mit Heuschnupfen in Londen sieben Jahre nach Einführung der Pockenimpfungspflicht in London Stadt 1810. In der ungeimpften Bevölkerung von London-Land zeigte sich nichts dergleichen. Heute verfolgt man in der Praxis die Exzesse der Allergiekrankheiten mit jährlichem Heuschnupfen, mit Asthma bronchiale, mit Neurodermitis, mit Nahrungsallergien und Nesselfieber.

Da keine Forschung zur Aufdeckung der plausiblen Ursachen erfolgt und Verdachtsaspekte in Verbindung zum Impfen im Keim erstickt werden, die Medizin mit argumentativen Nebelkerzen arbeitet (mit Studien, die belegen sollen, dass Allergien mit Impfungen abnehmen, KIGGS) und wider aller Logik jede Beteiligung der erwähnten Injektionen an der Entwicklung von Allergien bestreitet, schreiten die Beschädigungen fort in Richtung chemische Hypersensitivität (CHS), chronisches Müdigkeitssyndrom (Fatigue-Syndrom) und Autoimmunerkrankungen. Dabei kommt es zu Irritationen der Immunreaktionen dergestalt, dass Antikörper entstehen, die die eigenen Körperorgane angreifen, schwächen und zerstören. Man kennt bereits über 60 selbstzerstörende Erkrankungen, die vielfach nur durch generelle Immunsuppression mit Kortison oder Krebsarzneien beherrscht werden können.

Durch die erworbene Disposition, autoimmun zu reagieren, kommt es auch zu Mehrfacherkrankungen. Häufige Autoimmunerkrankungen der Gegenwart sind:

- Diabetes Typ 1 (Zerstörung der insulinproduzierenden Zellen des Pankreas), was bereits Kinder trifft
- Rheumatische Erkrankungen (mit Gelenkschmerzen und -schwellungen)
- Myasthenia gravis (mit Muskelschwäche)
- Colitis ulzerosa, Morbus Krohn (mit blutigen Durchfällen)
- Zöliakie (gegen Gluten aus Getreide)
- pernizöse Anämie (mit Magenbeschädigung und chronischem Vitamin B12 Mangel)
- Sarkoidose (Lungenerkrankung wie Tuberkulose ohne Erreger)

- Endometriose (noch hypothetisch aber wahrscheinlich autoimmune Entzündungsreaktionen von Gebärmutterschleimhaut, die sich im Unterleib versprengt hat und mit jeder Periode anschwillt und schmerzt)
- Polyendokrinopathien (gegen hormonbildende Organe wie Morbus Basedow, M. Hashimoto)
- Lupus erythematodes (Systemerkrankung)
- Vitiligo (Weißfleckenkrankheit)
- Alopecie (genereller Haarausfall)
- Sklerodermie (Hautverengungen)
- Multiple Sklerose (gegen Nervensubstanz)
- amyotrophe Lateralsklerose (Nervenzerstörungen)
- und gegen viele andere Organe mehr.

Auf der Suche nach den Ursachen dieser ungünstigen Entwicklung werden Themen beschrieben, die keine Umsetzung und keine Konsequenzen nach sich ziehen können, weil man nicht die Impfungen und beteiligte Zusatzstoffe in Zweifel ziehen möchte. Offiziell begnügt man sich also achselzukkend, dass es so gekommen sei, das es so weiter zunehmen wird und die Medizin wird schon helfen können, wenn die Krankheit verstanden ist. Der gebräuchlichste Begriff für die mögliche Ursache lautet schlicht „Immunirritation", ohne diese näher zu erläutern. Das entspricht exakt dem Vorgang, der nach Impfinjektionen stattfindet. Aber diese Brücke zu beschreiten, wird noch verweigert.

Dann taucht immer wieder der Aspekt der Genetik auf, dass Vererbung eine kausale Rolle spielen würde und folglich das Geschehen schicksalhaft hingenommen werden müsse. Das soll vermutlich die Betroffenen ruhig stellen und die positive Einstellung der Bevölkerung zu den Machenschaften der Genetiker befördern.

Weitere bekannte und diskutierte Faktoren sind der psychische Stress, verschiedene Viren und Bakterien, Umwelttoxine und Hormone. Es wird zwar lapidar darauf hingewiesen, dass freie Radikale (stark oxidierende Substanzen) und der oxidative Stress (energiezehrende chronische Entzündungen) das Autoimmungeschehen beflügeln, aber trotzdem wird weiter zum Impfen angeregt, obgleich genau dieser Prozess durch die Injektion so richtig angeheizt wird (81). Dann wird mantraartig stets angeführt, „*...um den Einfluss von Impfungen beurteilen zu können, sind weitere Studien erforderlich*“, nur werden diese nicht durchgeführt. Der Basiseffekt jeder Impfung ist die Provokation des Immunsystems und der Ausdruck ist Entzündung, die sich vielfach chronisch etabliert und zum chronischen oxidativen Stress wird.

Welche Zelle oder Gewebestruktur dann von Autoantikörpern angegriffen wird, hängt vermutlich vom jeweiligen Aktivitätszustand ab, ist aber noch nicht genau verstanden. So weisen junge Frauen, die nach der Geburt hochgradigen Stress mit der Kindesversorgung erleben, auffällig häufig später Antikörper gegen die eigene Schilddrüse, unser Energieorgan, auf. Dieses Organ wird seit Jahren in der Schwangerschaft mit regelmäßigen Jodgaben geradezu angeheizt.

Das Gemeine an diesen Autoimmunerkrankungen wie auch der allergischen Syndrome ist die Nichtheibarkeit. Erzielt werden können Dämpfungen der Beschwerden oder im besten Fall über die Jahre Beschwerdefreiheit, was aber nicht mit „Heilung“ gleichzusetzen ist. Unter erneuter Zunahme der Provokatoren kann in jedem Lebensalter das bekannte Problem reaktiviert werden. Im höheren „gesetzteren“ Alter lässt die Stoffwechselaktivität nach, so dass die Beschwerden schwach oder auch unscheinbar sein können und stattdessen der Übergang in die völlige Entgleisung menschlicher Abwehrfähigkeit, dem Krebsgeschehen, übergehen kann.

Die Therapie von Autoimmunerkrankungen sieht schulmedizinisch Immunsuppression durch Kortison oder Krebsmittel und symptomatische Arzneibehandlung vor.

Mein Vorgehen umfasst
- die Anamnese und die Erfassung der Vorgeschichte
- die Einzelmittelwahl des ähnlichsten Homöopathikums
- der vollständige Impfverzicht, evtl. die Wahl einer Impfnosode
- Umgang mit akutem Fieber
- Rücksicht und Pflege des Mikrobioms (Darmmilieu)
- Ernährungsumstellung vegetarisch, eiweißarm
  Verzicht auf Medikamente soweit möglich
- Beachtung des Potenzierungseffektes, Minimierung von Fremdbelastungen
- Lebensstilberatungen

Das Ziel ist die Beruhigung der Autoimmunkrankheit und die Verhinderung der fatalen Weiterentwicklung in Richtung der Krebserkrankung.

1.2. Spezielle Autoimmunkrankheiten: Morbus Hashimoto, Morbus Basedow

Von allen Autoimmunerkrankungen sind die der Schilddrüse in gewisser Weise die „harmloseren", weil die Zerstörung der Schilddrüse durch Medikamente oder Operation vollständig gebremst wie auch die Organfunktion durch Hormongaben ersetzt werden kann.

Exemplarisch stelle ich hier die Schilddrüse angreifenden Autoantikörper vor, weil diese Erkrankungen sehr häufig sind und überwiegend jüngere Erwachsene, vornehmlich Frauen im Alter bis 40 Lebensjahre trifft. Die Krankheiten heißen

- Morbus Basedow: mit Schilddrüsenüberfunktion durch Antikörper gegen Schilddrüsenrezeptoren (TRAK) und
- Morbus Hashimoto: mit Antikörper gegen ein Schilddrüsenenzym, eine Peroxidase (TPO-Antikörper, früher MAK, mikrosomale Antikörper in über 80% der Fälle positiv nachweisbar) und häufig noch zusätzlich gegen Thyreoglobulin (TAK, ein von der Schilddrüse hergestelltes Eiweiß zur Anbindung der Schilddrüsenhormone, in bis zu 60% der Fälle).

Die Schilddrüse hat die Aufgabe, jodhaltige Hormone (T3 und T4) zur Verfügung zu stellen, damit energieverbrauchende Lebensphasen bewältigt werden können. Der Impuls hierzu kommt aus dem Nervensystem, erreicht den Hypothalamus, von dem ein für die Schilddrüsenarbeit anregender Stimulus (in Form von Thyreoidea-releasing-Hormon Freisetzung) ausgeht. Dieser erreicht die Hypophyse, die wiederum TSH (Thyreoidea stimulierendes Hormon) ausschüttet, das zur Bildung und Freisetzung von T3 (Trijodthyronin) und T 4 (Tetrajodthyronin) aus der Schilddrüse führt. Die Schilddrüsenhormone können jede Zelle erreichen und aktivieren. Ist der Zweck erfüllt, werden diese Schilddrüsenhormone in Rückkopplung die zentralnervösen Organe hemmen, bis der nächste Impuls einsetzt. Die Schilddrüse arbeitet demgemäß als Energiezentrale und das spezifische Verwenden von Jod wirkt wie der Zünder. T3 wirkt 10 mal intensiver als T4, welches wiederum 10 mal häufiger ausgeschüttet wird als T3. Im Blut kann man das an Thyreoglobulin gebundene und das freie T3 und T 4 bestimmen. Zusammen mit dem TSH kann die subjektive Beschwerdelage als Norm-, Unter-

oder Überfunktion beurteilt werden. Durch die zusätzliche Messung der Autoantikörper (TPO, TAK und TRAK) lassen sich autoimmunologische autoaggressive Vorgänge erkennen.

In der Regel kommen Organe zu Schäden durch Autoantikörper, wenn es in der Biografie entsprechende Belastungsphasen gab und gibt. Auffällig ist die ungleiche Verteilung dieser beiden Schilddrüsen-Autoimmunkrankheiten unter Männern und Frauen, dass 10 mal mehr Frauen betroffen sind. Das liegt vermutlich an den energetischen Belastungszeiten in hormonellen Wechselphasen wie Hormonanwendungen, Schwangerschaft, Geburt, Stillzeiten und den Wechseljahren. Die Nervenorgane Hypothalamus und Hypophyse regulieren nicht nur die Schilddrüsenhormone, sondern auch die Sexual- und die Stresshormone, die gemeinschaftlich in den speziellen Lebensphasen von Frauen gefordert sind. Durch meine gynäkologische und geburtshilfliche Ausbildung und weil Frauen eine engere Verbindung zur Homöopathie als Männer pflegen, komme ich häufig in die Behandlungsherausforderung dieser Erkrankungen.

Wenn Frauen in die Reifezeit kommen und im Durchschnitt um das 17. Lebensjahr mit der hormonellen Verhütung beginnen, sind alle von der Stiko (ständige Impfkommission im Robert-Koch-Institut, Berlin) empfohlenen Impfungen der Kinderzeit geschehen. Vor dem Hintergrund dieser Immunbeschädigungen kommt nun die hormonelle Stimulation durch die „Pille" hinzu, die die Frau in einen pseudoschwangeren Zustand versetzt oder anders ausgedrückt sie energetisch stimuliert. Bereits etablierter oxidativer Stress wie ständige Infekte, chronische Allergien, Entzündungen der Nebenhöhlen aus der Pubertätszeit oder typisch mit dem Beginn der Sexualität rezidivierende Blasenentzündungen (wenn die „Chemie“ zum Partner nicht stimmt) erfährt nun eine hormonelle Steigerung. Hinzu kommen die Unterdrückungsbehandlungen mit Antibiotika, mit Kortison bei den Allergien und mit Scheidentherapeutika wegen den sich häufenden Genitalinfekten als sykotisierende Angelegenheiten in der Biografie. Häufige Entzündungen und die Pille begünstigen Eisenmangel, der wiederum die Jodwirkung reduziert und umgekehrt steigert die Eisengabe die Gefahr der Schilddrüsenüberfunktion und die Bildung von Autoantikörpern gegen dieses so geforderte Organ. Diese Personengruppe ist heute prädestiniert, endokrine (Hormonorgane treffende) Autoimmunerkrankungen auszubilden und allemal verstärkt, wenn „Auffrischungsimpfungen“ gesetzt werden. Dann sehen wir in der Praxis den Lichen sklerosus (Degeneration von Haut des äußeren Genitales), die Endometriose (extrem schmerzhafte Periodenschmerzen durch entzündliche Reaktionen an im Unterleib verschleppten Endometriumzellen = Zellen der Gebärmutterschleimhaut), Sterilität durch Antikörper gegen männlichen Samen und Schilddrüsenautoimmunopathien.

Werden Frauen heute schwanger, erhalten sie in Routine vom ersten Tag der Feststellung Arzneiverordnungen von Folsäure und Jod. Beide Substanzen steigern die Sykosis und setzen die Frau durch generelle Stimulation unter Druck. Die Schwangerschaft sorgt für eine hormonelle Herunterregulation von gebildeten Autoantikörper, damit das Ungeborene nicht beschädigt wird. Folglich klingen während dieser Zeit die Beschwerden und die Krankheit ab. Im späteren Schwangerschaftsverlauf erhalten zu viele Schwangere Eisenpräparate, die Entzündungen unterstützen und die Hämoglobinbildung steigern. Beide Effekte, die von Jod und von Eisen stören die Schwangere und begünstigen den Ausbruch einer latent angelegten Hyperthyreose auf der Basis bereits vorhandener Auto-Antikörper. Bei der Geburt wird das Zuviel an durch Eisen gebildete Blut freigesetzt bis zur Anämie, dem Blutmangel, der durch geburtshilfliche Umstände ohnehin zustande kommt. Nun beginnt aber die energiezehrende Versorgungszeit des Säuglings, der viel Hunger hat und mit unregelmäßigen Wachzeiten der Mutter Schlaf raubt. Die betroffene Mutter wird chronisch übermüdet, zwangsläufig schlafgestört und vernachlässigt häufig sich selbst und die eigene Ernährung. Vollständig stillende Mütter haben einen Energiebedarf in der Intensität von körperlich schwer arbeitenden Männern mit über 3.000 Kalorien pro Tag. Auszehrung und Depressivität sind häufige Folgeerscheinungen ähnlich der Schilddrüsenunterfunktion. Wenn diese Frau in der Schwangerschaft „schlecht beraten" täglich 100 Mikrogramm Jod eingenommen hat, so benötigt sie diese Menge mindestens in der Stillzeit fortgesetzt. Am besten fängt sie gar nicht erst mit dieser Einnahme an, denn bei uns gibt es definitiv keinen Jodmangel, sondern nur Umweltprobleme durch Schadstoffe wie Nitrate, Fluoride, chemische Substanzen der konventionellen Landwirtschaft, Zigarettenrauch und einiges mehr (siehe Graf, F.: Kritik der Arzneiroutine), die durch Enzymhemmung den Jodeinbau in das Schilddrüsenhormon behindern. In Konsequenz rate ich heutigen Schwangeren, wenig Leitungswasser zu trinken, möglichst keine konventionellen Lebensmittel zu verzehren und entschieden kontrolliert biologische Produkte zu bevorzugen. Die kontinuierliche medikamentöse Joderhöhung in täglicher Einnahme stellt einen der heute bedeutendsten kausalen Faktoren zur Auslösung einer Schilddrüsenstörung durch Autoantikörper dar. Die Verantwortlichen der Jodkampagne in Deutschland ignorieren diese Gefährdung von Schwangeren und Stillenden und stellen lapidar fest, dass man dann früher die Diagnose finden kann. Durch externes Jod induzierte Autoimmunkrankheiten der Schilddrüse sind jedoch sehr unangenehm und schwer zu therapieren, denn es muss ja das Gleichgewicht wieder hergestellt werden.

Es ist immer wieder das Gleiche: „*Lassen Sie lieber die Finger weg von Tabletten in vermeintlich vorsorgender Absicht*". Man kann froh sein, keinen Schaden zu erleiden, einen Vorteil wird man kaum erwarten können. Es gibt stets bessere und gesündere Alternativen. Das gilt für den Verzicht fast aller Nahrungsergänzungsmittel und Arzneigaben in Lebensphasen, wenn Wohlbefinden vorherrscht und nur Fremdmeinungen von einem Mehrbedarf überzeugen wollen.

So überrascht es nicht, das es vorwiegend Frauen trifft, an der Schilddrüse krank zu werden und unter der konventionellen Begleitung prädestiniert sind, autoimmun zu entgleisen. Diese Gefahr kann sich steigern durch weitere hormonelle Belastungen und in den Wechseljahren.

Meine Behauptungen basieren auf Praxiserfahrungen mit konventionell versorgten Frauen im Gegensatz zu alternativ betreuten Frauen, die ungeimpft sind und achtsam mit allen Lebensfragen für sich und ihre Angehörigen umgehen. Dann wird man nicht oder höchst selten mit diesen autoaggressiven Krankheiten konfrontiert. Unterschiedlich fällt auch die Intensität und Behandelbarkeit dieser Erkrankungen aus.

Der Morbus Basedow ist eine Überfunktion der Schilddrüse durch Antikörper, die wie das TSH auf die dazu gehörenden Rezeptoren der Schilddrüse stimulierend einwirken. Ein Nebeneffekt ist die Zunahme des Fettkörpers in der Augenhöhle, die zum Vordrängen der Augen führt, den Glotzaugen. Diese Erkrankung war im 20. Jahrhundert häufiger als heute und hat möglicherweise mit den Auswirkungen der Pockenimpfungen einen Zusammenhang, denn eindeutig wird heute der Morbus Basedow selten und der

Morbus Hashimoto immer häufiger gesehen. Die Symptome des Basedow sind wie die des Jod-Arzneibildes in der Homöopathie:

- Hitze, Schweißausbrüche
- Übererregung, Herzklopfen
- Bluthochdruck
- Eile, Nervosität
- Zittern
- gesteigerter Appetit bei Gewichtsabnahme
- Durchfälle
- Schlafstörungen
- Unkonzentriertheit
- Vergesslichkeit
- Schwellung der Schilddrüse, Pulsationen
- Unverträglichkeit jeder Einengung
- Angst- und Panikzustände.

Die Therapie geschieht konventionell mit „Bremsungsmittel" für die „wild gewordene" Schilddrüse wie Thiamazol, Carbimazol oder Perchlorate. Die Unterdrückungstherapie zieht sich über Monate hin und kann bis in die Unterfunktion reichen, die dann eine Kombination mit Schilddrüsenhormonen verlangt.

Alternativen liegen in der homöopathischen Therapie, in Ernährungsänderungen (viele Lauch- und Kohlgewächse), in der Verwendung von Tamarinde als Tee oder Präparat und in Halswickeln.

Wichtig ist der absolute und wachsame Verzicht jeder Jodaufnahme (Vorsicht Jodsalz beim Bäcker, Schlachter und im Restaurant).

Eindeutig häufiger, gar epidemisch ist die Zunahme des Morbus Hashimoto. Hier werden die TPO-Antikörper und seltener die gegen Thyreoglobulin relevant. Typisch ist der vorangegangene Jod-Konsum, aus dem in Belastungszeiten eine milde Überfunktion der Schilddrüse resultiert, die schleichend in die Normo- und langfristig in die Unterfunktion gelangt. Die (nicht immer) nachweisbaren Antikörper stimulieren kurz und zerstören langfristig das Schilddrüsengewebe. Es kommt aber selten zur völligen Zerstörung des Organs. Kleine verbliebene Drüsenreste haben die Kompetenz, später im Leben wieder zu wachsen und die Funktion ohne Tabletten wieder zu übernehmen. Die Unterfunktion zeichnet sich aus durch

- Müdigkeit
- Antriebsstörung
- Verlangsamung
- Muskelschwäche
- Kälteempfindlichkeit
- Ödeme
- Gewichtszunahme
- Kloßgefühl im Hals
- häufiges Räuspern
- trockene rissige Haut
- Haarausfall
- Depressivität
- Eisenmangel

Die Behandlung sieht in der Unterfunktion die Gabe von Schilddrüsenhormon als T4 oder kombiniert T4/T3 vor. Die Phase der Antikörperangriffe kann gelindert werden durch Selen-Gaben in der Stärke von 200 mikrog. täglich (Normbedarf 50 mikrog.) und mit Zink 20 mg. pro Tag ergänzt werden.

Mit der jahrelangen Zeit der Anwendung von Schilddrüsenhormonen und der Aussicht, dieses synthetische Hormon ein Leben lang zu benötigen, können in energetisch ruhigen Lebensphasen langsam ausschleichende Reduktionen versucht werden, um eine Starre des Organs zu durchbrechen und verbliebenes Drüsengewebe zu stimulieren (81). Aus meiner Sicht versteht es sich von selbst, dass mit der Erstdiagnose das Impfen komplett eingestellt, niemals mehr Sexualhormone eingenommen und jede zusätzliche Jodgabe als die bereits in der Nahrung vorhandene vermieden werden. Wir erhalten genügend Jod und sollen auf das speziell jodierte Salz verzichten.

Alternativ können in der milden Hyperthyreose regelmäßige homöopathische Behandlungen erfolgen, um auf die Energielage beruhigend einzuwirken. Wer keine synthetischen Hormone verträgt, kann auf Schilddrüsengewebe von Tieren zurückgreifen. Vegetarier haben damit natürlich Probleme.

Autoimmunerkrankungen sind heute und in Zukunft zunehmend ein Themenkreis für die Anwendung von Homöopathika aus dem Bereich der Lanthanide. Hier ist eine Persönlichkeit in ihrem Selbst, in ihrer Freiheit und Unabhängigkeit empfindlich beeinträchtigt. Die resultierende Abhängigkeit von der Schulmedizin und ihren Medikamenten steckt dann wie ein Stachel im Fleisch. Dieses homöopathische Angebot liegt vor und wird die Abhängigkeit reduzieren helfen, bis dass das verbliebene Schilddrüsengewebe wieder die Autonomie herstellen kann.

Gegenüber „Schulmedizinern" bleibt das Nicht-verstanden-Werden bestehen. Aus der grundsätzlichen Ignoranz gegen die Homöopathie wächst natürlich der Wunsch des Patienten, von diagnostischen Übergriffen und Arzneidiktaten durch die Schulmedizin zukünftig frei zu bleiben. Es liegt am Patienten die eigene Entscheidung zu treffen und eine andere Konsequenz im Leben zu beginnen.

1.3. Autoimmunerkrankungen des Nervensystems, multiple Sklerose, MS

Ernster als die Erkrankungen der Schilddrüse sind die Angriffe von Antikörpern auf das Nervengewebe. Bei der Multiplen Sklerose werden Antikörper gegen Myelin, eine wichtige Substanz der Nervenhüllen (Nervenscheiden), gebildet, so dass in Schüben Nervengewebe irreparabel zugrunde geht. Diese Erkrankung trifft mehr Frauen als Männer und bedeutet langfristig das Ende im Siechtum, wenn es nicht gelingt, die Schübe zu stoppen. Selten beginnt die MS vor dem 20. Lebensjahr.

Durch systematische Hepatitis B Impfungen bei Schülern von 1986-1990 in Frankreich - bei dieser Aktion wurden über 80 Millionen Impfdosen verspritzt - traten überraschenderweise zahlreiche MS-Fälle im Jugendalter auf, was bisher in diesem Umfang nicht vorgekommen war (82). Auch das USamerikanische Melderegister (VAERS) berichtet von MS-Fällen nach Hepatitis B-Impfungen. Niemals wurde diesen seltsamen Häufungen von MS-Fällen nach Impfungen nachgegangen (83).

In Frankreich stoppte die zuständige Gesundheitsministerin nach den ersten MS-Fällen das Programm, um diesem Verdacht eines Zusammenhangs nachzugehen. Nach kurzer Zeit wurde sie abgesetzt und ein neuer Minister ernannt. Danach lief das Programm ungestört weiter. Die Politiker beteiligen sich an der Vertuschung von Schäden nach Impfungen und sind nicht an der Aufklärung der Gesundheitsbeschädigung der Bevölkerung durch Impfprogramme interessiert.

Therapeutisch werden extrem hohe Dosen von Kortison eingesetzt, um den autoimmunen Entzündungsprozess zu stoppen.

Eine interessante Dauertherapie ist von Wissenschaftlern in Israel mit der Substanz Glatiramerazetat (Copaxone(R)) entwickelt worden. Ein chemisch synthetisiertes Protein gleicht dem Eiweiß des Myelins, so dass im Effekt die Angriffe der Autoantikörper zurückgedrängt und zerstörerische Entzündungsreaktionen abgeschwächt werden oder bestenfalls ausfallen. Dieses Präparat muss ein Leben lang eingenommen werden, hat aber den Vorteil, dass es keinen Einfluss auf das Immunsystem hat, keine Immunschwächung bewirkt, was mit vielen anderen MS-Medikamenten leider geschieht.

2. Krebserkrankungen

Je länger ich in der Praxis tätig bin, umso deutlicher wird mir das eigentliche Ziel meines Wirkens: Das finale Krebsereignis zu verhindern! Diese Selbstzerstörungsprozesse mit dem verdrängenden Wachstum, der Ausbildung von Tochtergeschwülsten und der Auszehrung sind Grausamkeiten, die keiner erleben möchte. Vielen Menschen ist aber gar nicht bewusst, wie wirksam im Verborgenen sie selber an diesem Geschehen beteiligt sind und an ihrem Krebs „basteln". Man kann sich ein einfaches Sprichwort mit lebenslanger Tragweite für dieses Krebsthema vor Augen führen, dass *„der Krug solange zum Brunnen geht, bis er bricht!"* Irgendwann, früher oder später ist keine Kompensation mehr möglich und Entgleisung das Ergebnis. Das Gros der Krebserkrankungen zeigt einen eindeutigen Bezug zum höheren Lebensalter.

Leben ist ein dauerdynamischer Prozess mit Gleichgewichtsbestrebungen und biologischer Alterung. Es ist keineswegs vorgegeben, dass im Alter Siechtum, Demenz und Krebs zwingende Späterscheinungen sind. Ebenso ist es keine Gesetzmäßigkeit, dass mit zunehmendem Alter immer mehr Tabletten notwendig werden. Es ist vielmehr das Wunschdenken der Pharmaindustrie, moderne Gesellschaften mit Krankheiten zu konfrontieren, Ängste zu schüren, Langzeitschutz zu versprechen, wenn man diese und jene Tabletten regelmäßig einnimmt. Wer sich darauf einlässt, hat schon halb verloren.

Krebs bezeichnet eine Veränderung von Erbsubstanz, die durch Chromosomenbrüche und Mutationen zu einem Schaden gekommen sind, der durch Zellteilungen vererbt wird. Das Wachstum von Tumorzellen führt zu Zerstörungen seiner Umgebung, zu Tochtergeschwulsten (Metastasenbildung) in tumorferne Regionen und schließlich zur Gesamtauszehrung. Das liegt an einer Energiegewinnung in Krebszellen, die im Zellstroma, dem Zytoplasma, erfolgt und nicht mehr in den speziellen Zellorganellen, den Mitochondrien. Für die Energiegewinnung aus Zucker (Glukose) genügt in den Mitochondrien ein Molekül, hingegen ist im Zytoplasma durch anaerobe (sauerstofffreie) Verbrennung die zwanzigfache Menge Glukose für den gleichen Energiegewinn notwendig. Das führt trotz ausreichender Nahrungsaufnahme am Ende zur Auszehrung des Krebspatienten, dessen Mitochondrien sukzessive zerstört sind. Bei der anaeroben Verbrennung von Glukose in den Krebszellen fällt in großen Mengen Laktat an. Die Tumorzellverbände schützen sich mit einer Säurehülle aus Laktat vor dem Immunsystem, das an dieser Veränderung nichts mehr verhindern kann. Laktat erleichtert außerdem den Matastasierungsprozess.

Aber wie kommt es zu dieser verheerenden Entwicklung? Dabei muss man sich mit den Ursprüngen des Lebens beschäftigen: Eine frühe Zellentwicklung (die Archeae) wurde besiedelt von Bakterien, die einen eigenen Zellkern besitzen, und heute als dauerhaft anwesende Mitochondrien bezeichnet werden. In einer Zelle gibt es den Zellkern und weiter Erbsubstanz in den Mitochondrien. Der Bestand an Mitochondrien pro Zelle kann bis zu 1.000 in einer Herzmuskel- oder Nervenzelle umfassen, die die höchste Anzahl aufweisen. Das hängt mit der Zellarbeit zusammen, die im Wesentlichen durch die mitochondriale Energiegewinnung gewährleistet ist. In den Mitochondrien arbeitet der „Zitronensäurezyklus“, in dem aus Glukose, Fetten und Proteinen die Energiemoleküle ATP (Adenosintriphosphat) und NADPH (Nikotinamiddiphosphat) gebildet werden. Alles was eine Zelle leisten kann, ist von diesen Energieträgern abhängig. ATP kann dabei nicht deponiert werden, hält maximal wenige Sekunden und muss daher fortlaufend erneuert werden.

Ursprünglich waren Zellen frei von Mitochondrien und gewannen ihre Energie aus der anaeroben Glykolyse. Krebszellen sind folglich eine Rückentwicklung in die archaischen Urzellen. Erst mit den Mitochondrien wurden die höheren Leistungen erreicht, die die Evolution bis zur Menschenentwicklung hervorgebracht hat. Krebs ist also der Rückschritt in graue Vorzeiten mit dem Verlust an Mitochondrien. Krebszellen sorgen in erster Linie für ihre eigene Vermehrung und zeigen daher große Zellkerne und immer weniger Zytoplasma. Ihre Arbeit besteht schließlich nur noch in der Vermehrung ihrer selbst und immer weniger in ursprünglicher Zellleistung, die fast ausschließlich die Mitochondrien gewährleisten. Daher spricht man von entdifferenzierten Tumorzellen, die die höchste „Bösartigkeit“ aufweisen, so gut wie keine Mitochondrien mehr besitzen und nur mit Operation und Bestrahlung angegangen werden können. Je mehr Zytoplasma noch vorhanden ist und vor allem noch Reste an Mitochondrien, um so differenzierter ist die Tumorzelle und kann eher medikamentös beeinflusst werden.

Eine wesentliche Leistung der Mitochondrien ist die Produktion von einem Gas, dem Stickoxid (NO). Mit diesem biologischen „Kampfmittel“ können fremde und körpereigene Zellen zerstört werden. Man nennt diesen natürlichen Vorgang der Elimination unerwünschter Zellen wie zum Beispiel einzelner entarteter Zellen „Apoptose“. Fehlt dieses Gas, kann der Organismus sich nicht mehr von Krebszellen befreien. Das ist der Fall, wenn die Mitochondrien zerstört werden. Diese ehemaligen Bakterienzellen, die nun als intrazelluläre Mitochondrien fungieren, sind mit einem eigenen Chromosomensatz ausgestattet, der mitochondrialen DNS (mDNS). Diese Chromosomen sind 10 mal verletzlicher und sensibler für Beschädigungen aus der Umwelt als die Erbsubstanz im Zellkern. Die mDNS wird besonders durch Strahlen oder Gifte beeinträchtigt. Es gibt aber biologische Vorkehrungen, um die Beschädigung von Mitochondrien abzumildern und außerdem können erlahmte Mitochondrien reaktiviert werden. Entscheidend ist das Molekül „Glutathion“, das sauerstoffbedingte (oxidative) Angriffe durch Reduktionsleistung neutralisieren kann. Die menschlichen Mitochondrien besitzen ein Glutathion, dass gar das höchste reduktive Potenzial von 400: 1 zu den oxidativen Angriffen von allen Säugetieren hat. Außerdem können schwefelhaltige Aminosäuren und Proteine (der sogenannte Thiol-Pool) einen zusätzlichen Beitrag zu der Neutralisierung von aggressiven freien Radikalen auf die Zellen leisten. Hier kommt der oben erwähnte Krug bildhaft zum Ausdruck, dass die neutralisierenden Kräfte von Umweltschäden auf die Schlüsselorgane Mitochondrien in den Zellen nur eine begrenzte Ausdauer zur Gesunderhaltung besitzen. Sind sie beschädigt und unter einem kritischen Niveau reduziert, kann Krebs entstehen und das mit völlig normalen Chromosomen im Zellkern.

Was kann die Chromosomen beschädigen?

Chromosomen können durch Strahlung wie mit atomaren, Röntgen- und UV-Strahlen brechen. Diese Effekte kumulieren aus harmlosen Einzelereignissen wie hier ein Röntgenbild, dort ein Kontakt mit Tschernobylresten und bald aus Fukushima. Weiter können Mutationen in den Chromosomen geschehen. Dann werden Veränderungen in der Basenanordnung in der Erbsubstanz mit gravierenden Folgen für das entstehende Leben eintreten. Solche Schäden können vermehrungsfähige Viren bewirken, weil diese sich in den genetischen Strang eingebaut haben und jederzeit und unkontrollierbar Spontanmutationen auslösen können. Von solchen Viren gibt es keinen Mangel, im Gegenteil war man nach der Entdeckung geeigneter Analyseverfahren (PCR, Polymerase Chain Reaction) überrascht über die Zahl der in den Genen verborgenen Viren. In Bezug auf das Krebsthema bleiben die Aktivitäten der Medizin unheimlich, wenn mit Absicht lebensfähige Viren von Masern, Röteln, Mumps und Windpocken bereits im Kleinkindalter eingespritzt werden und das mit der Aussicht auf lebenslangem Bestand. Niemand kann das Langzeitverhalten dieser Viren, weder deren Untätigkeit noch das Erwachen überblicken. Voll ausgebildete Krebstumore weisen Mutationen in der Größenordnung von über 20.000 Ereignissen auf.

Für die gefährlichen Genveränderungen im Zellkern gibt es Reparaturenzyme, die DN-asen, die den Schaden zunächst beheben können. Aber auch deren Leistungsfähigkeit ist über die Jahrzehnte menschlichen Alterns begrenzt und hängt von der anfallenden Arbeitslast ab.

Realistisch und häufig im Krebsgeschehen sind die Folgen von chronischem oxidativen und nitrosativen Stress für die Mitochondrien. Dahinter steckt der schädliche Mehranfall von reaktivem Sauerstoff und Stickstoff durch Entzündungen infolge einer belastenden Umwelt und eines krank machenden Lebensstils.

Nach meinen Erfahrungen beginnt hier der stille und verleugnete Schaden durch das Impfen. Injektionen können nicht rückgängig gemacht werden, provozieren das Abwehrsystem mit dem Ausdruck der Entzündung, etablieren sich chronisch in Kombination mit anderen Negativeffekten. Außerdem bringen die Präparate Toxine wie Aluminium, das ein effektiver Mitochondrienblocker ist. Serien von nachfolgenden Entzündungen und Unterdrückungsbehandlungen mit Medikamenten verschlimmern den oxidativen Stress. Zehrende oxidative Belastungen können Ereignisse wie

- Operationen,
- physische und seelische Traumen,
- psychische und physische Stressoren wie Verletzungen und Dysstress sowie
- Chemikalien wie chlorierte Kohlenwasserstoffe
- Insektizide, Pestizide sein.

Individuell führt der Potenzierungseffekt früher oder später zum Unheil, zur Überschreitung der Toleranz mit der Folge der Krebsinduktion.

Nitrosativer Stress verschärft den oxidativen und ergibt sich aus dem hohen Anfall von Stickstoffverbindungen mit gleichem Schadensmuster. Das kann das Ergebnis von

- dauerhaft hohem Verzehr von Tierproteinen als Fleisch-, Fisch- Ei- oder Milchverzehr sein, von

- Antibiotika und von
- Xenobiotika wie Biozide, Gewerbegifte, Schwermetalle und von
- Medikamenten wie Langzeitnitrate (gegen Herzenge), Potenzmittel, „Popper“ (begehrt in der homosexuellen Szene als Erektionshilfe), Statine (zur Cholesterinsenkung), Antidiabetesarzneien (wie Metformin, Insulinsensitizer), Antihypertonika (ACE-Hemmer wie Enalapril, AT-Blocker, Beta-Blocker zur Blutdrucksenkung) und NSAR (Antientzündungs- und Schmerzmittel gebräuchlicher Art) vorantreiben.
- Stickstoffbelastungen durch die Gülle von Tieren, durch den Abfall aus Biogasanlagen und durch Überdüngungen verschärfen den nitrosativen Stress
- Stickoxide aus den Auspuffen der Dieselfahrzeuge
- Nitrate im Leitungswasser. In Deutschland werden die europäischen Grenzwerte von 50mg% nahezu von der Hälfte aller Wasserbrunnen überschritten. Schwangere und Kleinkinder dürfen nicht mehr als 20mg% aus dem Wasserhahn abbekommen, weil Nitrate das Hämoglobin, den Sauerstoffträger in den roten Blutkörperchen, blokkieren und zu einem relevanten Sauerstoffmangel in den Zellen führen.

Früh im Leben können die Weichen für mehr Nachhaltigkeit im Umgang mit den Fremdbelastungen gut gestellt werden, um aus dem Krebsdilemma herauszukommen. Das sind die in diesem Buch mantraartig wiederholten Lebensstilände-rungen wie

- der völlige Verzicht von Impfungen
- der angestrebte Verzicht von Medikamenten
- die Beachtung der Ernährung tiereiweißarm und aus kontrolliert biologischem Anbau

- die körperliche Bewegung
- die Belichtung physisch im Freien und psychisch im Sozialkontakt
- die Beachtung von Dysstress in Abgrenzung zum Eustress
- die Verhinderung von Unterdrückung und Verdrängung und
- die Konzentration auf Lebensfreude in Harmonie mit Familie und Beruf.

Lesenswert zu der Relevanz der Ernährung beim Thema Krebs ist das Buch von dem französischen Wissenschaftler Beliveau (65), der die gebräuchlichsten Lebensmittel im Labor an Krebszellen geprüft hat. An diesen Ergebnisse kann man sich orientieren.

Stets kommt die bange Frage nach der Vererbung von Krebs. Wenn in der Familie eine derartige Erkrankung vorgekommen ist und sich gar gehäuft hat, so sind die Nachfahren genetisch stigmatisiert und in der verständlichen Sorge, unter erhöhter Wahrscheinlichkeit irgendwann Krebs zu bekommen. Hier kann man sehr beruhigen, weil es keine zwingende Gesetzmäßigkeit dafür gibt. Man ist aber gewarnt und benötigt ganz besonders die Beachtung einer nachhaltigen Gesunderhaltung. Statistisch droht der Erbeffekt für Krebs in einer Wahrscheinlichkeit von 5% zu Krebs zu führen. Erheblicher als die Gene ist hier aber die Epigenetik: der Mechanismus, durch den das entsprechende Gen aktiviert werden kann. Die Auslöser einer epigenetischen Beschädigung sind aber wiederum die oben erwähnten Umwelt- und Stressbedingungen. Frauen müssen sich also nicht vorsorglich die Brüste abnehmen und Eierstöcke entfernen lassen, wie die berühmte Schauspielerin Angelina Jolie es getan hat, weil ihre Vorfahren ihr ein Brustkrebsgen übertragen haben. Sie sollten sich aber frei machen von schulmedizinischen Übergriffen und ihr eigenes nachhaltiges Lebenskonzept verfolgen, wie hier wiederholt dargestellt. Dann besteht eine gute Aussicht, nicht getroffen zu werden und sich außerhalb der Statistik zu bewegen.

Für alle anderen Patienten mit Krebsangst sei Folgendes ergänzt: Krebs kann schlafen!

Man konnte im Tierversuch beweisen, dass es ein Ruhestadium von Krebs gibt. In Tübingen haben Wissenschaftler bei Mäusen mit Immunschwäche Krebs ausgelöst und anschließend diesen mit zwei Substanzen, dem Tumornekrosefaktor (TNF) und mit Interferon Gamma zum Schlafen gebracht. Der Tumor war eingesperrt und verhielt sich neutral und still (84). Patienten können sich mit dem Tumor arrangieren und überleben deutlich länger. Man kann diese körpereigene Fähigkeit nutzen und muss bei Beschwerdefreiheit nicht nach versteckten Tumoren suchen. Denn eher nimmt man schlafende Tumore mit ins Grab als dass diese selbst zur Todesursache werden.

Man muss aber beachten, dass man schlafende Tumor „wecken“ kann. Nach meiner Erfahrung ist die effektivste und heute gängigste Methode zur Aktivierung eines schlafenden Tumors eine Impfung. Das kann auch ein physisches oder psychisches Trauma oder eine Operation bewirken. Man sollte sich aber dieses Risikos bewusst sein und endlich sein Leben nachhaltiger verändern. Dann kann man auch mit den „Vorsorgeuntersuchungen“ anders umgehen, als heute von der Gesellschaft gefordert.

Die therapeutischen Wege der bisherigen Krebsbeseitigung sind schlicht brutal: mit ausgedehnten Operationen, mit Röntgen- und radioaktiven Bestrahlungen und mit Kampfstoffen wie den chemischen Zellgiften werden Zerstörung und Vernichtung unternommen. Das Vokabular der Krebsmediziner ähnelt nicht zufällig der martialischen Sprache von Soldaten. Heilungen sind selten möglich. Die meisten Krebspatienten behalten nach den Therapien lebensbeeinträchtigende Schäden an gesunden Geweben und Organen zurück. Die Erfolgsraten sind bis auf wenige Tumore der Blutzellen mäßig, weil das Verhindern des Nachwachsens der Tumore nicht beherrscht wird.

Krebserkrankungen nehmen in einem Ausmaß zu, dass dieses medizinische Feld große Umsätze verspricht und das Interesse der Pharmakonzerne geweckt hat. Nun werden neue experimentelle Wege der Krebstherapie beschritten, die vorerst an die Grenzen der Bezahlbarkeit für Krankenkassen geraten. Dabei haben interessante neue Entwicklungen begonnen:

1. Immunologische Verfahren, bei denen körpereigene Killerzellen durch das An- und Abschalten in ihrer krebsangreifenden Aktivität gesteuert werden können
2. die Entwicklung spezifischer Antikörper gerichtet gegen Tumorantigene
3. die Verwendung von Virusimpfungen, um Tumore für die Abwehr erkennbar und damit bekämpfbar zu machen
4. die „liquid bloodbiopsy", bei der man Krebszellen im Blut abfängt, ihre Chromosomen und damit ihre Eigenschaften analysiert, um mehr Kontrolle für den besten Therapieverlauf mit der Chemotherapie zu erkennen. Langfristig gibt es die Hoffnung, aus dem Blut viel früher als durch grafische Darstellung bereits gewachsene Tumore zu entdecken.

Gerade das Verfahren der „Blutbiopsie" hat für eine enorme Aufbruchstimmung in der Krebsmedizin gesorgt, weil zusammen mit den genetischen Methoden für den Patienten schonende und zuverlässigere Diagnosen und Therapien möglich werden.

Der entscheidende Nachteil dieser Fortschritte liegt in den großen finanziellen Investitionen in den Focus der Krebszunahme generell, und nicht in ein Konzept der Krebsverhinderung und Gesunderhaltung vom Lebensbeginn an. Krankheit zahlt sich wirtschaftlich eben mehr aus als gesund zu erhalten, wozu es wenig bedarf.

3. Genetik

Immer wenn die Schulmedizin nicht mehr weiter weiß, kommt das Argument „*Das muss genetisch bedingt sein*". Das höre ich so häufig bei ungeklärten Impfschäden, bei Mitochondropathien mit dem Müdigkeitssyndrom, bei ungewöhnlich intensiven allergischen Reaktionen, bei Krebsausbrüchen infolge familiärer Vorerkrankungen und überhaupt als beliebtes Argument, dass man deswegen nichts machen könne. Dieses Totschlagargument ist sehr bedauerlich, weil sich damit ausgebildete Mediziner ausklinken und sich nicht mehr zuständig fühlen.

Andererseits wird Patienten Hoffnungen gemacht, dass bald Hilfe für sie kommen werde, wenn sie nur tüchtig die Unterstützung für die Genetiker aufrecht halten und alles bisher genetisch Entwickelte positiv annehmen. Es werde der Tag kommen, so das Versprechen, an dem Genetiker Menschen heilen könnten. Heute im Jahr 2017 ist das tatsächlich keine Utopie mehr. Unklar bleibt, mit welchen Lebensrisiken wir das noch zu bezahlen haben.

Nach der Entschlüsselung des genetischen Codes um 2000 setzte die Erforschung der Korrekturmöglichkeiten genetischer Fehler oder Mutationen (Erbgutveränderungen spontan entstanden oder durch Viren) ein, um Chancen der Verbesserung oder gar Heilung von genetisch fixierten Krankheiten zu erreichen. Mit ungenauen Werkzeugen und in aufwendigen Arbeitsprozessen wurden versuchsweise die Codes von Chromosomen genetisch Kranker in Einzelstudien bisher verändert, was in der Medizin zu verheerenden Ergebnissen führte, an dessen Ende der Tod durch den bösartigen Blutkrebs stand. Bei den Versuchen, Erbkrankheiten mit genetisch veränderten Zellen zu lösen, verstarben bis 2012 in der Regel die Probanden an Leukämien.

In der Agrarindustrie konnten Züchtungen mit Genveränderungen mehr Erfolge erbringen, weil Methoden der Selektion von Pflanzen über einige Generationen gewünschte Ergebnisse erbringen konnten. Dennoch waren Fütterungen von Tieren mit genetisch manipuliertem Pflanzenfutter im Ergebnis mit reduzierter Lebenserwartung und häufig mehr Krebserkrankungen der Tiere als in Vergleichskollektiven verbunden.

In der Bevölkerung und bei den Konsumenten hat sich daraus eine sehr negative Einstellung zu den genmanipulierten Produkten entwickelt, deren Image so schlecht wurde, dass die Industrie um die Nicht-Kennzeichnung der Produkte stritt, um diese Entwicklung und Forschung fortführen zu können.

Alles hat sich seit 2011 geändert! Durch die Labore der Genetiker breitete sich eine Euphoriewelle aus, weil es zwei Frauen (Emanuelle Chapentier vom Max-Plank-Institut, Berlin und Jennifer Doudna von der Universität Berkeley, California) gelang, ein entscheidend verbessertes Werkzeug zur Veränderung von Genen zu entwickeln (85). Dieses Verfahren beruht auf der Ausnutzung von Enzymen, mit denen zielgenau in Gene „geschnitten“, einzelne Basisfrequenzen herausgeholt und andere stattdessen eingefügt werden können. Daher sprich man von der „Genschere“ und benennt diese Errungenschaft die größte Revolution in der Biologie seit der „PCR“ Entdeckung (Polymerase chain reaction zur schnellen Entdeckung von kleinsten Proteinpartikeln). Vormals begnügte man sich mit Genom-Manipulationen an Mäusen und Fruchtfliegen. Mit dem neu entdeckten Werkzeug lassen sich sämtliche Gene verändern, die von Pflanzen, von Tieren und vom Menschen. Das Verfahren heißt **Gen-Editing** und das neue Werkzeug CRISPR (ausgesprochen: „krisper“: Clustered Regulary Interspaced Short Palindromic Repeats). Dabei handelt es sich um DNA-Sequenzen in Palindromen, Zeichenketten, die von vorn und hinten gelesen das Gleiche ergeben. Man hat diese Konstellationen in bakteriellen Abwehrsystemen gegen Viren entdeckt.

CRISPR funktioniert ganz anders als die bisher bekannten Systeme. Die Grundlage ist ein Enzym namens Cas9, das mit Hilfe eines kurzen RNA-Schnipsels, der so genannten „guide RNA“, an seine Ziel-DNA geleitet wird. Dort schneidet es die DNA, wobei Gene zerstört oder gewünschte Sequenzen eingefügt werden können. CRISPR/Cas9 sind Endonukleasen, Enzyme zum Verändern der Erbsubstanz ursprünglich von Bakterien genutzt, um Viren zu zerstören. Das Patent wird heute von allen Genlaboren weltweit genutzt und hat der Entwicklung in der Gentechnik einen enormen Auftrieb gegeben. Kein Nutzer von **CRISPR/Cas9** zweifelt, dass die beiden Frauen demnächst den Nobelpreis bekommen werden. Das Verfahren ist preiswert, die Technik jedem Genlabor bekannt, relativ einfach und effektiv nutzbar.

In erster Linie werden natürlich wirtschaftlich lukrative Ergebnisse gesucht. Ein bereits entwickeltes Geschäftsmodell ist zum Beispiel die Verwendung von Schweineherzen als Xenotransplantate, welche komplett von Tierviren befreit wurden. Vormals stoppte man die Herztransplantationen, weil man mit der PCR-Reaktion Tierviren im Gewebe entdeckt hatte, die möglicherweise beim Menschen durch Überschreiten der Artenschranke gefährlich werden könnten. Diese Bedenken können nun entfallen, weil man die Viren herausschneiden kann.
Verlockend wird die Anwendung bei Erbkrankheiten, insbesondere wenn es um die Beseitigung lediglich einer Mutation geht, die man herausschneiden kann. Man verspricht sich auch die zukünftige Heilung von HIV-Infektionen (AIDS) durch Eliminierung des Virus.

Begonnen hat bereits die Freisetzung von Anopheles-Mükken in Brasilien, die genetisch manipuliert sind und nicht mehr für die Übertragung von Krankheitserregern wie die Plasmodien der Malaria taugen. Diese Eingriffe in die Umwelt sind von ungewissem Ausgang, aber sicher nicht unbedenklich bezüglich der Störung biologischer Gleichgewichte der Tierarten. Denn die Insekten sind Nahrungsquelle für andere Tiere.

Weiter wird die Grundlagenforschung beflügelt, Krebsarten in Tiermodellen herzustellen, um gezielte Korrekturen als Behandlung gewinnen zu können.

Für die Landwirtschaft eröffnen sich die Herstellungen von völlig neuen Tier- und Pflanzenarten mit gewünschten Eigenschaften. Mit herkömmlichen Methoden lassen sich die neuen Schneideergebnisse mit der CRISPR/Cas9-Technik an den Genen nicht mehr nachweisen. Daher möchten die

Hersteller nicht mehr von Gentechnik bei ihren Produkten sprechen, um komplizierten Zulassungsvorschriften zu entgehen.

Andererseits sind Arbeiten an Embryonen, Visionen vom Idealmenschen, die Herstellung von biologischen Kampfmitteln und anderen Produkten mit dieser Technik realistisch geworden.

Damit sind völlig neue Gefahren für Mensch, Tier und Pflanze sowie für deren Lebensräume heute bereits zu erkennen und die Langzeitfolgen völlig unklar. Zudem ist die Methode selbst nicht immer 100%ig sicher. Es gibt Fehler, die „off-targets" genannt werden. Das sind unerwünschte Schnitte an falschen Orten mit nachfolgenden Vererbungen der Fehler, die man als Neumutationen bezeichnen kann. Die Vorstellung von Vermehrungen derartig genetisch geschädigter Organismen mit der Verbreitung der Genfehler in die nächsten Generationen ist heute schon unerträglich. Dringend werden neue Grenzziehungen, Einschränkungen durch Ethikrate und Gesetze notwendig, um Missbrauch und Schäden zu verhindern.

Dieses neue Themengebiet löst Hoffnungen, Sorgen und Ängste zugleich aus, dass dem Leben weniger Nutzen und mehr Zerstörung droht, weil der Mensch in seinem Handeln grundsätzlich macht- und profitorientiert und daher unberechenbar ist und bleibt.

KAPITEL XII. VISION FÜR DIE ZUKUNFT

Es bleibt viel zu tun. Unbekannte Arzneien müssen zahlreich durch gesunde Probanden für die homöopathische Verwendung geprüft werden, Kasuistiken (Fallverläufe) in der homöopathischen Praxis müssen gesammelt und der Zugriff auch auf Arzneien aus dem Tierreich ausgeweitet werden. Bis heute verfügen wir in der Homöopathie über viel zu wenige Arzneien von Tieren. Es ist zwar viel unternommen worden, um die Milcharzneien zu vervollständigen, es sind Schmetterlinge, Vögel und andere Tierarten erkundet worden. Aber es fehlt das System, die Methode, um auch hier noch unbekannte Substanzen sicherer wählen zu können.

Was Scholten begonnen hat, wird in seinem Leben nicht vervollständigt werden können, das wird Aufgabe der kommenden Generationen sein, die sich mit der Homöopathie beschäftigen wollen. Ich wünsche mir, dass ich mit diesem Buch dieses Interesse habe wecken können. Ich habe keinen Zweifel, dass es auch für die Homöopathie zu dramatischen Fortschritten kommen wird. Dafür sorgen die übermächtigen, die Individualität zerstörenden Kräfte in der Medizin und in der Welt insgesamt, die ihre Gegensätze und Widersprüche beflügeln und mit ebensolcher Macht hervorbringen. Darauf sind Antworten gefordert und notwendig.

Die weltweiten Probleme der Menschheit wie Klimawandel, Ressourcenverknappung, ungerechte Verteilung von Armut und Wohlstand, Flüchtlingsbewegungen, Hunger, Elend und Kriege schreiten in einem Tempo voran, wie es die Menschheit auf der Erde niemals zuvor erlebt hat. Diese apokalyptischen Aussichten verlangen gegensteuernde Maßnahmen in einer recht egoistisch nationalistisch agierenden Weltbevölkerung. Es nützt nichts, sich allein mit Wahloptionen an der Politik zu beteiligen. Notwendig werden die Entwicklungen der Alternativen:

Jeder soll in seinem Umfeld den Samen für mehr Nachhaltigkeit, für bessere Gesundheit und für echte Alternativen pflegen und ausbringen, um andere damit zu erreichen und zu eigener Umorientierung anzuregen, dass es sich lohne, auf konventionell angebaute Lebensmittel und konventionelle Tierzucht konsequent zu verzichten. Der Verbraucher hat Macht, die er nicht wahrnimmt. Er kann durch sein Konsumverhalten auf die Politik und die Wirtschaft einwirken, indem er zum Beispiel ausschließlich ökologische Wasch- und Kosmetikmittel bevorzugt. Jeder kann mit seinem individuellen „Edengarten“ Zeichen gegen die Massenplanungen setzen und in aller Konsequenz für die gleichen Regeln von mehr Nachhaltigkeit für die menschliche Gesundheit wie für die Tiere und Pflanzen sorgen. Homöopathie als Basismedizin hilft, dieses umfassende Lebenskonzept umzusetzen. Diese Art von Primärmedizin ist eine Chance für entscheidende Veränderungen. Es ist eine überfällige und notwendige Rebellion für mehr Gesundheit.

XIII. ZUSAMMENFASSUNG

Man muss sich wirklich heute entscheiden: Lasse ich mir den Weg in und durch das Leben vom Staat und der Schulmedizin vorschreiben oder behalte ich mir meine eigene Entscheidung vor? Bin ich bereit, Verantwortung für meine Familie und für mich zu übernehmen, auch wenn ich nicht mit dem Strom schwimme? Soll das Kind Zuhause oder im Krankenhaus geboren werden? Soll ich die ersten Impfungen zulassen oder völlig verzichten? So früh im Leben fallen bereits lebenswichtige Entscheidungen. Und es geht immer weiter so.

Leben kann nicht zu 100% abgesichert werden. Wer sich völlig von der Schulmedizin abwendet, lebt keineswegs risikoreicher als die Mitläufer der Schulmedizin, im Gegenteil sind einfache immunstärkende Unterstützungen wie das Zulassen von Fieber wertvolle und echte Alternativen. Die häufigste Todesursache im Kindesalter bis 15 Lebensjahre ist der Krebstod. Das sollte uns schwer zu denken geben. Zu 50% sind es die Tumore der Abwehr. Es wird zur wichtigsten Konsequenz, mit der Abwehr sorgfältig und schonend umzugehen. Dazu zählen das Mikrobiom des Darmes wie auch die Abwehrorgane im Knochenmark, im Blut, in den Lymphorganen und in der Thymusdrüse.

An zweiter Stelle der Todesursachen stehen die Unfälle. Dagegen gibt es einfach kein perfektes Mittel. Eltern müssen aufmerksam und vorausschauend sorgfältig sein, um Gefahren von ihrem Kind abzuwenden. Bleibt zu wünschen, dass auch das Kind konzentriert und unbeschadet aufmerksam sein kann. Das ist bei den durchgeimpften Kindern von heute immer weniger der Fall.

Eine wichtige Herausforderung ist die beständige Abwehr von Angst und die Zurückweisung des Nozeboeffektes. Beides wird systematisch eingesetzt, um die Abhängigkeit der Menschen und die Folgsamkeit im Sinne des medizinischen Systems und besonders der Wirtschaft zu erhalten. Über die Medien wird der Druck verstärkt und die „Standardmeinung" wiederholt verbreitet, bis die den Konsum fördernde Angst im Raum steht.

Die Homöopathie widerspricht diesen öffentlichen Bestrebungen, indem die Individualität zur zentralen Bedeutung erklärt wird und Jedermann empfohlen wird, den eigenen Widerstand und die eigene Autonomie zu stärken. Das ist ein legitimes Anliegen in freiheitlichen Staaten und ein ebensolcher Anlass für Verbote in Diktaturen. Homöopathie ist im besten individuellen Interesse Primärmedizin, da Unterdrükkung und Verdrängung abgeraten und Immuntraining mit zumutbaren Krankheiten empfohlen werden. Das Ergebnis ist der abwehrstarke, kritische und daher unbequeme Patient, der diese gesunde Rebellion für sich und seine Nächsten in Anspruch nimmt.

Die Öffentlichkeit erfährt von der Lächerlichkeit der kleinen Wirkstoffmengen und dass bei Homöopathika gar keine Wirkung weder physikalisch noch chemisch erwartet werden könne. Alle Therapeuten, die sich dieser Methode bedienen seien folglich Spinner und Scharlatane, die es nur auf ihr Geld abgesehen haben. Gerade dieses Argument ist angesichts der bescheidenen Honorare der Homöopathen und der niedrigen Kosten für die Präparate, die zwischen 5 und 30 € preiswert sind, unglaubwürdig und gar vermessen in Relation zu den Kosten und Gewinnen in der Schulmedizin. So will man sich dieser unbequemen Anhänger der Homöopathie und deren alternativen Lebenseinstellungen entledigen. Konventionelle Ärzte fordern daher ständig Verbote für die Erstattungen der Homöopathie und der Arzneien durch die Krankenkassen und drängen umso vehementer zur Impfpflicht und Pharmatreue.

Auf der Gegenseite präsentiert sich die offizielle Medizin selbstherrlich, lässt die enge Zusammenarbeit mit der Pharmaindustrie zu und häufig auch deren Betrügereien, beteiligt sich an der verdeckten Korruption, an den Unwissenschaftlichkeiten, die dem Umsatz dienen sollen und schaltet die Konkurrenz unter den Ärzten durch Niederlassungssperren aus. Wahrlich ist wenig sinnvolle Basismedizin zu erwarten und zu häufig sind die Bedienung und Förderung von Langzeitkrankheiten wie durch das Impfen, durch unsinnige Theorien wie mit Cholesterin oder Resistenzförderungen durch den überzogenen und zu breiten Einsatz von Antibiotika die Folgen.

Den Politikern ist das nur recht, denn ihr Lobbyismus unterstützt diese Absichten und die Institutionen des „Gesundheitswesens" wie das Robert-Koch-Institut in Berlin, welches als Bundesgesundheitsamt diese Rahmenbedingungen legitimiert. So funktioniert die heutige Medizin als Geschäftsmodell.

Die Aussichten für die Zukunft sind für die Bundesbürger eher trübe, weil sich bisher kaum etwas in Deutschland geändert hat. So wie die Klimaveränderung unweigerlich zerstörend zuschlagen wird, so nehmen mit dieser Medizin die

Genmanipulationen, die Autoimmunkrankheiten und das Krebsdrama zu. Es ist die Selbstzerstörung im großen wie im kleinen Rahmen, die uns heute schon zu denken geben sollte. Autokratische oder diktatorische politische Führer beschleunigen erfahrungsgemäß diese Entwicklung.

Es wird folglich höchste Zeit, die Umweltzerstörung im Äußeren wie medizinisch gesehen auch im Inneren des Menschen zu beenden oder zumindest so früh wie möglich in andere nachhaltigere Bahnen zu führen. Der Vergleich der naturzerstörenden Agrartechnologie mit der Dezimierung der Artenvielfalt gegen den individuellen Gartenbau drängt sich mir auf. Hier die „toten" baumlosen Landschaften und dort die kleinen Paradiese mit der Vielfalt von Leben. Realistisch ist leider die zahlenmäßige Ungleichheit mit dem Überwiegen der riesigen Anbauflächen gegenüber den kleinen Flächen, in denen individuell Natur gestaltet wird. Aber wie lässt sich anders das „Sterben" von Pflanzen, Tieren und schließlich des Menschen aufhalten? Man wird Alternativen brauchen, wenn nichts mehr geht.

Nach meiner Praxiserfahrung bietet die Homöopathie eine geeignete Alternative vom Lebensbeginn an. Es ist die ideale Basismedizin, die nur selten und dann effektiv von der komplementären Hightech-Schulmedizin ergänzt werden braucht. Erlauben Sie sich diese „gesunde Rebellion".

XIV. LITERATUR

(1) Schäfer, R., Kersting, M.: Alternative Tiermilch in der Säuglingsernährung; in pädiatrische praxis 2000, Nr. 58, S. 642-644

(2a) Dt.ÄBlatt, Jg.113, Heft 11, 18.3.2016, S. A502,

(2b) JAMA Psychiatry, Radiologen Toronto (online) in SZ Nr. 23, 29.1.15, S.14 Wissen

(3) Abstracts Service, Columbus/Ohio; in SZ 207, 9.9.09, S.16, zählt seit 1907 alle Chemikalien, die in der Chemie entstehen

(5) Toxische Substanzen erreichen auch die Kinder: Schadstoffbeimengungen im Trinkwasser siehe im EU.L.E.N.- Spiegel, 1995, Nr. 6, S. 9 und 12 1996, Nr. 3, S 3, 5, 12; 1999, Nr. 3, S. 10, sowie in SZ (Süddeutsche Zeitung) Nr. 168, 23.7.2002, S. V2/6 und JAMA Psychiatry, Radiologen Toronto (online) in SZ 23, 29.1.15, S.14 Wissen

(4) Prof. A. Kortenkamp, Toxikologie Uni London, 2008; Bericht für EU-Parlament zum Thema Brustkrebszunahme, „Breast cancer and Exposure to Hormonally Active Chemicals: An Appraisal of the Scientific Evidence. London: Chemical Health Monitor Alliance (2008)

(6) Hahnemann, S.: Das Organon der Heilkunst, 6. Auflage, Haug-Verlag, Heidelberg, 1974

(7) Roenne, T., Lancet 1985 (8419): 1-4

(8) Roberts, H.A.: Sensations as if / Als-ob-Symptome, Übersetzung von Ursula Fürst, Lage-Roy-Verlag, Murnau, 1997

(9) Ich bevorzuge das „Complete" des Hahnemann-Instituts bzw. das MacRepertory digital, andere Homöopathen in Deutschland arbeiten mit dem Radar-System, das in Buchform als „Synthesis" zu bekommen ist

(10) z.B. von Murphy, Klinische Arzneilehre; oder von Vermeulen: Konkordanz der Materia medica

(11) Benveniste, J et al.: Human basophile degranulation triggered by very delute antiserum against IgE; nature 6/88, Band 333, S. 816-818. Versuch mit der Degranulation von basophilen Granulozyten

(12) www.kinderkrebsregister.de; Kinderkrebsregister 2015 (Uni Mainz) und Kinderkrebsregister, im Dt. ÄBlatt, Jg 102, Heft 20, 20.5.05, S.A1421-1422; Allgemeines Krebsregister der Universität Mainz 2015

(13) Erklärung aus dem Robert-Koch-Institut 3/98 basierend auf der bereits 1979 erfolgten Veröffentlichung der WHO zu dem Ergebnis einer Studie von 1968 in Madras/Indien, in der bewiesen wurde, dass die BCG-Impfung nicht allein wirkungslos ist sondern auch schadet: „Trial of BCG vaccines in south India for tuberculosis prevention, first report", Bulletin of the World Health Organisation(WHO), 57 (5): 819-827 (1979)

(14) K, Ludwig M-S, Wildner M, Weissbrich B (2013) Epidemiology of Subacute Sclerosing Panencephalitis (SSPE) in Germany from 2003 to 2009: A Risk Estimation. PLoS ONE 8(7): e68909. doi:10.1371/journal.pone.0068909 und nachlesbar im Internetwww.uni-wuerzburg.de/en/sonstiges/meldungen/detail/artikel/masern-ho/-

(15) Lukiw WJ.et al:" Run-on gene transcription in human neocortical nuclei: inhibition by nanomolar aluminium and implications for neurodegenerative disease", Journal of molecular neuroscience 1998; 11(1): S. 67-78) SZ Nr.161, 14.7.2016, S.1

(16) Konzept der Diathesen nach Trousseau in Ortega, S.: Anmerkungen zu den Miasmen oder chronischen Krankheiten im Sinne Hahnemanns, Haug-Verlag, Heidelberg, 2. Aufl., 1984, S. 26

(17) „Deutschland ist dicht", Feuchtigkeit in deutschen Wohnungen; SZ 19.6.2016, Politik, S.1

(18) Radon in Innenräumen, DtschÄrzteblatt Int 2010; 107 (11): 181-186

(19) Engelbrecht, T., Köhnlein, C.: Viruswahn; EMU-Verlag, 6.Aufl., 2010,S. 244-zitieren

Gina Kolata: Influenza,die Jagd nach dem Virus; Fischer, 2003, S.76

(20) Zwart S, Rovers MM, de Melker RA, Hoes AW: Penicillin for acute sore throat in children: randomised double blind trial. BMJ 2003; 327: 1324–1327. Sjoerd Zwart, Julius Center for Health Science and Primary Care, University Medical Center Utrecht, Stratenum 6.131 PO Box 85060, 3508 AB Utrecht, Niederlande, E-Mail: s.zwart@med.uu.nl und im Dtsch.Ärztebl.; 101 (3): A 125/B107/C105

(21) SZ Nr.84, 10.4.2014, Cochrane-Artikel in BritischMedicalJournal, Abschlussbericht, 550 Seiten

(22) https://tolzin-verlag.com: H.U. Tolzin: „Die Seuchenerfinder" und „Ebola unzensiert"

(23) Deutsches Ärzteblatt Jg.104, Heft 7, 16.2.2007, S.A 386

(24) Studie in 2000 im AmJPath, Versuch mit Ratten: mit nur 1 Injektion wurde eine Autoimmunkrankheit ausgelöst

(25) an der Universität Heidelberg durch den Virologie Prof. W. Doerr: Medizinische Virologie, Thieme-Verlag, Stuttgart-New York. 1. Aufl. 2012

(26) Cochrane Database of Systematic Rewiews; Issue 7. Art. No: CD005187

(27) Iwane MK et al. „Population-based surveillance for hospitalisations associated with respiratory syncytial virus, influenza virus and parainfluenza viruses among young children", Pediatrics 2004;113 S.1758-1764

(28) RSV-Impfversuch 1969 Kim HW et al."Respiratory syncytial virus disease in infants despite prior administration of antigenetic inactivated vaccines" AmJEpidemiol 1969

(29) Anita Boelen, Endokrinologin, Akademisch medizinisches Zentrum der Erasmus-Universität Rotterdam in einem Mäuseversuch, Vaccine 2001, 19: S 982-991

(30) „Heiße Wahrheiten - wie natürliches Fieber vor Krebs schützen kann"; Prof. Dr. med. Ralf Kleef , Ennsthaler Verlag, 2016

(31) Eine Neubewertung der KIGGS-Studie des RKI durch A.Müller von der EFI, Eltern

für Impfaufklärung, 2008, siehe efi@efi-online.de. Frau Müller erwarb den Datensatz und stellte als Informatikerin die Daten der Studie 2003-2006 nach geimpft und umgeimpft zusammen. Dadurch ist es amtlich, dass Geimpfte kränker sind und die Behörden uns das verschweigen!

(32) Bericht zum Krebsgeschehen in Deutschland, Krebsregister in Deutschland, Uni Mainz 2015 und RKI Nov. 2015

(33) Dt.ÄBlatt, Jg.114, Heft 12, 24.3.17, S.A577-580

(34) Prof. Schönhöfer, Bremen. 30.8.09, NDR-Interwiew

(35) Qualität der diagnostischen Methoden: Journal of Clinical Oncology, doi: 10.1200/ JCO.2009.23.0839: EVA-Studie

(36) Graf, F. „Homöopathie und die Gesunderhaltung von Frauen", sprangsrade-Verlag, Ascheberg, 2013; S. 667-699

(37) efi-online.de, eigene statistische Untersuchungen von A. Müller zu RKI-Studie. Metaanalyse im Deutschen Ärzteblatt, Jg. 106, Heft 39, 25.9.10, S. 625-631

(38) KN, Kieler Nachrichten, vom 25.10.2013, S. 11

(39) SZ Nr. 174, 29.7.2016, S.14 Wissen

(40) SZ Nr. 160, 15.7.2015, S. 6: „Politik" und SZ-Magazin Nr. 30, 29.7.2016, S. 18-25 Zerstörungseffekte von Nitraten in der Umwelt

(41) Bruker, Max O.: Vorsicht Fluor; emu-verlag, Lahnstein, 6. Aufl.

(42) Adipositas-Prävention, Deutsches Ärzteblatt, Jg. 114, Heft 4, 27. Jan. 2017, S. A 160-164

(43) Ehgartner, Bert: "Dirty little Sekret, die Akte Aluminium, Verlag Ennsthaler, Steyr 2012

(44) Lukiw WJ.et al:" Run-on gene transcription in human neocortical nuclei: inhibition by nanomolar aluminium and implications for neurodegenerative disease", Journal of molecular neuroscience 1998; 11(1): S. 67-78

(45) siehe in Graf, F.: „Homöopathie und die Gesunderhaltung bei Kindern und Jugendlichen" die Tabellen S. 108-110, sprangsrade-Verlag, Ascheberg

(46) PDF Studie: Quecksilber - Health and Environment Alliance. www.env-health.org/

iMG sowie Zeit online: Quecksilber im Alltag, 28.1.2016

(47) Mutter, J.: Amalgam – Risiko für die Menschheit; fit fürs Leben Verlag, 71256 Weil der Stadt, 3. Aufl., 2002, S.34

(48a) Mutter, J.: Mercury and autism, a scientific comment on the remarks of von Mühlendahl, Institut for environmental medicine and hospital epidemiology, UniKlinik Freiburg in Br., 2004-

(48b) SZ., Nr. 69, 24.3.15, S. 16, „Wissen"

(49) Jean Ziegler: „Wir lassen sie verhungern", C.Bertelsmann Verlag, München, 1. Aufl., 2011

(50) SZ Nr.173, 28.7.2016, S. 19 Wissen

(51) Graphische Tabellen zu der Korrelation zwischen der DDT-Verwendung und der Polio sind im Internet einsehbar. Jim West: DDT und Polio, Virologe versus Toxicology. Updated 2014, erhältlich über Amazon

(52) BUND- online: www.bund.net/chemie/hormonelle Schadstoffe/bisphenol-a

(53) Deutsche Gesellschaft für Gynäkologie und Geburtshilfe et al.: Dt.ÄrztBlatt, 2000;97: A2512-3

(54) WHI, Women Health Initiative: Jama: 2002; 288: 321-333

(55) AT, arznei-telegramm; 47.Jg., 6/16, S. 2

(56) T. Colin Campbell: China Study - Die wissenschaftliche Begründung für eine vegane Ernährungsweise, Verlag Systemische Medizin, Juli 2011, ISBN 978-3-86401-001-9

(57a) Hartenbach, Walter: „Die Cholesterinlüge- das Märchen vom bösen Cholesterin", Herbig-Verlag München, 35. Aufl., 2015

(57b) Umfangreiche Informationen zu Cholesterin samt Literaturangaben in EU.L.E.N-Spiegel 1/2015, S.2-23; www.euleev.de

(58) v.d.Berg, A. et al.: Münch.Med. Wschr.135 (1993) 506 und

(59) Herrmann, W.et al: Eur.J.Clin. Invest.20(2000)1083.

(60) Peter Sleight*, Hubert Pouleur, Faiez Zannad : Benefits, challenges, and registerability of the polypill, European Heart Journal 2006 27(14):1651-1656 sowie

(61) N J Wald, M R Law, : A strategy to reduce cardiovascular disease by more than 80% in BMJ 2003;326:1419 sowie

(62) K. Srinath Reddy, The Preventive Polypill — Much Promise, Insufficient Evidence in NEJM, Volume 356:212 January 18, 2007 Nr.3

(63) Kuklinsky, B.: Kritische Stellungnahme zu den Aussagen von Cholesterinsenkungsstudien mit Cholesterinsynthesehemmern und antioxydativen Nährstoffen. J.Orthomol.11 (2003) 85-99

(64a) USA, 2017, Mawson, A.R. et al: „Pilot comparative study on the health of vaccinated and unvaccinated 6-to 12 year-old U.S. children"; Departement of Epidemiology and Biostatistics, School of public health, Jackson state university, Jackson, MS 39213, USA; Journal of translational science, 4.2017

(64 b) Buchwald, G.: Impfen - das Geschäft mit der Angst. emu-Verlag, Lahnstein, 2. Auflage, 1994

(65) Beliveau, R.: Krebszellen mögen keine Himbeeren. Kössel/ Goldmann-Verlag, 15. Aufl., 2010

(66) Gefahren durch ICSI und IVF nach Biot, G., Maternity Port Royal Klinikum Paris, 2016

(67) Huttunen,M.(1978) Arch.Gen. Psychiatry 35: 429-431

(68) Archives of general Psychiatry (2008) Bd.2, S.146; in SZ Nr.30, 5.6.2008, S.18

(69) Emerson, W.: Healing of pre- and perinatal Trauma; Pre- and perinatal Psychology Journal, Vol 10 (3),1996

(70) Landy, H.J.; Keith, L.G. (1998). „The vanishing twin: a review" (PDF). Human Reproduction Update. 4 (2): 177–183

(71) Hochauf, R.: Zur Spezifika pränataler Traumatisierungen und deren Bearbeitung in der Therapie erwachsener Patienten; Int. J. Prenatal and Perinatal Psychology and Medicine Vol. 20 (2008) No. 3/4, pp. 269–282n

(72) Mischel, W.: The Marshmallow Test: Mastering Self-Control, Little Brown, New York 2014; ISBN: 0316230855

(73) BMJ. 2013; 346:f228; doi; 10.1136/bmj.f228.in MMW-Fortschr.der Med. Sonderheft 1/2013; 155.Jg.

(74) JAMA Surgery, online - in SZ.14.7.16, S. 12.,

(75) Scholten, J.: Homoeopathy and Minerals, CIP-Data Koninklijke Bibliotheek, Den Haag/ Utrecht, 1993

(76) Scholten, J.: Homöopathie und die Elemente, Stichling Alonnissos, Servaasbolwerk 13, 3512 NK Utrecht, Niederlande, 1997

(77) Bildliche Darstellung des Periodensystems der Elemente modifiziert nach Jan Scholten findet man im Internet unter diesen Stichworten.

(78) Scholten, J.: Geheime Lanthanide, Narayana-Verlag, Kandern, 2006

(79) Scholten, J.: Wunderbare Pflanzen; Narayana-Verlag, Kandern, 2015

(80) Gheradi et. al. Macrophagic myofasciitis: an emerging entity. Lancet 352, S. 347-352, 1998

(81) Brakebusch, L. und Heufelder, A.: Leben mit Hashimoto-Thyreoiditis. W.Zugschwerdt Verlag, München, 2016

(82) Albonico, H.-U., Hirte, M.: Impfungen - ein weiterhin ungelöstes Problem; SchwzÄz Nr 2 (2005), 86, S. 1202 - 1215)

(83) Geier, DA et al.: Analysis of the Vaccine Adverse Events Reporting System (VAERS) database; Clin. Exp. Rheumatol. 2002; 20 (6): 767-771)

(84) SZ Nr.29, Mo. 4.2.2013, S. 16 „Wissen"/ nature-online: Röcken, M., Universität Tübingen

(85) Deutsches Ärzteblatt Jg.113, Heft 33-34, 22.8.2016; S.A1475-1479

XVI. BUCHEMPFEHLUNGEN

Literatur im Einzelnen

Hahnemann, S.: Reine Arzneimittellehre, RAL, Karl F. Haug-Verlag, Heidelberg, 6 Bände Hahnemann, S.: Organon der Heilkunst, Ausgabe 6 B, Haug-Verlag, Heidelberg, 1974

Graf, F.: Nicht impfen – was dann? Sprangsrade- Verlag, 24326 Ascheberg, 1. Aufl., 2008 www.sprangsrade.de

Graf, F.: Die Impfentscheidung, Sprangsrade-Verlag, 24326 Ascheberg, neueste Auflage November 2017

Graf, F.: Homöopathie und die Gesunderhaltung von Kindern und Jugendlichen, Sprangsrade Verlag, 24326 Ascheberg,4. Aufl., 2011

Graf, F.: Kritik der Arzneiroutine bei Schwangeren und Kleinkindern, Sprangsrade Verlag, 24326 Ascheberg, 1. Aufl. 2010

Graf, F.: Homöopathie und die Gesunderhaltung von Frauen, Sprangsrade- Verlag, Ascheberg
Graf, F.: Homöopathie unter der Geburt, Sprangsrade-Verlag, 24326 Ascheberg, 1. Aufl., 1999

Engelbrecht, T., Köhnlein, C. u.a.: „Die Zukunft der Krebsmedizin“, NaturaVivaVerlag, Weil der Stadt, 2010

Ehgartner, Bert: „Dirty little Sekret, die Akte Aluminium“, Verlag Ennsthaler, Steyr 2012

Mutter, J.: „Amalgam – Risiko für die Menschheit“; fit fürs Leben Verlag, 71256 Weil der Stadt, 3. Aufl., 2002,

Prof. Götzsche, Cochrane-Institut, Kopenhagen: „Tödliche Medizin und organisierte Kriminalität“, riva Verlag, München, 1. Auflage 2015

Ehgartner Bert: „Die Hygiene-Falle“, Verlag Ennsthaler, A-Steyr, 1. Auflage 2015

Beliveau/Gingras: „Krebszellen mögen keine Himbeeren“, Verlag Goldmann, Mosaik, München, 5.Aufl., 2010

Zeitschrift „Impfreport“, Hans Tolzin Verlag, Herrenberg, www.impfreport.de

XVII. TASCHENAPOTHEKEN, HAUSAPOTHEKEN UND FIRMEN

- DHU, Karlsruhe, Deutsche homöopathische Union (D-, C-, LM-Potenzen), heißt in Österreich Dr. Peitner KG., in der Schweiz Omida, in USA Böricke&Tafel
- Spagyros in Deutschland, Stammsitz in der Schweiz (D-, C-, LM-, Q-Potenzen)
- Remedia in Österreich (D-, C-, LM-, Q-Potenzen), Eisenstadt
- Apothekerin Gudjons, Stadtbergen in D. (C-, Q-Potenzen)
- Homeoden, Gent/Belgien, alle Potenzen
- Boiron, Lyon, Frankreich, alle Potenzen
- Firmen Helios, Aintworth, Nelson in England (alle drei in London), alle Potenzen.
- Odilien-Apotheke in Eschweiler für Nosoden wie Pharma-, Organ- und Impfnosoden
- Leonardo-Apotheke, Hamburg: Vogelarzneien, Lanthanide, Salze u.a.
- diverse Apotheken, die das Recht haben und nutzen, Homöopathika selber herzustellen.

XVIII. VERZEICHNIS DER ERWÄHNTEN ARZNEIEN

Aconitum napellus, der Eisenhut, Acon.

Aethusa cynapium, die Hundspetersilie, Aeth.

Achillea millefolium, die Schafgarbe, Mill.

Agaricus muscarius, der Fliegenpilz, Agar.

Alumina metallicum, Aluminium, Alum.

Apis melifica, die Honigbiene, Apis.

Argentum nitricum, Silbernitrat, Arg-n.

Arnika montana, Bergwohlverleih, Arn.

Arsenicum album, Arsenoxid, Ars.

Arsenicum jodatum, Arsenjodid, Ars-j.

Aurum arsenicosum, Goldarsenit, Aur-ars.

Belladonna (Atropa), die Tollkirsche, Bell.

Bellis perennis, das Gänseblümchen, Bell-p.

Bismuthum subnitricum, Wismutnitrat, Bis-subn.

Bryonia alba, die weiße Zaunrübe, Bry.

Bufo rana, die Kröte, Bufo.

Cactus grandiflorus, mexikanischer Kaktus, Cact.

Caladium oder auch Arum seguinum, das Schweigrohr, Calad.

Calcium carbonica H., Hahnemanns Austernkalk, Calc.

Calcium fluoricum, Calc-f.

Calcium phosphoricum, Apatit, Calc-p.

Calendula offizinales, die Ringelblume, Calend.

Camphora, der Kampfer, Camph.

Cantharis, die spanische Fliege (ein Käfergift), Canth.

Carbo vegetabilis, die Holzkohle, Carb-v.

Causticum, Hahnemanns Ätzkalk, Caust.

Ceanothus americanus, der wilden Schneeball, Cean.

Chelidoneum majus, das Schöllkraut, Chel.

Citrullus colocynthes, die Koloquinte, Coloc.

Coca, Kokapflanze,

Cocculus indicus, die Kockelskörner, Cocc.

Crotalis cascavella, Crot-c.

Cuprum metallicum, Kupfer, Cupr.

Dioscorea villosa, die Yamswurzel, Diosc.

Eupatorium perfoliatum, der Wasserhanf, Eup-perf.

Ferrum phosphoricum, Eisenphosphat, Ferr-p.

Gelsemium sempervirens, der gelbe Jasmin, Gels.

Glonoinum, Nitroglycerin, Glon.

Gunpowder, Schießpulver oder auch Schwarzpulver, Gunp.

Hamamelis virginica, die Zaubernuss, Ham.

Helleborus niger, die schwarze Christrose, Hell.

Hepar sulfuris, die Kalkschwefelleber, Hep.

Hypericum perforatum, Johanniskraut, Hyper.

Kalium carbonicum, Gewächslaugensalz, Kali-c.

Kalium chloratum, KCl03, Kali-chl.

Kalium muriaticum, Kaliumchlorid, Kali-m.

Kreosotum, Buchenholzteer, Kreos.

Lachesis muta, die Buschmeisterschlange, Lach.

Latrodectus mactans, die schwarze Witwe, eine Spinne, Lat-m.

Ledum pallustre, der Sumpfporst, Led.

Lycopodium clavatum, der Keulenbärlapp, Lyc.

Mercurius corrosivus, Sublimat, Quecksilberchlorid, Merc-corr.

Mercurius solubilis, das flüssige Quecksilber, Merc.

Mezereum (Daphne), der Seidelbast, Mez.

Morphinum, Morph.

Natrium carbonicum, Soda, Nat-c.

Natrium sulfuricum, Glaubersalz, Nat-s.

Natrium muriaticum, Natriumchlorid, Nat-m.

Nux vomica, die Brechnuss, Nux-v.

Opium, Saft des Schlafmohns, Op.

Petroleum, Petr.

Phosphor, Phos.

Pyrogenium, verfaultes Ochsenfleisch, Pyrog.

Rhus toxicodendron, der Giftsumach, Rhus-t.

Ruta graveolens, die Weinraute, Ruta

Sepia offcinalis, die Tinte der Sepia, Sep.

Silicea, Kieselerde, Sil.

Staphisagria (Delphinium), der Läusesamen, Staph.

Stramonium (Datura), der Stechapfel, Stram.

Symphytum, Beinwell, Symph.

Tabacum (Nicotiana), der Tabak, Tab.

Taraxacum officinlis, der Löwenzahn, Tarax.

Urtika urens, die Brennnessel, Urt-u.

Veratrum album, der weiße Germer, Verrat.

Viburnum opulus, der virginische Schneeball, Vib.

Vipera berus, das Gift der Kreuzotter, Vip.

Zincum metallicum, Zink, Zinc.

DER AUTOR, DR. MED. FRIEDRICH P. GRAF

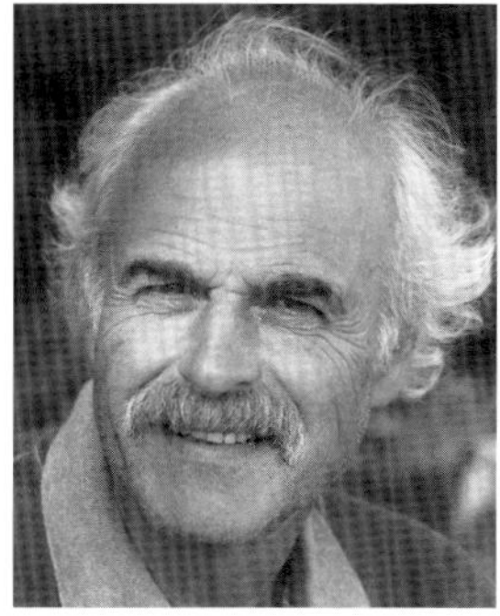

praktischer Arzt und Geburtshelfer, führt seit vielen Jahren eine homöopathische Praxis in Schleswig-Holstein. Alle Themen und Fragestellungen der Gynäkologie, der Schwangerschaft und Kindesentwicklung bilden dabei die Schwerpunkte seiner ärztlichen Tätigkeit. Als Dozent und Buchautor über Themen der Homöopathie und der Gesunderhaltung ist er im ganzen deutschsprachigen Raum bekannt. Er ist verheiratet und Vater von drei Kindern.